SEGREDOS em Tomografia Computadorizada

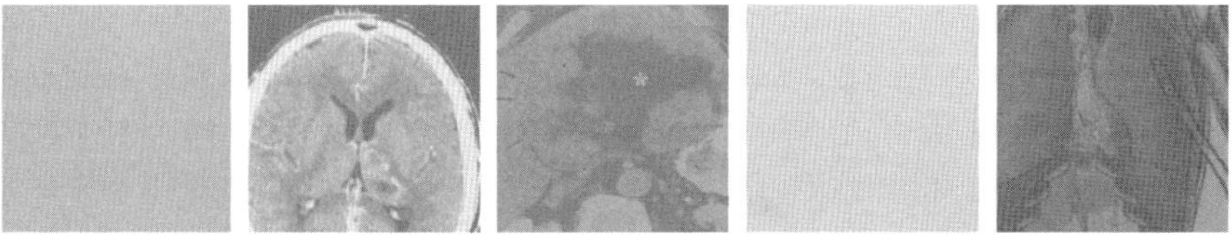

Perguntas mais Freqüentes

100 Segredos mais Importantes • *Pontos-Chave* • *Web Sites*

SEGREDOS em Tomografia Computadorizada

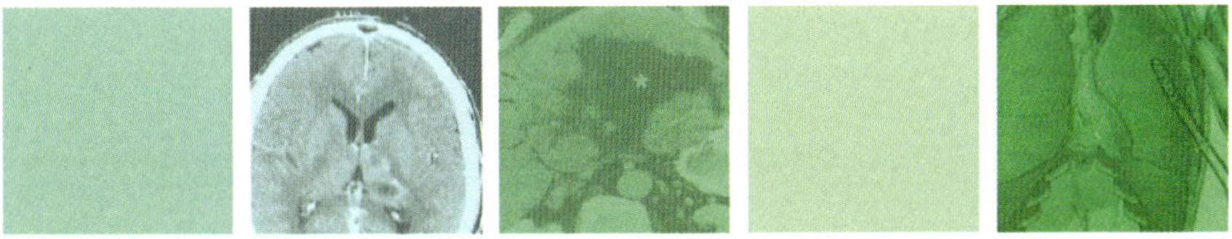

Perguntas mais Freqüentes
100 Segredos mais Importantes • Pontos-Chave • Web Sites

JOHN G. STRANG, MD
Associate Professor
Department of Radiology
University of Rochester School of Medicine
Director
PET/CT University Imaging at Science Park
Rochester, New York

VIKRAM DOGRA, MD
Professor of Radiology
Associate Chair of Education and Research
University of Rochester School of Medicine
Rochester, New York

REVINTER

Segredos em Tomografia Computadorizada

ISBN 978-85-372-0164-0

Tradução:
RENATE MÜLLER
Médica – Berga, Suécia

Revisão Técnica:
ANDRÉA DE JESUS RODRIGUES
Residência Médica em Radiologia pela Universidade do Estado do Rio de Janeiro
Médica-Radiologista da Diagnósticos da América e do
Centro de Imagem Pinheiro Machado, RJ

Nota: A medicina é uma ciência em constante evolução. À medida que novas pesquisas e experiências ampliam os nossos conhecimentos, são necessárias mudanças no tratamento clínico e medicamentoso. Os autores e o editor fizeram verificações junto a fontes que se acredita sejam confiáveis, em seus esforços para proporcionar informações acuradas e, em geral, de acordo com os padrões aceitos no momento da publicação. No entanto, em vista da possibilidade de erro humano ou mudanças nas ciências médicas, nem os autores e o editor nem qualquer outra parte envolvida na preparação ou publicação deste livro garantem que as instruções aqui contidas são, em todos os aspectos, precisas ou completas, e rejeitam toda a responsabilidade por qualquer erro ou omissão ou pelos resultados obtidos com o uso das prescrições aqui expressas. Incentivamos os leitores a confirmar as nossas indicações com outras fontes. Por exemplo e em particular, recomendamos que verifiquem as bulas em cada medicamento que planejam administrar para terem a certeza de que as informações contidas nesta obra são precisas e de que não tenham sido feitas mudanças na dose recomendada ou nas contra-indicações à administração. Esta recomendação é de particular importância em conjunto com medicações novas ou usadas com pouca freqüência.

Título original:
Body CT Secrets

Livraria e Editora REVINTER Ltda.
Rua do Matoso, 170 – Tijuca
20270-135 – Rio de Janeiro – RJ
Tel.: (21) 2563-9700 – Fax: (21) 2563-9701
livraria@revinter.com.br – www.revinter.com.br

PREFÁCIO

O primeiro livro da série intitulada *The Secrets Series, Surgical Secrets*, foi editado quando eu (JS) era um estudante de Medicina pronto para iniciar os rodízios clínicos. Parece que todos da minha classe leram este livro. Seu formato socrático o havia deixado fácil de manejar, ler e memorizar. Era fácil de carregar e muito atualizado. Era tão prático! Não era um compêndio com todo o conhecimento cirúrgico – existem outras obras de mestre para tal –, mas *Surgical Secrets* foi o ponto de partida. Foi – pelo menos de alguma forma – revolucionário.

Conseqüentemente, é uma honra editar *Segredos em Tomografia Computadorizada*. A tomografia computadorizada (TC) é a segunda revolução nos estudos médicos por imagem. A primeira – a radiografia – é tão poderosa que foi o fundamento para o diagnóstico médico por mais de um século. Poucas tecnologias de 1895 podem fazer a mesma reivindicação, mas ela apresenta uma falha importante – a superimposição de estruturas. A TC introduziu a imagem em cortes seccionais. Permite-nos manusear a terceira dimensão, tornando a imagem mais compreensível e muito mais poderosa. Atualmente, a representação por imagem situa-se no topo de tantos meios diagnósticos por causa da TC e do modo de pensar em cortes seccionais.

Nossa gratidão às pessoas que tornaram este livro possível. Primeiramente, aos autores e co-autores listados no sumário; todos eles podem sentir-se orgulhosos. Contudo, agradecemos, em especial, àqueles que não podem ser identificados no sumário: à nossa equipe de produção, Margaret Kowaluk e Holly Stiner, da University of Rochester, cujos habilidade, profissionalismo e encorajamento foram únicos; à Dra. Deborah Rubens, que compartilhou os segredos aprendidos ao editar *Ultrasound Secrets*; aos nossos editores, Linda Belfus e Stan Ward, da Hanley and Belfus (atualmente Elsevier), por sua paciência e seu apoio; e aos nossos presidentes, Dr. David Waldman e Dr. John Haaga, por equilibrarem as necessidades clínicas e acadêmicas de um trabalho verdadeiramente difícil e, muitas vezes, ingrato.

Eu (JS) gostaria de agradecer, particularmente, à minha família: à minha esposa, Susie, por sua presença amável desde o primeiro dia da escola de Medicina; aos meus filhos, Kathryn, Alex, Scott e Jack, por me permitirem enxergar novamente através dos seus olhos; aos meus irmãos, David e Robert, amigos desde sempre; e aos meus pais, Gil e Jill, por muito mais do que as palavras poderiam exprimir.

Eu (VD) quero agradecer a todos os autores, que merecem meu sincero apreço pelo seu trabalho árduo. Gostaria de agradecer, também, a assistência do Dr. Shweta Bhatt na preparação deste livro.

Queremos agradecer, ainda, aos nossos pacientes – que possamos todos aprender a fazer diagnósticos melhores para o seu benefício. São eles a razão da existência dos *Segredos em Tomografia Computadorizada*.

John G. Strang, MD
Vikram Dogra, MD

COLABORADORES

Osbert Adjei, MD
Department of Radiology, University of Rochester Medical Center, Rochester, New York

Elizabeth J. Anoia, MD
Department of Urology, Case Western Reserve University School of Medicine, Cleveland, Ohio

Nami Azar, MD
Assistant Professor, Department of Radiology, Case Western Reserve University School of Medicine, Cleveland, Ohio

Arun Basu, MD
Department of Radiology, University of Rochester Medical Center, Rochester, New York

Shweta Bhatt, MD
Department of Imaging Services, University of Rochester Medical Center, Rochester, New York

Matthew Cham, MD
Department of Radiology, University of Rochester Medical Center, Rochester, New York

Kedar Chintapalli, MD
Professor of Radiology, University of Texas Health Sciences Center at San Antonio, San Antonio, Texas

Joseph Crawford, MD
Assistant Professor, Department of Radiology, Case Western Reserve University School of Medicine; University Hospitals of Cleveland, Cleveland, Ohio

Baz Debaz, MD
Assistant Professor, Department of Radiology, Case Western Reserve University School of Medicine; University Hospitals of Cleveland, Cleveland, Ohio

Vikram Dogra, MD
Professor of Radiology, Associate Chair of Education and Research, University of Rochester School of Medicine, Rochester, New York

Mahadevappa Mahesh, MS, PhD
Chief Physicist, Department of Radiology, The Johns Hopkins Hospital, Baltimore, Maryland

Suleman Merchant, MD
Department of Imaging Services, University of Rochester Medical Center, Rochester, New York

Igor Mikityansky, MD
Department of Radiology, University of Rochester Medical Center, Rochester, New York

Kevin Garrett Miller, MD
Department of Radiology, Case Western Reserve University School of Medicine, Cleveland, Ohio

Hugh T. Morgan, PhD
Senior Staff Scientist, Philips Medical Systems, Cleveland, Ohio

Dean Nakamoto, MD
Assistant Professor, Department of Radiology, Case Western Reserve University School of Medicine; Section Chief, Body Imaging, University Hospitals of Cleveland, Cleveland, Ohio

Sherif G. Nour, MD
Assistant Professor of Radiology and Biomedical Engineering, Case Western Reserve University School of Medicine; Director, Interventional MRI Therapy Program, Department of Radiology, University Hospitals of Cleveland, Cleveland, Ohio

Paul Okunieff, MD
Professor, Department of Radiation Oncology, University of Rochester Medical Center, Rochester, New York

Margaret Ormanoski, DO
Assistant Professor, Department of Radiology, University of Rochester Medical Center, Rochester, New York

Jeffrey S. Palmer, MD
Director of Minimally Invasive Pediatric Urology, Rainbow Babies and Children's Hospital; Assistant Professor of Urology and Pediatrics, Case Western Reserve University School of Medicine, Cleveland, Ohio

Raj Mohan Paspulati, MD
Assistant Professor, Department of Radiology, Case Western Reserve University School of Medicine; University Hospitals of Cleveland, Cleveland, Ohio

Kalpesh Patel, MD
Department of Radiology, University of Rochester Medical Center, Rochester, New York

Srinivasa R. Prasad, MD
Associate Professor of Radiology, University of Texas Health Sciences Center at San Antonio, San Antonio, Texas

David John Prologo, MD
Department of Radiology, Case Western Reserve University School of Medicine, Cleveland, Ohio

P. Sridhar Rao, PhD
Assistant Professor, Department of Radiology, Case Western Reserve University School of Medicine; University Hospitals of Cleveland, Cleveland, Ohio

Deborah Rubens, MD
Professor, Department of Radiology, University of Rochester Medical Center, Rochester, New York

Nael E. A. Saad, MBBCh
Department of Radiology, University of Rochester Medical Center, Rochester, New York

Wael E. A. Saad, MBBCh
Assistant Professor, Department of Radiology, University of Rochester Medical Center, Rochester, New York

Waqar Shah, MD
Department of Radiology, University of Rochester Medical Center, Rochester, New York

Kristina Siddall, MD
Department of Radiology, University of Rochester Medical Center, Rochester, New York

John G. Strang, MD
Associate Professor, Department of Radiology, University of Rochester School of Medicine; Director, PET/CT University Imaging at Science Park, Rochester, New York

Susan Voci, MD
Associate Professor, Department of Radiology, University of Rochester Medical Center, Rochester, New York

Rajashree Vyas, DMRD
Radiology Fellow, Department of Imaging Sciences, University of Rochester Medical Center; Strong Memorial Hospital, Rochester, New York

Andrea Zynda-Weiss, MD
Department of Radiology, University of Rochester Medical Center, Rochester, New York

SUMÁRIO

SEGREDOS em Tomografia Computadorizada

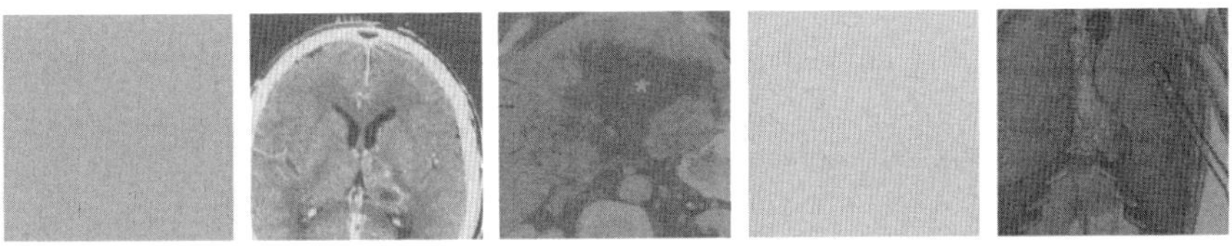

Perguntas mais Freqüentes

100 Segredos mais Importantes • Pontos-Chave • Web Sites

100 SEGREDOS MAIS IMPORTANTES

Estes segredos são 100 daqueles mais importantes. Eles resumem os conceitos, princípios e detalhes mais importantes da TC corporal.

1. A tomografia computadorizada (TC) difere da radiografia convencional por formar uma imagem seccional, eliminando sobreposição de estruturas que ocorre na radiografia simples, em virtude da compressão de estruturas corporais tridimensionais em um sistema de registro bidimensional.
2. A sensibilidade da TC para diferenças sutis na atenuação dos raios X é um fator pelo menos 10 vezes mais alto que aquele normalmente obtido por sistemas de registro de imagens, devido à eliminação virtual da dispersão.
3. Doses de radiação na TC variam de 15-50 mGy, dependendo do tipo de exame. Geralmente, estas doses são pelo menos 10 vezes mais altas que nos exames radiográficos.
4. Procure sempre otimizar os parâmetros do exame para minimizar a dose do paciente, compatível com a qualidade da imagem diagnóstica. Minimize mAs, minimize kVp, maximize *pitch*, maximize a espessura das fatias e maximize o ajuste do colimador.
5. Ao examinar crianças, assegure-se de estar utilizando os protocolos pediátricos e não os protocolos de adultos. Nos protocolos pediátricos, os parâmetros da TC devem ser reduzidos, de modo que as doses de radiação sejam otimizadas de acordo com o tamanho do paciente.
6. Mulheres grávidas somente devem ser submetidas à TC caso haja uma justificativa adequada para evitar irradiação fetal desnecessária.
7. Muitos efeitos colaterais dos meios de contraste são total ou principalmente ocasionados por alta osmolaridade. As outras causas dos efeitos colaterais devidos ao meio de contraste são a quimiotoxicidade (sintomas semelhantes à alergia), toxicidade iônica (interferência com a função celular) e aqueles causados por uma alta dose.
8. O principal fator de risco para nefropatia induzida por contraste inclui diabetes melito, desidratação, perfusão renal ruim, medicamentos nefrotóxicos e volume de contraste injetado.
9. Quatro categorias principais de drogas podem ser utilizadas para o tratamento das reações adversas ao contraste: anti-histamínicos, corticosteróides, anticolinérgicos e agonistas adrenérgicos.
10. A radioterapia interrompe o crescimento do tumor, mas ele pode não desaparecer totalmente à TC. Crescimento após RT é, presumivelmente, uma recorrência.
11. A radioterapia exige uma localização mais precisa do tumor, pois é efetivamente uma cirurgia percutânea.
12. Para a radiologia oncológica, o volume tumoral total (VTT) é o tumor que você vê e sabe que está presente. O volume clínico alvo (VCA) inclui tumores subclínicos ou microscópicos, sendo maior do que VTT. O volume-alvo planejado (VAP) é o VCA mais uma margem para variação técnica da liberação de RT. O VAP total deve receber a dose de tratamento planejada.

13. Tecidos irradiados passam, inicialmente, por uma fase exuberante de edema que dura dias ou semanas e, depois, por fibrose que dura semanas ou meses.

14. PET/TC é mais poderosa que PET isoladamente em virtude da melhor caracterização e localização do tumor. Tumores hipometabólicos são uma mancha cega à PET, que se torna preenchida pela PET/TC.

15. PET/TC é mais poderosa que a TC devido à detecção de lesão pequena, alta conspicuidade lesional e resposta precoce ao tratamento. Lesões ósseas e de tecidos moles são manchas cegas à TC, preenchidas pela PET/TC.

16. Procure por pseudo-aneurisma traumático abaixo do arco da aorta, anterior à aorta torácica descendente.

17. Faça uma TC de tórax para procurar por lesão aórtica caso você veja infartos em uma TC abdominal ou um hematoma periaórtico junto ao diafragma.

18. Alguns pneumotórax grandes podem não ser visíveis às radiografias e tórax portáteis em supino, em caso de trauma.

19. TC com multidetectores é um importante avanço para a detecção de embolia pulmonar comparada com a TC de fatia única. A TCMD fornece imagens mais finas, com cobertura maior e mais rápida, minimizando o movimento respiratório e a perda do bolo de contraste. Ela tornou-se o fator principal e verdadeiro para o diagnóstico de embolia pulmonar.

20. Com cuidado, aquilo que simula embolia pulmonar (*plugs* mucosos, pouca opacificação das veias, efeito de volume parcial entre ar e linfonodos) pode ser distinguido da embolia pulmonar. Assegure-se de que o êmbolo do qual você suspeita encontra-se na artéria pulmonar.

21. TC desempenha vários papéis diferentes na infecção torácica, incluindo a determinação do local, causa, prováveis microrganismos infecciosos e complicações. Devem ser distinguidos empiemas e abscessos pulmonares.

22. As principais formas de infecção tuberculosa são primária, reativada, miliar, endobrônquica e extrapulmonar.

23. Infecções fúngicas muitas vezes simulam o câncer em seu aspecto (massas nodulares com linfonodomegalia) e em seu comportamento quando não-tratadas (progressão subaguda indolente).

24. Pacientes com AIDS podem apresentar diversas infecções e condições pulmonares (p. ex., sarcoma de Kaposi). Muitas vezes apresentam infecções mistas e cicatrizes por doenças prévias, tornando difícil um diagnóstico específico.

25. A TC de tórax de alta resolução apresenta achados específicos que se correlacionam com as estruturas anatômicas subjacentes. A TC com multidetectores transforma, potencialmente, toda TC de tórax em uma TC de "alta resolução".

26. Pneumoconioses são doenças profissionais adquiridas devidas à inalação de partículas. O fato de serem ocupacionalmente adquiridas leva a um alto perfil político e legal.

27. A pneumoconiose dos trabalhadores de minas de carvão, as doenças relacionadas à silicose e a asbestose são as pneumoconioses mais importantes.

28. O asbesto causa uma variedade de doenças pulmonares, incluindo placas pleurais adquiridas (exposição ao asbesto), atelectasias redondas, asbestose e mesotelioma maligno, e é o principal fator de risco para o câncer de pulmão.

29. A sarcoidose causa alterações que incluem linfonodomegalia, linfonodos pulmonares e doença pulmonar intersticial. O aspecto pode ser característico e também pode simular um câncer de pulmão, necessitando ser diferenciado deste.

30. A esclerodermia causa alterações da motilidade esofágica e fibrose basal e posterior pulmonar, característica secundária à aspiração.

31. A granulomatose de Wegener causa linfonodos pulmonares, alguns com cavitação. Deve ser diferenciada de metástases pulmonares.

32. O câncer de pulmão é incrivelmente comum e o radiologista muitas vezes é o primeiro a saber. Sempre suspeite de câncer do pulmão. A maior parte dos pacientes sintomáticos, no momento do diagnóstico, morre em decorrência da doença.

33. É necessário distinguir cuidadosamente entre *work-up* (trabalhar em cima de) e *follow-up* (acompanhamento). Trabalhe em cima dos linfonodos mais suspeitos (isto é, determine a necessidade de ressecção *imediata* através de biópsia, PET etc.). Faça o acompanhamento de linfonodos menores, menos suspeitos (isto é, reexamine para verificar o crescimento após vários meses). O limiar de tamanho é de aproximadamente 1 cm. Não diga acompanhamento quando você está pensando em trabalhar em cima de alguma lesão.

34. O crescimento significativo de tumores pequenos pode ser difícil de medir com as ferramentas atualmente disponíveis devido à natureza volumétrica do crescimento.

35. Os exames de rastreamento do câncer pulmonar estão sendo desenvolvidos. O estudo ELCAP demonstrou que o rastreamento por TC pode subestadiar um câncer pulmonar. Estudos randomizados estão avaliando se a morbidade e mortalidade a longo prazo também mudaram.

36. Detecção auxiliada por computador apresenta resultados promissores para a detecção de linfonodos pulmonares e colonoscopia virtual. Ela melhora a sensibilidade para a detecção de linfonodos. O número de linfonodos falso-positivos detectados, no entanto, permanece elevado.

37. A medida da calcificação da artéria coronária é a terceira aplicação da DAC. A DAC é amplamente utilizada na mamografia. Estas são as principais causas de óbitos por neoplasia e não-neoplasia.

38. A DAC é uma resposta parcial à sobrecarga crescente de imagens. Deve nos levar a tirar vantagem das séries de dados de alta qualidade das fatias finas produzidas pela TCMD.

39. Os quatro Ts do mediastino anterior: tumor de tireóide, timoma, teratoma e terrível linfoma .

40. O timo varia em aspecto com a idade, mas deve ter uma aparência "lisa" e em formato de ponta de seta.

41. Massas mediastinais anteriores, de origem tireoidiana, conectam-se com a tireóide.

42. Massas mediastinais médias são, mais comumente, de origem linfonodal. Sua distribuição e aspecto (calcificação em "casca de ovo", baixa densidade) pode ser uma pista de sua etiologia. O diagnóstico diferencial das massas mediastinais médias também incluem massas/aneurismas vasculares e cistos broncogênicos ou pericárdicos.

43. Os tumores neurogênicos muitas vezes apresentam-se como massas mediastinais posteriores, de margens lisas.

44. O carcinoma esofágico apresenta altas taxas de morbidade e mortalidade. A TC geralmente é feita mais para o estadiamento que para o diagnóstico e para detecção de disseminação local, metástases e linfonodomegalia. A PET/TC é uma modalidade alternativa de estadiamento.

45. Procure por anormalidades das artérias coronárias na TCMD. Pense em variantes vasculares antes de biopsiar massas mediastinais.

46. A mistura incompleta de sangue opacificado a partir do local da injeção, com sangue não-opacificado a partir do lado contralateral e/ou da veia ázigos simula trombose da VCS.

47. Veias colaterais geralmente indicam obstrução, mas o preenchimento retrógrado de veias periféricas pode ocorrer com altas taxas de injeção, função cardíaca ruim, e dependente da gravidade.

48. A dissecção Stanford tipo A requer tratamento cirúrgico devido ao risco de ruptura, tamponamento cardíaco e infarto miocárdico.

49. Dissecções Stanford tipo B são tratadas de forma medicamentosa (controle da hipertensão), mas ocasionalmente necessitam, também, de tratamento cirúrgico. Devem ser acompanhadas para verificar o desenvolvimento potencial de aneurisma, como indicação cirúrgica.

50. Para estudo na 1ª passagem, o grau de realce pelo contraste depende da velocidade com a qual você injeta o contraste iodado e não da quantidade injetada.

51. Hematomas intramurais são entidades separadas, mas apresentam parte da patogênese e tratamento das dissecções aórticas verdadeiras.

52. Preste atenção nos artefatos de movimento e em faixa da aorta em pacientes que não apresentem risco de dissecções; assim você poderá diferenciar os mesmos quando você tiver um paciente com suspeita de dissecção.

53. TC helicoidal sem contraste é o melhor método de estudo por imagem para o diagnóstico de cálculos do trato urinário.

54. Sinais de obstrução urinária incluem a presença de cálculos, dilatação uretral, estriação perirrenal e ausência unilateral de pirâmides brancas.

55. É importante identificar DRPA devido ao maior risco de carcinoma de células renais (12-18 vezes maior que na população geral).

56. O nefrograma estriado é característico de pielonefrite. Também pode ser observado na DRPA, trombose de veia renal, contusão e obstrução tubular.

57. A pionefrose é uma emergência urológica verdadeira, que requer intervenção urgente, sendo identificada à TC por aumento da espessura da parede pélvica, alterações inflamatórias periféricas e deposição de contraste e pus na pelve dilatada à TCCC, associada a sinais clínicos de infecção.

58. Carcinoma de células renais é a neoplasia renal maligna primária mais comum.

59. A fase nefrográfica é a melhor fase para o diagnóstico de CCR, sendo identificado por menor realce que o parênquima circundante. A extensão venosa do CCR é melhor diagnosticada na fase corticomedular.

60. TCCC (tomografia comp. com contraste) com 3 fases é o melhor método para avaliação de pacientes com trauma abdominal contuso ou penetrante.

61. Urografia por TC é preferencial à urografia excretora e apresenta as seguintes vantagens:
   - Parênquima renal e urotélio podem ser avaliados num único exame.

- Tem um tempo de duração mais curto.
- Massas renais podem ser caracterizadas no mesmo exame.

62. O neuroblastoma apresenta calcificação em aproximadamente 90% dos casos nas imagens de TC, enquanto o tumor de Wilms calcifica em 5% dos casos. O neuroblastoma tende a envolver os vasos principais em vez de deslocá-los, enquanto no tumor de Wilms ocorre o oposto.

63. Cinqüenta por cento dos carcinomas supra-renais apresentam-se como tumores funcionantes, geralmente secretando cortisol e associados à síndrome de Cushing.

64. O hiperaldosteronismo primário está associado à redução do nível plasmático de renina, enquanto o hiperaldosteronismo secundário está associado ao aumento do nível plasmático de renina.

65. O carcinoma de pulmão é a origem mais comum de doença supra-renal metastática.

66. O tumor do estroma gastrointestinal (GIST) é a neoplasia não-epitelial mais comum do estômago e intestino delgado. É raro no cólon e reto.

67. A TC convencional não é sensível ao câncer gástrico em fase inicial (sensibilidade relatada de aproximadamente 50%).

68. Tumores malignos do intestino delgado são incomuns e respondem por menos de 3% dos processos malignos do TGI. O mais comum é o adenocarcinoma, seguido pelo carcinóide maligno, linfoma e sarcomas.

69. Processos malignos do TGI na AIDS incluem o sarcoma de Kaposi (mais comum) e linfoma não-Hodgkin.

70. Em crianças a intussuscepção é a causa mais comum de obstrução intestinal, enquanto que em adultos ela é responsável por menos de 5% das obstruções intestinais. Diferente da intussuscepção na infância, que geralmente é idiopática, a forma adulta está associada a uma causa, como uma massa ou pólipo.

71. Se o apêndice não é evidente, localize a ponta do ceco e procure ao redor deste.

72. Quando você considera a possibilidade de isquemia intestinal, examine os vasos nutridores procurando por oclusão.

73. O carcinoma perfurado do cólon pode simular uma diverticulite com intestino espessado e estriação pericolônica. Procure pelo divertículo afetado. Faça uma colonoscopia de acompanhamento quando o paciente estiver recuperado, caso não se trate claramente de uma diverticulite.

74. Na obstrução intestinal, o intestino distal raramente está totalmente evacuado.

75. A carga total de iodo determina o pico do realce hepático.

76. A fase arterial tardia é a fase ideal para detecção de tumores hepáticos hipervasculares.

77. A TC com várias fases é crucial para otimizar a obtenção da imagem hepática e permite a caracterização de lesões hepáticas.

78. A TC não é o método de imagem primário para a vesícula biliar.

79. A síndrome de Mirizzi deve ser considerada quando a colecistite aguda está associada à obstrução biliar.

80. Vesícula em porcelana está associada à alta incidência de carcinoma.

81. Realce tardio é característico do colangiocarcinoma.

82. A extensão da necrose pancreática detectada pela TC tem boa correlação com a morbidade e mortalidade na pancreatite aguda.

83. Pancreatite da fenda é uma forma segmentar de pancreatite crônica na fenda entre o duodeno e a cabeça do pâncreas.

84. A pancreatite crônica focal e o carcinoma do pâncreas não podem ser distinguidos à imagem. TMIP e pancreatite crônica possuem aspecto similar à TC.

85. O tumor funcionante de células das ilhotas exibe realce na fase arterial da TC.

86. Lesões esplênicas malignas são mais comuns que lesões benignas e o tumor maligno mais comum do baço é o linfoma. Mais de 1/3 de todos os pacientes com linfoma (Hodgkin e não-Hodgkin) apresenta envolvimento esplênico.

87. A esplenomegalia num paciente com linfoma nem sempre indica um linfoma esplênico. Mais de 30% dos baços aumentados de tamanho em pacientes com linfoma têm origem benigna.

88. A massa sólida ou mista sólida e cística mais comum em um paciente assintomático é o hemangioma. Contudo, até 25% dos hemangiomas esplênicos podem romper-se ou causar sintomas de hiperesplenismo.

89. Uma grande lesão cística subcapsular, descoberta incidentalmente, com septações e pequenos linfonodos murais no baço de uma criança, levanta a possibilidade de linfangioma.

90. A TC é o padrão-ouro para o estudo por imagem do retroperitônio.

91. A causa mais comum de fibrose retroperitoneal é idiopática. Somente a fibrose retroperitoneal causa desvio medial dos ureteres. Outras massas causam desvio lateral dos ureteres.

92. A TC não permite diferenciação entre linfonodomegalia retroperitoneal benigna e maligna.

93. O aneurisma de aorta com mais de 5 cm de diâmetro deve ser tratado cirurgicamente.

94. A TC no câncer ovariano é mais eficaz na detecção de acometimento dos linfonodos retroperitoneais do que em doença intra-abdominal.

95. Uma parede vesical espessada à TC pode dever-se, simplesmente, à não-distensão.

96. Muco na urina deve levantar suspeita de um úraco patente com possibilidade de carcinoma do úraco.

97. Como o carcinoma uretral é mais comum em mulheres, aquelas com sintomas irritativos não devem ser erroneamente interpretadas como sendo portadoras de uma bexiga hiperativa.

98. As principais indicações de TC para a pelve masculina são a avaliação da glândula prostática, vesículas seminais, bexiga e região retossigmóidea.

99. Na maioria dos casos de câncer prostático a precisão do diagnóstico com TC é ruim. Somente o estágio T3b (invasão das vesículas seminais) e o câncer de próstata no estágio T4 podem ser diferenciados de HPB (hipertrofia prostática benigna).

100. O tipo mais comum de trauma de próstata é o grau 3. Na TC observa-se líquido (urina) abaixo do diafragma urogenital. Isto é inferior e lateral aos músculos elevadores do ânus que circundam a próstata. Nas lesões grau 2, o líquido é observado acima do diafragma urogenital no espaço extraperitoneal.

CAPÍTULO 1

FÍSICA DA TC

Mahadevappa Mahesh, MS, PhD

1. O que é TC?

A TC é um método para aquisição e reconstrução de uma imagem de um fino corte seccional de um objeto. Baseia-se nas medidas de atenuação dos raios X no corte, usando várias projeções diferentes. Isto é obtido pela rotação do tubo de raios X e detectores ao redor do paciente.

2. Em que a TC difere de radiografias convencionais?

A TC difere da radiografia convencional em dois pontos importantes:

- Forma uma imagem transversal, eliminando a sobreposição de estruturas que ocorre nas radiografias simples, devido à compressão de estruturas corporais tridimensionais (3D) para um sistema de registro bidimensional.
- A sensibilidade da TC para diferenças sutis na atenuação dos raios X é, pelo menos, um fator 10 vezes maior que a normalmente obtida por sistemas de registro em filme, devido à eliminação virtual de dispersão.

3. Quais são os princípios básicos da TC?

Fundamentalmente, um aparelho de TC faz várias medidas de atenuação através do plano de um corte transversal corporal de espessura definida. O sistema utiliza estes dados para reconstruir uma imagem digital do corte na qual cada pixel na imagem representa uma medida da atenuação média de um elemento semelhante a uma caixa (voxel) estendendo-se por toda a espessura deste corte. Uma medida de atenuação quantifica a fração da radiação removida durante a passagem por uma quantidade dada de um material específico com espessura Δx, como demonstrado na Figura 1-1. A atenuação é expressa como:

$$I_t = I_0 e^{-\mu \Delta x}$$

onde I_t e I_0 são as intensidades de raios X medidas com e sem o material no trajeto do feixe de raios X, respectivamente, e μ é o coeficiente de atenuação linear do material específico (veja Fig. 1-1). O processo de reconstrução de imagem, tal como o método de uso de filtros e vários outros métodos, é aplicado para derivar os valores do coeficiente de atenuação médio (μ) para cada voxel no corte transversal, utilizando vários raios a partir de ângulos rotacionais diferentes ao redor do corte.

4. Como é produzido o sinal da TC?

Um sinal de TC resulta da discriminação tissular baseada nas variações em atenuação entre "voxels", que depende de diferenças na densidade do voxel e do número atômico de elementos presentes, sendo influenciado pela energia média do fóton detectada.

5. O que é uma imagem de TC?

Uma imagem de TC, como mostrada a seguir, é composta por *pixels* (elementos de imagem). Cada pixel da imagem representa a atenuação média de raios X em um pequeno volume *(voxel)* que se estende por todo o corte tissular. Na Figura 1-2, o tamanho do pixel é exagerado. Além disto, em uma imagem de TC real, todos os tecidos dentro de um único pixel devem ter o mesmo tom de cinza.

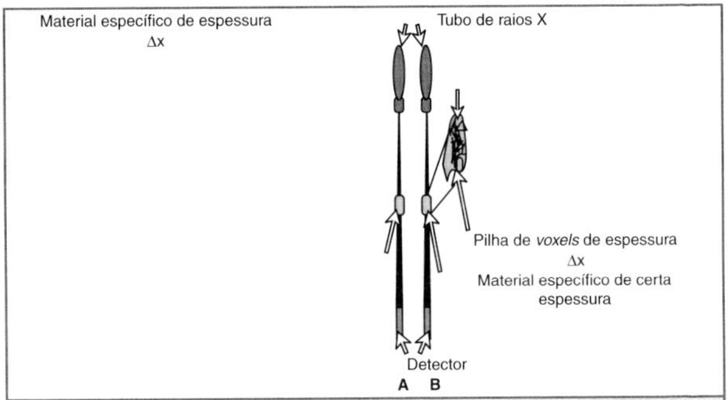

Figura 1-1. Uma medida de atenuação quantifica a fração de radiação removida na passagem através de uma determinada quantidade de um material específico de espessura Δx.

6. O que é *pitch*?

O conceito de "*pitch*" foi introduzido com o aparecimento de tomógrafos helicoidais ou espirais. *O pitch* é definido como a razão entre o movimento da mesa por rotação do *gantry* e a largura do feixe de raios X.

$$Pitch = I/W$$

sendo I movimento da mesa por rotação do *gantry* (mm/rotação) e W a largura do feixe de raios X (mm). Assim,

- ***Pitch* = 1:** implica em fatia contígua similar ao exame convencional pare e "dispare", por exemplo: espessura de fatia de 10 mm com intervalo entre fatias de 10 mm.
- ***Pitch* > 1:** implica em imagem estendida e dose de paciente reduzida com menor resolução espacial axial.
- ***Pitch* < 1:** implica em sobreposição e maior dose para o paciente com maior resolução espacial axial.

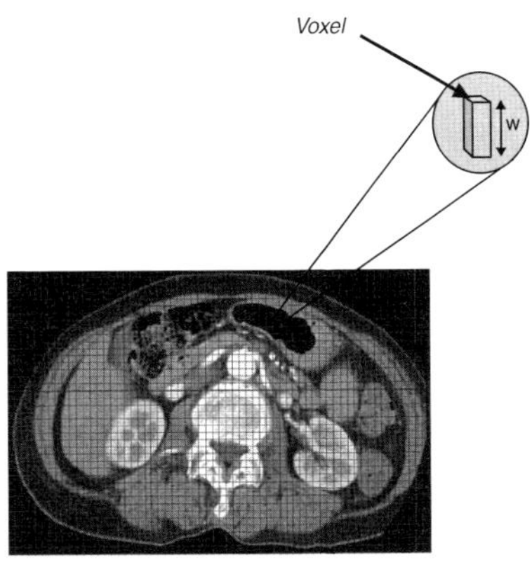

Figura 1-2. Uma imagem de TC é composta por *pixels*. Cada *pixel* da imagem representa a atenuação de raios X em um pequeno volume *(voxel)* que se estende por todo o corte. w = largura do corte.

Com aparelhos de TC com único detector (TCUD), o conceito de *pitch* é direto. Com TC com múltiplos detectores (TCMD), o conceito de *pitch* ficou confuso com a introdução de 2 diferentes definições para *pitch* com as seguintes variações:

- ***Pitch* do feixe ou *pitch* de colimador similar ao *pitch* previamente definido:** valores típicos são 0,75, 1, 1,25,...
- ***Pitch* detector:** razão movimento da mesa por rotação do *gantry* e a largura de um único canal de aquisição de dados (DAC). Valores típicos são 4, 6, 12, 18,...

No entanto, conforme um recente consenso internacional, *o pitch* foi novamente definido como a simples razão entre o movimento da mesa e a largura total do feixe de raios X. A adoção da definição comum do *pitch* pode ser aplicada à TCUD e TCMD, eliminando a confusão existente entre a relação da dose de radiação e as diversas definições de *pitch* (Fig. 1-3).

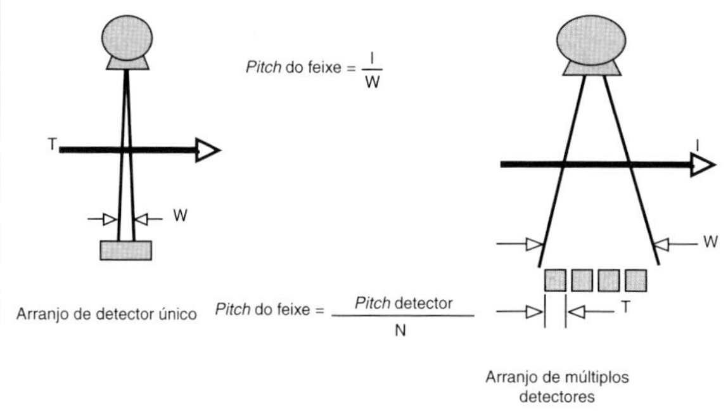

Figura 1-3. Em um recente consenso internacional *pitch* foi novamente definido como a simples razão entre o deslocamento da mesa e a largura do feixe de raios X. I = deslocamento da mesa (mm)/rotação, W = largura do feixe (mm), T = largura do canal de aquisição única de dados (mm), N = número de canais ativos de aquisição de dados.

7. O que é o campo de visão *("field of view")* (FOV) na TC?

O FOV na TC é a área da região examinada que está incluída na reconstrução da imagem. Existem 2 tipos de FOV: *scan* FOV (SFOV) e *display* FOV (DFOV). SFOV é a região dentro da abertura do *gantry*, cuja anatomia está incluída na reconstrução. O SFOV é menor que a abertura física do *gantry* da TC, sendo esta a razão porque parte da anatomia é cortada quando se estuda pacientes maiores. Por outro lado, o DFOV é a área da imagem reconstruída que pode ser representada. DFOVs menores resultam em um maior tamanho da imagem. SFOV influencia as dimensões físicas do *pixel* da imagem. Um FOV de 10 cm em uma matriz 512 × 512 resulta em dimensões de *pixel* de aproximadamente 0,2 mm e FOV de 35 cm produz larguras de *pixel* de aproximadamente 0,7 mm (Fig. 1-4).

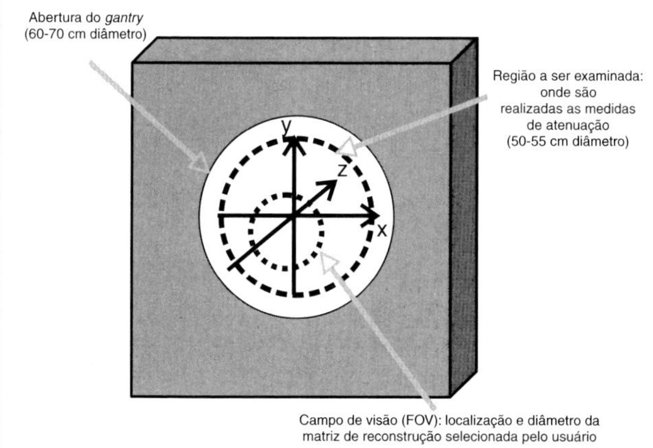

Figura 1-4. FOV em um exame de TC.

8. O que é a velocidade de rotação do *gantry*?

É a velocidade com a qual o *gantry* de TC gira ao redor do paciente. Freqüentemente é denominada "tempo de estudo". O "tempo de estudo" reduz-se de forma importante com o aumento da demanda por maior resolução temporal. O "tempo de estudo" de 1 segundo era normal na TCUD e, com TCMD a velocidade de rotação do *gantry* tornou-se inferior a 400 milissegundos para fornecer a alta resolução temporal necessária para cessar o movimento fisiológico. Isto é especialmente crítico na imagem de TC cardíaca. No entanto, para manter ruído similar à imagem com maior velocidade de rotação do *gantry*, a corrente do tubo (mA) deve ser operada a um nível muito elevado.

Para determinados protocolos de estudo (cardíacos), utiliza-se rotação parcial do *gantry* (menor que a rotação completa) para obter maior resolução temporal (250 milissegundos).

9. Explique as gerações dos tomógrafos

Na época dos primeiros aparelhos de TC, foram desenvolvidas várias geometrias de TC para obter dados de transmissão de raios X para reconstrução de imagens. Estas geometrias são comumente denominadas gerações, sendo úteis na diferenciação do *design* dos aparelhos, especialmente entre aparelhos de TC convencionais que não possuem capacidade de estudo helicoidal/espiral (Fig. 1-5). Nos aparelhos de TC helicoidais/espirais, as gerações de TC podem ser ainda agrupadas como aparelhos de TC helicoidal com único detector (TCUD, 6ª geração) e aparelhos de TC helicoidal com múltiplos detectores (TCMD, 7ª geração). Da mesma forma, a despeito de diferenças fundamentais de exame, o feixe de elétrons da TC freqüentemente é classificado como de quinta geração.

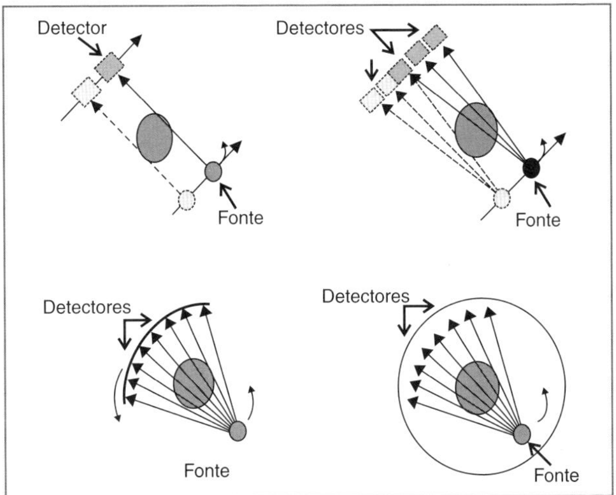

Figura 1-5. Quatro gerações de aparelhos de TC. **Acima, à esquerda,** primeira geração com feixe de raios X paralelo e movimento de translação-rotação. **Acima, à direita,** segunda geração com movimento de translação-rotação. **Abaixo, à esquerda,** terceira geração com movimento de rotação-rotação. Os dados são adquiridos por rotação da fonte de raios X com uma geometria de feixe largo e dos detectores ao redor do paciente. **Abaixo, à direita,** quarta geração com movimento de rotação-estacionária. Os dados são adquiridos pela rotação da fonte de raios X com somente um feixe largo; os detectores são estacionários.

10. O que é um exame de TC helicoidal ou espiral?

O exame de TC helicoidal ou espiral é o método de aquisição de dados continuamente através de diversas rotações completas do *gantry* enquanto a mesa de TC é movida para dentro e para fora. Três avanços tecnológicos foram críticos para o desenvolvimento de aparelhos de TC helicoidal: desenvolvimento da tecnologia anel de deslizamento, tubos de raios X com alta potência e algoritmos de interpolação.

11. O que é um *gantry* com anel de deslizamento?

Anéis de deslizamento são dispositivos eletromecânicos que consistem de anéis e escovas condutores que transmitem energia elétrica através de uma interface em movimento. Todos os sinais de força e controle das partes estacionárias do sistema do aparelho são comunicados à estrutura em rotação através do anel de deslizamento. O *design* do *slip-ring* consiste em conjuntos de anéis condutivos concêntricos paralelos ao eixo do *gantry* que se conecta ao tubo, detectores e circuitos pelos controladores de deslizamento. Estes controladores de deslizamento permitem que a estrutura rode continuamente sem necessidade de parar entre as rotações para rebobinar os sistemas de cabos.

12. O que são algoritmos de interpolação?

Algoritmos de interpolação são algoritmos especiais desenvolvidos para gerar projeções em um único plano, de modo que as projeções convencionais possam ser utilizadas para a reconstrução da imagem. Com exames de TC helicoidais, nem todos os dados estão localizados num único plano; conseqüentemente, métodos de reconstrução convencionais não podem ser aplicados na reconstrução da imagem.

O conjunto de dados helicoidais é, primeiramente, interpolado em séries de conjuntos de dados de imagem plana, antes que sejam aplicados métodos de reconstrução convencionais. Existem vários importantes benefícios nesse desenvolvimento. Em primeiro lugar, os planos reconstruídos podem ser colocados em qualquer posição arbitrária ao longo do volume examinado englobado pelo movimento da mesa durante rotações múltiplas. Isto significa que cortes podem ser sobrepostos ao longo do eixo do exame, em muito melhorando a amostragem de dados e tornando práticas as reconstruções em 3D. Em segundo lugar, como as imagens podem ser adquiridas numa única apnéia, as reconstruções em 3D são livres de artefatos por erros de registro causados por movimento involuntário que atrapalham a TC convencional. Podem ser obtidos volumes 3D verdadeiros que podem ser observados em qualquer perspectiva, tornando a promessa de uma radiografia 3D verdadeira uma realidade prática. Um benefício final consiste no fato de que a sobreposição de fatias é gerada mais por métodos matemáticos do que por feixes de raios X sobrepostos, a amostra melhorada do eixo Z é obtida sem uma dose de radiação que penalize o paciente.

13. O que é TCMD?

TCMD é um acrônimo comumente utilizado a partir de TC com múltiplos detectores. O outro termo comumente utilizado é MSCT, ou ***m**ultiple **s**lice **c**omputed **t**omography*.

14. Qual é a diferença entre TCUD e TCMD?

As principais diferenças entre aparelhos helicoidais com um único ou múltiplos detectores são ilustradas na Figura 1-6. Em ambos os casos o tubo de raios X e os detectores giram ao redor do paciente para coletar múltiplos dados de projeção (similar aos aparelhos de TC convencionais de terceira geração), enquanto a mesa do paciente é movida através do *gantry* de TC. As diferenças estão no número de fileiras de detectores no eixo Z do paciente e o número de múltiplas fatias obtidas no isocentro. No final de 1998, todos os mais importantes fabricantes de TC criaram aparelhos de TCMD capazes de obter, no mínimo, 4 fatias por corte por rotação com os menores tempos de rotação do *gantry* de 0,5 segundo.

Como mostrado na figura, a diferença entre TCUD e TCMD é o número de fileiras de detectores disponível no eixo Z. Na TCUD existia somente uma única fileira de arranjo de detectores no eixo Z e, conseqüentemente, ele adquiria somente uma única fatia axial por cada rotação do *gantry* da TC. Por outro lado, na TCMD, existem múltiplas fileiras de arranjo de detectores, permitindo a aquisição de múltiplas fatias axiais por cada rotação do *gantry* da TC.

15. Quais são os diferentes *designs* de arranjos de detectores disponíveis nos aparelhos de TCMD com 4 canais?

A Figura 1-7 mostra o *design* de detector dos principais aparelhos TCMD capazes de fornecer um máximo de 4 fatias por rotação do *gantry*. Mesmo quando o *design* do detector consiste de múltiplas fileiras de detectores, o número máximo de fatias obtido por rotação do *gantry* está li-

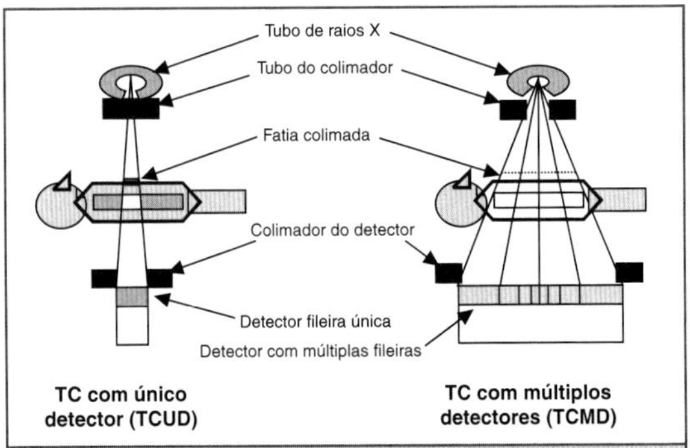

Figura 1-6. O diagrama mostra a diferença entre *designs* de aparelhos de TC com único detector e múltiplos detectores. O arranjo de múltiplos detectores possui elementos de dimensão desiguais e representa o *design* de um fabricante em particular.

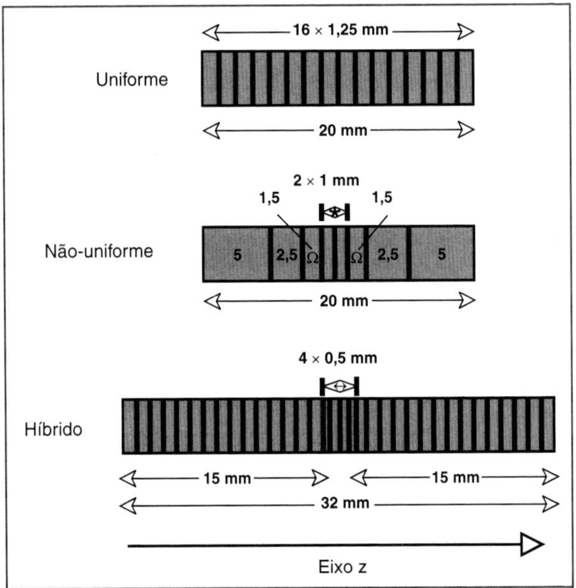

Figura 1-7. *Designs* do arranjo de detectores utilizados em aparelhos TCMD com 4 fileiras.

mitado pelo número de canais de aquisição de dados (DAC). Neste caso, o número máximo de fatias era de 4 devido à disponibilidade de 4 canais de aquisição de dados.

16. Quais são as vantagens da TCMD?

As vantagens clínicas da tecnologia de múltiplos detectores podem ser grosseiramente divididas em três categorias:

- A capacidade de obter grande número de fatias finas resultando em maior resolução espacial tanto na direção axial quanto longitudinal. Isto é importante em termos de obtenção de resolução espacial isotrópica, ou seja, *voxels* cúbicos, de modo que as imagens sejam igualmente definidas em qualquer plano através do volume examinado. Esta capacidade é obtida, razoavelmente, com múltiplos cortes com espessura de submilímetros. Em termos ideais, a radiografia 3D verdadeira deve ter *voxels* cúbicos de menos de 1 mm em tamanho, através de grandes volumes, adquiridos com tempos muito curtos (pelo menos dentro de uma única apnéia razoável). A imagem cardíaca, que foi possível com aparelhos TCUD, tornou-se prática com aparelhos TCMD.

- A velocidade pode ser utilizada para estudo rápido de grande volume tissular com espessura variável de fatia. Isto é particularmente útil em estudos nos quais o movimento do paciente é um fator limitante. Com um sistema de 4 fatias e uma rotação-espessura de 0,5, os dados de volume podem ser adquiridos 8 vezes mais rápido que com o aparelho de fatia única 1 segundo. Como os sistemas TCMD 16 e 64 fatias possuem um tempo de rotação inferior a 0,4 segundo, os dados de volume são adquiridos a taxas maiores que com aparelhos de TCMD de primeira geração.
- A outra grande vantagem dos sistemas TCMD é sua capacidade de cobrir grandes volumes em menor tempo de exame. O volume coberto e o desempenho de velocidade nos aparelhos de TCMD são melhores que suas contrapartes na TCUD sem comprometimento da qualidade da imagem. Os tempos de rotação mais rápidos e o grande volume coberto fornecem melhor reconstrução multiplanar e imagens 3D com menos artefatos de imagem.

17. Quais são os diversos *designs* de arranjos de detectores nos aparelhos TCMD de quatro fatias?

- **Arranjos uniformes dos elementos:** neste tipo de *design*, vários pequenos detectores sólidos estacionários com as mesmas dimensões são arranjados em fileiras de espessura idêntica (p. ex., 16 fileiras de 1,25 mm). A imagem adquirida depende da largura do feixe de raios X, seleção de fileiras de detectores e como os dois estão acoplados. É possível adquirir 4 fatias simultâneas de 1,25 mm cada ou aumentar a espessura das fatias através do acoplamento de fileiras de detectores, por exemplo, acoplando 2, 3 e 4 fileiras de detectores para obter 4 fatias de 2,5, 3,75 e 5 mm de espessura, respectivamente.
- **Arranjos não-uniformes dos elementos:** neste tipo de arranjo de detectores, a largura do detector aumenta gradualmente em espessura quando ele se move para longe do centro do eixo de rotação. As 2 fileiras de detectores no centro do arranjo têm 1 mm cada, enquanto os detectores adjacentes à fileira central têm aumento de espessura com uma espessura de 5 mm para a fileira de detectores mais externa.
- **Arranjos híbridos dos elementos:** o terceiro tipo de *design* incorporou características dos *designs* uniformes e não-uniformes. Este arranjo de detectores é composto de 4 detectores finos de 0,5 mm ao centro, e 15 detectores de 1 mm de largura de cada lado do detector central para a cobertura total do eixo Z de 32 mm por rotação do tubo de raios X ao redor do *gantry* (veja Fig. 1-7).

18. O que é o modo de exame seqüencial ou axial?

Isto é similar ao exame "pare e dispare", onde, depois de cada rotação do tubo, o paciente é movido para a próxima posição, para imagens subseqüentes. Em comparação com aparelhos TCUD, o volume de dados adquiridos à cada rotação é realçado aproximadamente 4 a 8 vezes com aparelhos com tempo de rotação de 0,5 segundos. Da mesma forma, fatias mais grossas podem ser reconstruídas retrospectivamente, utilizando dados de múltiplos canais. A reconstrução de fatias mais espessas tem vantagens inerentes em situações necessárias para evitar artefatos em faixa provocados por efeito de volume parcial ou para melhorar a baixa detecção de contraste com melhora do ruído da imagem. Com a rotação do tubo de raios X de 0,5 segundo e cobertura anatômica de 10 mm por rotação, os aparelhos TCMD são significativamente mais rápidos que os TCUD com melhor capacidade de realizar uma ampla variedade de estudos clínicos.

19. O que é o modo de exame espiral ou helicoidal?

Ele é análogo ao modo de TCUD helicoidal, com múltiplos canais de dados obtendo, simultaneamente, os dados enquanto o paciente é movido para o interior do *gantry*. Os dados de todos os 4 canais contribuem para cada uma das 4 fatias reconstruídas. Os algoritmos de interpolação podem ser ajustados para melhorar a resolução longitudinal contra ruído e artefatos. Pode-se reconstruir para diferentes espessuras de fatias através do ajuste dos perfis de fatia, retrospectivamente, de acordo com a qualidade de imagem desejada. Por exemplo, estudando a 4 × 2,5 mm, pode-se reconstruir, retrospectivamente, fatias de espessura igual ou maiores que 2,5 mm.

20. O que são *designs* de arranjos de detectores em aparelhos TCMD de 16 fatias?

Uma característica comum dos *designs* de arranjos de detectores de TCMD de 16 fatias, em comparação com TCMD 4 fatias, é que os principais fabricantes migraram em direção ao *design* "híbrido" do detector com detectores finos (16) no centro e detectores espessos (4) de cada lado. Os modos de aquisição do exame são obtidos como 16 fatias finas ou 16 fatias grossas por rotação do *gantry* (Fig. 1-8).

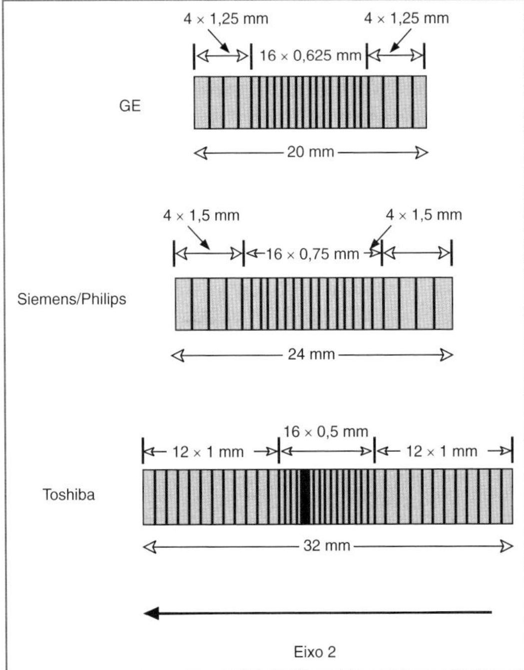

Figura 1-8. *Designs* dos arranjos de detectores utilizados em aparelhos TCMD com 16 fatias.

BIBLIOGRAFIA

1. Bushberg JT, Siebert JA, Leidholdt EM, et al: The Essential Physics of Medical Imaging. Baltimore, Lippincott Williams & Wilkins, 2002.
2. McNitt-Gray MF: AAPM/RSNA physics tutorial for residents: Topics in TC. Radiation dose in TC. Radiographics 22:1541-1553, 2002.
3. Mahesh M: Search for isotropic resolution in TC from conventional through multiple-row detector. Radiographics 22:949-962, 2002.
4. Pannu HK, Flohr TG, Cori FM, Fishman EK: Current concepts in multi-detector row TC evaluation of the coronary arteries: Principles, techniques, and anatomy. Radiographics 23:S111-S125, 2003.
5. Prokop M: General principles of TCMD. Eur J Radiol 45:S4-S10, 2003.

CAPÍTULO 2

DOSE DE RADIAÇÃO EM TC

P. Sridhar Rao, PhD e Hugh T. Morgan, PhD

1. O que é dose de radiação?

Na tomografia computadorizada, a dose pode ser descrita como sendo a energia absorvida dos raios X utilizados no procedimento de imagem. Mais precisamente, a dose é a energia absorvida por um objeto, como um bloco de tecido, dividida pela massa deste mesmo objeto. A unidade moderna de dose absorvida é o *gray* (abreviado como Gy). É igual a 1 joule (J) por kg. Freqüentemente utiliza-se a subunidade *miligray* (mGy), na qual 1.000 mGy equivalem a 1 Gy. Uma unidade mais antiga de dose absorvida é o rad, onde 100 rads são iguais a 1 Gy.

2. A exposição à radiação de duas partes diferentes do corpo pode ser adicionada para obter a dose total de radiação de um paciente?

Não diretamente. Numa série de imagens de TC, por exemplo, caso a dose para o abdome seja de 10 mGy e a dose para a pelve seja de 10 mGy, elas *não podem* ser somadas para atingir um total de 20 mGy. Elas devem ser consideradas como doses separadas para partes corporais separadas.

3. O que é dose efetiva?

A dose efetiva é uma dose hipotética de uma irradiação uniforme de corpo total, que causa o mesmo dano biológico que uma verdadeira irradiação corporal parcial não-uniforme, como em uma série de imagens de TC. É uma média ponderada das doses para todas as partes do corpo. É obtida através da multiplicação de cada dose para órgão por um "fator de ponderação" e pela soma dos produtos. Os valores numéricos dos fatores é grosseiramente proporcional às sensibilidades biológicas dos órgãos correspondentes. A dose efetiva possui uma unidade separada, o sievert (Sv).

4. Como a dose de TC é comparada com a dose proveniente de incidências radiográficas comuns?

Doses de TC são mais altas por um fator 10 ou mais. A distribuição da dose também é mais uniforme na TC que nas radiografias. A vantagem obtida com dose mais elevada é a melhor resolução de contraste e a imagem tomográfica.

5. Os efeitos biológicos da TC são os mesmos que para procedimentos de raios X?

Os efeitos são os mesmos, porque ambos são raios X e radiação ionizante. No entanto, o grau do efeito deve ser maior com a TC, porque ela libera doses mais altas.

6. Como se relacionam o ruído da imagem e a dose?

Qualitativamente, com o aumento da dose, os ruídos da imagem diminuem. Quantitativamente, se tudo o mais for igual, isso se expressa como:

$$\sigma \alpha \,(1/\sqrt{\text{dose}})$$

sendo σ o desvio-padrão dos números de TC em uma porção homogênea da imagem, sendo uma medida do ruído. Boa avaliação deve ser realizada para a escolha de um ajuste ideal de parâmetros de estudo, visando minimizar a dose a um nível aceitável de ruído.

7. Quais as diferenças na dose entre exames axiais e helicoidais?

Exames helicoidais com um fator *pitch* de 1 são semelhantes a exames axiais contíguos. A dose é praticamente a mesma. A diferença situa-se nas extremidades do exame, onde é realizada uma meia rotação extra ou uma rotação completa pelos aparelhos helicoidais, mas não é adquirida a imagem.

8. Quais as diferenças na dose entre exames helicoidais com fatia única e múltiplas fatias?

Tudo mais é igual, a dose será um pouco mais alta (~ 10%) para tecnologia *multislice* devido ao fenômeno *over-beaming multislice*. Isto ocorre pelo tamanho finito do ponto focal no tubo de raios X. Conseqüentemente, o feixe de raios X apresenta penumbras nas margens do feixe, onde os raios X não são tão intensos como no feixe principal. Os dados de transmissão na penumbra geralmente não são utilizados para reconstrução de imagem. A penumbra irradia o paciente, mas sem qualquer propósito.

Como a amplitude da penumbra é constante, sua proporção em relação à amplitude do colimador aumenta enquanto a colimação diminui. A dose para o paciente também aumenta.

9. A dose é maior com aumento da extensão do exame?

Esta questão deve ser respondida cuidadosamente. O aumento da extensão do exame significa que uma parte maior do corpo está exposta aos raios X. Conseqüentemente, mais órgãos absorverão energia de raios X e receberão doses iguais (numa primeira aproximação). Contudo, como mais órgãos são afetados, a dose **efetiva** deve ser mais elevada. Dobrando-se a extensão do exame ocorrerá uma duplicação aproximada da dose efetiva. O aumento real dependerá dos órgãos afetados e suas radiossensibilidades relativas.

10. Se um órgão não está em nenhuma das incidências, ainda assim recebe uma dose?

Geralmente sim. Órgãos que se encontram dentro do feixe de raios X e que são estudados por imagem receberão a dose mais alta. Órgãos próximos sofrem radiação dispersada e, conseqüentemente, receberão uma dose menor. A dose verdadeira depende de quão distante os tecidos afetados encontram-se do feixe de raios X primário.

11. Quais parâmetros do exame afetam a dose em TC?

O kVp, mAs, fator *pitch*, espessura da fatia, colimação, ângulo do exame e filtro afetam a dose à TC.

12. Como o kVp afeta a dose à TC?

O kVp (pico de quilovoltagem) do feixe de raios X determina o quanto o feixe penetra o paciente. Quanto mais elevado o kVp, mais penetrante é o feixe de raios X e mais uniformemente a dose é distribuída no paciente. Caso todos os demais parâmetros continuem os mesmos, o kVp mais alto leva a uma dose mais elevada. Mudando de 120 para 140 kVp ocorre um aumento da dose em 40%.

13. Como o mAs afeta a dose?

O mAs é a corrente do tubo em miliampères (mA) que determina a duração de uma rotação em segundos. A corrente ou o tempo de duração podem ser variados. O mAs é proporcional ao número de fótons dirigidos ao paciente. Conseqüentemente, a dose é diretamente proporcional ao mAs. Uma mAs maior fornecerá uma imagem melhor (menos ruído), mas a uma dose mais alta.

14. Como o fator *pitch* afeta a dose?

A dose é inversamente proporcional ao *pitch*, desde que você não ajuste o mAs. O *pitch* é a relação entre a distância percorrida pela mesa por rotação do tubo e a colimação (para um aparelho de fatia única). Partindo de um *pitch* de 1 para um *pitch* de 2 dobrando a velocidade da mesa, quer dizer que os raios X têm metade do comprimento e a dose é dividida ao meio. Observe que enquanto o *pitch* aumenta, aumenta o ruído da imagem. De qualquer forma, em alguns aparelhos a corrente do tubo de raios X (mA) pode aumentar proporcionalmente ao *pitch*, de modo que o ruído permaneça o mesmo. Então, a dose permanece inalterada.

15. Como a espessura da fatia afeta a dose?

A espessura da fatia não necessariamente afeta a dose de maneira direta. Contudo, para os mesmos parâmetros de exame, fatias finas são reconstruídas a partir de menos dados que fatias grossas e, conseqüentemente, apresentam mais ruído. Um mAs mais alto geralmente requer fatias finas para manter o ruído da imagem razoável. Como conseqüência, na prática as fatias finas estão associadas à dose mais elevada.

16. Como a colimação afeta a dose?

A colimação determina a amplitude do feixe de raios X. Feixes mais estreitos aumentam a dose devido à sobreposição ou efeito overbeaming. Uma colimação de 4 x 1,5 mm resultará em uma dose mais alta que para uma colimação de 16 x 1,5 mm, permanecendo todo o restante igual (veja questão 8).

17. Como o ângulo do exame afeta a dose?

Para estudos axiais, uma fatia única pode ser reconstruída a partir de dados adquiridos em uma rotação completa de 360 graus (exame normal) ou mais (superexame) ou menor (subexame). A dose varia de acordo.

18. Como a filtração afeta a dose?

Filtros colocados próximos ao tubo de raios X reduzem a dose de 2 maneiras. Um filtro que "modele" o feixe (ex.: filtro em cunha, filtro curvo) formata a intensidade do feixe para reduzir a dose gradualmente em direção às margens do campo de radiação. Filtros planos adicionais removem raios "moles" e de baixa energia e com isso reduzem a dose da pele, como em outros tipos de aparelhos de raios X.

19. Quais os parâmetros que podem ser facilmente ajustados para minimizar a dose?

Os mais fáceis de ajustar são o mA (ou mAs) e o *pitch*. Eles devem ser escolhidos para otimizar o equilíbrio entre a qualidade da imagem e a dose para o paciente. Aparelhos "multislice" modernos possuem esquemas de redução de dose que levam o mA a variar durante o exame com base na atenuação variada do paciente (tórax *versus* abdome ou lateral *versus* ântero-posterior). Estes esquemas podem reduzir a dose em 30% ou mais e produzem a mesma qualidade de imagem que os exames com mA fixos.

20. O que é controle automático da exposição em relação à TC?

A meta do controle automático da exposição (CAE) é variar, automaticamente, os parâmetros do exame para manter razão sinal-ruído pré-selecionada da imagem para um tipo de exame determinado, independentemente do tamanho do paciente. O esquema de redução de dose descrito na questão 19 é um exemplo de CAE.

21. Como é determinada a dose no paciente na TC?

Como a dose é difícil de medir em um paciente real, algumas vezes ela é medida em "phantoms" antropomórficos ou modelos que imitam a anatomia humana. Geralmente as medidas são feitas em dois cilindros de dimensões bem-definidas e a partir de dados nos quais a dose ao paciente está inferida. Os cilindros são feitos de polimetil metacrilato (PMMA, também denominado acrílico). Um possui 32 cm de diâmetro e é denominado de CTDI *body phantom*; o outro tem 16 cm de diâmetro e é denominado de CTDI *head phantom*.

Ambos possuem 15 cm de comprimento.

22. O que quer dizer "perfil de dose"?

No contexto de aparelhos de TC, um perfil de dose é a distribuição da dose ao longo de uma linha paralela ao comprimento do aparelho. Ele é medido dentro dos "phantoms" plásticos descritos previamente. Nos cilindros são cortados 5 sulcos, 1 ao longo do eixo e 4 simetricamente posicionados na periferia (a 1 cm da periferia). Dispositivos de medida, tais como um filme especial de raios X ou dosímetros termoluminescentes, são colocados dentro deles. Os resultados finais são apresentados graficamente com a dose sobre o eixo y e distância do eixo x (Fig. 2-1).

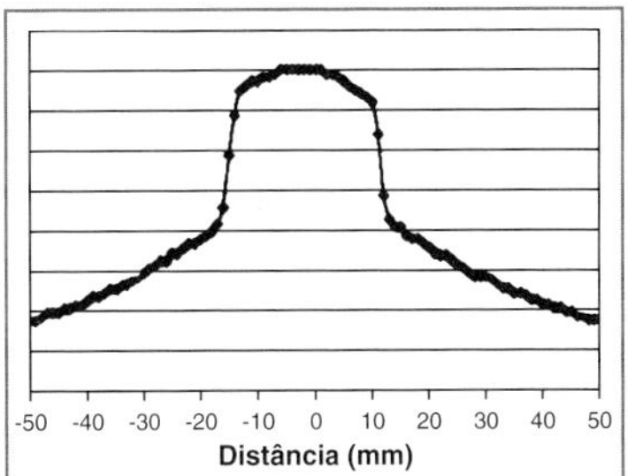

Figura 2-1. Perfil de dose para um aparelho Philips Brilliance operado no modo 16 × 1,5 mm de colimação.

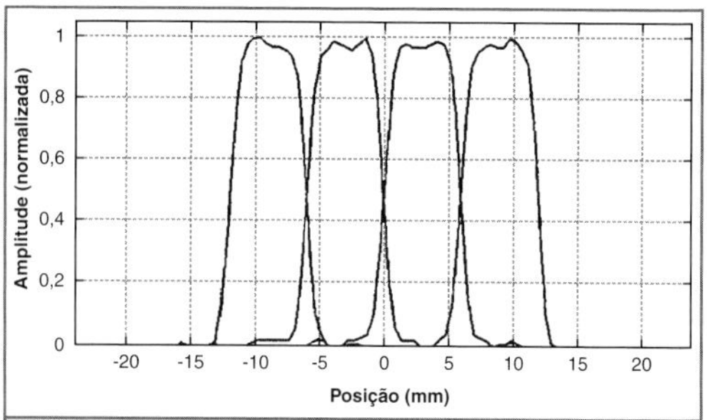

Figura 2-2. Perfis de sensibilidade de fatia para as 4 fatias de um aparelho Philips Brilliance operado no modo 4 × 6 mm de colimação. Cada SSP tem um FWHM de aproximadamente 6 mm.

23. O que é um perfil de sensibilidade da fatia?

O perfil de sensibilidade da fatia (slice sensitivity profile SSP) é uma tabela da resposta relativa do sistema na direção do comprimento do exame (Fig. 2-2). A espessura da fatia (T) é definida como a amplitude total da metade do máximo (FWHM) de SSP.

24. O que quer dizer CTDI?

O índice de dose de tomografia computadorizada (computed tomography dose index) (CTDI) é uma medida da performance da dose do aparelho de TC sendo derivada de um perfil de dose de um phantom para um exame axial único. Existem muitas variantes de CTDI, cada um com um significado levemente diferente.

25. O que é CTDI (FDA)?

O CTDI (FDA) foi definido pela U. S. Food and Drug Administration em 1984. É diretamente relacionado com a área total sob um perfil de dose entre dois pontos simétricos a –7 e +7 de espessura de fatia a partir do centro (Fig. 2-3). Matematicamente é definido como:

$$\text{CTDI (FDA)} = 1/nT \int_{-7T}^{+7T} D(Z)dz$$

sendo *D(z)* é o perfil de dose, *T* é a espessura da fatia e *n* o número de fatias tomográficas produzidas em um único exame axial.

Figura 2-3. Ilustração de CTDI (FDA). A curva é um perfil de dose corporal para um aparelho operado no modo 4 × 6 mm de colimação. Como a espessura de fatia é de 6 mm, a área sob a curva e entre as linhas verticais x = –42 mm e x = + 42 mm deve ser avaliada.

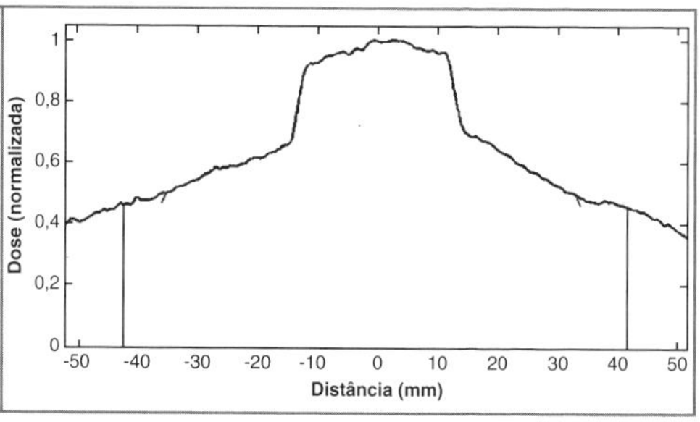

26. O que é CTDI (100)?

CTDI (100) foi definido, mais tarde, para simplificar as mensurações. Também é a área sob o perfil da dose, mas medida entre dois pontos simétricos situados a –50 mm e + 50 mm a partir do centro (Fig. 2-4). A definição é a seguinte:

$$\text{CTDI (100)} = \frac{1}{nT}\int_{-50\text{ mm}}^{+50\text{ mm}} D(Z)dz$$

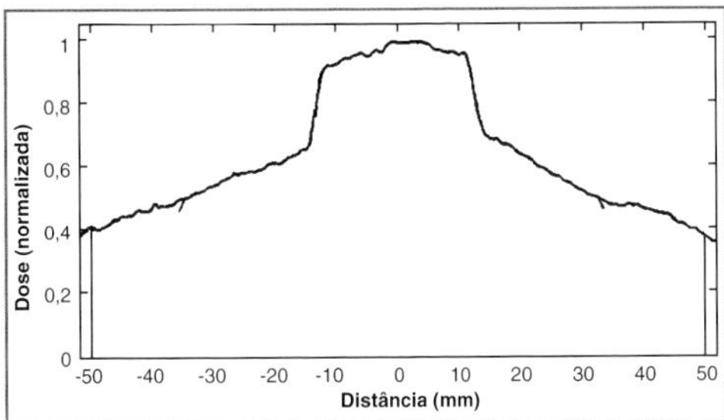

Figura 2-4. Ilustração de CTDI (100). A curva é a mesma da Figura 2-3. A área sob a curva e entre as linhas verticais x = –50 mm e x = + 50 mm é avaliada.

27. O que é $CTDI_w$?

$CTDI_W$ é definido como:

$$CTDI_W = (1/3)\ CTDI\ (100)_{central} + (2/3)\ CTDI\ (100)_{periférico}$$

É estimado como sendo a dose média dentro de um plano de imagem.

28. O que é $CTDI_{vol}$?

$CTDI_{vol}$ é uma aproximação da dose média de paciente através de todo o volume de estudo. Pode ser representada no painel do operador.

- Para exames helicoidais,

$$CTDI_{vol} = CTDI_W/\text{fator } pitch$$

- Para exames axiais,

$$CTDI_{vol} = CTDI_W\ (NT/\Delta d)$$

onde *N* é o número de fatias produzidas num único exame, *T* é a espessura de cada fatia, e Δd é a distância percorrida pela mesa do paciente entre imagens consecutivas.

$CTDI_{vol}$ estende $CTDI_W$ para imagens não-contíguas.

29. O que é DLP?

É o produto dose-comprimento (dose length product) (DLP) definido como:

$$DLP = CTDI_{vol} \times \text{comprimento do exame}$$

Seu valor está relacionado à dose efetiva e, conseqüentemente, com o dano biológico provável do procedimento. Também pode ser representado no painel do operador.

30. Onde encontrar informação sobre CTDI e DLP?

A literatura do fabricante sempre listará valores numéricos para CTDI (FDA) e CTDI (100), medidas no *body phantom* e no *head phantom*. O CTDI (100) medido no ar junto ao eixo do *gantry* também pode estar listado. Este último valor freqüentemente é o ponto de partida para o cálculo da dose de paciente.

Aparelhos modernos também apresentam, no *display* de seus painéis de controle, o $CTDI_{vol}$ e o DLP para cada protocolo de exame.

31. Quão próximo da dose de paciente está o CTDI?

Caso não exista outra informação, o $CTDI_W$ ou $CTDI_{vol}$ podem ser considerados como a dose para os órgãos do paciente que se encontram no feixe direto. Na melhor das hipóteses, esta pode ser uma aproximação somente porque, na realidade, trata-se da dose para os "phantoms" plásticos CTDI.

Diversos autores descreveram *softwares* que utilizam CTDI (100) medido no ar. Ao entrar com este número e diversos parâmetros de estudo em seus programas de computação, pode-se calcular doses para diferentes órgãos e a dose efetiva resultante. Estes cálculos também são limitados pelos modelos nos quais os cálculos são baseados.

32. O que são valores numéricos típicos para doses de TC?

As doses na Tabela 2-1 foram retiradas de dados publicados por um grupo de estudo europeu de radiologistas e físicos que reuniram dados de diversos países. Valores exatos de dose de paciente para qualquer procedimento particular variarão consideravelmente, dependendo do fabricante da TC, modelo e parâmetros de estudo e do verdadeiro tamanho do paciente. Observe que os desvios-padrão são grandes, de modo que valores verdadeiros para $CTDI_W$ e DLP variam amplamente. Não obstante, os valores médios servem como boa indicação das típicas doses de paciente.

TABELA 2-1. VALORES NUMÉRICOS TÍPICOS PARA DOSES DE TC

		$CTDI_W$ (mGy)		DLP (mGy cm)	
Tipo de Exame	**Tamanho**	**Média**	**DP**	**Média**	**DP**
Cabeça	102	50,0	14,6	882	332
Face e seios da face	20	31,7	15,9	259	118
Trauma vertebral	20	44,1	21,5	392	214
Tórax	88	20,3	7,6	517	243
TCAR do pulmão	20	31,7	14,9	200	71
Abdome	91	25,6	8,4	597	281
Fígado e baço	15	26,1	11,3	658	293
Pelve	82	26,4	9,6	443	233
Pelve óssea	16	24,7	17,8	514	426

CTDI = dose índice tomografia computadorizada, DLP = produto dose-comprimento, TCAR = TC de alta resolução.

33. Por que a dose de TC é mais alta em crianças que em adultos?

A dose será mais alta em crianças somente se os mesmos parâmetros de estudo (kVp, mAs, *pitch*) forem usados para crianças e adultos. Como os corpos menores das crianças atenuam menos o feixe de raios X, a dose no centro de seus corpos será quase a mesma que a dose na sua pele, enquanto para adultos ela será 2 a 3 vezes menor. Conseqüentemente, apesar da dose na pele para crianças ser levemente menor porque a pele está um pouco mais distante da fonte de raios X, a dose média será muito mais elevada. Este é o motivo pelo qual os exames de TC devem apresentar protocolos pediátricos de dose reduzida para o exame de crianças.

34. Mulheres grávidas podem submeter-se à TC?

Geralmente mulheres grávidas não devem submeter-se a procedimentos de raios X do abdome ou pelve a não ser que existam razões imperativas para fazê-lo. Isto é especialmente verdadeiro para a TC porque as doses são bem mais elevadas que na radiografia convencional. Exames torácicos também são indesejáveis porque a radiação pode disseminar-se através dos tecidos no feixe primário em direção ao feto. A TC da cabeça é bem mais segura porque a radiação espalhada é bem menor. Caso uma TC tenha que ser realizada numa paciente gestante, deve ser obtido o consentimento informado.

35. Qual é a variação de doses que um feto pode receber em um exame de TC?

Caso o feto esteja dentro do feixe de raios X direto, sua dose irá variar de 10-30 mGy, dependendo do tamanho da paciente e dos parâmetros escolhidos para a TC. Exames torácicos liberarão uma dose menor porque somente a radiação secundária atingirá o feto. Exames da cabeça irão liberar uma dose bem mais baixa.

Quando se sabe que o feto não estará nas imagens de TC, pode-se cobrir a pelve com um avental de chumbo para fornecer um pouco de proteção. Contudo, deve-se ter em mente que isto protegerá somente contra o "vazamento" de radiação proveniente do *gantry*, e não contra o espalhamento dentro do corpo da paciente.

36. Quais são as conseqüências da exposição à radiação para o feto devido a uma TC?

Até os 14 dias a partir da concepção, a exposição à radiação terá um efeito "tudo ou nada"; ou o concepto será abortado ou não sofrerá qualquer efeito e se desenvolverá normalmente.

Depois dos primeiros 14 dias, exposições dentro do primeiro trimestre trazem consigo o risco de malformações e retardo mental. Para doses fetais até por volta de 250 mGy, o risco é de aproximadamente 0,1% por mGy ou mais baixo.

Depois do primeiro trimestre, a exposição à radiação pode resultar em um aumento do risco de câncer infantil. O risco é estimado entre 0,07% e 0,88%, dependendo da dose real e do estágio da gravidez.

37. Quais são os meios através dos quais a dose de paciente pode ser reduzida?

A maneira mais óbvia é eliminar todos os exames desnecessários e estudar somente os órgãos de interesse. Para os exames realizados, devem ser escolhidos parâmetros ideais (kVp, mAs, *pitch*).

- Diminuição da kVp reduzirá a dose caso todo o restante permaneça igual. Contudo, o ruído também aumentará.
- O *pitch* deve ser o maior possível, tendo em mente que um *pitch* muito grande leva a uma imagem com ruído.
- O mAs deve ser o menor possível, compatível com uma imagem que possa ser bem utilizada com contraste e interferência adequados.
- Outro fator que pode ser alterado é a angulação do *gantry*. Inclinar o *gantry* durante um exame da cabeça evitará irradiar diretamente os olhos e, conseqüentemente, reduzirá a dose para os olhos.

38. Como pode ser escolhido um mAs ideal antes de se realizar um exame de TC?

Uma maneira de fazer isso é adotar um esquema no qual um mAs de referência é inicialmente determinado como o valor ideal para um paciente de tamanho-padrão. Ao examinar um paciente real, o mAs verdadeiro é aumentado ou reduzido a partir do valor de referência de acordo com um gráfico tabulando o aumento ou redução do tamanho verdadeiro do paciente. O uso de controle de exposição automática pode substituir o uso deste tipo de gráfico (veja questão 20).

39. O uso de tomografia computadorizada com feixe de elétrons (TCFE) possui um efeito sobre a dose de paciente?

Não. A TCFE difere da TC convencional somente na maneira como gera o feixe de raios X e como o direciona para o paciente. Para os mesmos parâmetros de exame, a dose é aproximadamente a mesma em ambas as modalidades.

40. Operadores e outras pessoas próximas a um aparelho de TC também recebem uma dose de radiação?

Caso a sala de TC esteja apropriadamente protegida de radiação, o pessoal fora da sala receberá uma dose negligenciável. Contudo, dentro da sala existirá radiação espalhada considerável advinda do paciente. A quantidade exata dependerá dos parâmetros de exame (p. ex., kVp, mAs, espessura da fatia). Também haverá uma contribuição muito pequena devida ao "vazamento" de radiação X através do tubo de raios X e do *gantry*.

PONTOS-CHAVE: DOSE RADIAÇÃO NA TC ✔

1. Doses de radiação na tomografia computadorizada (TC) variam de 15-50 mGy, dependendo do tipo de exame. Geralmente estas doses são pelo menos 10 vezes maiores que nos exames radiográficos.
2. Sempre procure otimizar os parâmetros de exame para minimizar a dose de paciente compatível com qualidade diagnóstica de exame: minimize o mAs, minimize o kVp, maximize o *pitch*, maximize a espessura da fatia, maximize o ajuste do colimador.
3. Ao examinar crianças, assegure-se de estar utilizando protocolos pediátricos e não os de adultos. Nos protocolos pediátricos, os parâmetros de TC devem ser reduzidos de modo que as doses de radiação sejam otimizadas de acordo com o tamanho do paciente.
4. Evite irradiação fetal desnecessária; mulheres grávidas somente devem ser submetidas ao exame caso exista justificativa adequada.

41. O que é um mapa da dose de radiação disseminada?

É um mapa do máximo de radiação espalhada ao redor de um aparelho de TC, obtido por estudo de phantom corporal CTDI sob condições próximas do pior possível – máximo kVp e ajuste colimador o mais amplo possível (Fig. 2-5). Observe que a dose é muito mais baixa diretamente ao lado do *gantry*.

O mapa deve ser simétrico em relação ao eixo de rotação do *gantry*. Valores medidos podem mostrar pequenas discrepâncias, como na figura. Neste caso, os valores assimétricos podem ser calculados como média para se chegar a um número utilizável.

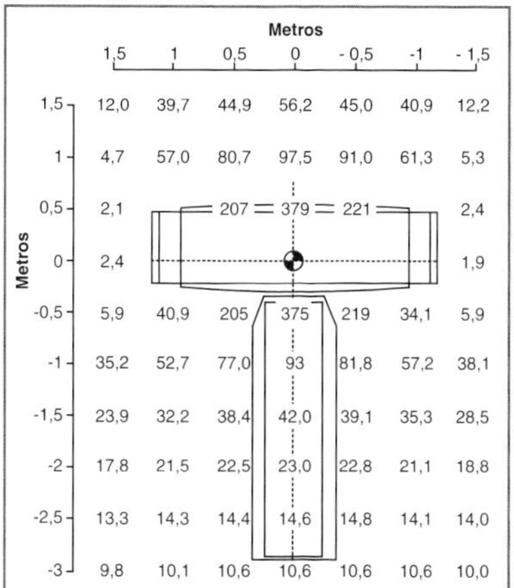

Figura 2-5. Mapa de dose de radiação espalhada dos aparelhos de TC da Philips Brilliance 16/10/6. Os números no mapa são os níveis de radiação em μGy/1.000 mAs quando o aparelho é operado a 140 kVp com colimação de 24 mm. O *body phantom* CTDI (*phantom* cilíndrico PMMA de 32 cm de diâmetro e 15 cm de comprimento) é posicionado centralmente no feixe e serve como meio de dispersão.

42. Como o mapa é utilizado?

Um dos usos é estimar as doses de radiação para indivíduos que possam estar na vizinhança imediata do aparelho, tais como o pessoal que participa de um procedimento de biópsia ou os familiares de um paciente. Outro uso é para calcular a quantidade de proteção à radiação que pode ser incluído nas paredes quando a sala de exame está sendo projetada.

43. O mapa somente mostra doses em um plano. O que acontece com outras direções e planos?

Como o mapa é simétrico em relação ao eixo de rotação do *gantry*, ele pode ser rodado em qualquer ângulo em relação a este eixo para estimar a dose em qualquer outro plano ou direção.

44. Este mapa mostra somente doses até uma distância limitada. O que acontece com localizações mais além?

Para distâncias maiores, pode ser utilizada a regra do quadrado inverso da radiação para estimar a dose a partir de dados no mapa. Por exemplo:

$$\text{Dose a 5 metros} = (3/5)^2 \times \text{dose a 3 metros}$$

BIBLIOGRAFIA

1. Boone JM, Geraghty EM, Seibert JA, Wootton-Gorges SL: Dose reduction in pediatric CT: A rational approach. Radiology 228:352-360, 2003.
2. European Commission Study Group: European Guidelines on Quality Criteria for Computed Tomography. EUR 16262 EN. Office for Official Publications of European Communities: 2000. Available at www.drs.dk/guidelines/ct/quality/index.htm
3. Imaging Performance Assessment of CT: ImPACT CT Patient Dosimetry Calculator. ImPACT, London, 2004. www.impactscan.org/ctdosimetry.htm
4. International Electrotechnical Commission: Medical Electrical Equipment–Part 2-44: Particular Requirements for the Safety of x-ray Equipment for Computed Tomography. International Electrotechnical Commission NEC) 60601-2-44:2002.
5. Kalender WA, Schmidt B, Zankl M, Schmidt M: A PC program for estimating organ dose and effective dose values in computed tomography. Eur Radiol 9:555-562, 1999.
6. McCullough CH, Hoffman A, Kotler J, et al: Dose Optimization in CT: Creation, Implementation and Clinical Acceptance of Size-Based Technique Charts. In RSNA 2002. Available at archive.rsna.org/index.cfm?ACTION=EVENT &id=66601 &p_navID=272&em_id=3104016
7. Morgan HT: Dose reduction for CT pediatric imaging. Pediatr Radiol 32:724-738, 2002.
8. U.S. FDA Code of Federal Regulations: Diagnostic X-ray Systems and Their Major Components. Washington, DC, Government Printing Office, 1984, 21 CFR 1020.33.
9. Wagner LK, Lester RG, Saldana LR: Exposure of the Pregnant Patient to Diagnostic Radiations, 2nd ed. Madison, WI, Medical Physics Publishing, 1997, pp 88-93.

CAPÍTULO 3

REAÇÕES ADVERSAS AO MEIO DE CONTRASTE

Vikram Dogra, MD e Shweta Bhatt, MD

1. **Como são classificados os meios de contrastes iodados?**
A classificação de meios de contraste iodados pode ser feita a partir de diferentes perspectivas, ou seja, iônico *versus* não-iônico, baixa osmolaridade *versus* alta osmolaridade, monômeros *versus* dímeros e gramas de iodo. No entanto, a maneira mais prática é a classificação de acordo com a osmolaridade (Tabela 3-1).

TABELA 3-1. CLASSIFICAÇÃO DOS MEIOS DE CONTRASTE QUANTO À OSMOLARIDADE

Alta osmolaridade	
Iônicos (monômeros)	Iotalamato (Conray)
	Diatrizoato (Renovist, Hypaque, todos os demais)
Baixa osmolaridade	
Iônicos (dímeros)	Ioxaglato (Hexabrix)
Não-iônicos (monômeros)	Ioexol (Omnipaque)
	Iopamidol (Isovue)
	Ioversol (Optiray)
	Iopromida (Ultravist)
	Ioxilan (Oxilan)
Não-iônico (dímero)	Iodixanol (Visipaque)

2. **O que quer dizer meios de contraste de alta osmolaridade?**
Meios de contraste de alta osmolaridade são sais iônicos com uma osmolaridade significativamente maior que a do soro. Meios iônicos dissociam-se em um cátion e um ânion em solução. Os termos "iônico" e "não-iônico" são freqüentemente utilizados como sinônimos para "alta osmolaridade" e "baixa osmolaridade", mas na verdade não são sinônimos.

3. **O que são as unidades de concentração de iodo?**
Miligramas de iodo (mgI) por mililitro de solução (ml). Uma dose típica de TC é 100 ml de uma concentração "300" (300 mgI/ml de solução). Conseqüentemente, você está injetando 30 g de iodo.

4. **Por que os meios de contraste resultam em efeitos colaterais?**
Muitos dos efeitos colaterais são inteira ou principalmente devidos à alta osmolaridade. O meio de contraste de alta osmolaridade (diatrizoato e iotalamato) possui uma osmolaridade relativamente alta (1.500-2.100 mosm/kg de água) em comparação com o soro (300 mosm/kg de água). As outras causas dos efeitos colaterais dos meios de contraste são a quimiotoxicidade (sintomas tipo alérgicos), a toxicidade iônica (interferência com a função celular) e aqueles causados por uma dose elevada.

5. **Quais pacientes apresentam risco de uma reação adversa ao meio de contraste?**
Os seguintes pacientes apresentam um maior risco de reação adversa ao meio de contraste:
- História prévia de reação idiossincrásica (risco relativo de 5 vezes)
- Pacientes com história de asma (2-5 vezes)

- Alergias múltiplas a alimentos ou medicações (2 vezes).
- Pacientes com azotemia e doença cardíaca.
- Pacientes em uso de betabloqueadores (2,7 vezes).

6. O contraste radiológico pode ser administrado a pacientes que fazem uso de metformina?

Metformina é um agente hipoglicemiante oral com excreção renal. Nefropatia induzida por contraste em um paciente diabético que continua a tomar metformina pode levar à superconcentração de metformina, hipoglicemia, coma e óbito. O uso de metformina deve ser interrompido quando se administra um meio de contraste iodado e o paciente deve aguardar 48 horas antes de voltar a utilizar a metformina enquanto é monitorizado para insuficiência renal aguda.

7. Defina nefropatia induzida por contraste.

Um aumento na creatinina sérica (Cr) de 0,5 mg/dl ou 25% acima da linha de base depois de 48 horas da administração de contraste é definido como nefropatia induzida por contraste.

8. Quais os fatores de risco para nefropatia induzida por contraste?

O principal fator de risco é uma disfunção renal de base. Diabetes melito é um fator contribuidor adicional na presença de disfunção renal. Outros fatores incluem desidratação, baixa perfusão renal, medicações nefrotóxicas e o volume de contraste injetado.

9. Como prevenir a nefropatia induzida por contraste?

- Deve ser mantida boa hidratação antes e após a administração do contraste.
- *N*-Acetilcisteína, 600 mg por via oral, administrados 2 vezes ao dia por 2 dias, antes da administração do contraste, mostrou reduzir a nefropatia induzida por contraste em pacientes ambulatoriais com insuficiência renal.

10. Quais são as contra-indicações relativas para a administração do meio de contraste?

A seguir encontra-se uma lista de contra-indicações relativas para a administração do meio de contraste:

- Feocromocitoma (crise hipertensiva com contraste iônico; pode ser usado contraste não-iônico).
- Mieloma múltiplo (insuficiência renal).
- Anemia falciforme (crise falciforme).
- Hipertireoidismo (tempestade tireoidiana).
- Diabetes melito insulino-dependente (insuficiência renal induzida por contraste).
- Miastenia grave (exacerbação aguda).
- Hemoglobinúria paroxística noturna.
- Paciente utilizando interleucina-2.

PONTOS-CHAVE: REAÇÕES ADVERSAS AOS MEIOS DE CONTRASTE ✓

1. Muitos dos efeitos colaterais dos meios de contraste devem-se, inteira ou principalmente, à alta osmolaridade.
2. As outras causas de efeitos colaterais devidos a meios de contraste são quimiotoxicidade (sintomas semelhantes à alergia), toxicidade iônica (interferência com a função celular) e aqueles causados por uma dose elevada.
3. Um aumento na creatinina sérica (Cr) de 0,5 mg/dl ou 25% acima da linha de base 48 horas após a administração do contraste é definido como nefropatia induzida por contraste.
4. O principal fator de risco para nefropatia induzida por contraste é uma disfunção renal subjacente. Outros fatores de risco incluem diabetes melito, desidratação, baixa perfusão renal, medicamentos nefrotóxicos e o volume de contraste injetado.

11. Quais são as reações adversas aos meios de contraste iodados intravenosos (IV)?

Os efeitos adversos aos meios de contraste iodados IV podem ser divididos em 2 categorias:

1. **Efeitos adversos fisiológicos:** mais comumente náuseas, gosto metálico (iodo é um metal) e uma sensação de calor. Uma injeção intra-arterial de meio de contraste também pode causar uma sensação passageira de dor e calor intenso devida à vasodilatação periférica. Estas reações são muito mais comuns com contrastes de alta osmolaridade. Algumas reações fisiológicas incomuns incluem os seguintes:
   - Neurotoxicidade (convulsões).
   - Nefropatia por contraste.
   - Depressão cardíaca.
   - Arritmias.
   - Inibição dos mecanismos da coagulação.
   - Aumento da resistência das vias aéreas.
2. **Reações anafiláticas:** reações adversas idiossincrásicas e imprevisíveis causadas por diversos mecanismos possíveis, incluindo liberação de histamina, toxicidade do sistema nervoso central (SNC) e toxicidade cardíaca. Estas reações não são dose ou concentração-dependentes, diferente das reações fisiológicas.

12. O que significa o termo *reação anafilactóide*?

Reações anafilactóides são reações não-mediadas por IgE, diferente da anafilaxia, a qual se segue à liberação de mediadores, mediada por antígenos IgE, por mastócitos e basófilos, podendo resultar na liberação de mediadores idênticos com respostas similares no órgão-final. As características clínicas e as alterações bioquimicamente induzidas são indistinguíveis da anafilaxia verdadeira.

13. Qual é a reação mais comum aos meios de contraste anafilactóide?

A reação anafilactóide mais comum aos meios de contraste está limitada à pele e ao tecido mole subcutâneo. Prurido é a queixa mais importante. A vasodilatação local causa eritema e o extravasamento capilar é responsável por urticária.

14. Qual é a etiologia das reações adversas idiossincrásicas (anafilactóides)?

A exata etiologia das reações idiossincrásicas não está completamente compreendida. Existem 3 etiologias possíveis:

- Liberação de histamina por basófilos e mastócitos.
- Ativação do complemento, que resulta na liberação de histamina e outros agentes mais poderosos como a calicreína e leucoquininas via ativação do sistema do complemento.
- A reação alérgica pode ou não requerer uma exposição prévia.

15. Quais são os achados na síndrome anafilactóide?

Os diferentes achados na síndrome anafilactóide são os seguintes:

- **Pele:** prurido, urticária, angioedema, eritema.
- **Olhos:** prurido, congestão conjuntival.
- **Nariz:** espirros, congestão, rinorréia.
- **Boca:** prurido, edema.
- **Vias aéreas superiores:** rouquidão, estridor, edema laríngeo.
- **Vias aéreas inferiores:** dispnéia, taquipnéia, dificuldade respiratória, estertores, broncoespasmo, edema pulmonar.
- **Cardiovascular:** hipotensão, taquicardia, arritmia.
- **Gastrointestinal:** dor abdominal, cólicas, diarréia, náuseas, vômitos.

16. Quais os possíveis métodos para prevenir a reação ao meio de contraste?

O rastreamento adequado dos pacientes para a pesquisa de fatores de risco para reações adversas ao meio de contraste, como insuficiência renal, reação prévia com risco de vida, broncoespasmo ativo, asma, hipotensão ou choque devidos a uma doença de base, pode prevenir reações ao meio de contraste nestes pacientes.

A pré-medicação com esteróides antes da administração do meio de contraste também pode diminuir a incidência de reações anafilactóides moderadas a graves.

17. Quais sãos os protocolos de pré-tratamento para prevenir reações ao meio de contraste em pacientes de risco?

Existem à disposição 2 protocolos para o pré-tratamento de pacientes com alto risco e que necessitam de meios de contraste. Estes regimes demonstraram reduzir a incidência de reações subseqüentes ao contraste em comparação com indivíduos não-tratados:

- **Esquema de Lasser:** 32 mg de Medrol por via oral 12 horas e 2 horas antes da administração IV do meio de contraste.
- **Esquema de Greenberger:** Prednisona 50 mg por via oral 13 horas, 7 horas e 1 hora antes do exame; Benadryl 50 mg por via oral 1 hora antes do exame; efedrina 25 mg por via oral 1 hora antes do exame (contra-indicado na presença de doença cardíaca).

18. Qual deve ser a conduta inicial no tratamento de reação adversa aguda ao contraste?

A conduta inicial em um caso de reação adversa ao meio de contraste inclui 6 passos básicos:

1. Liberar compressão abdominal.
2. Checar o pulso.
3. Assegurar uma via aérea adequada.
4. Iniciar a suplementação de oxigênio a uma taxa relativamente alta de 6-10 l/min.
5. Elevar as pernas do paciente.
6. Assegurar uma via IV.

19. Qual é a causa da hipotensão no caso de uma reação adversa ao meio de contraste? Qual é o tratamento?

A hipotensão é causada pela redução da resistência vascular sistêmica devido à vasodilatação difusa. Um leito capilar permeável permite que o plasma extravase para o espaço extravascular, com queda da pressão sanguínea, causando taquicardia reflexa.

O tratamento imediato da hipotensão inclui elevação das pernas para aumentar o retorno venoso, suplementação de oxigênio e administração rápida de líquido isotônico IV.

20. Qual é a técnica de administração de oxigênio no caso de uma reação adversa ao meio de contraste?

O oxigênio é muito importante no tratamento inicial de todas as reações a meios de contraste intravasculares. Deve ser administrado a uma alta taxa de aproximadamente 10-12 l/min por máscara facial. Uma máscara tipo "*rebreather*" é ideal para a boa liberação de oxigênio, enquanto cateteres nasais são muito menos efetivos. Devem ser administradas altas concentrações de oxigênio a qualquer paciente com estresse respiratório independente de sua condição preexistente.

21. Qual é o papel da reposição de líquido intravascular em um caso de reação adversa ao meio de contraste?

A reposição intravascular de líquido é muito importante e é o tratamento mais eficaz para hipotensão. Então a intervenção precoce com líquidos IV antes do início do tratamento com drogas deve ser reenfatizada como prioridade máxima no tratamento da hipotensão. Solução salina ou solução de Ringer lactato são preferidas para expansão intravascular inicial e aguda. Nos primeiros 20 minutos podem ser instilados 500-700 ml. Podem ser necessários 2-3 l de líquidos durante várias horas. Soluções coloidais isoncóticas, como albumina humana a 5%, são indicadas caso a hipotensão seja irresponsiva ao tratamento inicial com líquidos.

22. Por que elevar as pernas do paciente em caso de hipotensão?

Porque isso dá origem a um bolo de líquido **imediato**. As pernas devem ser bem elevadas, fletidas na região do quadril do paciente e mantidas ao alto por um assistente. Não é suficiente colocar os calcanhares sobre um travesseiro ou almofada. O objetivo é acelerar o retorno venoso em um paciente com vasodilatação aguda e hipotensão, e não lhe proporcionar conforto.

23. Quais as drogas que podem ser utilizadas em uma reação adversa ao meio de contraste?

Podem ser utilizadas 4 categorias principais de drogas:

- Anti-histamínicos.
- Corticosteróides.
- Anticolinérgicos.
- Agonistas adrenérgicos.

24. Qual o papel dos anti-histamínicos em uma reação adversa ao meio de contraste?

Os anti-histamínicos são os antagonistas do receptor de histamina-1 (H1) e são as drogas mais freqüentemente utilizadas pelos radiologistas para reações aos meios de contraste; no entanto, eles apresentam limitado valor terapêutico. São utilizados, primariamente, para reduzir os sintomas das reações cutâneas como prurido e como drogas de segunda linha para reações respiratórias após o uso de epinefrina. Não são drogas de primeira linha para pacientes que apresentam uma reação respiratória ou hipotensiva.

25. Qual o papel dos corticosteróides no tratamento de uma reação adversa aguda ao contraste?

Corticosteróides IV em altas doses não desempenham um papel significativo no tratamento de uma reação aguda devido ao seu lento início de ação. Contudo, podem ser eficazes na redução dos sintomas tardios recorrentes que podem ser observados por até 48 horas após uma reação inicial.

26. Qual é a dose para administração de esteróides?

Doses IV de 100-1.000 mg de hidrocortisona têm sido recomendadas. A dose inicial pode ser seguida por uma infusão contínua de 300-500 mg em 250 ml de solução salina ou soro glicosado a uma taxa de 60 ml/hora.

27. Qual o papel da epinefrina no tratamento de uma reação adversa ao meio de contraste radiológico?

A epinefrina é a mais importante medicação no tratamento de reações anafilactóides. Epinefrina é um potente agente simpaticomimético. Ativa tanto os receptores alfa quanto os beta-adrenérgicos. Os efeitos alfa-agonistas da epinefrina aumentam a pressão sanguínea e revertem a vasodilatação periférica. Estes efeitos vasoconstritores também diminuem o angioedema e a urticária. As ações beta-agonistas da epinefrina revertem a broncoconstrição, produzem efeitos cardíacos inotrópicos e cardiotrópicos positivos e podem aumentar a adenosina monofosfatase cíclica (AMP) intracelular, que inibe a liberação de mediadores a partir de células inflamatórias.

28. Quais são os diversos modos de administração da epinefrina e suas indicações?

A epinefrina é principalmente administrada por via subcutânea, intramuscular ou intravenosa. Também pode ser administrada na forma de aerossol por via endotraqueal, ou mesmo transtraqueal.

Injeções subcutâneas ou intramusculares de epinefrina podem ser utilizadas eficazmente no paciente com reação aguda, desde que o paciente não esteja hipotenso. Caso o paciente esteja hipotenso, a perfusão tissular será ruim e os efeitos farmacológicos serão retardados e reduzidos. A epinefrina IV deve ser utilizada sempre que existir uma rápida progressão dos sintomas ou quando o paciente estiver significativamente hipotenso (pressão sanguínea sistólica < 90 mmHg).

29. Quais os preparados de epinefrina disponíveis? Que doses devem ser administradas?

A epinefrina é encontrada em 2 diluições.

- Diluição 1:1.000 = 1 mg de epinefrina em 1 ml de líquido. Esta é destinada para administração subcutânea e intramuscular. A epinefrina subcutânea geralmente é administrada em uma dose de 0,1-0,3 mg. Esta dose pode ser repetida a cada 10-15 minutos, até que seja administrada uma dose total de 1 mg; contudo, injeções repetidas podem ser administradas a intervalos mais curtos caso os sintomas de um paciente que estava respondendo comecem a recorrer antes que os 10 ou 15 minutos tenham findado.

- Diluição 1:10.000 = 1 mg de epinefrina em 10 ml de fluido. Esta é destinada para a administração IV. É administrada à mesma dose de 0,1-0,3 mg; no entanto, devido à sua maior diluição, requer injeções de 1 a 3 ml por dose. Epinefrina IV deve ser administrada lentamente sempre que possível. Uma infusão de 10-20 μg/min é preferida a não ser que uma parada respiratória ou cardíaca pareça iminente.

30. Qual é a dose de epinefrina no caso de uma parada cardíaca?

A epinefrina 1:10.000 vem em uma dose total preparada de 1 mg para o uso na situação de uma parada cardíaca. A dose total é injetada intravenosamente caso o paciente se encontre em parada cardíaca.

31. Qual é a dose de epinefrina em lactentes e crianças?

É utilizada uma dose subcutânea de 1:1.000 de epinefrina 0,01 mg/kg de peso corporal até um máximo de 0,3 ml (0,3 mg); para administração IV é utilizada uma dose mais baixa com diluição 1:10.000, por exemplo, 1-5 μg/kg. Você deve ter tabelas baseadas em peso de fácil referência; não tente calcular isto em uma situação emergencial caótica.

32. Quais são as possíveis complicações que podem ocorrer pela administração da epinefrina?

A epinefrina é potente e até pacientes jovens saudáveis podem desenvolver complicações com risco de vida decorrentes de seu uso, incluindo crises hipertensivas, isquemia miocárdica e infarto. Estas ocorrem mais comumente quando são administradas grandes doses (0,5-1 mg).

Em indivíduos com uma circulação intracerebral ou coronariana previamente comprometida, os efeitos alfa-agonistas de uma grande dose de epinefrina podem provocar uma crise hipertensiva que pode levar a um derrame ou isquemia miocárdica. A crise hipertensiva é mais provável de desenvolver-se num paciente que está recebendo betabloqueadores por qualquer razão, porque estes indivíduos apresentam, primariamente, uma resposta vasoconstritora alfa-adrenérgica. Além disto, observou-se que os efeitos simpaticomiméticos da epinefrina têm sido exacerbados em pacientes que recebem antidepressivos tricíclicos.

33. A epinefrina pode ser utilizada com segurança em pacientes grávidas?

Não existe um acordo sobre o uso de epinefrina em mulheres grávidas que apresentam reações anafiláticas ou anafilactóides. A epinefrina deve ser evitada sempre que possível quando se trata de pacientes grávidas com uma grave reação ao meio de contraste e hipotensão. Como os vasos uterinos são extremamente sensíveis à estimulação alfa-adrenérgica, a administração de epinefrina a uma paciente grávida pode comprometer gravemente o fluxo sanguíneo fetal, levando a um prognóstico fetal ruim. Efedrina (25-50 mg IV) é sugerida como uma medicação alternativa.

34. Quais são os planos de tratamento específico para as seguintes reações adversas mais freqüentes após administração de meio de contraste radiológico?

1. **Náuseas e vômitos:** 20% das reações fatais ao contraste iniciam-se com náuseas e vômitos. Conseqüentemente, os pacientes devem ser observados atentamente para observarmos a ocorrência de sintomas sistêmicos enquanto o acesso IV é mantido.
   - Posicione o paciente para evitar aspiração.
   - Observar atentamente.
2. **Urticária**
   - **Leve:** observar até a resolução.
   - **Moderada:** pode ser administrado bloqueador do receptor H1 (difenidramina); bloqueador do receptor H2 (cimetidina) pode ser acrescentado. Observe até a resolução.
   - **Urticária grave, angioedema ou eritema difuso:** administrar (1) agonista alfa-adrenérgico (epinefrina em baixa dose, 0,1 mg, 1,0 ml 1:10.000, lentamente por 2-5 minutos; repetir, se necessário), (2) líquidos IV (solução salina normal ou solução de Ringer lactato), (3) blo-

queador do receptor H1 além de bloqueador do receptor H2, (4) corticosteróides (p. ex., hidrocortisona, 200 mg; prednisona, 100 mg; metilprednisolona, 80 mg).

3. **Broncoespasmo:** tende a ocorrer em pacientes que apresentam história de broncoespasmo. O tratamento inclui o seguinte:
   - Administrar oxigênio por máscara a 6-10 l/min.
   - Usar inalador $beta_2$-agonista, por exemplo, albuterol-via inalador de dose medida ou nebulizado.
   - Administrar epinefrina IV 1 ml de uma diluição 1:10.000 ou 0,1 a 0,3 ml de uma diluição 1:1.000 via subcutânea, caso não se obtenha alívio por meio de broncodilatadores inalados.
4. **Edema laríngeo:** apresenta-se com rouquidão ou tosse.
   - **Leve:** administrar oxigênio por máscara, 6-10 l/min; epinefrina em diluição 1:1.000, 0,1-0,3 ml subcutânea.
   - **Grave:** administrar epinefrina IV 1 ml na diluição 1:10.000 lentamente durante vários minutos.
5. **Hipotensão isolada:** elevar as pernas (imediatamente cerca de 700 ml de líquido retornam à circulação central); fornecer oxigênio por máscara, 6-10 l/min; administrar líquidos IV (solução salina normal ou solução de Ringer lactato).
6. **Hipotensão secundária:** epinefrina, 1:10.000, 1 ml (0,1 mg), administrada lentamente por 2-5 minutos ou infusão IV, *drip* de 1-4 μg/min; caso a resposta à terapia inicial seja ruim, chame o CTI.
7. **Reação vasovagal:** caracterizada por bradicardia sinusal e hipotensão. O tratamento inclui o seguinte:
   - Elevar as pernas.
   - Administrar líquidos IV.
   - Fornecer oxigênio por máscara.
   - Para atropina são indicadas doses maiores. Inicialmente 1,0 mg através de administração lenta, doses adicionais de 0,6-1,0 mg administradas a cada 3-5 minutos até uma dose total de 3 mg em adultos. A atropina nunca deve ser usada em doses inferiores a 0,6 mg, pois pode piorar a bradicardia existente.
8. **Edema pulmonar:** os pacientes apresentam respiração curta com crepitações ou estertores nas bases pulmonares. O tratamento é o seguinte:
   - Elevar a cabeça do paciente.
   - Administrar altas doses de oxigênio por máscara, 6-10 l/min.
   - Monitorar o eletrocardiograma.
   - Administrar furosemida, 40 mg IV lentamente.
   - Administrar morfina, 1-3 mg IV, repetir a cada 5-10 minutos.
9. **Crise hipertensiva:** o tratamento inclui (1) oxigênio por máscara, (2) nitroglicerina (comprimidos de 0,4 mg sublinguais ou aplicação tópica de uma faixa de 1 a 2 polegadas com pomada a 2%), (3) chamar auxílio.
   - **Para hipertensão relacionada à disreflexia autonômica:** administrar nifedipina, cápsula de 10 mg; puncionar ou morder e engolir o conteúdo.
   - **Para hipertensão causada por feocromocitoma:** administrar fentolamina, 5 mg IV ou labetalol, 20 mg IV seguida de 20-80 mg IV a cada 10 minutos até um total de 300 mg.
10. **Espasmos/Convulsões:** freqüentemente devidos à reação hipotensiva grave, mas também podem ser devidos à irritação de um foco anormal existente pelo meio de contraste. O tratamento inclui:
    - Evitar aspiração.
    - Administrar oxigênio por máscara, 6-10 l/min.
    - Tratar hipotensão ou reação vagal caso presente.
    - Administrar diazepam IV, 5 mg.

35. Qual é o tratamento de um paciente sem pulso devido à reação adversa após administração de contraste?

Este paciente requer o mesmo tratamento que o paciente com parada cardíaca presumida:

1. Verificar a irresponsividade.
2. Via aérea

PONTOS-CHAVE: PREVENÇÃO E TRATAMENTO DE REAÇÕES ADVERSAS AOS MEIOS DE CONTRASTE ✔

1. O esquema de Lasser para prevenção de pacientes com risco consiste de 32 mg de Medrol por via oral 12 horas e 2 horas antes da administração IV do meio de contraste.
2. O esquema de Greenberger consiste de prednisona, 50 mg por via oral 13 horas, 7 horas e 1 hora antes do exame; Benadryl, 50 mg por via oral 1 hora antes do exame; efedrina, 25 mg por via oral 1 hora antes do exame.
3. Quatro categorias principais de drogas podem ser usadas para o tratamento de reações adversas ao meio de contraste: anti-histamínicos, corticosteróides, anticolinérgicos e agonistas adrenérgicos.
4. Os planos de tratamento para reações adversas específicas após administração de meio de contraste radiológico estão descritos na questão 34.

- Via aérea livre.
- Aspiração, caso necessário.

3. Respiração
   - Fornecer suplementação de oxigênio.
   - Fornecer ventilação de apoio.
4. Circulação
   - Elevar as pernas.
   - Administrar líquidos isotônicos.
5. Providenciar ressuscitação cardiopulmonar (RCP).
6. Realizar avaliação eletrocardiográfica assim que possível.
7. Desfibrilação, caso seja necessária. Esta deve preceder a RCP caso possa ser conseguido imediatamente um desfibrilador. Caso seja reconhecida a fibrilação ventricular ou taquicardia ventricular com ausência de pulso, administrar choque de 200 J ao paciente. Caso não haja alteração, o choque deve ser repetido a 300 J e depois a 360 J.

36. Qual é a causa de extravasamentos de meios de contraste?

Os extravasamentos de meios de contraste resultam da criação de 2 furos em uma veia (punção de parede dupla ou múltiplas punções consecutivas) ou do posicionamento da ponta da agulha ou cateter fora de uma veia.

37. Quais são os fatores de risco para o extravasamento ou lesões por extravasamento?

1. Circulação anormal no membro a ser injetado
   - Doença vascular periférica aterosclerótica.
   - Doença do tecido conjuntivo.
   - Doença vascular diabética.
   - Radiação prévia.
   - Torniquetes.
   - Trombose venosa
2. Paciente não-comunicativo (incapaz de queixar-se de dor no local da injeção)
   - Demenciado.
   - Idoso.
   - Lactentes e crianças.
   - Inconsciente.
   - Indivíduos que falam língua estrangeira.
3. Problemas no local a ser injetado
   - Injeções de agulhas ao invés de cateteres.

- Injeções no dorso da mão, pé ou tornozelo.
- Punções múltiplas na mesma veia.

4. Uso de acessos IV de longa permanência (particularmente quando permanecem no local por mais de 20 horas).

38. Qual é o mecanismo de lesão devido ao extravasamento do meio de contraste?

Hiperosmolaridade do meio de contraste é primariamente responsável por sua toxicidade extravascular. Quando grandes volumes são extravasados, a compressão mecânica simples também pode ser um fator. Além disto, uma vez ocorrida a ulceração cutânea e necrose, o local do extravasamento pode tornar-se infectado.

39. Como se pode diagnosticar a ocorrência de extravasamento de meio de contraste?

Os pacientes queixam-se, freqüentemente, de dor aguda ou em queimação e o lado afetado pode tornar-se eritematoso, edemaciado e sensível.

40. Como se pode tratar lesões por extravasamento?

1. Tratamento imediato

- Elevação da extremidade afetada (acima do coração).
- Compressas de gelo (15-60 minutos de aplicação).
- Ligar para o médico solicitante (caso tenha ocorrido extravasamento maior do que 5 ml).
- Observação por 2-4 horas.
- Injeções locais de hialuronidase (raramente realizado).

2. Indicações para avaliação do cirurgião plástico

- Volume extravasado excedendo 30 ml de contraste iônico ou 100 ml de contraste não-iônico.
- O paciente desenvolve qualquer um dos seguintes: formação de bolhas ou ulceração cutânea; alteração da perfusão tissular, da sensibilidade ou temperatura; dor persistente ou que aumenta de intensidade.

3. Telefonemas diários feitos pela enfermeira ou radiologista até que as manifestações se resolvam.
4. Documentação.

41. Quais as melhores maneiras de se evitar lesões por extravasamento?

- Monitorizar atentamente o paciente e o local da injeção durante injeções-teste e durante a injeção do bolo antes de iniciar a aquisição das imagens tomográficas
- Uso de contraste hiposmolar

BIBLIOGRAFIA

1. Almen T: The etiology of contrast medium reactions. Invest Radiol 29(Suppl 1):S37-S45, 1994.
2. Bettmann MA: Frequently asked questions: Iodinated contrast agents. Radiographics 24:S3-S10, 2004.
3. Bielory L, Kaliner MA: Anaphylactoid reactions to radiocontrast materials. Anesth Clin 23(3):97-118, 1985.
4. Bush WH, McClennan BL: Epinephrine administration for severe adverse reactions to contrast agents [letter]. Radiology 196:879, 1995.
5. Bush WH, Swanson DP: Acute reactions to intravascular contrast media: Types, risk factors, recognition, and specific treatment. AJR Am J Roentgenol 157:1153-1161, 1991.
6. Curry N, Schabel S, Reiheld C, et al: Fatal reactions to intravenous non-ionic contrast material. Radiology 178:361-362, 1991.
7. Katayama H, Yamaguchi K, Kozuka T, et al: Adverse reactions to ionic and non ionic contrast media. Radiology 175:621-628, 1990.
8. Katzberg RW (ed): The Contrast Media Manual. Baltimore, Lippincott, Williams & Wilkins, 1992.
9. McClennan BL: Adverse reactions to iodinated contrast media. Recognition and response. Invest Radiol 29(S1):S46-S50, 1994.

CAPÍTULO 4

PLANEJAMENTO DE RADIOTERAPIA POR TC

Rajashree Vyas, DMRD, John G. Strang, MD e Paul Okunieff, MD

1. Por que existe um capítulo sobre planejamento de radioterapia neste livro?

Pense em radioterapia (RT) como uma cirurgia percutânea. A radiação ionizante é um bisturi que destrói células malignas. Para planejar a RT é necessário, primeiramente, identificar precisamente o tumor e, então, localizar o tumor anatomicamente em relação à superfície corporal externa. Ninguém precisa saber mais sobre a localização precisa do tumor (e onde o tumor não está localizado) que o oncologista da radioterapia!

Técnicas de RT – como as de imagem – passaram de técnicas de tratamento bidimensionais a técnicas em 3D para muitas aplicações. Técnicas de tratamento tridimensionais necessitam de técnicas de planejamento 3D assim como a TC (Fig. 4-1). Os "leitores" da TC devem conhecer a terminologia da RT e os interesses/preocupações da equipe de oncologia de radiação.

2. Como funciona a RT?

A RT é uma modalidade de tratamento clínico que causa inativação da reprodução celular. As células tumorais, por fim, morrem por necrose ou apoptose ou durante mitose aberrante. Os tumores irradiados muitas vezes não desaparecem porque a inflamação e o estroma de "sustentação" do tumor não são reabsorvidos. Assim, a esterilização reprodutiva do tumor (cessando a sua capacidade imortal de divisão) leva a um controle permanente do tumor mesmo quando este *não* desaparece totalmente nos exames de TC de acompanhamento.

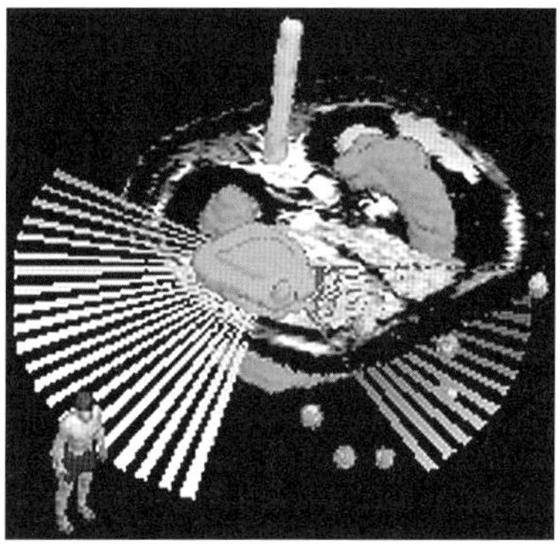

Figura 4-1. Arcos de 3D de XRT conformada para metástases de adenocarcinoma hepático situado no lobo hepático direito.

3. Quais tumores são comumente tratados com RT?

Tumores cervicais, pulmonares, mamários, prostáticos, do pescoço e do sistema nervoso central, sarcomas e metástases de diversos processos malignos primários são comumente tratados com RT. Indicações não-malignas de RT incluem tratamento de malformações arteriovenosas intracranianas, prevenção de reestenose das artérias coronárias e prevenção de formação óssea heterotópica.

4. Quais são os órgãos dose-limitantes mais comuns?

Dependendo da região corporal submetida à RT, os órgãos dose-limitantes comuns incluem a medula espinhal (na RT cervical, torácica e abdominal superior), rim, fígado, órbitas (cristalinos e nervos ópticos na RT cerebral) e pulmão (na RT pulmonar e mediastinal). Órgãos menos sensíveis, mas também importantes que limitam a dose de radiação incluem o tronco cerebral, coração, intestino delgado e a pele.

5. Quais os termos que devem constar de meu vocabulário na RT?

- **Braquiterapia:** *brachy* = pequeno (referente a distância). A fonte de radiação situa-se muito próxima ao tecido tratado, podendo estar até mesmo inserida nele (p. ex., implantes de sementes prostáticas, RT intracavitária para tumores retais ou ginecológicos).

- **Teleterapia:** a fonte de radiação situa-se a alguma distância do paciente, tal como um feixe de raios X. A distância habitual é de 100 cm para aceleradores lineares.
- **Tratamento adjuvante:** este é um tratamento utilizado associado ao tratamento primário para pacientes com doença localizada. Geralmente, o local da doença foi cirurgicamente ressecado e, conseqüentemente, não pode mais ser detectado. Tratamentos adjuvantes podem incluir quimioterapia, terapia hormonal, terapia biológica ou RT.
- **Terapia neo-adjuvante:** esta é uma terapia adjuvante realizada antes da cirurgia curativa.
- **Radiocirurgia estereotáxica (RET):** procedimento não-cirúrgico no qual é utilizada uma dose única elevada de radiação, precisamente localizada. "Estereotáxica" refere-se a guiar a imagem utilizando um sistema de referência 3D preso ao paciente. A radiação é geralmente liberada utilizando campos em arco ou através de um grande número de campos fixos focados no alvo.
- **Radioterapia estereotáxica (RTET):** quando a RET é administrada em doses fracionadas por um período de dias/semanas, o procedimento é denominado RTET.
- **Volume tumoral total (VTT):** tecido tumoral grosseiramente palpável ou visível à TC. Isto é, aquilo que você vê e conhece como tumor.
- **Volume clínico alvo (VCA):** VTT + tecido tumoral subclínico/microscópico que se presume que se estenda além do volume tumoral total. Este volume também inclui padrões potenciais de drenagem de linfonodos.
- **Volume-alvo planejado (VAP):** este é o VCA + margem circunjacente para compensar as pequenas variações em ajuste de tratamento diário ou outros movimentos anatômicos como a respiração.
- **RT adaptada:** a RT adaptada refere-se à radiação fracionada na qual a radiação é liberada por campos múltiplos. O formato de cada campo é conforme a silhueta do tumor projetada sobre o campo de radiação.
- **Radioterapia com intensidade modulada (RTIM):** uma forma mais nova de RT 3D. A RTIM algumas vezes é denominada "pintura da dose". Na RTIM a dose é calculada usando algoritmos de dose inversos. Pode ser imaginado como uma TC inversa, na qual o algoritmo calcula as doses do microfeixe que devem ser liberadas para criar uma imagem dose. A RTIM difere da RT adaptada pelo fato de serem liberadas doses diferentes em cada microfeixe, para formar cada um dos campos adaptados.
- **Gamma knife:** forma de RET utilizando múltiplos feixes de raios gama altamente focalizados para matar as células tumorais. Os raios gama são produzidos por 201 fontes de cobalto-60 dirigidos para um ponto. O tumor do paciente é posicionado neste ponto focal utilizando um halo rígido fixado ao seu crânio.
- **Curva isodose:** curva passando através de pontos de dose igual, relacionada à dose planejada de tratamento. Por exemplo, existem curvas isodoses para 70%, 80%, 90%, 100%, e assim por diante, da dose de tratamento.
- **Simulação de tratamento:** essencialmente um "ensaio" para o verdadeiro procedimento de RT. O campo planejado é verificado utilizando um simulador que simula a geometria do aparelho de RT para produzir imagens de qualidade diagnóstica. Simuladores utilizam radiografias simples, fluoroscopia ou imagens tomográficas.
- **Tecido dose-limitante:** tecido normal ao redor ou na proximidade íntima do tecido tumoral. Ele limita a dose de radiação devido a uma tolerância mais baixa à radiação. Os limites de dose para os diferentes tecidos baseiam-se em suas radiossensibilidades individuais e no volume do órgão que deve ser incluído no campo de radiação.
- **Fracionamento:** esta é a divisão da dose total em múltiplas sessões de tratamento.
- **Localização:** este é um procedimento no qual são delineados o volume-alvo e os tecidos normais dose-limitantes na região a ser tratada, em relação à superfície externa do paciente.

6. Quem faz parte da equipe de radioncologia?

- **Radioncologista:** médico responsável pelo tratamento de RT para pacientes com câncer. Ele avalia a doença do paciente, prescreve e desenvolve planos de tratamento, assegura liberação precisa de RT, identifica e trata dos efeitos colaterais da RT, monitoriza o progresso do paciente e ajusta o tratamento sempre que necessário.

- **Físico da radiação:** geralmente um PhD, o físico da radiação trabalha diretamente com o médico no planejamento do tratamento e liberação, supervisiona o trabalho dos dosimetristas, é responsável pelo desenvolvimento e direção de programas de qualidade para o equipamento e procedimentos, mede as características do feixe de radiação e realiza testes de segurança. O físico da radiação é certificado pela *American Association of Physicists in Medicine*, sendo licenciado pelo Ministério da Saúde em muitos estados.
- **Dosimetristas:** geralmente possuem uma graduação básica em física. Realizam cálculos complexos para liberar uma dose de radiação prescrita para um volume tumoral definido, supervisionam e/ou auxiliam na preparação de dispositivos modificadores do feixe e dispositivos de imobilização, trabalham com os radioterapeutas na implementação do plano de tratamento e auxiliam os físicos nos programas de segurança de qualidade e segurança de radiação. Dosimetristas são licenciados na maioria dos estados.
- **Radioterapeutas:** administram, diariamente, a RT conforme prescrição, sendo especificamente treinados na operação de aceleradores lineares, simuladores e outros equipamentos. Trabalham sob a supervisão de um físico, mantêm registros diários e checam, regularmente, o equipamento de tratamento para assegurar que a mesa, o *gantry* e os *lasers* operam apropriadamente. São licenciados na maioria dos estados.
- **Enfermeiras de radioncologia:** cuidam dos pacientes durante seu esquema de tratamento e orientam o paciente sobre os possíveis efeitos colaterais da RT e seu tratamento.

7. Quais são os tipos de aparelhos com feixe de radiação externo?

- Unidades de ortovoltagem (OVU) (atualmente raramente utilizadas).
- Aceleradores lineares.
- Aparelhos que expõem isótopos, como o cobalto-60 (também raramente utilizados à parte do *gamma knife*).

Poucos institutos possuem ciclotrons para liberação de feixes de prótons, feixes de nêutrons ou partículas pesadas. Diferente de outros aparelhos com feixe de radiação externo, a fonte de cobalto-60 emite radiação constantemente. Portanto, a fonte deve ser protegida quando o aparelho encontra-se na posição *off* para proteger o pessoal.

8. O que é uma OVU?

Usadas primariamente no passado, OVUs são um terceiro tipo de aparelho de feixe externo que utiliza fótons de quilovoltagem. Operam, geralmente, na variação 50-250 kVp. Feixes de energia mais baixa são absorvidos em maior grau pela pele do que os feixes de alta energia. Assim, são úteis somente para tumores superficiais. Para tumores profundos, causam graves complicações. Foram amplamente abandonados em favor de elétrons para cânceres superficiais. Alguns locais ainda utilizam OVUs para o tratamento de tumores basocelulares e tumores de células escamosas ou para alguns tumores superficiais baixos do reto, que podem ser expostos através de proctossigmoidoscopia rígida.

9. O que é um acelerador linear?

Aceleradores lineares médicos são aparelhos com feixe externo de radiação amplamente utilizados (aparelhos de raios X). Utilizam ondas eletromagnéticas de alta freqüência para acelerar prótons em altas energias. Elétrons acelerados podem ser utilizados diretamente para irradiar tumores superficiais ou podem ser lançados para um alvo para produzir raios X de alta energia, para o tratamento de tumores profundamente situados (Fig. 4-2).

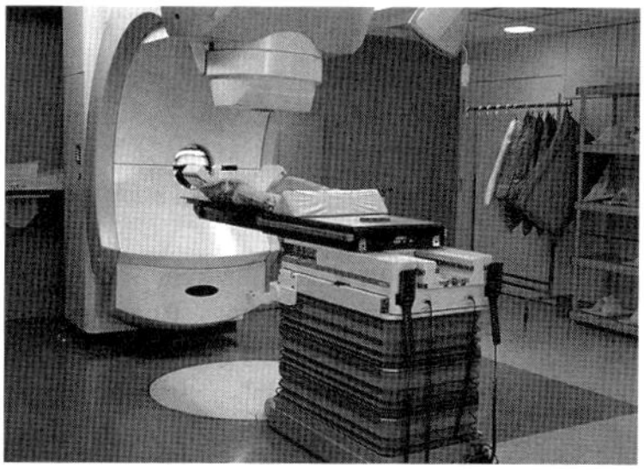

Figura 4-2. Acelerador linear. O feixe encontra-se acima da cabeceira da cama. O feixe situa-se num braço C que pode rodar ao redor do paciente. O paciente e seu leito podem rodar o braço C e a mesa até o mesmo ponto e o ponto central é marcado por *lasers* ortogonais montados nas paredes.

10. O que é RTIM?

RTIM é uma forma avançada de RT 3D adaptada. Aceleradores de raios X controlados por computadores liberam doses precisas de radiação de intensidade variada para o tumor, a partir de múltiplos ângulos. O formato e a dose de radiação podem variar dentro de um mesmo feixe. Assim, o efeito em rede é que uma distribuição precisa de dose de radiação pode ser dirigida ao redor do volume tumoral, enquanto estruturas sensíveis, como a medula espinhal, são poupadas.

RTIM é planejada utilizando-se imagens de TC em 3D, juntamente com cálculos computadorizados da dose para determinar o padrão de intensidade de dose que melhor se ajusta ao contorno do tumor. Geralmente uma combinação de diversos campos de intensidade modulada a partir de diferentes direções de feixe fornecem a dose máxima de radiação para o tumor, minimizando a dose para os tecidos adjacentes. Irradiando-se a partir de diversas direções, a dose é alta na intersecção dos raios e cai rapidamente ao se afastar do volume de tratamento (Fig. 4-3).

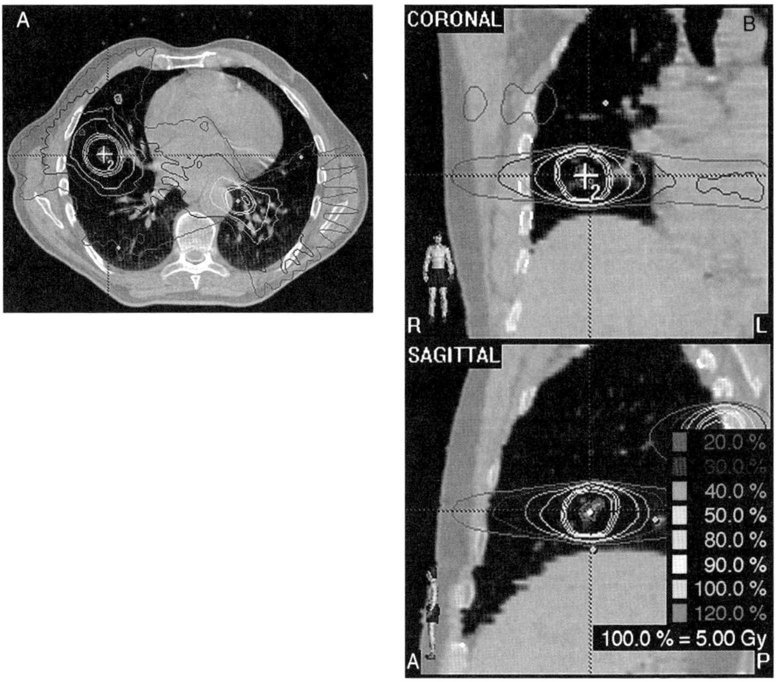

Figura 4-3. Distribuições de isodoses com a dose máxima concentrada para um adenocarcinoma do lobo pulmonar inferior direito em imagens axiais *(A)* e reconstruções coronal e sagital *(B)*.

11. Quais são as vantagens da RTIM e da RT tridimensional conformada sobre a RT convencional?

RTIM e RT tridimensional adaptada diferem da radioterapia adaptada porque a dose de radiação é desenhada para adaptar-se ao formato 3D do tumor, utilizando-se colimadores móveis com multifolhetos (Fig. 4-4). Na RTIM, a intensidade do campo de radiação é dividida em pequeninos feixes, sendo que cada um pode ser ajustado para focalizar uma dose mais elevada de radiação ao tumor, enquanto minimiza a exposição radioativa dos tecidos normais circundantes. A RT tridimensional adaptada também trata um volume 3D, mas RTIM difere dela por modular os pequenos feixes dentro do campo. A RTIM algumas vezes também é denominada *"pintura da dose"*.

12. Qual é a desvantagem potencial da RTIM em comparação com a RT convencional?

Uma dose de distribuição mais apertada centrada no tumor torna crítica a focalização precisa no alvo, uma vez que porções do tumor podem ser perdidas caso a localização seja inadequada ou a definição do volume seja imperfeita. Os benefícios da RTIM somente podem ser obtidos através da avaliação precisa da imagem.

13. O que envolve o planejamento da RT por TC?

O planejamento da RT por TC define o VTT, VCA e VAP, faz o cálculo e o fracionamento da dose, decide o campo a ser utilizado, desenha os dispositivos modificadores do feixe e produz distribuição apropriada de isodose. A informação volumétrica de dose é calculada para o tumor e tecidos normais. Isto permite que o radioncologista maximize o controle tumoral e estime o risco de órgãos como o pulmão e o rim.

14. Qual a série esperada de eventos na RT?

Decisão de implementar RT → posicionamento e imobilização → simulação do tratamento no simulador → aquisição de dados através de TC/ressonância magnética (RM) → planejamento técnico (VTT, VCA e VAP) e cálculos de dose → verificação do tratamento no aparelho de tratamento *(dry run)* → liberação do tratamento → acompanhamento.

15. Qual equipamento de planejamento de RT é comumente utilizado?

Um dispositivo de aquisição (aparelho de TC/RM), um simulador de tratamento (dispositivo de fluoroscopia ou TC) e um computador para o planejamento 3D de radiação e um *software*. Tomografia por emissão de pósitrons (PET) pode tornar-se o padrão.

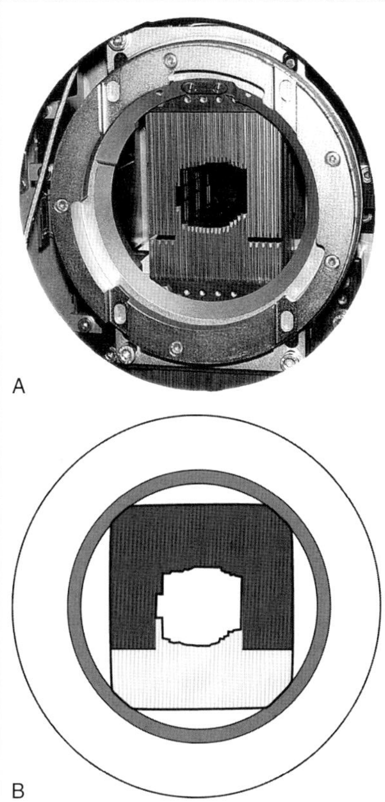

Figura 4-4. ***A*** e ***B***, colimador multifolhetos montado sobre o acelerador linear para terapia tridimensional adaptada. Existem múltiplos pares de folhas que podem ser ajustadas pelo computador para formatar o campo de tratamento.

16. Como é possível reproduzir a precisa localização do volume-alvo em cada sessão de RT?

Sistemas de alinhamento a *laser* do feixe montados dentro do aparelho de TC e dispositivos de imobilização obtêm o posicionamento correto do paciente (Fig. 4-5). Tatuagens permanentes são feitas na pele do paciente e servem como marcas para as quais os *lasers* são alinhados para os tratamentos diários. Marcadores radiodensos podem ser colocados sobre as tatuagens para obtenção de imagens de TC (Fig. 4-6).

17. Quais as modalidades de imagens em 3D são utilizadas no planejamento da RT?

Modalidades tridimensionais localizam o volume-alvo 3D do tecido melhor do que métodos de raios X convencionais. A compreensão da anatomia 3D do volume-alvo permite o direcionamento de um campo conformado com o alvo a partir de ângulos arbitrários. A compreensão da anatomia dos tecidos normais não-alvos em 3 dimensões permite, igualmente, evitar estas estruturas.

- Para identificação do tumor e tecidos normais no cérebro, as **imagens de RM** são críticas. Seqüências especiais para distinguir necrose tumoral e alta perfusão *versus* baixa perfusão, assim como aquelas que acentuam o edema, ausências de sinal e nervos cranianos são fundidas para a obtenção de planos de tratamento.

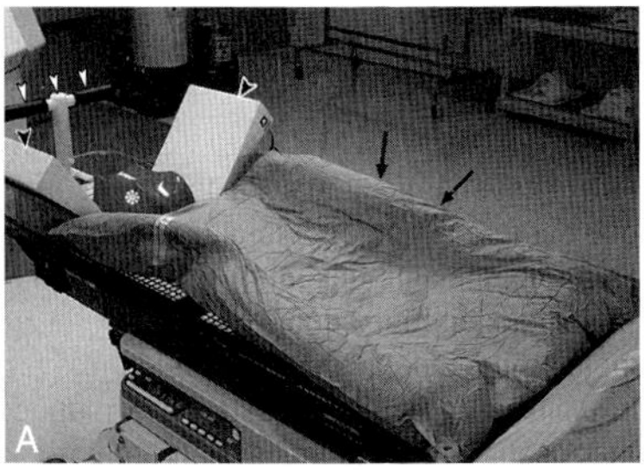

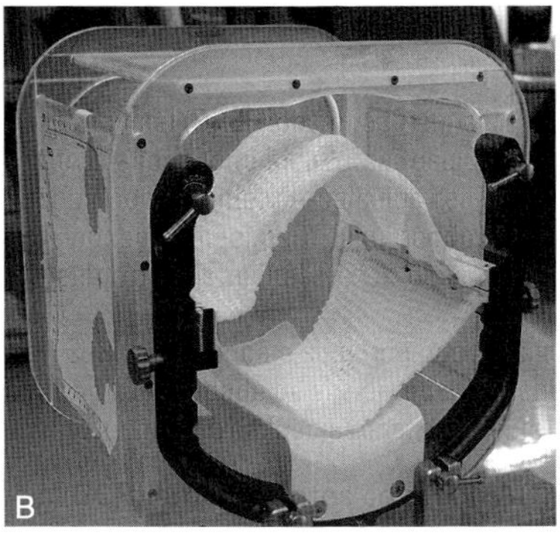

Figura 4-5. ***A,*** Dispositivos para imobilização corporal: colchão a vácuo, descanso para a cabeça, abas laterais e suportes para as mãos (acima da cabeça). O colchão a vácuo contém bolinhas de polímero e, inicialmente, é preenchido com ar. O paciente fica deitado sobre o colchão e as bolinhas moldam-se ao corpo do paciente. O ar é retirado do colchão, fazendo com que as bolinhas de polímero se agrupem e endureçam, criando uma forma específica para o paciente. O colchão é reutilizável após ser novamente inflado. Os colchões a vácuo de pacientes individuais podem ser pendurados ao lado como na Figura 4-2. ***B,*** Dispositivo para imobilização do cérebro e cabeça. A rede fica macia quando aquecida em água, sendo moldada à face e crânio do paciente. A máscara é utilizada durante TC de planejamento e durante a RT. Com o uso da máscara, a reprodutibilidade do posicionamento do paciente pode ser melhor do que 2 mm.

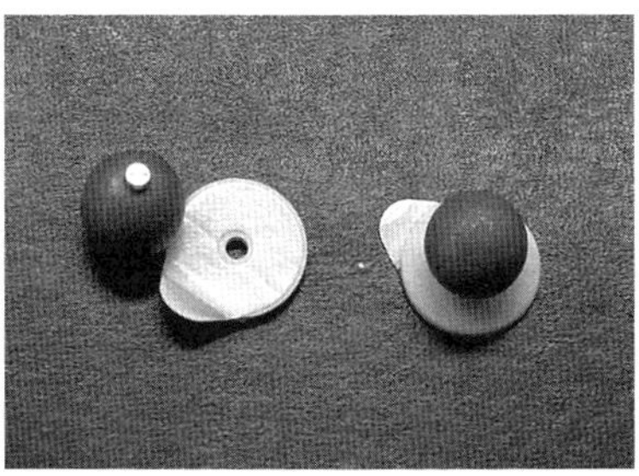

Figura 4-6. Close dos marcadores de superfície. O buraco no adesivo do marcador de superfície é colocado sobre a tatuagem. A bola com o botão metálico é, então, inserida no adesivo. O botão aparece na radiografia, a bola aparece na TC e na RM.

- **Imagens de TC** tornaram-se críticas para detectar e focar tumores nos pulmões e tórax. TC também é melhor que RM para a maioria dos casos localizados em abdome e pelve. A variação respiratória e distorções geométricas na RM limitam seu uso na localização estereotáxica. Isto é verdadeiro até mesmo para a radiocirurgia craniana. Assim, RM tornou-se útil na separação de estruturas malignas de não-malignas, quando a separação não é claramente delineada pela TC. TC moderna pode ser facilmente realizada numa única apnéia, mesmo com fatias finas, tendo sido de impacto mesmo para a irradiação de tumores pequenos. Para serem mais úteis, os exames de TC devem ser realizados com o paciente imobilizado no mesmo dispositivo e com os mesmos pontos de *laser* a serem utilizados para o tratamento. Isto pode ser obtido com um simulador de TC-dedicada ou com uma TC para radiologia diagnóstica especialmente modificada.
- **Cintilografias ósseas da medicina nuclear** são sensíveis para detectar tecido tumoral. No entanto, pode ser difícil localizar a extensão tumoral em relação à superfície corporal externa. Imagens planas simples associadas a imagens nucleares geralmente são suficientes para focar o tumor. Apesar de, em alguns casos, a RM poder ser mais sensível que outras técnicas de imagem, ela é insuficientemente específica para permitir a focalização na ausência de cintilografias ósseas e raios X.

- **Estudos com PET** permitem uma boa detecção do tumor e podem ser muito específicas, mas a localização geométrica e anatômica é subideal. Assim como na RM, respiração e outra imobilização necessária é difícil na PET em comparação com TC. PET-TC também apresenta um papel importante no planejamento da RT. O co-registro de imagens permite que o radioncologista obtenha vantagens da força das modalidades individuais de imagem.

18. As imagens de TC obtidas para o planejamento de tratamento são diferentes das imagens de TC para diagnóstico?

Sim. Imagens para planejamento da RT devem ser realizadas com o paciente em uma posição reprodutível, além de diagnosticamente precisas. São obtidas com o paciente na *posição de tratamento* sobre uma mesa plana. Elas também precisam utilizar marcadores externos de referência nas imagens de TC, tais como marcadores plásticos. Além da orientação ortogonal, a rotação (balanço, giro, guinada) do paciente sobre a mesa é corrigida utilizando *lasers* em combinação com tatuagens e marcadores plásticos.

Devido às necessidades de posicionamento da imagem, imagens diagnósticas (com contraste oral e intravenoso) são ocasionalmente obtidas e fundidas com a TC de planejamento do tratamento para auxiliar o planejamento.

19. Como era feito o planejamento da RT antes da TC?

Os procedimentos de localização utilizavam um aparelho de raios X do tipo diagnóstico para obtenção de radiografias em AP e perfil com um dispositivo sobre a superfície cutânea do paciente ou gradil acoplado ao fluoroscópio. Um marcador radiopaco (fio de chumbo) indicava marcas de tinta na pele do paciente. Estruturas internas reconhecíveis eram desmagnificadas a partir de filmes ortogonais e delineadas em relação às marcas cutâneas indicando o contorno do paciente. Marcas ósseas foram utilizadas juntamente com sombras de tecidos moles nas radiografias simples para focar os campos de tratamento.

Limitações técnicas incluíam dificuldade na determinação precisa das distâncias ao paciente e cassete e falta de confiabilidade em usar o contorno externo do paciente/marcadores cutâneos como ponto de referência. De fato, também era mais difícil localizar o tumor e o volume de tratamento. Devido ao potencial de erro em localizar com esta abordagem, as orientações do campo de radiação eram bastante limitadas aos campos laterais e campos AP-PA.

20. Eu, o radiologista, devo circundar o volume tumoral total (VTT), o volume clínico-alvo (VCA) ou volume-alvo planejado (VAP) nas imagens de planejamento da RT?

Converse com o radioncologista de modo que vocês tenham o mesmo plano e expectativas. Geralmente traçamos o VTT. No final das contas, o radioncologista é o responsável pelo delineamento do volume, mas o melhor cuidado ao paciente resulta do trabalho conjunto de vocês.

21. Linfonodos envolvidos são incluídos no VTT?

Sim. O VTT inclui, primariamente, o tumor, linfodenomegalia metastática ou outras metástases. Não inclui regiões de linfonodos que sejam de risco e não estejam diagnosticamente envolvidas pelo tumor por meio de critérios de imagem.

22. Qual é o papel da TC após o planejamento do tratamento?

Ela é utilizada para detectar recorrência tumoral e complicações da RT.

23. O que ocorre após RT?

Geralmente o tecido irradiado passa, primeiramente, por uma fase de edema e inflamação (semelhante à queimadura), depois ocorre, em alguns pacientes, uma fase de fibrose cicatricial (tomara não semelhante a qualquer queimadura que você tenha tido!). Esta tem aspectos diferentes em tecidos diferentes. O tumor pode tornar-se mais escuro, inicialmente, devido à reação aguda e subaguda circundante, antes de emergir novamente na fase da fibrose.

24. Qual é o espectro de alterações radiológicas esperado nos tumores pulmonares após RT?

Nos tumores pulmonares, no período imediato e inicial pós-RT, é comum uma leve opacidade algodonosa circundando o tumor primário (Fig. 4-7). Depois da RT, os tumores pulmonares podem regredir, deixando para trás tecido fibrótico ou permanecer estáveis em tamanho. Alguns tumores podem apresentar necrose central sugerida por hipodensidade central com ausência

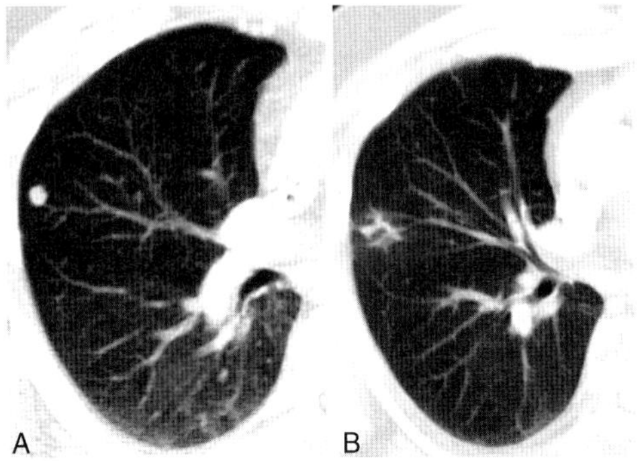

Figura 4-7. Aspecto típico em "algodonoso" do linfonodo irradiado após 4 meses. Este pode crescer e diminuir com o tempo, sendo facilmente confundido com recorrência tumoral. Geralmente não aparecem nas imagens da PET.

de realce nas imagens pós-contraste. Alguns tumores desaparecem sem deixar pistas. A inflamação (alteração tipo lanugem de algodão) pode aumentar e diminuir com o tempo, podendo ser confundida com recorrência tumoral. Reações inflamatórias à radiação são mais extensas ao longo das superfícies pleurais e um brilho ao longo destas superfícies sugere estado inflamatório ao invés de recorrência (Fig. 4-8).

25. Quais são os padrões de fibrose por radiação no pulmão?
Dependem do tamanho do campo irradiado e da dose. Campos clássicos paramediastinais e mamários tangenciais são comuns e fáceis de reconhecer (Fig. 4-9). Campos adaptados podem produzir formatos mais complexos (Fig. 4-10).

26. Qual é o espectro de alterações radiográficas esperado nos tumores hepáticos após a RT?
No período imediato/inicial pós-RT, os tumores hepáticos podem apresentar uma zona circundante de hipodensidade compatível com edema hepatocelular. Este edema geralmente é máximo cerca de 6 semanas após tratamento e, normalmente, resolve-se em 6 meses. O tumor geralmente torna-se muito hipodenso e bem demarcado durante este período, circundado por edema menos hipodenso e menos demarcado.

Porções hepáticas não-irradiadas podem hipertrofiar durante este período. Pode ser muito difícil diferenciar entre fígado lesado

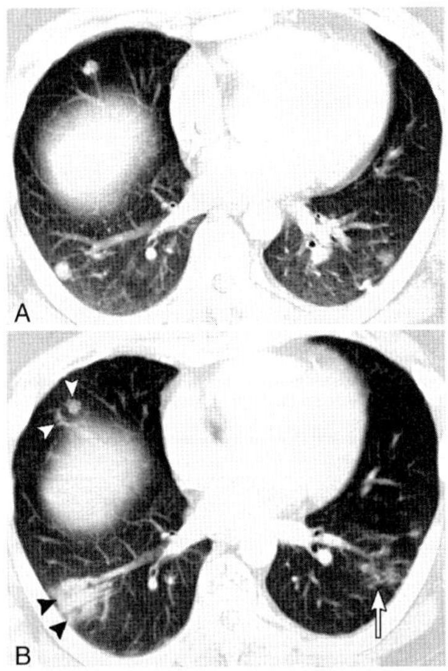

Figura 4-8. Carcinoma colorretal metastático. ***A***, Na imagem pré-TC aparecem 3 linfonodos metastáticos. ***B***, Geralmente não há alterações imediatas, apesar de a regressão tumoral ser comum. Alterações que ocorrem 2-6 meses após irradiação são denominadas reações precoces e podem incluir opacidade "algodonosa" circundando o tumor *(seta branca)*, zona circunjacente de consolidação *(setas de ponta preta)* e tamanho tumoral estável com borda circundante de fibrose de acordo com o campo de radiação *(setas de ponta branca)*. Estas alterações podem persistir indefinidamente e progredir para fibrose.

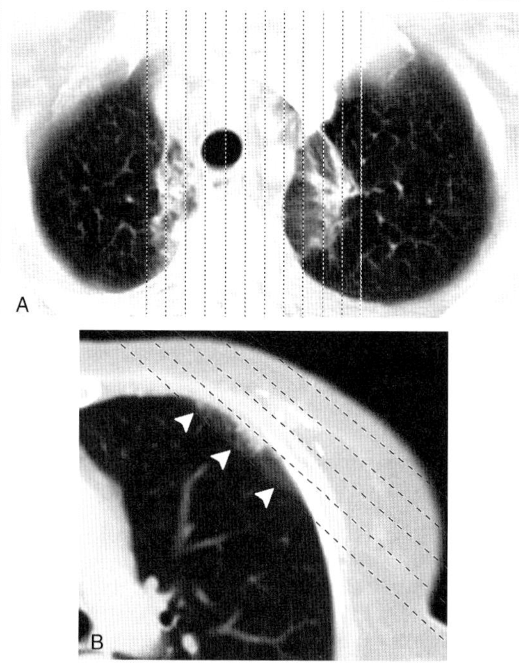

Figura 4-9. Fibrose de radiação. ***A***, Fibrose paramediastinal delineia o campo irradiado. ***B***, Fibrose linear *(pontas das flechas)* no campo de tratamento tangencial em um tumor mamário irradiado. Estas alterações geralmente ocorrem após 6 meses ou mais do tratamento.

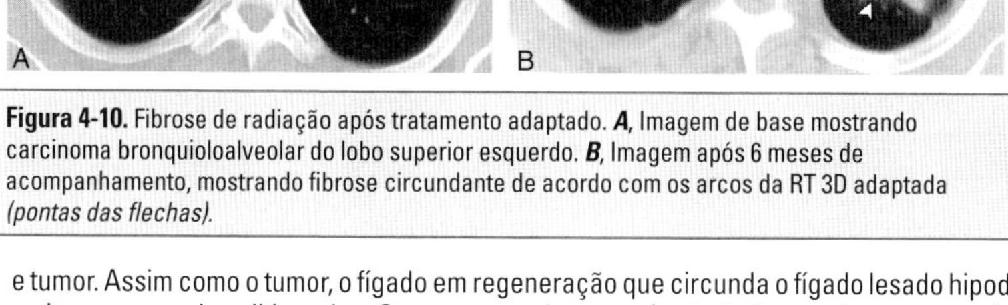

Figura 4-10. Fibrose de radiação após tratamento adaptado. ***A***, Imagem de base mostrando carcinoma bronquioloalveolar do lobo superior esquerdo. ***B***, Imagem após 6 meses de acompanhamento, mostrando fibrose circundante de acordo com os arcos da RT 3D adaptada *(pontas das flechas)*.

e tumor. Assim como o tumor, o fígado em regeneração que circunda o fígado lesado hipodenso muitas vezes pode exibir realce. Com o passar do tempo (mais de 9 meses), o tumor pode permanecer estável ou regredir em tamanho. A combinação de lesão hepática e regeneração resulta em uma alteração no formato do fígado (Fig. 4-11).

27. Defina falha da RT, RT com sucesso e recorrência da RT.

Um ponto importante para lembrar é que o ponto final desejável da RT é a "inativação reprodutiva" das células tumorais ou a morte celular. A inativação reprodutiva não causa, necessaria-

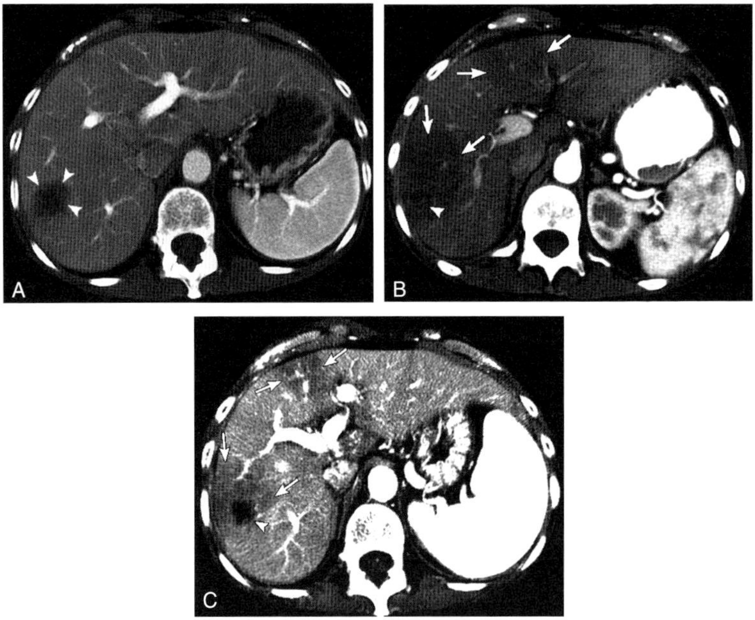

Figura 4-11. Alterações esperadas no fígado após RT em um paciente com carcinoma metastático colorretal, que foi submetido à RT em virtude de 6 lesões hepáticas metastáticas. ***A***, Imagem de base mostrando uma das lesões no lobo hepático posterior direito *(pontas das setas)*. Outra lesão no segmento medial do lobo hepático esquerdo não é visualizada na mesma imagem. ***B***, 3 meses após RT, alargamento da zona circundante *(setas)* secundário à lesão de radiação nos lobos hepáticos direito e esquerdo. Existe uma certa redução da lesão em si *(ponta da seta)*. ***C***, Após 4 meses de acompanhamento observa-se redução na zona circundante da lesão de radiação *(setas)* com tamanho estável da lesão metastática *(ponta da seta)*. As 6 lesões tratadas estavam estáveis ao 4º mês de acompanhamento com desenvolvimento de uma nova metástase no lobo hepático esquerdo.

mente, o desaparecimento do tecido tumoral. Como se trata de um processo microscópico, uma expectativa realística de RT com sucesso será uma interrupção do crescimento da lesão.

Assim, após a RT nós queremos observar uma lesão estável/em regressão. Qualquer crescimento do tecido tumoral após a RT é considerado como falha no tratamento (Fig. 4-12). Caso a lesão inicial permaneça estável/regrida após a RT, mas volte a crescer posteriormente, considera-se que houve uma recorrência tumoral.

Novas metástases que ocorram fora dos volumes-alvo da radiação não são falhas do tratamento, pois nunca foram irradiadas e presume-se sua existência previamente à RT (Fig. 4-13).

28. Como uma recorrência tumoral pode ser diferenciada da fibrose pós-RT?

Nas imagens de TC, a diferenciação entre tumor e uma fibrose pós-RT pode ser difícil – novamente, o crescimento indica recorrência. Na PET/PET-TC, a atividade hipermetabólica por volta de 3 meses é suspeita de recorrência. A interpretação de imagens durante a fase inflamatória após irradiação, ou antes que tenha ocorrido a morte celular, é difícil. Se existirem dúvidas, pode ser muito importante realizar biópsias e correlação cuidadosa com técnicas anatômicas de imagem, tais como a TC. Imagens PET seriadas também são muito úteis porque o aumento do metabolismo da glicose indica, fortemente, uma recorrência tumoral.

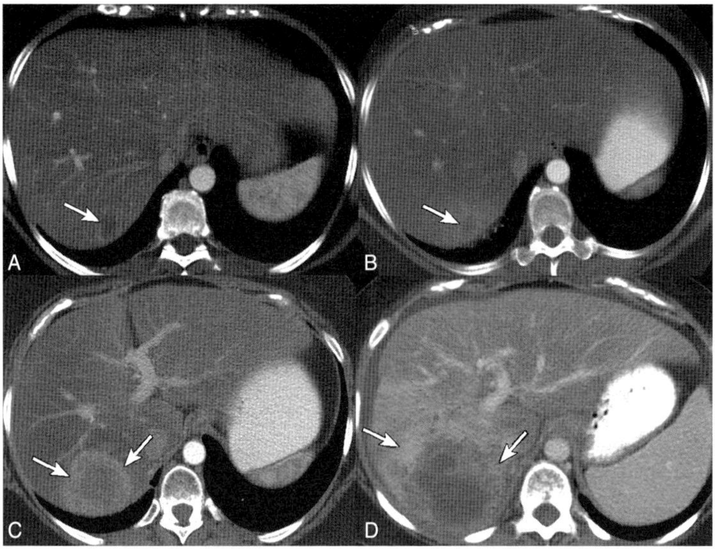

Figura 4-12. Crescimento continuado de metástases por 6 meses a partir de um adenocarcinoma ampular primário. ***A***, Imagem de base mostrando metástases no lobo posterior direito *(setas)*. Imagens após RT tridimensional adaptada *(B, C* e *D)* mostram aumento do tamanho da lesão *(setas)*. Crescimento no tamanho tumoral após RT é considerado como falha de tratamento, mas durante os primeiros 3-6 meses de irradiação pode ser difícil diferenciar entre lesão hepática transitória e aumento do tamanho tumoral utilizando uma imagem anatômica. O papel da PET para esclarecimento de casos difíceis é promissor, mas ainda deve ser avaliado.

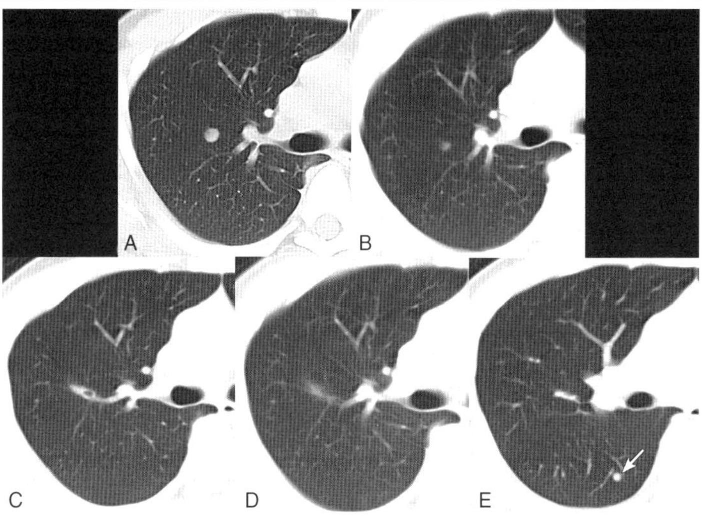

Figura 4-13. Imagens do pulmão feitas antes e após radioterapia para carcinoma adenocístico metastático da glândula salivar menor. ***A***, Imagem pré-RT mostrando linfonodo metastático no lobo superior direito. Imagem após RT tridimensional adaptada mostrando regressão do linfonodo com pequeno tumor residual aos 3 meses *(B)*, 6 meses *(C)* e 2 anos *(D)*. Aos 2 anos e 2 meses *(E)* houve o desenvolvimento de uma nova metástase pulmonar *(seta)*. Este linfonodo pulmonar também foi tratado com sucesso.

PONTOS-CHAVE: PLANEJAMENTO DA RT POR TC ✔

1. Radioterapia cessa o crescimento tumoral, mas este pode não desaparecer totalmente à TC. O crescimento tumoral após radiação é presumido como recorrência.
2. A radioterapia requer muito trabalho para localização precisa do tumor, pois é, efetivamente, uma cirurgia percutânea.
3. Volume tumoral total (VTT) para oncologia de radiação é o tumor que você pode ver e sabe que está presente.
4. Volume clínico alvo (VCA) inclui o tumor subclínico e microscópico, portanto, é maior que o VTT.
5. Volume-alvo planejado (VAP) é o VCA mais uma margem para variação técnica da liberação da RT. O VCA total deve receber a dose de tratamento planejada.
6. Tecido irradiado passa primeiro por uma fase de edema importante que dura dias a semanas, seguida de fibrose que dura semanas a meses.

29. Quais são os efeitos colaterais agudos da RT?

Os efeitos colaterais da RT são diretamente proporcionais ao volume de tecido irradiado, dose da radiação e o tempo através do qual ela foi liberada. As reações podem ser mais graves caso acompanhadas de quimioterapia, especialmente com adriamicina. Complicações generalizadas comuns incluem a perda do apetite, mal-estar e perda de cabelos. Dependendo da região corporal que é submetida à RT, efeitos colaterais localizados incluem eritema cutâneo superficial, feridas e aumento da sensibilidade dérmica, esofagite, disfagia, tosse, respiração curta, náusea, vômito, diarréia e enterocolite. Na RT pélvica em mulheres pode ocorrer prurido/ queimação/secura vaginal, enquanto em homens pode ocorrer redução do número e da função dos espermatozóides. Além disso, irritação vesical pode causar poliúria e desconforto urinário.

30. Quais são as complicações tardias da RT?

Complicações tardias da RT são muito comuns com formas mais antigas de RT do que com a RT mais atual, focada e com protocolos atuais. Assim como nas complicações precoces, elas aumentam com a dose e tamanho do campo irradiado. Também pioram com co-morbidades como diabetes, doença vascular do colágeno, doença cardiovascular e doença pulmonar obstrutiva. Existe um maior risco de doença cardíaca isquêmica que começa 8 anos após a irradiação mediastinal, particularmente em sobreviventes de doença de Hodgkin tratados há muitas décadas. Estenoses intestinais podem ocorrer particularmente quando a dose de radiação excede 50 Gy. Após a RT pulmonar pode ocorrer fibrose por radiação. Menopausa precoce podem ocorrer em mulheres que passaram por radiação pélvica. A RT pode ser carcinogênica, causando processos malignos secundários nos tecidos que foram incluídos no campo de tratamento (Fig. 4-14).

31. O que o futuro reserva para a RT?

Desenvolvimento de agentes quimioterápicos que servem como *sensibilizadores* do tecido tumoral, tal como o 5-fluorouracil (5-FU) e adriamicina, realmente tiveram impactos benéficos sobre o resultado do tratamento. Modificadores biológicos do DNA e inibidores do fator de crescimento também devem apresentar importantes interações com a radiação. Protetores da radiação de tecidos normais também podem ser radiossensibilizadores do tumor. Espera-se um progresso nesta área de pesquisa clínica. Exemplos destes agentes incluem os inibidores da ciclooxigenase-2 (COX) e curcumin.

Modalidades de imagem metabólica que detectem melhor o tumor beneficiarão, em muito, a RT, porque esta somente pode focar uma lesão se nós pudermos encontrá-la para o radioncologista.

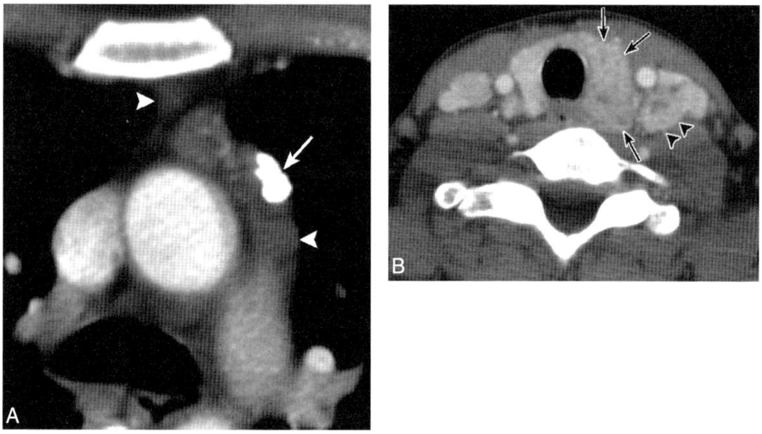

Figura 4-14. Uma mulher de 28 anos de idade, que passou por uma irradiação mediastinal em virtude de um linfoma de Hodgkin aos 13 anos de idade, apresenta uma massa cervical. ***A***, Observe linfonodos calcificados compatíveis com linfoma de Hodgkin tratado com sucesso *(seta)*, mas observe também linfonodomegalia anterior não-calcificada *(pontas das setas)*. ***B***, TC do pescoço mostra uma grande massa heterogênea realçada na porção esquerda da tireóide *(setas pretas)*: um carcinoma papilar da tireóide. Também existe linfonodomegalia metastática *(pontas de setas pretas)*.

BIBLIOGRAFIA

1. Bentel GC: Radiation Therapy Planning, 2nd ed. New York, McGraw-Hill, 1995, pp 16-31, 98-267.
2. www.radiologyinfo.org/content/therapy/imrt.htm
3. www.radiologyinfo.org/content/therapy/gamma_knife.htm

CAPÍTULO 5

FUSÃO PET/TC EM ONCOLOGIA

Arun Basu, MD e John G. Strang, MD

1. O que é a tomografia por emissão de pósitrons (PET)? Como ela funciona?

PET, uma modalidade da medicina nuclear, gera imagens tomográficas tridimensionais (3D) exibindo a distribuição do radiotraçador no corpo humano. Utiliza isótopos que emitem pósitrons, tais como flúor radiativo (F-18) ligado a marcadores. Um marcador PET é injetado (ou inalado), distribuído e, então, demonstrado à imagem. A biodistribuição única do marcador PET é o que o torna interessante.

2. O que é a fluoro-2-deoxi-D-glicose (FDG)?

O radiomarcador PET mais utilizado no mundo é, de longe, a fluoro-2-deoxi-D-glicose (FDG-F18). É captado pelas células que captam glicose, mas o grupo "deoxi" bloqueia a fosforilação. As imagens são obtidas após um período de 1 hora para permitir a captação e distribuição. Em muitos processos malignos existe uma captação acentuadamente aumentada de FDG.

3. Qual é a vida média da FDG-F18?

Sua vida média é de 110 minutos. Esta é mais curta que a vida média do tecnécio-99 (Tc-99), permitindo que uma porcentagem mais alta da dose possa ser utilizada para o estudo por imagem. Os fótons 511-keV PET também são mais energéticos que o Tc-99, de modo que há menos absorção pelo tecido sobrejacente.

4. Quais as maiores vantagens da PET na oncologia em comparação com a TC?

Em oncologia, uma alteração funcional pode preceder alterações morfológicas. A detecção de alterações funcionais muitas vezes é mais sensível que a detecção de alterações morfológicas. A PET demonstrou ser mais sensível na detecção e estadiamento de muitos cânceres que a TC. Por exemplo, um paciente com envolvimento metastático linfonodal pode apresentar linfonodos de tamanho normal e, por conseguinte, o envolvimento linfonodal não é detectável sem a PET (Fig. 5-1).

A outra grande vantagem da PET é o alto contraste da patologia, levando à alta resolução. Tumores hipermetabólicos são muito diferentes do tecido circunjacente em muitos órgãos. Esta diferença torna-os aparentes. Ferra-

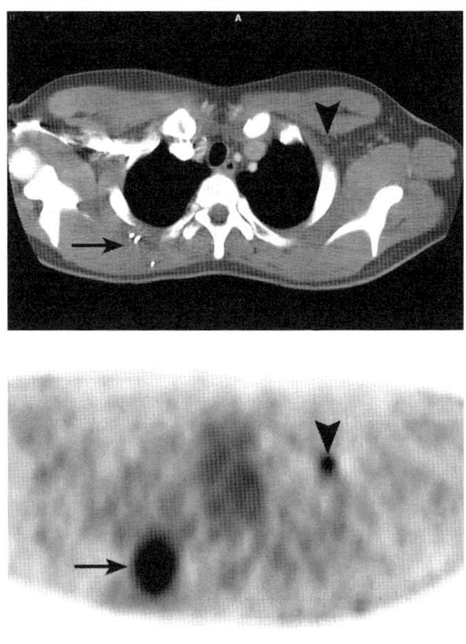

Figura 5-1. Um paciente com fibrossarcoma metastático na TC e PET. Além de uma lesão lítica na costela direita *(seta)*, o paciente apresentava metástase para um linfonodo subclávio direito *(cabeça da seta)*. (Cortesia de M. Cham, MD.)

mentas simples, tais como uma projeção de intensidade máxima (MIP) podem ser utilizadas para, rapidamente, obter uma visão geral da distribuição dos focos hipermetabólicos. Na TC, os tumores situados fora do pulmão não apresentam realce elevado e cada imagem axial deve ser examinada. O exame de imagens individuais tornou-se mais difícil e dispendioso em termos de tempo com TC com multidetectores e diversas fases.

5. **Quais as principais desvantagens da PET em comparação com a TC?**
Uma das principais desvantagens da PET é a difícil localização anatômica. Isto pode levar a erro de localização do tecido patológico ou erro diagnóstico de locais de biodistribuição normal e locais da doença. Por exemplo, músculo esquelético, gordura marrom (termogênica) e linfonodos potencialmente anormais situados de forma mesclada no pescoço. A determinação de quais estruturas apresentam aumento da captação PET é a chave para a interpretação, mas é difícil de ser feita somente com a PET. A localização precisa permite biópsia quando se faz necessário o exame patológico (Fig. 5-2).

Imagens por PET também são extremamente limitadas na caracterização de aumento da captação: um foco de células malignas pode parecer um abscesso e sem um estudo anatômico, a diferenciação entre estas duas patologias pode ser difícil.

Nem todos os tumores são hipermetabólicos. Imagens por PET podem, isoladamente, assegurar falsamente nestes casos (Fig. 5-3).

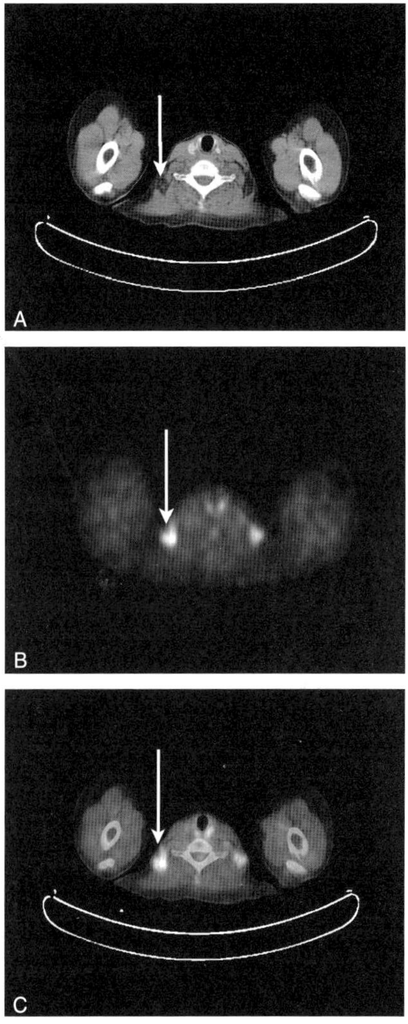

Figura 5-2. Gordura marrom. As massas supraclaviculares simétricas hipermetabólicas à PET *(B)* correspondem à gordura supraclavicular na TC *(A)*. Isto é claramente delineado pela imagem da fusão PET/TC *(C)*.

6. **O que é a fusão de PET e TC? Como isso funciona?**
A fusão de imagens PET/TC é o alinhamento de imagens de PET e TC. Estas modalidades podem ser fundidas pelo radiologista, por técnicas de *software* ou de *hardware*.

7. **O que é a fusão PET/TC feita pelo radiologista?**
É a interpretação conjunta das duas modalidades, sem uso de *hardware* ou *software*. Este é o primeiro passo para um diagnóstico preciso e pode ser bem eficaz, bom para o usuário (personalidade-dependente), portátil e robusta. Evita erros grosseiros. Contudo, sua resolução é limitada, depende da aquisição de todos os dados, pode ser bastante cansativa e o trabalho envolvido pode crescer exponencialmente.

8. O que é a fusão PET/TC *software*?

A fusão do *software* registra um conjunto de dados de imagem PET com um conjunto de dados de imagem TC quando estes são adquiridos em aparelhos separados. Múltiplos algoritmos de *software* estão disponíveis para executar a fusão de *software*. Esta técnica geralmente é boa para demonstração de anormalidades intracranianas, mas apresenta desvantagens no estudo de partes do corpo que não se encontram imóveis. Movimento respiratório, intestinal, preenchimento vesical e, especialmente, posicionamento do paciente, levam a imprecisões na fusão de *software*. Apesar de estas técnicas terem sido desenvolvidas para minimizar as diferenças, tais como transformações elásticas tridimensionais e distorções da imagem linear, necessitam de muito trabalho e são restritas ao uso em uma cavidade corporal.

Tai YC, Lin KP, Hoh CK, et al: Utilization of 3D elastic transformation in the registration of chest x-ray TC and whole body PET. Trans Nucl Sci 44:1606-1612, 1997.

9. O que é a fusão PET/TC de *hardware*?

A fusão de *hardware* adquire PET e TC em conjunto num único exame. Isto é o que quer dizer PET/TC. Uma máquina PET/TC é um leito com dois sistemas de imagem: um sistema PET e um sistema TC. Uma demonstração por imagem é realizada em 3 passos básicos. Primeiro, é adquirido um topograma ou escanograma. A partir dessa imagem é determinada a variação de imagem para ambas as modalidades. Segundo, são adquiridas as imagens de TC. Finalmente, o paciente é movido mais para dentro do *gantry* para a aquisição de dados PET. Os dois conjuntos de imagens são fundidos porque são adquiridos sem movimentar o paciente. As imagens podem, então, ser fundidas ou observadas isoladamente. Mesmo com fusão de *hardware*, pode haver erro de registro caso ocorra movimento dos órgãos entre a TC e a PET (Fig. 5-4).

10. Qual a vantagem de uma PET/TC em comparação com a PET isoladamente? (É melhor que exista alguma, dada a significativa diferença de preços!)

- A PET/TC fornece fusões melhores para tecidos moles porque o paciente não se

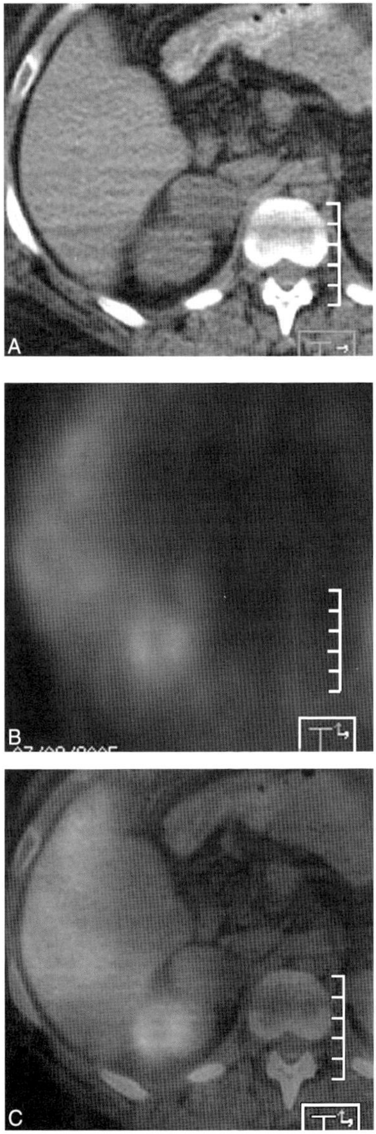

Figura 5-3. Melanoma metastático com metástase supra-renal. A massa supra-renal direita não era hipermetabólica (imagem PET *B*). Contudo, a massa estava crescendo e tinha aspecto similar a uma metástase supra-renal esquerda previamente ressecada (imagem TC *A*). A massa foi ressecada e também era um melanoma metastático. Esta massa não seria observada somente à PET isolada. ***C***, fusão da imagem PET/TC.

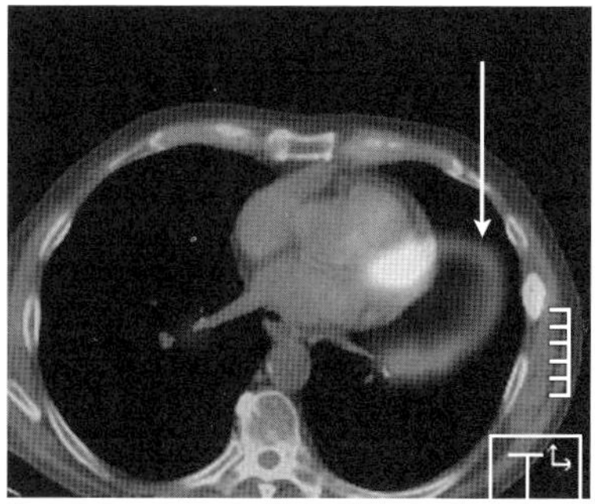

Figura 5-4. "Deslocamento cardíaco" na imagem de fusão axial. Existe um erro de registro do coração na TC e da captação ventricular esquerda *(seta)* na PET. Como a PET e TC não são adquiridas simultaneamente, os órgãos podem mudar de posição – geralmente devido à peristalse ou repleção vesical. Neste caso, ocorreu o "deslocamento cardíaco" – o coração deslocou-se durante o tempo em que o paciente estava deitado na posição supina.

move entre as imagens. A fusão de *hardware* não elimina movimento interno do órgão (movimento respiratório/intestinal), apesar de as diferenças poderem ser posteriormente minimizadas por meio de técnicas como o acoplamento respiratório. Esta é a verdadeira vantagem, pois permite um diagnóstico mais preciso.

- A PET/TC facilita subseqüente biópsia guiada por TC através da determinação precisa do local da doença na TC.
- A PET/TC pode, ainda, caracterizar algumas lesões que mostram metabolismo aumentado, distinguindo algumas infecções de processos malignos.
- A PET/TC pode, também, caracterizar lesões que não sejam hipermetabólicas. Uma situação comum é um paciente encaminhado para avaliação de um linfonodo mal-definido encontrado na TC anterior. Caso a PET seja negativa, isto ocorrerá porque o linfonodo desapareceu (um infiltrado resolvido) ou não (é benigno ou é um processo maligno não-hipermetabólico)? A TC pode ser comparada com um estudo prévio e pode responder esta parte da pergunta.
- A PET/TC é mais rápida. Parte do processo PET é a aquisição de um "*transmission scan*" para elaborar um mapa de atenuação. (O mapa de atenuação é utilizado para ajustar a imagem PET para a atenuação de tecido mole.) Na PET, isoladamente, a transmissão é feita com uma fonte de radiação externa lenta que demora minutos. Na PET/TC, a TC fornece os dados de atenuação em segundos.
- Um aparelho de PET/TC pode ser usado como um aparelho de TC quando não há pacientes PET.

11. Quais as principais desvantagens da PET/TC sobre a TC isolada?

- A TC determina a doença residual através do tamanho e alterações morfológicas. No entanto, é possível haver resolução completa da doença sem que haja alteração no tamanho da massa ou morfologia. A resposta metabólica muitas vezes precede a resposta morfológica.
- É útil para detectar doença em tecido de tamanho anatomicamente normal, tal como linfonodos não-aumentados de tamanho.
- A diferenciação entre fibrose ou cicatriz de doença ativa muitas vezes é difícil. A PET adiciona a dimensão de função.
- A TC é uma modalidade de alta resolução mas, freqüentemente, de baixa conspicuidade. Com centenas de imagens detalhadas. A PET é uma modalidade de alta conspicuidade com relativamente poucas imagens. FDG é um excelente meio de contraste para TC.
- veja Figura 5-5.

12. A precisão do estadiamento aumenta quando se compara PET com PET/TC?

Dados preliminares do estadiamento do carcinoma colorretal demonstram uma precisão de estadiamento de 78% com PET isoladamente, que aumenta para 89% com a modalidade de fusão. Estes são números típicos suficientes relatados para diferentes tumores.

13. Como a PET/TC pode auxiliar no diagnóstico do paciente?

Esta tecnologia de fusão provou ser útil na caracterização de linfonodos pulmonares encontrados, incidentalmente, em imagens anatômicas para fornecer informação metabólica. Na au-

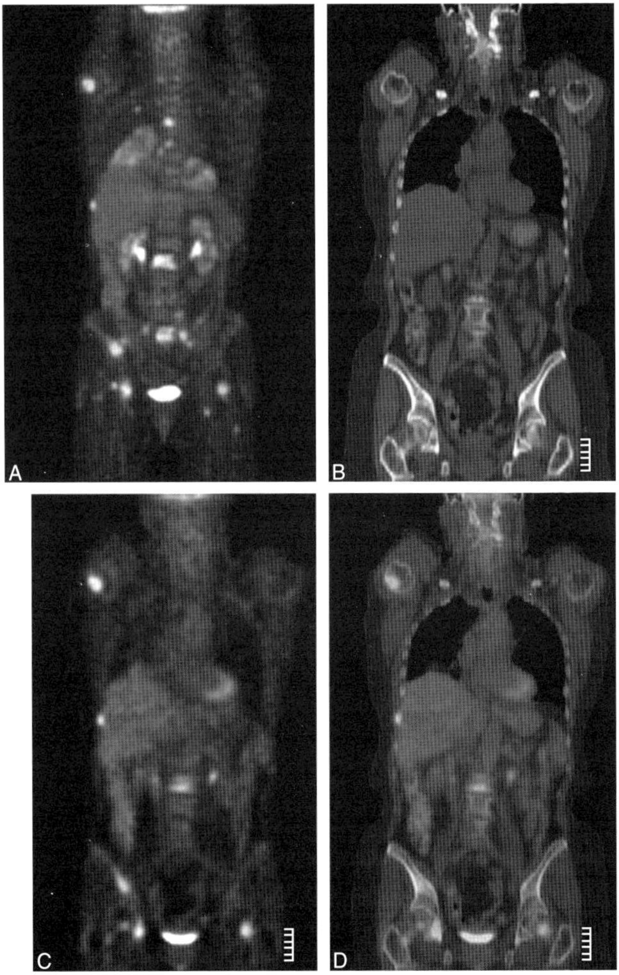

Figura 5-5. Câncer altamente metastático do lobo do pulmão inferior direito, com metástases ósseas. As metástases ósseas são facilmente identificadas na projeção de intensidade máxima PET *(A)*, permitindo sua fácil detecção em cortes coronais individuais com fusão à TC para localização anatômica *(B, C* e *D)*.

sência de sintomas, caso uma imagem determine um nódulo hipermetabólico, trata-se de uma etiologia mais provavelmente maligna. No entanto, a descoberta de um nódulo que demonstra um perfil metabólico normal não exclui a presença de um processo maligno porque alguns tumores primários demonstram uma necessidade metabólica relativamente baixa. A PET/TC auxilia na escolha do nódulo mais suspeito para biópsia (*veja* Fig. 5-6).

14. Descreva o preparo do paciente para um exame de fusão PET/TC.

O paciente deve ficar em jejum por 6 horas antes do exame, mas pode beber água à vontade. Após a injeção da dose calculada de FDG, o paciente deve repousar num quarto em silêncio por 1 hora, para minimizar o deslocamento do radiomarcador para musculatura acessória. Os pacientes também devem abster-se de exercícios físicos extenuantes 3 dias antes do exame. Pacientes diabéticos requerem preparo especial para o exame, assim como uma checagem da glicemia antes do exame, uma vez que a insulina aumentada aumenta a captação de FDG pelos tecidos moles, obscurecendo potencialmente os tumores.

O contraste oral de TC é atualmente administrado em muitos centros. A opacificação/distensão do intestino melhora a avaliação do componente gástrico mural para doença metabólica ativa. Este benefício provavelmente faz valer a pena os efeitos potenciais de contraste oral na correção da atenuação.

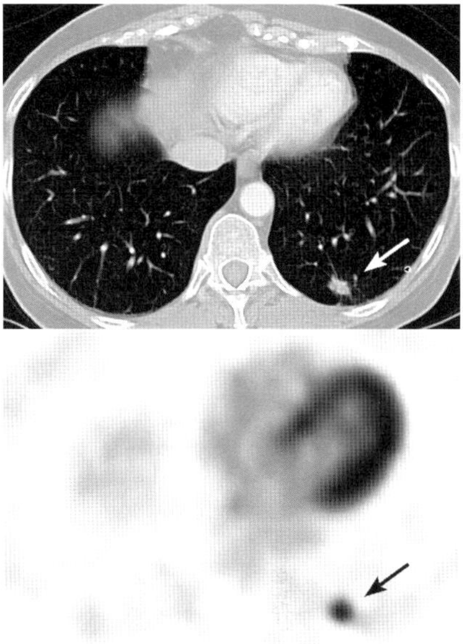

Figura 5-6. Um linfonodo pulmonar solitário à TC com aumento da captação FDG na PET *(seta)*, mais tarde identificado como sendo um carcinoma metastático do cólon. (Cortesia de M. Cham, MD.)

15. **Quais são as armadilhas comuns/considerações técnicas em relação à fusão PET/TC?**
A disparidade de velocidade entre a aquisição da TC rápida (segundos) e a aquisição de PET relativamente lenta (minutos) faz com que o mapa de correção da atenuação seja menos preciso. Quando a imagem por TC é adquirida durante inspiração máxima, existe um potencial desalinhamento dos conjuntos de dados PET e TC secundário à excursão diafragmática/ movimento respiratório. Lesões nesta área podem ser erroneamente registradas como sendo cardíacas ou da base pulmonar quando, de fato, são intra-abdominais ou podem não estar conforme uma estrutura anatômica determinada. Este problema pode ser minimizado adquirindo-se as imagens de TC em expiração ou respiração superficial.

16. **Cite 3 mecanismos através dos quais os contrastes oral e intravenoso causam artefatos de atenuação/correção.**
   - A localização do contraste oral pode variar entre o tempo da TC e da PET.
   - A concentração do contraste intravenoso também pode variar entre o tempo da TC e da PET.
   - Finalmente, a energia dos fótons utilizados na TC (120-140 kV) é inferior àquela utilizada na PET, de modo que a absorção relativa é diferente.
   - A tendência, no entanto, é a utilização da administração de contraste pelas vantagens à TC.

17. **O que é gordura marrom? Por que ela capta FDG?**
Gordura marrom é a gordura metabolicamente ativa encontrada, principalmente, na região axilar, supraclavicular e periartéria coronária. É mais comumente observada em mulheres e é normal. Torna-se metabolicamente ativa quando o paciente está frio, gerando calor. É encontrada numa proporção maior em ursos, que são fisicamente inativos durante os períodos de hibernação.

18. **Qual é o problema de imagem com gordura marrom?**
A gordura marrom, metabolicamente ativa em pacientes que realizam somente a PET, pode causar áreas hipermetabólicas nas regiões supraclaviculares. De fato, este também é um local onde ocorrem as linfonodomegalias. Este achado cria um dilema diagnóstico e pode tornar estruturas adjacentes difíceis de se avaliar em relação à atividade metabólica. A fusão PET/TC

ajuda a resolver este problema. Para eliminar este artefato, o paciente deve ser aquecido antes e durante o exame.

19. Quem demora mais tempo para aquisição de imagens – PET ou PET/TC?
A PET/TC é uma aquisição rápida porque economiza tempo adquirindo mapas de correção de atenuação. Os mapas de atenuação para TC podem ser criados em menos de 1 minuto em comparação com a PET convencional, que pode levar 15-30 minutos usando uma fonte de radioisótopos. O tempo de aquisição da PET é comparável.

20. Que tipo de artefatos podem causar próteses de quadril, implantes dentários e corpos estranhos metálicos?
Nas imagens de TC atenuadas corrigidas eles podem causar aumento da captação do radiomarcador nas imagens atenuadas-corrigidas. Os implantes bloqueiam, relativamente, os fótons de baixa energia (120-140 kV) que os pósitrons de alta energia (511 keV). Erros de interpretação podem ser minimizados pela correlação com os dados de TC e por esquemas otimizados de dados/protocolos de aquisição.

Oehr P, Biersack HJ, Coleman RE: PET/TC in Oncology. Berlin, Springer, 2004.

PONTOS-CHAVE: FUSÃO PET/TC EM ONCOLOGIA ✔

1. PET/TC é uma fusão sinergística de PET e TC.
2. PET/TC tem maior utilidade diagnóstica que PET isoladamente porque melhora a caracterização e localização tumoral. Tumores hipometabólicos são um ponto cego à PET, que é resolvido com PET/TC.
3. PET/TC tem uma utilidade diagnóstica maior que a TC porque detecta lesão pequena, lesão altamente conspícua e resposta inicial da lesão à terapia. Lesões ósseas e de tecidos moles são pontos cegos à TC que são resolvidos à PET/TC.

21. Como a PET/TC afetou a radioterapia em comparação com o tratamento baseado na TC convencional isoladamente?
Pode haver uma diminuição no tamanho do campo a ser irradiado devido à melhora da exata localização do tumor.

Koshy M, Paulino AC, Howell R, et al: The influence of F-18 FDG PET-TC fusion on radiotherapy treatment planning for head and neck cancer. ASCO Annual Meeting Proceedings (post-meeting edition). J Clin Oncol 22(14S):5534, 2004.

22. Qual é o intervalo recomendado para a nova imagem pós-quimioterapia em pacientes com linfoma?
Um mês é o intervalo de tempo recomendado para nova obtenção de imagem para avaliar a eficácia terapêutica. Reavaliação mais precoce ainda está sob investigação, porque pacientes não-responsivos metabólicos precoces podem beneficiar-se de uma mudança da terapia.

23. Qual é o intervalo recomendado para a nova imagem após radioterapia?
Espere pelo menos 3 meses após radioterapia. Durante os 3 meses após a radioterapia, a captação de FDG pode ser devida à inflamação provocada pela própria radioterapia. Após 3 meses, caso exista captação persistente do radiomarcador, deve-se suspeitar de recorrência tumoral ou tumor residual.

24. O que é acoplamento respiratório na realização de uma fusão PET/TC?
O aparelho registra o ciclo respiratório normal do paciente e somente adquire as imagens durante uma porção relativamente imóvel do ciclo. Isto pode ser acompanhado pelo uso de uma câmera infravermelha para seguir o padrão respiratório normal do paciente, acoplada a uma informação fluoroscópica sobre o movimento do tumor.

25. Qual é a vantagem do acoplamento respiratório? Ele é essencial para obtenção da imagem?
O acoplamento respiratório torna mais nítido o aspecto de lesões nas imagens PET e, assim, aumenta a capacidade de localizar a lesão. O acoplamento respiratório atualmente não é considerado essencial para imagem PET/TC e não é o padrão. Este tópico permanece em estudo.

26. Quando o acoplamento respiratório é mais vantajoso?
Acoplamento respiratório é mais vantajoso quando utilizado para radioterapia.

27. Quais são os outros radiomarcadores além do FDG-F18?
Atualmente, muitos marcadores estão em investigação para aplicações PET. A F-18 fluorocolina pode ser útil no câncer de próstata. Fluorodesoxitimidina pode ser um marcador útil para a avaliação de proliferação celular na avaliação de pacientes tratados com agentes quimioterápicos antiproliferativos. Um agente amilóide está sendo testado para a detecção da doença de Alzheimer. Estamos somente no início da avaliação de agentes especificamente focados.

28. Quais são os casos nos quais a tecnologia de fusão PET/TC está sendo utilizada no diagnóstico e tratamento do linfoma?
Estadiamento primário, reestadiamento após tratamento e avaliação da eficácia de protocolos de tratamento para pacientes com linfoma. Esta modalidade não é comumente utilizada na elaboração do diagnóstico inicial.

29. O que é valor de captação padronizado (VCP)?
VCP é uma medida da concentração de FDG em uma região de interesse, padronizada em relação à dose injetada de FDG no paciente como um todo. Um VCP de 1 seria a média.

30. Como VCP ajuda no diagnóstico e tratamento do paciente com linfoma?
A transformação de um linfoma de baixo grau em um grau mais alto muitas vezes pode manifestar-se à imagem como uma transição de um VCP de valor baixo a intermediário para um VCP de valor intermediário a alto.

31. Como a PET/TC contribui no tratamento de tumores cerebrais primários? Qual a principal desvantagem na obtenção de imagens intracranianas com FDG-PET?
FDG-PET serve para complementar a imagem anatômica tal como a imagem da ressonância magnética (RM) e TC, mas é mais útil para seu diagnóstico, prognóstico e facetas terapêuticas devido à sua alta correlação entre metabolismo da glicose e grau do tumor. A principal desvantagem da FDG-PET é a relativamente elevada atividade de fundo da substância cinzenta e uma diferenciação entre tecido normal e tumores de baixo grau.

32. O quanto a PET/TC é útil em tumores de cabeça e pescoço?
A fusão PET/TC é altamente sensível na maioria das massas de cabeça e pescoço porque o tipo histológico predominante (carcinoma de células escamosas) possui um alto metabolismo de glicose.

Oehr P, Biersack HJ, Coleman RE: PET and PET/TC in Oncology. Berlin, Springer, 2004.

33. Quais são as indicações clínicas da PET/TC no carcinoma da tireóide?
Um uso freqüente em pacientes com câncer de tireóide é naqueles com carcinoma conhecido e suspeita de metástases (ou seja, tireoglobulina aumentada), mas com cintilografia com iodo-131 (I-131) normal. PET/TC também é indicada em caso de suspeita de clone de células tumorais pouco diferenciadas.

Oehr P, Biersack HJ, Coleman RE: PET and PET/TC in Oncology. Berlin, Springer, 2004.

34. Qual é a sensibilidade da PET/TC na avaliação de linfonodo pulmonar solitário quando se procura por carcinoma pulmonar? Quais tipos histológicos mais comumente causam um resultado falso-negativo?
PET isoladamente possui uma sensibilidade de 96%. Fatores que podem afetar ou resultar num resultado falso-negativo incluem (1) lesões menores do que 1 cm e (2) tipos tumorais com baixa

atividade metabólica. Resultados falso-negativos podem ser minimizados usando-se imagens de TC para avaliar morfologia, localização e tamanho das lesões. Carcinóides e carcinomas bronco-alveolares correspondem a 2 tipos celulares que podem resultar num PET falso-negativo.

Oehr P, Biersack HJ, Coleman RE: PET and PET/TC in Oncology. Berlin, Springer, 2004.

35. Com qual diâmetro relativo para o câncer de mama a PET torna-se substancialmente menos precisa?

Massas com menos de 1 cm demonstraram apresentar uma redução acentuada na sensibilidade para detecção através de PET/TC. Tumores pequenos precisam acumular uma proporção relativamente mais alta de FDG para serem detectados.

36. Quais situações produzem resultados falso-negativos e falso-positivos à PET/TC quando da avaliação de carcinoma pancreático?

Resultados falso-negativos podem ocorrer em pacientes com tumores neuroendócrinos, diabetes ou hiperglicemia. Resultados falso-positivos podem ocorrer em processos inflamatórios.

Oehr P, Biersack HJ, Coleman RE: PET and PET/TC in Oncology. Berlin, Springer, 2004.

37. Qual é a taxa de detecção de carcinoma hepatocelular com FDG-PET?

A taxa de detecção de carcinoma hepatocelular é de somente 50%, aproximadamente.

38. Na avaliação de carcinoma colorretal, FDG-PET provou ser altamente eficaz para fins de reestadiamento e resposta ao tratamento. Quais tipos celulares de adenocarcinomas são menos sensíveis à detecção?

Adenocarcinomas mucinosos e tumores com menos de 1 cm mostraram ter menos sensibilidade para detecção por FDG-PET. Tumores mucinosos contêm grandes quantidades de material não-metabolicamente ativo. Tumores pequenos, mesmo quando metabolicamente ativos, perdem intensidade devido a efeitos de volume parcial.

Oehr P, Biersack HJ, Coleman RE: PET and PET/TC in Oncology. Berlin, Springer, 2004.

39. Quais são os fatores que "confundem" os resultados da PET/TC em relação à malignidade de uma massa ovariana?

Tumores em estágio inicial podem demonstrar uma baixa avidez por FDG, enquanto muitos tumores benignos podem demonstrar uma avidez relativamente alta por FDG.

40. Em relação ao câncer do trato urinário (rim, ureter, bexiga, próstata), quais as principais desvantagens da PET/TC?

- Nestes órgãos e em alguns de seus tumores existe um metabolismo da glicose relativamente baixo.
- O trato urinário é via de excreção primária da FDG e, conseqüentemente, pode mascarar uma doença com avidez por FDG.

41. Em quais áreas de tratamento de tumores musculoesqueléticos a PET/TC demonstrou ser mais útil?

A PET/TC mostrou ser de grande valor na localização de um local de biópsia com atividades metabólicas mais elevadas para o diagnóstico inicial.

42. Como se compara a PET F-18 fluoreto de sódio com a cintilografia óssea Tc-99 m?

A PET detecta atividade celular do tumor, enquanto a cintilografia óssea avalia o *turnover* do tumor ósseo. Assim, a PET, muitas vezes, é hipermetabólica nos tumores agressivos, puramente líticos, que podem ser falsamente negativos na cintilografia óssea. A comparação geral da sensibilidade para doença óssea metastática parece estar aumentada em comparação com a cintilografia óssea convencional para doença metastática, tais como no câncer de mama, pulmão e próstata. Contudo, dados conclusivos ainda estão pendentes.

A PET/TC também oferece uma maior resolução espacial e, claro, fusão com TC. A resolução espacial é de aproximadamente 5 mm, enquanto é de 15 mm para imagens de tomografia computadorizada por emissão de fóton único (SPECT).

BIBLIOGRAFIA

1. Cohade C, Osman M, Pannu H, et al: Uptake in supraclavicular area fat ("USA-fat"): Description on 18FDG PET/TC. J Nucl Med 44:170-176, 2003.
2. Cook GJR, Wegner EA, Fogelman I: Pitfalls and artifacts in 18FDG PET and PET/TC oncologic imaging. Semin Nucl Med 2:122-133, 2004.
3. Dizendorf E, Hany T, Buck A, et al: Cause and magnitude of error induced by oral TC contrast agent in TC-based attenuation correction of PET emission studies. J Nucl Med 44:732-738, 2003.
4. Goerres G, Kamel E, Heidelberg TN, et al: PET-TC image co-registration in the thorax: Influence of respiration. J Nucl Med 29:351-360, 2002.
5. Goerres G, Kamel E, Seifert B, et al: Accuracy of image coregistration of pulmonary lesions in patients with non-small cell lung carcinoma using an integrated PET/TC system. Radiology 226:906-910, 2003.
6. Goerres G, Ziegler S, Burger C, et al: Artifacts at PET and PET/TC caused by metallic hip prosthetic material. Radiology 226:577-584, 2003.
7. Hany TF, Steinert HC, Goerres GW, et al: PET diagnostic accuracy: improvement with in-line PET-TC system—initial results. Radiology 225:575-581, 2002.
8. Heiko S, Erdi YE, Larson SM, Yeung HWD: PET/TC: A new imaging technology in nuclear medicine. J Nucl Med 30:1419-1437, 2003.
9. Heiko S, Larson SM, Yeung HWD: PET/TC in oncology: Integration into clinical management of lymphoma, melanoma and gastrointestinal malignancies. J Nucl Med 45:72S-81S, 2004.
10. Jerusalem G, Warland V, Najjar F, et al: Whole-body 18F-FDG PET for the evaluation of patients with Hodgkin's disease and non-Hodgkin's lymphoma. Nucl Med Commun 20(1):13-20, 1999.
11. Kamel E, Hany TF, Burger C, et al: TC versus 69Ge attenuation correction in a combined PET/TC system: Evaluating the effect of lowering the TC tube current. Eur J Nucl Med 29:346-350, 2002.
12. Kinahan PE, Townsend DW, Beyer T, Sashin D: Attenuation correction for combined 3D PET/TC scanner. Med Phys 25:2046-2053, 1998.
13. Koshy M, Paulino AC, Howell R, et al: The influence of F-18 FDG PET-TC fusion on radiotherapy treatment planning for head and neck cancer. ASCO Annual Meeting Proceedings (post-meeting edition). J Clin Oncol 22(14S):5534, 2004.
14. Maisey MM, Wahl RL, Barrington SF: Atlas of Clinical Positron Emission Tomography. London, Arnold Publishers, 1999.
15. Metser UR, Goor O, Lerman H, et al: PET-TC of extranodal lymphoma AJR Am J Roentgenol 182:1579-1586, 2004.
16. Moog F, Bangerter M, Diederichs CG, et al: Extranodal malignant lymphoma: Detection with FDG PET versus TC. Radiology 206:475-481, 1998.
17. Nakamoto Y, Chin B, Kraitchman D, et al: Effects of nonionic intravenous contrast agents at PET/TC imaging: Phantom and canine studies. Radiology 227:817-824, 2003.
18. Oehr P, Biersack HJ, Coleman RE: PET and PET/TC in Oncology. Berlin, Springer, 2004.
19. Osman M, Cohade C, Nakamoto Y, et al: Clinically significant inaccurate localization of lesions with PET-TC: Frequency in 300 patients [abstract]. J Nucl Med 44(2):240-243, 2003.
20. Tai YC, Lin KP, Hoh CK, et al: Utilization of 3D elastic transformation in the registration of chest x-ray TC and whole body PET. Trans Nucl Sci 44:1606-1612, 1997.
21. Townsend D, Beyer T, Blodgett T: PET/TC scanners: A hardware approach to image fusion. Semin Nucl Med 3:193-204, 2003.
22. Wahl R: PET-TC in clinical practice: Experience in 1500 patients. Proc Jpn Soc Nucl Med, 2003.
23. Wahl RL, Quint LE, Cielak RD, et al: "Anatometabolic" tumor imaging: Fusion of FDG-PET with TC or MRI to localize foci of increased activity. J Nucl Med 34:1190, 1993.

II. TÓRAX

CAPÍTULO 6

TRAUMA TORÁCICO

Osbert Adjei, MD e John G. Strang, MD

1. Qual é o papel da TC no trauma torácico contuso?

Detecção de lesão aórtica, lesão traqueobrônquica, pneumotórax, contusão pulmonar, ruptura diafragmática e tórax em balanço. Destas, a detecção de lesão aórtica é a mais importante.

2. O que é uma transecção aórtica?

Uma transecção aórtica é uma laceração traumática da parede aórtica. Caso a laceração seja completa, o paciente morre em segundos. Laceração completa é uma lesão relativamente comum, sendo responsável por 15% das mortes em acidentes com veículos motorizados. A maioria das rupturas (75-90%) é completa. Caso a laceração seja incompleta (compromete toda a íntima e parte da média), o paciente sobrevive desde que a mesma não se estenda, tornando-se completa. O paciente com uma laceração incompleta pode sobreviver à ambulância, à sala de emergência, ao exame tomográfico e, se o diagnóstico for feito, à sala de cirurgia e, eventualmente, vai para casa (Fig. 6-1).

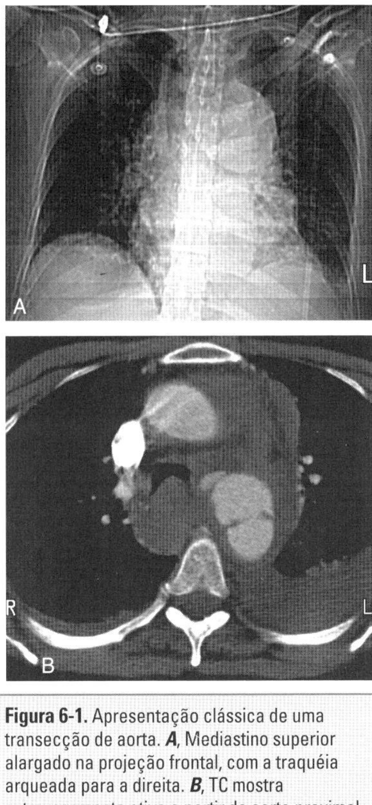

Figura 6-1. Apresentação clássica de uma transecção de aorta. ***A***, Mediastino superior alargado na projeção frontal, com a traquéia arqueada para a direita. ***B***, TC mostra extravasamento ativo a partir da aorta proximal descendente na região do ligamento arterioso.

3. Onde a transecção aórtica geralmente ocorre?

Noventa por cento das transecções aórticas ocorrem no istmo da aorta, no nível do ligamento arterioso. Uma teoria é a de que o coração pesado é móvel, enquanto a aorta está fixada no nível do ligamento arterioso. Em um acidente com desaceleração, o coração é tracionado para a frente, enquanto a aorta descendente posterior está fixa. Outra teoria é a de que a aorta é apertada pela compressão do tórax e rompe na região do ligamento arterioso. O local que deve ser examinado mais atentamente na TC é imediatamente abaixo do arco.

4. Onde mais podem ocorrer lesões da aorta torácica?

- Na aorta ascendente (mas estas lesões são fatais e, conseqüentemente, não são vistas à imagem).
- No hiato diafragmático (raras).

Procure exatamente abaixo do arco aórtico.

5. Por que a transecção aórtica é o mais importante diagnóstico que você pode fazer na TC de tórax?

- É uma condição com risco de morte imediato, com uma taxa de mortalidade estimada em cerca de 50% em 2 dias (ou 1% por hora).

- É tratada por meio de cirurgia.
- É um diagnóstico do qual se pode suspeitar já à radiografia de tórax, e espera-se que o diagnóstico seja suspeitado ou feito por TC.

6. Quais são as características diretas à TC da lesão aguda da aorta torácica?

Sinais de lesão aórtica podem ser diretos (a lesão propriamente dita é observada) ou indiretos (hemorragia ou outros efeitos devidos à lesão aórtica). Sinais diretos incluem extravasamento de contraste, pseudo-aneurisma e transecção aórtica (Fig. 6-2). Sinais diretos mais sutis incluem *flaps* (retalhos) da íntima, pseudocoarctação ou alterações abruptas no contorno (Fig. 6-3). A maioria dos cirurgiões atualmente opera baseada na visualização direta de uma transecção convincente à TC, sem esperar pela angiografia confirmadora. A angiografia requer tempo e, com isto, existe o risco de ruptura. Alguns cirurgiões solicitam angiografia para procurar por lesão da carótida ou outra lesão vascular associada.

A maior parte das transecções aórticas visualizadas diretamente é acompanhada de um hematoma periaórtico. Na ausência de um hematoma periaórtico, irregularidade e anormalidades de contorno podem ser devidas a etiologias não-traumáticas, tais como aterosclerose preexistente. Re-

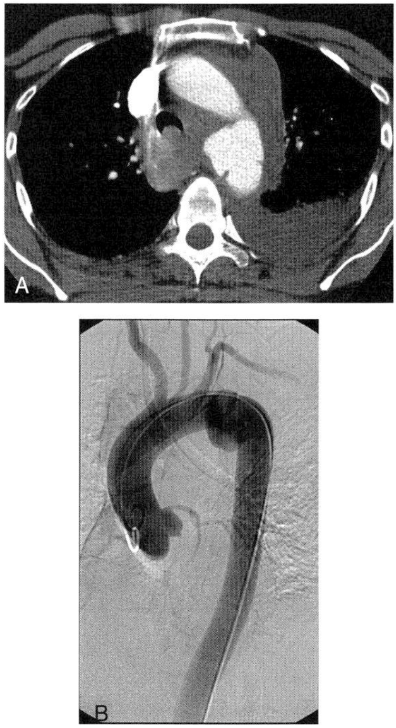

Figura 6-2. TC *(A)* e angiografia convencional *(B)* de um paciente com uma grande transecção aórtica. Note o hematoma periaórtico e o hemotórax, assim como o pseudo-aneurisma traumático diretamente visualizado.

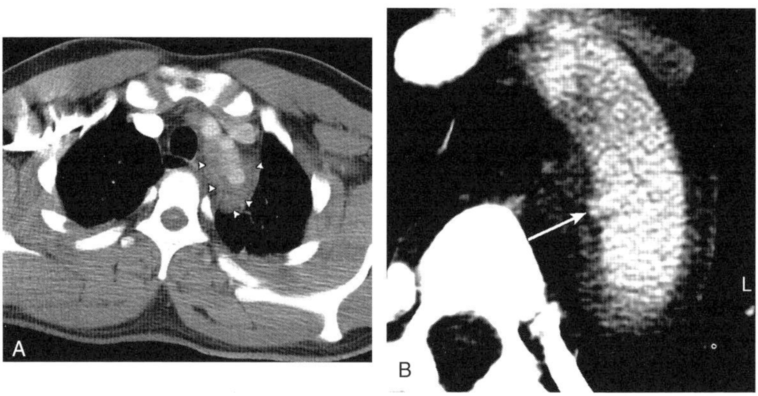

Figura 6-3. Lesão aórtica traumática. ***A***, Sinal indireto de um hematoma periaórtico *(cabeças das setas)*. ***B***, A lesão direta é visível como uma anormalidade sutil e focal do contorno à TC *(seta)* – janelada para melhor visualização.

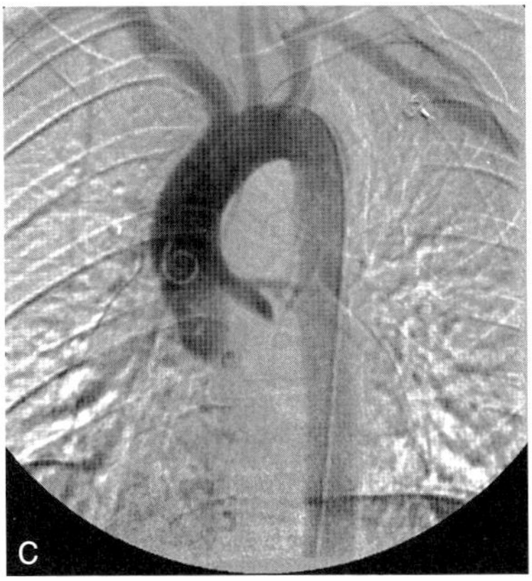

Figura 6-3. *Cont.* ***C***, A lesão não era visível na angiografia.

almente, pacientes mais idosos com aterosclerose também podem apresentar uma transecção traumática; a diferenciação entre elas pode ser difícil.

7. Quais são os achados indiretos à TC na lesão aguda da aorta torácica?

Um hematoma periaórtico (não há plano de gordura visível entre a aorta e o hematoma) é o sinal indireto primário da transecção aórtica. Uma angiografia convencional é indicada para pacientes com um hematoma periaórtico na TC de tórax e que não tenham um sinal direto de lesão aórtica, apesar de a maioria dos exames ser negativa. Caso o hematoma não seja periaórtico, ele pode ser devido à lesão venosa, fratura do esterno ou outra lesão não-aórtica (Figs. 6-4 e 6-5).

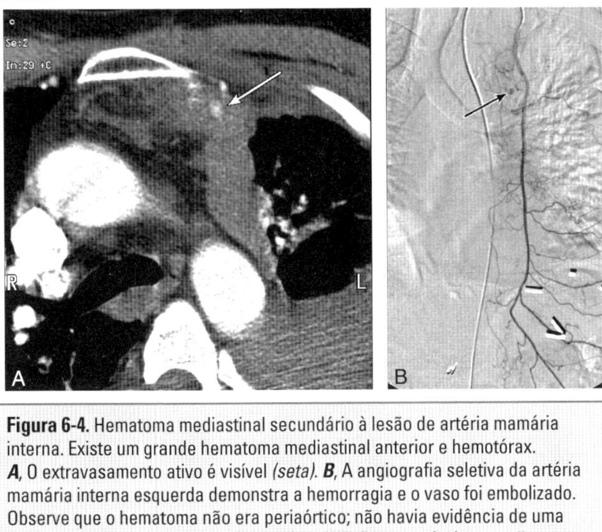

Figura 6-4. Hematoma mediastinal secundário à lesão de artéria mamária interna. Existe um grande hematoma mediastinal anterior e hemotórax. ***A***, O extravasamento ativo é visível *(seta)*. ***B***, A angiografia seletiva da artéria mamária interna esquerda demonstra a hemorragia e o vaso foi embolizado. Observe que o hematoma não era periaórtico; não havia evidência de uma transecção aórtica. A angiografia foi feita com fins terapêuticos, e não diagnósticos.

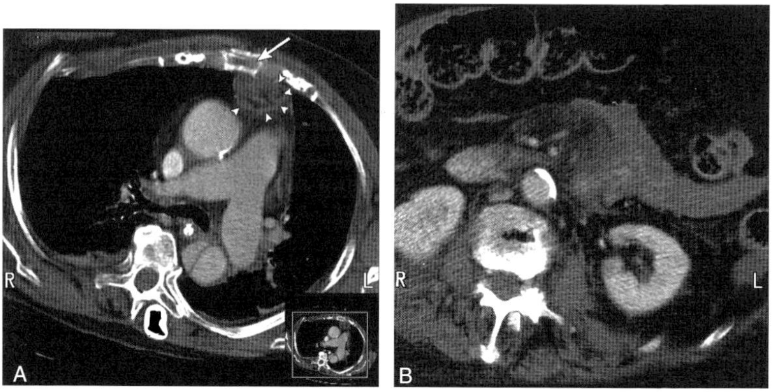

Figura 6-5. Vítima de acidente com veículo motorizado com fratura do esterno *(seta)*, dissecção aórtica *(A)* e sangramento mesentérico *(B)*. A dissecção é aguda? Observe que o hematoma retroesternal *(cabeças das setas)* não está em contato com a aorta e não é um sinal secundário de lesão aórtica.

8. Quais são os sinais indiretos de transecção de aorta torácica que eu posso ver em uma TC abdominal?

Infartos de baço, rins, intestino e fígado secundários à lesão aórtica, formação de trombos e embolismo (Fig. 6-6). Recomende uma TC de tórax caso você observe um infarto agudo (geralmente esplênico ou renal) em uma TC abdominal.

9. Qual é a mais importante imagem em uma TC abdominal para trauma?

A primeira! Você poderá observar um hematoma mediastinal posterior dirigindo-se para baixo a partir de uma transecção aórtica não-suspeitada. Você deve adicionar uma TC de tórax caso observe um hematoma mediastinal torácico posterior mais inferiormente (avalie também a coluna) (Fig. 6-7).

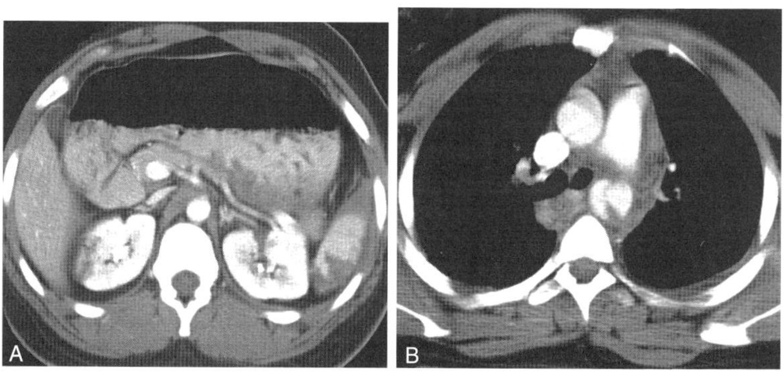

Figura 6-6. Sinais secundários de transecção/embolia aórtica. ***A***, Infartos do baço e rim direito (achados secundários ou indiretos) devidos a êmbolos secundários à lesão aórtica.
B, Transecção de aorta (achado direto) com hematoma periaórtico. Uma transecção aórtica traumática aguda pode apresentar-se como uma isquemia ou infarto abdominal. Imagens torácicas devem ser adicionadas caso os infartos sejam observados na TC abdominal realizada para trauma.

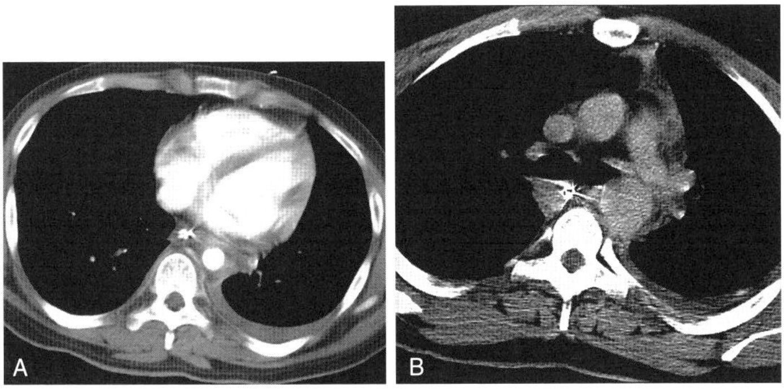

Figura 6-7. Transecção aórtica não-suspeitada, apresentando-se como um hematoma ao redor da aorta torácica descendente na TC abdominal. ***A***, Primeira imagem de uma TC abdominal para trauma mostra o hemotórax esquerdo e o hematoma periaórtico. ***B***, O radiologista adicionou imagens torácicas sem contraste, que mostraram um abaulamento focal posterior da aorta torácica descendente proximal. Observe que a aorta torácica descendente está anormalmente aumentada, tornando-se maior que a aorta torácica ascendente. Isto foi confirmado como uma transecção aórtica na angiografia e o paciente foi operado com sucesso.

10. Como a angiografia por TC helicoidal pode ser comparada à angiografia convencional para o diagnóstico da transecção aórtica traumática?

Em pacientes hemodinamicamente estáveis, a angiografia por TC helicoidal com multidetectores tem substituído amplamente a aortografia com cateter para o diagnóstico (Fig. 6-8). Em pacientes instáveis, a ecocardiografia transesofágica (ETE) pode ser o método de imagem de escolha.

11. A ultra-sonografia intravascular (USIV) desempenha algum papel na avaliação de pacientes com potencial lesão de aorta torácica?

Ela pode distinguir uma placa ulcerada de uma laceração aórtica em pacientes mais idosos. A USIV requer acesso arterial, não é universalmente disponível e pode consumir tempo; conseqüentemente, é um método que soluciona problemas.

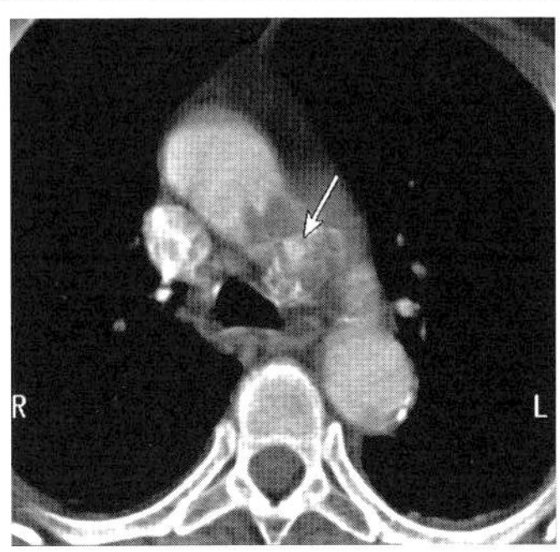

Figura 6-8. Paciente idoso após acidente com veículo motorizado. Existe uma úlcera aterosclerótica preexistente *(seta)* ou um pseudo-aneurisma traumático em uma aorta aterosclerótica? O paciente foi submetido a um ultra-som intravascular (não mostrado) que confirmou uma placa ulcerada.

12. Descreva os achados à TC de uma contusão pulmonar aguda e de uma pneumatocele traumática.

A contusão pulmonar apresenta-se como aumento de densidade do parênquima pulmonar por causa da combinação de edema e hemorragia pós-traumáticos. Pneumatoceles traumáticas são alterações císticas agudas no parênquima pulmonar traumatizado (Fig. 6-9). O mecanismo de formação pode ser devido à lesão alveolar.

13. Como o número de costelas fraturadas determina o método de tratamento?

Uma fratura única de costela geralmente recebe tratamento conservador com analgésicos. Fraturas de costelas múltiplas, especialmente se associadas a hemotórax, pneumotórax ou tórax instável, podem necessitar de tratamento mais agressivo.

14. Como são posicionados os drenos para derrame pleural e pneumotórax?
O dreno torácico para derrame (quilotórax ou hemotórax) é posicionado em direção à base pulmonar. Por outro lado, o dreno torácico para um pneumotórax deve ser posicionado em direção ao ápice do hemotórax.

15. Quais são as causas de pneumotórax?
O pneumotórax ocorre em 20-40% dos pacientes com trauma torácico, seja por laceração decorrente de uma costela fraturada ou de um aumento agudo na pressão intratorácica. Além disto, o pneumotórax espontâneo ou não-traumático pode ocorrer na doença pulmonar obstrutiva crônica (em pacientes mais idosos), bolhas enfisematosas (em homens jovens e altos), linfangiomiomatose (LLM), neoplasias e fibrose pulmonar. Até 20% dos pacientes que são submetidos a biópsias pulmonares desenvolvem pneumotórax. Toracocentese é uma causa menos comum de pneumotórax.

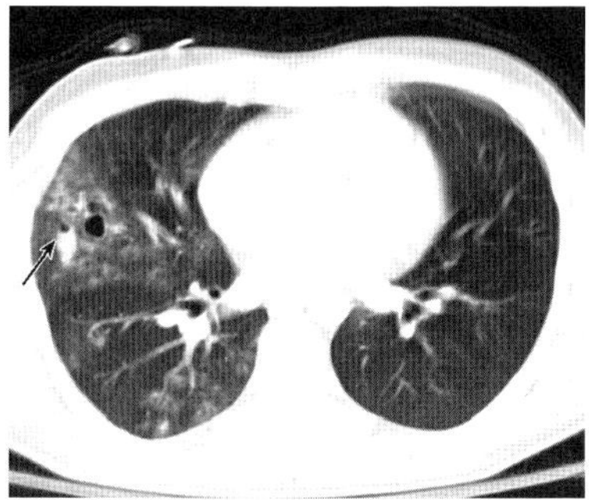

Figura 6-9. TC de tórax mostra contusão pulmonar e pneumatoceles pós-traumáticas. Observe que algumas das pneumatoceles estão preenchidas com ar e algumas preenchidas com sangue, com nível hidroaéreo *(seta)*. Um pneumotórax direito e múltiplas fraturas de costelas também estão presentes neste paciente (não demonstradas).

16. Por que as radiografias simples de tórax não são um método de imagem ótimo para pneumotórax em pacientes pós-trauma?
Ar na pleura sobe para a parte mais não-dependente do tórax. Como o paciente de trauma estará em posição supina para raios X portáteis, esta será a porção ântero-inferior do tórax. Pneumotórax pequeno (e mesmo aqueles não tão pequenos!) facilmente passam despercebidos nesta situação (Fig. 6-10).

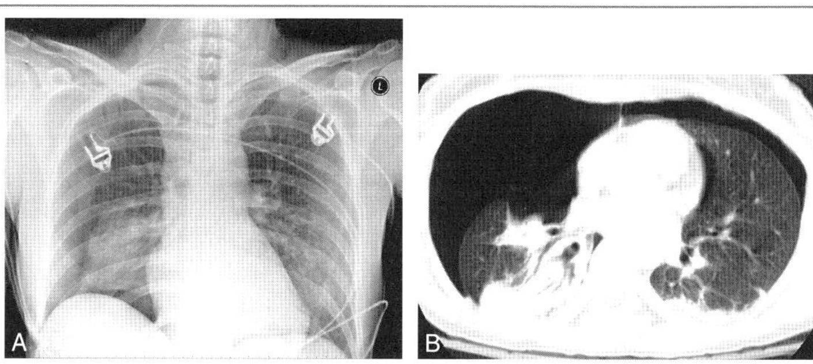

Figura 6-10. Pneumotórax bilateral pós-traumático, à direita maior que à esquerda. ***A***, O pneumotórax direito é mais facilmente visualizado na radiografia de tórax, mas o pneumotórax esquerdo é difícil de ser observado. ***B***, TC mostra pneumotórax bilateral.

17. Qual é o "sinal do sulco profundo" nas radiografias simples?
O sinal do sulco profundo é um sulco costofrênico lucente (Fig. 6-11). Ele representa o pneumotórax em um paciente em posição supina. Outros achados à radiografia em um paciente em supino incluem uma lucência relativa na base pulmonar afetada e o "sinal do diafragma duplo".

18. O que é o sinal do diafragma duplo?
O sinal do diafragma duplo é criado pela interface entre as porções ventral e dorsal do pneumotórax com as superfícies anterior e posterior do diafragma.

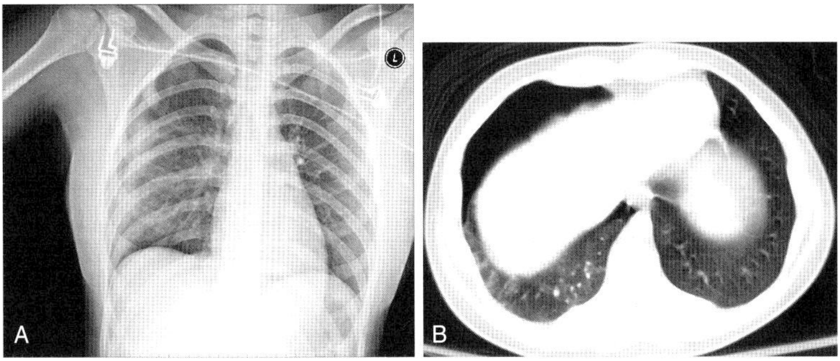

Figura 6-11. Sinal do sulco profundo à direita num paciente com pneumotórax esquerdo. O pneumotórax é visível à radiografia *(A)* como um sulco profundo à direita e contorno hepático bem delineado, o que foi confirmado pela TC *(B)*.

19. Qual é a utilidade da TC na avaliação de um pneumotórax?

Pneumotórax que não é aparente em uma radiografia simples em posição supina é visto à TC em até metade dos pacientes com trauma contuso. Ao mesmo tempo, TC pode estabelecer a presença de outras lesões torácicas, que podem não ser vistas nas radiografias de tórax. A TC também pode revelar pneumotórax hipertensivo ou hemotórax, que são emergências cirúrgicas porque obstruem o retorno venoso (Fig. 6-12).

20. O que é tórax instável?

Ocorre após múltiplas fraturas de costelas. O hemitórax afetado paradoxalmente contrai-se à inspiração e expande-se à expiração. Tórax instável pode ser uma emergência cirúrgica.

21. A TC de tórax é necessária em todos pacientes com raios X de tórax "normais" após um trauma contuso?

Certas lesões torácicas, tais como lacerações aórticas, derrames pericárdicos e lesões esofágicas podem não ser vistas em raios X simples de tórax. Estas lesões são causas potenciais de alta morbidade e mortalidade em pacientes pós-trauma. Portanto, TC de tórax de rotina é recomendada para todos os pacientes com trauma torácico importante, mesmo quando inicialmente assintomáticos e com raios X negativos.

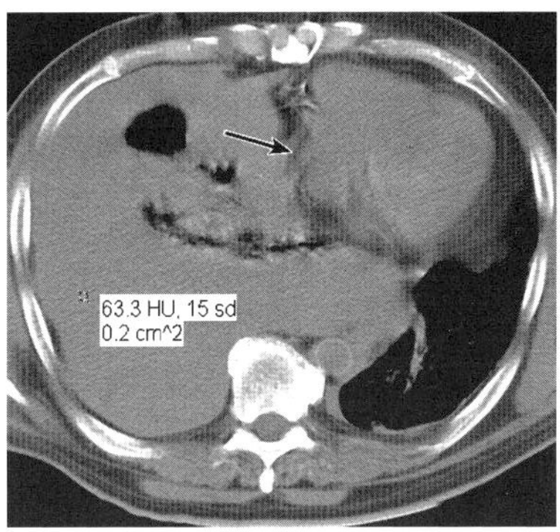

Figura 6-12. Hemotórax hipertensivo. Observe a alta densidade do líquido e o desvio do coração e a compressão do átrio direito *(seta)*.

22. O que é o sinal "do pulmão caído"?

O sinal do pulmão caído é um sinal específico de ruptura traqueobrônquica. O pulmão colaba para longe do hilo, em uma posição dependente, e fica unido ao hilo somente por seu pedículo vascular. Outros sinais inespecíficos da lesão traqueobrônquica incluem pneumotórax persistente após posicionamento adequado do dreno torácico e hiperdistensão de um balão de tubo endotraqueal.

23. Como ocorre a lesão esofágica?

O cenário mais comum é a síndrome de Boerhaave, causada por vômitos intratáveis ou violentos (Fig. 6-13). A lesão esofágica ocasionada por trauma penetrante é menos comum e provocada por trauma contuso é muito rara.

24. Como se apresentam as lesões do esôfago torácico?
A manifestação mais comum é derrame pleural. Manifestações menos comuns incluem pneumomediastino, enfisema subcutâneo e extravasamento de contraste entérico. À TC, o local da lesão esofágica apresenta-se como uma área anormal de espessamento .

25. Como a localização do derrame auxilia na localização do nível da lesão em caso de lesão esofágica traumática?
O esôfago situa-se à esquerda no nível do opérculo torácico e no nível da junção gastroesofágica. Portanto, lesões do esôfago superior e da junção gastroesofágica apresentam-se com derrame à esquerda. O esôfago situa-se na linha média no tórax médio; portanto, lesões esofágicas no terço médio do tórax e esofágicas distais apresentam-se com derrame pleural à direita.

26. Quais são as causas de pneumomediastino traumático?
Pneumomediastino geralmente é o resultado do "efeito Macklin": ruptura dos alvéolos devido a uma pressão subitamente elevada, com ar dissecando em direção ao mediastino, através do interstício pulmonar. Lesão traqueobrônquica direta é muito menos comum. Outras causas de pneumomediastino incluem lesões do pescoço, esôfago e retroperitônio. Geralmente estas podem ser seguidas até a sua origem. Inserção de um tubo torácico, em particular, pode levar a enfisema subcutâneo extenso, estendendo-se primeiro ao pescoço e, então, ao mediastino.

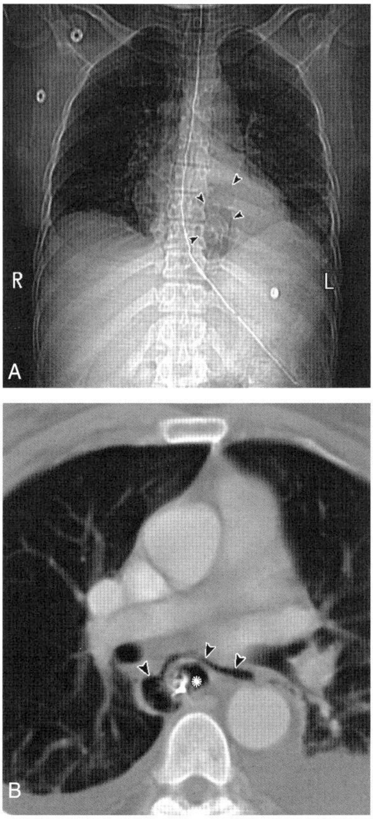

Figura 6-13. Pneumomediastino secundário à ruptura esofágica por causa de vômito forçado (síndrome de Boerhaave). Observe o gás mediastinal na imagem scout *(A, cabeças de setas)* e a imagem axial *(B, cabeças de setas)*. O lúmen esofágico com o tubo nasogástrico (NG) está marcado *(asterisco)*.

27. Qual o significado clínico do efeito Macklin?
O efeito Macklin indica trauma grave e uma correspondente longa permanência na terapia intensiva. Além disto, o efeito Macklin não exclui lesão traqueobrônquica ou esofágica coexistente.

28. O que é pseudo-aneurisma traumático da artéria pulmonar?
É uma complicação incomum do trauma torácico. Geralmente está associada à lesão torácica penetrante. Radiologicamente, apresenta-se como uma opacidade persistente à radiografia de tórax. Na TC contrastada, a opacidade mostra realce aumentado.

29. Quais são os achados à TC na contusão cardíaca?
A TC não é o método de exame por imagem primário para lesão cardíaca (mesmo para pacientes que sobrevivem à lesão inicial). Os níveis séricos de creatinocinase (CK)-MB e troponina 1 são utilizados para o diagnóstico. TC pode mostrar derrames pericárdicos e hematomas mediastinais anteriores. Caso você observe uma fratura do esterno, sugira que o paciente seja avaliado para contusão cardíaca.

30. Quais são as manifestações da lesão pericárdica?

O local mais comum de laceração pericárdica é o pleuropericárdio esquerdo. A presença de hemotórax nestes pacientes sugere lesão concomitante da parede cardíaca. A segunda lesão pericárdica mais comum é uma laceração transversa da porção diafragmática do pericárdio. Em pacientes com lesão diafragmática associada, pode ocorrer herniação do conteúdo abdominal para o interior do espaço pericárdico.

PONTOS-CHAVE: TRAUMA TORÁCICO ✓

1. Procure por pseudo-aneurisma traumático abaixo do arco aórtico, anterior à aorta torácica descendente.
2. Realize uma TC de tórax para procurar por lesão aórtica caso você observe infartos em uma TC abdominal.
3. Realize uma TC de tórax para procurar por lesão aórtica, caso você veja um hematoma periaórtico junto ao diafragma.
4. Alguns grandes pneumotórax podem não ser vistos em radiografias de tórax portáteis na posição supina.

31. Quais são as características à radiografia simples da lesão diafragmática?

Lesões diafragmáticas são mais comuns em lesões penetrantes que em lesões contusas e são mais comuns à esquerda. Os achados específicos à radiografia incluem herniação de vísceras ocas para o interior do tórax ou um trajeto anormal do tubo nasogástrico. Achados de raios X menos específicos incluem elevação ou perda do contorno do hemidiafragma. Parte do predomínio do lado esquerdo encontrado na literatura deve-se a estudos mais antigos, nos quais o diagnóstico era feito a partir de uma radiografia simples: é mais fácil de se observar o intestino herniado do lado esquerdo que o fígado herniado do lado direito.

32. Quais são os achados à TC na lesão diafragmática traumática?

O achado mais comum na lesão diafragmática traumática é a abrupta descontinuidade do diafragma. Ausência completa de um hemidiafragma também é possível. Outros achados incluem herniação de conteúdos abdominais (intestino, órgãos ou omento) para o interior da cavidade torácica e o "sinal do colar".

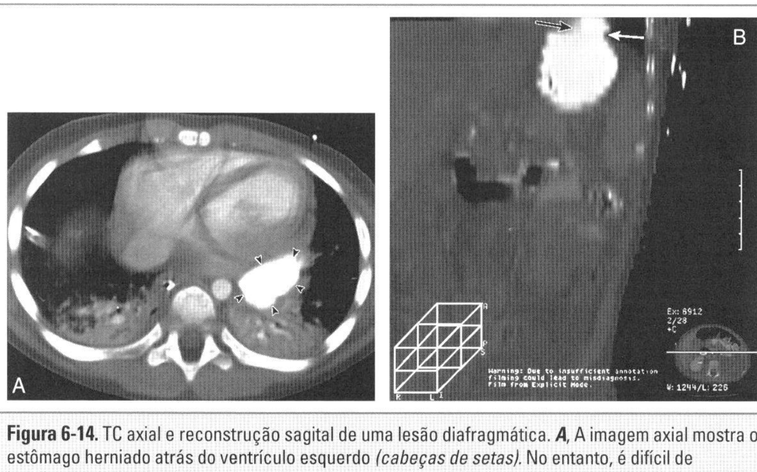

Figura 6-14. TC axial e reconstrução sagital de uma lesão diafragmática. ***A***, A imagem axial mostra o estômago herniado atrás do ventrículo esquerdo *(cabeças de setas)*. No entanto, é difícil de imaginar a anatomia tridimensional. ***B***, A reformatação multiplanar coronal mostra o "sinal do colar" *(setas)* devido à constrição do estômago preenchido por contraste, onde ele passa através da ruptura diafragmática.

33. O que é o "sinal do colar"?

O sinal do colar é a constrição de uma alça intestinal quando herniada através do diafragma roto (Fig. 6-14).

34. Por que é importante diagnosticar uma lesão diafragmática?

Uma ruptura diafragmática não diagnosticada com intestino herniado pode tornar-se complicada por obstrução e/ou estrangulamento – com altas taxas de morbidade e mortalidade.

35. Pode ocorrer herniação tardia do intestino através de uma ruptura diafragmática?

Sim. Como a pressão intra-abdominal é mais elevada que a pressão intratorácica, o intestino pode herniar progressivamente para o interior do tórax.

36. Quais são algumas limitações da TC na avaliação da lesão diafragmática?

TC é citada como tendo uma sensibilidade relativa de 70-90% para rupturas diafragmáticas, com uma especificidade de 90%. No entanto, hemoperitônio ou hemotórax podem obscurecer o diafragma e, portanto, a ruptura. Pequenos defeitos diafragmáticos incidentais ocorrem, especialmente em pacientes mais idosos, podendo confundir o diagnóstico. Movimento respiratório (um grande número de pacientes pós-trauma chegam à TC intubados!) também limita o detalhe anatômico. A relação tangencial da cúpula diafragmática com o corte tomográfico torna lacerações diafragmáticas centrais mais difíceis de diagnosticar que lacerações periféricas. Lacerações do lado direito são mais difíceis de diagnosticar que do lado esquerdo – mesmo à TC. Na prática, lacerações diafragmáticas muitas vezes são difíceis de diagnosticar e requerem um alto nível de atenção e suspeita.

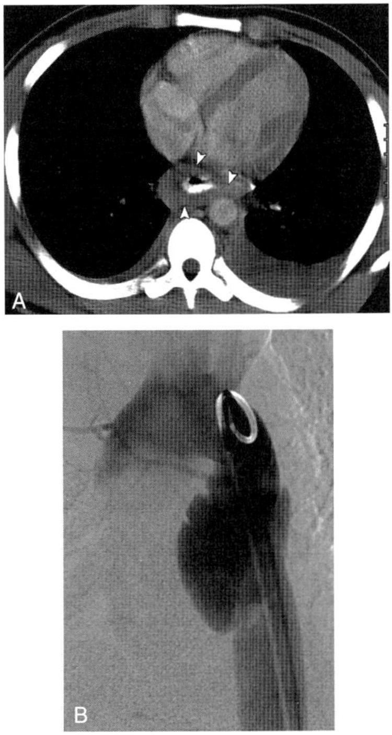

Figura 6-15. Vítima de acidente com veículo motorizado com dor abdominal e sem sinais torácicos. ***A***, TC abdominal mostrou hematoma mediastinal posterior *(cabeças de setas)*. ***B***, Com base neste resultado, foi realizada uma angiografia convencional que mostrou a transecção aórtica.

37. Por que é necessário incluir as bases pulmonares em pacientes submetidos à TC abdominal devido a trauma?

Pneumotórax previamente não-suspeitados são observados na TC abdominal em cerca de 20% dos pacientes com trauma. Até 75% destes pneumotórax ocultos requerem tratamento intervencionista. Além disto, pode estar presente uma transecção de aorta torácica como um hematoma periaórtico junto ao diafragma (Fig. 6-15).

38. Quais são as fraturas mais comuns da coluna torácica?

Fraturas-compressão em cunha anterior e fraturas "explosivas". A maioria das fraturas ocorrem próximo à junção toracolombar. Tenha um alto nível de suspeita caso você observe um hematoma mediastinal posterior ou pré-vertebral. As fraturas podem ser muito sutis nas imagens axiais, enquanto são muito mais nítidas no topograma em perfil. Contudo, muitos pacientes com trauma são submetidos a exames de imagem com seus membros superiores ao lado do corpo por apresentarem outras lesões; este posicionamento obscurece a coluna no topograma em perfil. Reconstruções coronais e sagitais são excelentes com aparelhos com multidetectores e fatias finas (Fig. 6-16).

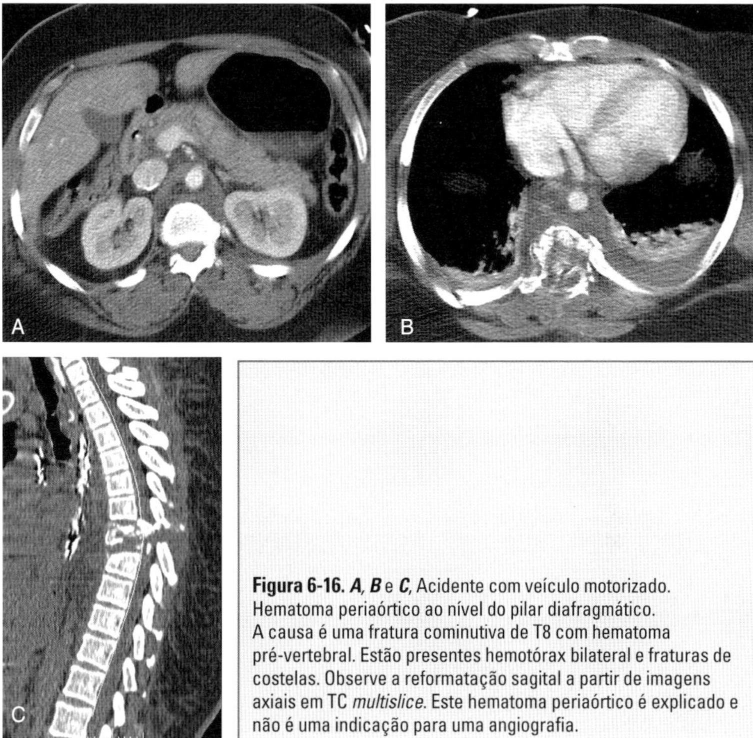

Figura 6-16. *A, B* e *C*, Acidente com veículo motorizado. Hematoma periaórtico ao nível do pilar diafragmático. A causa é uma fratura cominutiva de T8 com hematoma pré-vertebral. Estão presentes hemotórax bilateral e fraturas de costelas. Observe a reformatação sagital a partir de imagens axiais em TC *multislice*. Este hematoma periaórtico é explicado e não é uma indicação para uma angiografia.

39. Quais são as características à TC das lesões traumáticas dos corpos vertebrais torácicos?

A lesão normalmente apresenta-se como uma fratura-compressão com um hematoma pré-vertebral associado.

40. Qual é o aspecto de uma lesão por arma de fogo dos pulmões?

Haverá hemorragia e laceração ao longo do trajeto da bala. Depois que a hemorragia se resolve, geralmente há a formação de pneumatocele. De fato existe, freqüentemente, hemotórax ou pneumotórax. Não espere que a bala passe seguindo uma linha reta – balas giram e ricocheteiam. Uma bala de alta velocidade ou militar é muito mais potente, com maciça destruição celular (Fig. 6-17).

41. No que eu devo pensar além das lesões traumáticas em um paciente com trauma?

Em doença preexistente. Para cada exame de imagem feito em um departamento de emergência, pense em 2 partes: uma TC orientada ao problema e uma TC de rastreamento. A TC orientada para o problema é a razão do exame: avaliar o trauma (ou obstrução intestinal, paralisia ou cólica renal etc.). A TC de rastreamento é para uma doença da qual não se suspeita. Imagine que você está realizando o rastreamento de saúde em um *shopping*. Os diagnósticos mais sérios das TCs de rastreamento são o câncer de pulmão (alta prevalência), o câncer renal (crescimento mais lento, diagnóstico relativamente fácil), os aneurismas aórticos e as calcificações precoces das artérias coronárias. Assegure-se de comunicar seus achados adicionais; eles são facilmente obscurecidos e esquecidos (Figs. 6-18 e 6-19).

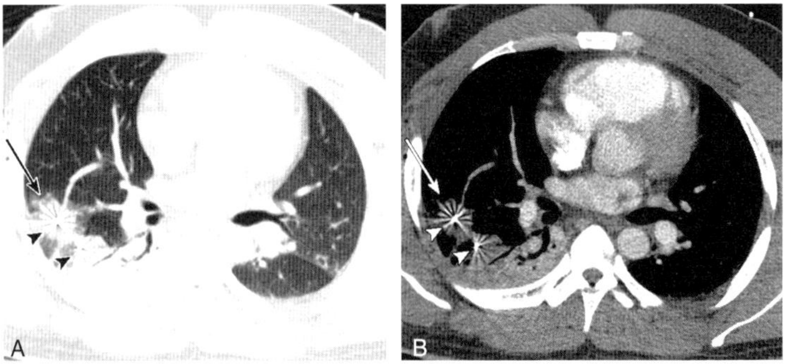

Figura 6-17. ***A*** e ***B***, Lesão torácica por arma de fogo. Existe um trajeto de laceração pulmonar e contusão através dos pulmões (direção da *seta grande*). Observe os diminutos fragmentos da bala *(cabeças de setas)* neste trajeto. O trajeto da lesão tissular é maior do que a bala porque as ondas de choque da bala destroem o tecido adjacente. Subagudamente a hemorragia irá resolver-se e pneumatoceles tornar-se-ão evidentes.

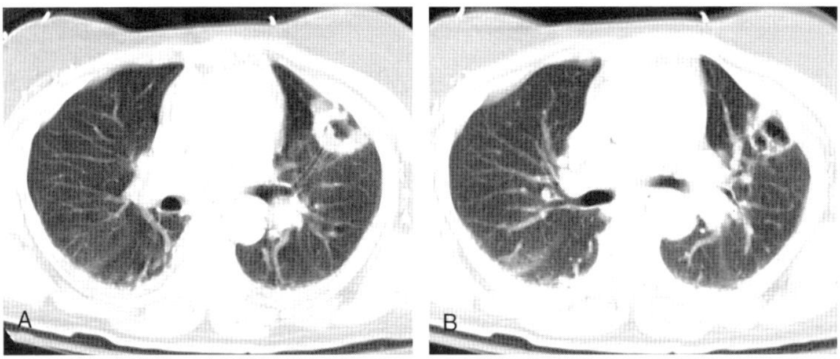

Figura 6-18. ***A*** e ***B***, Lesão torácica esquerda por arma branca. A TC foi realizada para pesquisa de lesão pulmonar. Existe uma massa cavitada de base pleural, profunda em relação ao local do ferimento por faca, mas sem pneumotórax ou derrame pleural. O aspecto da massa e a ausência de outros sinais de lesão pulmonar traumática falam a favor de um tumor em vez de um hematoma/laceração pulmonar. Comprovou-se que esta massa era um processo pulmonar maligno primário. Observe a reconstrução mamária esquerda ocasionada por um carcinoma mamário anterior.

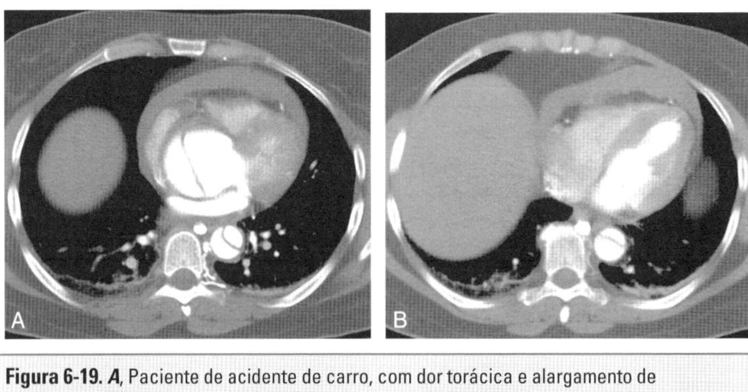

Figura 6-19. ***A***, Paciente de acidente de carro, com dor torácica e alargamento de mediastino. Dissecção aórtica tipo A com hemopericárdio e compressão ventricular direita provocada por tamponamento. ***B***, O aneurisma aórtico antecedia o acidente, mas o momento preciso da dissecção é desconhecido.

42. Onde está o ducto torácico? Como posso diagnosticar uma lesão do mesmo ou sua obstrução?

O ducto torácico corre próximo à coluna, carreando fluido linfático abdominal do abdome para a fossa supraclavicular esquerda, onde encontra os linfáticos da cabeça e pescoço e desemboca na veia subclávia esquerda. Situa-se à direita do diafragma, cruzando para a esquerda aproximadamente no nível T5-T7. Caso esteja lesado ou obstruído, o quilo (líquido linfático do intestino delgado) pode extravasar para o interior do espaço pleural e formar um quilotórax. Um quilotórax pode ser diagnosticado através de um nível gordura-líquido em um derrame pleural ou um derrame pleural com uma densidade abaixo de – 17 unidades Hounsfield. Contudo, um quilotórax pode apresentar-se presente com densidades mais altas por causa da proteína ou de outros componentes com densidade mais elevada (Fig. 6-20).

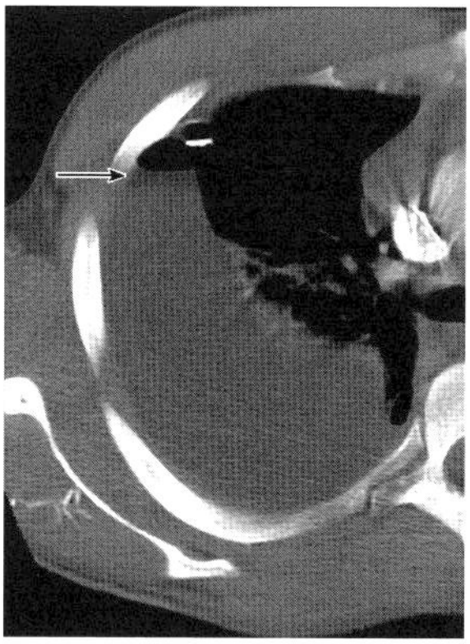

Figura 6-20. Quilotórax com nível gordura-líquido *(seta)*.

BIBLIOGRAFIA

1. Ketai L, Brandt MM, Schermer C: Nonaortic mediastinal injury from blunt chest trauma. J Thorac Imag 8:120-127, 2000.
2. Muller N, Fraser R, Coleman N, Pare P (eds): Radiologic Diagnosis of Diseases of the Chest. Philadelphia, WB Saunders, 2000, p 655.
3. Naidich DP, Webb WR, Muller NL, et al: In Naidich DP, Webb WR, Muller NL, et al (eds): Computed Tomography and Magnetic Resonance of the Thorax, 3rd ed. Philadelphia, Lippincott-Raven, pp 566-569, 603-656.
4. Zinck SE, Primack SL: Radiographic and CT findings in blunt chest trauma. J Thorac Imag 4:87-96, 2000.

CAPÍTULO 7

TC PARA EMBOLIA PULMONAR

David John Prologo, MD e Vikram Dogra, MD

1. **Qual é a prevalência da doença embólica pulmonar?**
Incidências anuais estimadas de embolia pulmonar (EP) têm sido relatadas como sendo 500.000 nos Estados Unidos, 100.000 na França e pelo menos 60.000 na Itália, com uma taxa de mortalidade em 3 meses de 15-17,5%. A verdadeira prevalência de EP é desconhecida.

2. **Qual é a fisiopatologia da EP?**
As fontes mais comuns de trombos embólicos são as veias poplíteas ou veias profundas proximais da perna. Origens menos comuns dos trombos incluem as veias ilíacas ou pélvicas profundas, as veias renais, a veia cava inferior, as cavidades cardíacas direitas ou as veias do membro superior. Trombose venosa profunda e EP representam espectros da mesma doença.

3. **Quais são os fatores de risco para EP?**
A maioria dos pacientes com EP apresenta um ou mais fatores de risco na tríade clássica de Virchow: estase, hipercoagulabilidade e/ou lesão da íntima. O risco aumenta com a idade.

4. **Que outros materiais podem embolizar para o pulmão?**
Células tumorais, ar, gordura ou corpos estranhos, como polimetilacrilato (após vertebroplastia), talco (em usuários de drogas intravenosas) ou pontas de cateteres podem embolizar para a vasculatura pulmonar. Embolias gordurosas (após fratura de ossos longos) causam um padrão difuso semelhante à síndrome da angústia respiratória aguda (SARA).

5. **Qual é a apresentação clínica da EP?**
A apresentação da EP é bastante variável e pode ser sutil em pacientes com função cardíaca normal. Sinais clínicos relacionados com EP incluem dispnéia de início súbito, taquicardia, dor torácica pleurítica, hemoptise e presença de sinais associados à trombose venosa profunda (eritema, calor, dor, edema ou sinal de Homans [dor à dorsiflexão do pé]).

6. **Quais os exames laboratoriais úteis na avaliação de suspeita de EP?**
Um D-dímero negativo por ELISA virtualmente exclui o diagnóstico de EP, com sensibilidade e valores preditivos negativos relatados variando de 96-100%. Biomarcadores cardíacos, como a troponina e o peptídeo natriurético cerebral, estão atualmente sob investigação de seus papéis no prognóstico de pacientes com EP estabelecida. Gasometria arterial é não-sensível e não-específica para EP.

7. **Além da TC, quais outros métodos de imagem são utilizados para o diagnóstico de EP?**
   - A radiografia de tórax é inespecífica e pode ser normal. Achados positivos associados à EP incluem cardiomegalia, atelectasias e derrame pleural.
   - Cintilografia nuclear de ventilação-perfusão geralmente é reservada a pacientes com uma contra-indicação ao contraste intravenoso devido à limitada utilidade clínica de leituras indeterminadas ou intermediárias.
   - Ultra-sonografia venosa do membro inferior, apesar de útil no manejo das decisões quando positiva, é insensível com relação à EP (aproximadamente 60% dos pacientes com EP estabelecida apresentarão uma ultra-sonografia venosa profunda negativa).

- A angiografia pulmonar por cateter tem sido, historicamente, o padrão-ouro para o diagnóstico de EP, mas é invasiva e raramente realizada após o advento da TC com multidetectores (TCMD).
- A ressonância magnética (RM) pode diagnosticar EP mas lhe falta resolução espacial comparada com a TCMD e ela não foi amplamente estudada na avaliação de EP aguda. Imagens de ressonância magnética (RM) muitas vezes são impraticáveis para o estudo de pacientes dispnéicos.

8. Como é realizada a TC para EP?

O contraste é administrado através de um acesso intravenoso periférico (100-150 cm^3), e o exame inicia-se quando a artéria pulmonar está opacificada, determinada por meio do uso de um rastreador automático do bolo de contraste ou com tempos de retardo *(delay)* padrão. Geralmente, colimações mais finas permitem uma visualização melhor da árvore arterial pulmonar, mas é limitada pelo tipo de aparelho e capacidade do paciente em permanecer em apnéia. Parâmetros de exame são 120 kV e 250 mA, apesar de poderem ser adaptados ao tamanho corporal do paciente. Reconstrução com superposição de 50% da colimação é o padrão.

9. Como êmbolos pulmonares aparecem à TC?

Êmbolos são falhas de enchimento parciais ou completas nas artérias pulmonares contrastadas (Fig. 7-1).

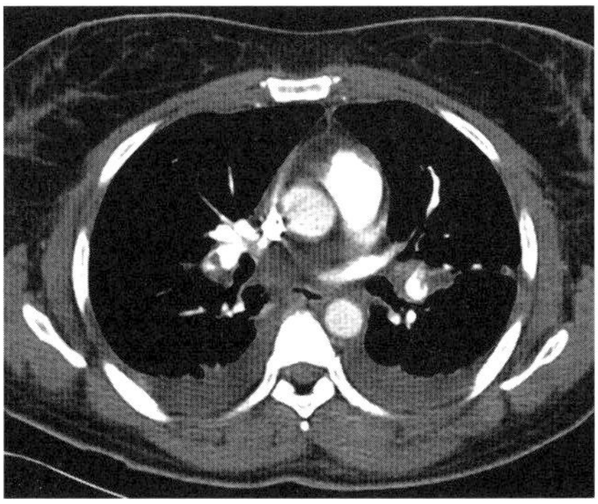

Figura 7-1. TC realizada para EP em uma mulher de 52 anos de idade com dispnéia e dor torácica mostra êmbolos nas artérias pulmonares principais bilateralmente, vistos como falhas de enchimento. Estão presentes, também, pequenos derrames pleurais bilaterais.

10. O que é sensibilidade e especificidade de TC para EP? Como isto pode ser comparado à angiografia pulmonar convencional?

A principal crítica à TC para EP em comparação com a angiografia por cateter foi sua incapacidade de visualizar artérias pulmonares, artérias segmentares e subsegmentares. Trabalhos realizados inicialmente com aparelhos com detector único demonstraram sensibilidade e especificidade comparáveis de TC em comparação com cintilografia de ventilação-perfusão (V/Q) e angiografia pulmonar proximal (com valores chegando a 100%), mas foram relatados números variáveis (60-94%) para detecção e caracterização precisas de trombos na vasculatura distal. O desenvolvimento de TCMD melhorou significativamente a visualização da árvore arterial periférica (Fig. 7-2). Além disto, diversos grupos demonstraram resultados clínicos aceitáveis para pacientes descartados de EP pela TC. Como resultado, muitos consideram TC como sendo o novo padrão-ouro para o diagnóstico de EP.

11. Como o arranjo de múltiplos detectores melhora a sensibilidade e especificidade da TC para EP?

Detectores adicionais ao longo do eixo-z permitem o estudo por imagem de distâncias anatômicas maiores por exposição quando comparados com tecnologia com detector único. Isto resulta em (1) melhor utilização do bolo de contraste e menor tempo de apnéia devido a exames mais rápidos e (2) melhor resolução de objetos pequenos devido à colimação mais fina (Fig. 7-3).

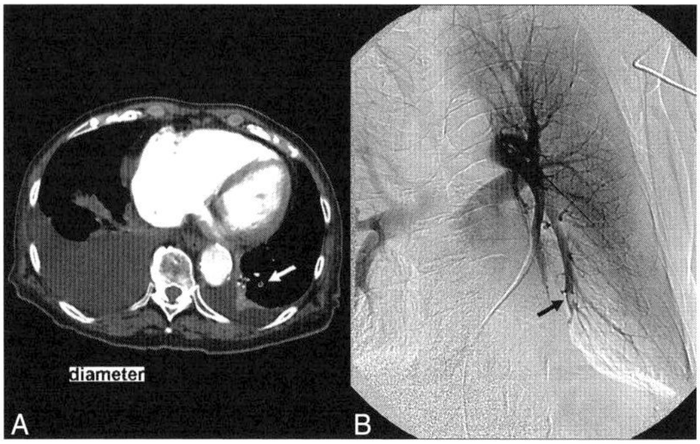

Figura 7-2. ***A***, TC realizada em um homem de 63 anos de idade com hipóxia e dor torácica demonstra um grande derrame pleural à direita, observado em uma radiografia de tórax, e uma falha de enchimento contralateral na artéria segmentar basal distal posterior à esquerda *(seta)*, indicativos de tromboembolismo. ***B***, Confirmada através de angiografia convencional.

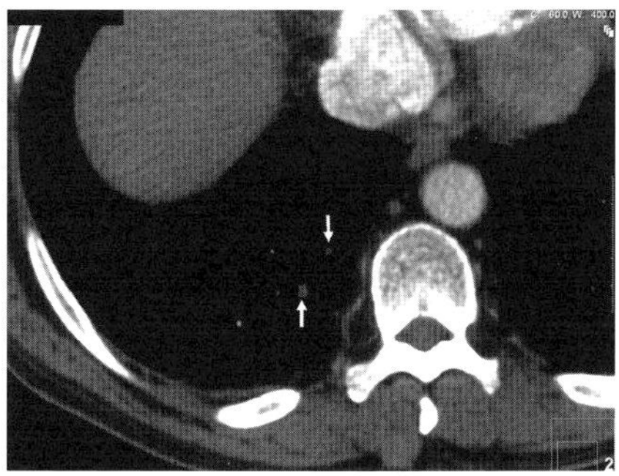

Figura 7-3. TC realizada em uma mulher de 67 anos de idade com hipóxia e dor torácica, demonstrando falhas de enchimento nas artérias segmentar e subsegmentar do lobo inferior direito, indicativos de tromboembolismo.

12. Quais os benefícios adicionais em se utilizar TC na avaliação de uma suspeita de EP aguda?

TC para EP fornece a oportunidade de investigar todo o tórax para diagnósticos alternativos ou secundários (Fig. 7-4). Também, o exame em si é não-invasivo e sua realização leva somente alguns minutos.

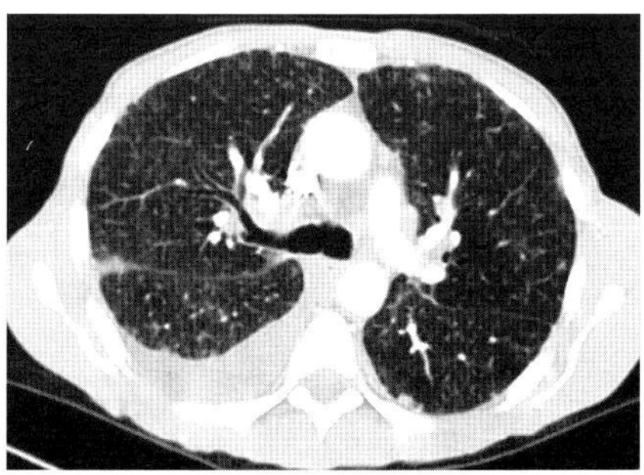

Figura 7-4. Exemplo da capacidade da TC em fornecer diagnósticos alternativos ou secundários. Imagem axial selecionada de uma TC realizada em uma mulher de 44 anos de idade com câncer de mama, que apresentava uma respiração rápida, demonstrando espessamento septal interlobular difuso, que, mais tarde, foi diagnosticado como metástases linfangíticas.

13. A TC pode ser utilizada como uma ferramenta de estratificação do prognóstico/risco em pacientes com EP aguda?

Obstrução embólica como quantificada por TC foi recentemente correlacionada com a sobrevivência do paciente. Além disso, evidência indireta de deformidade do coração direito (um dos principais preditores do prognóstico do paciente quando da avaliação de EP aguda) manifesta-se à TC como um abaulamento do septo interventricular e/ou dilatação ventricular direita.

14. Quais são as limitações da TC na EP?

Exames não-diagnósticos muitas vezes são o resultado de opacificação inadequada das artérias pulmonares, secundária a um ajuste de tempo inadequado do bolo, artefatos devido a movimento respiratório ou movimento do paciente ou imagens prejudicadas devido à obesidade do paciente. Estudo mais rápido com TCMD comparada com TC helicoidal de fatia única reduz significativamente o número de exames inconclusivos em relação ao diagnóstico.

15. Quais são as características da EP crônica?

Êmbolos antigos podem aparecer calcificados ou como redes, faixas intraluminais ou estenoses associadas à dilatação pós-estenótica arterial pulmonar. Além do mais, a presença de hipervascularização da artéria brônquica freqüentemente é observada na EP crônica.

PONTOS-CHAVE: ÊMBOLOS PULMONARES ✓

1. TCMD é o principal avanço na detecção de êmbolos pulmonares quando comparada com a TC de fatia única. TCMD fornece imagens mais finas com maior e mais rápida cobertura, minimizando o movimento respiratório e o erro na administração do bolo.
2. TCMD tornou-se, de fato, o padrão-ouro para o diagnóstico de embolia pulmonar.
3. Existem quadros que simulam embolia pulmonar: rolhas mucosas, pouca opacificação das veias, efeito de volume parcial do ar e linfonodos. Com cuidado, estes quadros podem ser distinguidos da embolia pulmonar. Assegure-se que o êmbolo suspeito encontra-se em uma artéria pulmonar.

16. Quais são as indicações de terapia intervencionista na EP?

A única indicação de trombólise por cateter ou embolectomia cirúrgica é a instabilidade hemodinâmica. Nenhum outro achado laboratorial ou de imagem mostrou, até a presente data, apresentar correlação suficientemente forte com mau prognóstico para justificar os riscos associados a estes procedimentos.

17. Quais são as opções de tratamento para pacientes estáveis com EP?

- **Anticoagulação:** a curto prazo, com heparina intravenosa não-fracionada, e a longo prazo com antagonistas da vitamina K, como a warfarina.
- **Filtros de veia cava inferior:** para pacientes com contra-indicações de anticoagulação.

18. Que novas questões clínicas originaram-se relacionadas com o aumento do uso de TC para EP?

Como êmbolos cada vez menores passaram a ser demonstrados por imagem, foram reconsideradas a prevalência verdadeira da EP e as proporções de risco-benefício para a anticoagulação. Além disto, o aumento da utilidade da TC na EP levantou questões sobre dose de radiação para o paciente e promoveu o desenvolvimento de dispositivos de modulação dos tubos para minimizar as doses de radiação para o paciente.

19. Descreva o aspecto à TC da embolia gordurosa.

Pacientes com trauma e pacientes submetidos a procedimentos ortopédicos têm um risco maior de embolia gordurosa. Existe um tipo de pneumonite química caracterizada por múltiplas opacidades, difusas e bilaterais, e espessamento interlobular septal à TC 1 a 3 dias após o evento traumático ou a intervenção (Fig. 7-5). Estes achados muitas vezes assemelham-se aos do edema pulmonar sem derrame pleural ou cardiomegalia e demonstram a predileção pelas regiões pulmonares basais e periféricas.

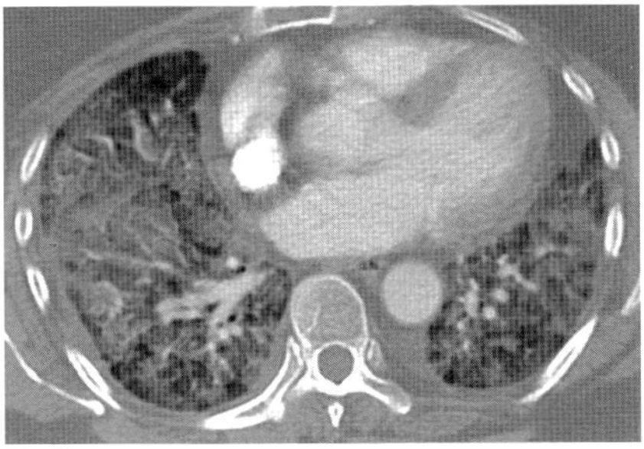

Figura 7-5. TC com multidetectores (Philips MX8000, Best, Netherlands) realizada com colimação de 2 mm, *pitch* de 1 e liberação automática de bolo de contraste intravenoso (140 kV, 120 mA, reconstrução multiplanar padrão) demonstrando múltiplas áreas de finas opacidades difusas, com predileção pelas bases pulmonares.

BIBLIOGRAFIA

1. Blachere H, Latrobe V, Montaudon M, et al: Pulmonary embolism revealed on helical CT angiography: Comparison with ventilation-perfusion radionuclide lung scanning. AJR Am J Roentgenol 174:1041-1047, 2000.
2. Carson JL, Kelley MA, Duff A, et al: The clinical course of thromboembolism. N Engl J Med 326:1240-1245, 1992.
3. Choe du H, Marom EM, Ahrar K, et al: Pulmonary embolism of polymethyl methacrylate during percutaneous vertebroplasty and kyphoplasty. AJR Am J Roentgenol 183:1097-1102, 2004.
4. Donato AA, Scheirer JJ, Atwell MS, et al: Clinical outcomes in patients with suspected acute pulmonary embolism and negative helical computed tomographic results in whom anticoagulation was withheld. Arch Intern Med 17:2033-2038, 2003.
5. Goldhaber SZ: Pulmonary embolism. Lancet 363:1295-1305, 2004.
6. Goldhaber SZ, Visani L, DeRosa M: Acute pulmonary embolism: Clinical outcomes in the International Cooperative Pulmonary Embolism Registry (ICOPER). Lancet 353:1386-1389, 1999.
7. Goodman LR, Curtin JJ, Mewissen MW, et al: Detection of pulmonary embolism in patients with unresolved clinical and scintigraphic diagnosis: Helical CT versus angiography. AJR Am J Roentgenol 164:1369-1374, 1995.
8. McCollough CH, Zink FE: Performance evaluation of a multi-slice CT system. Med Phys 26:2223-2230, 1999.
9. Patel S, Kazerooni EA, Cascade PN: Pulmonary embolism: Optimization of small artery visualization at multi-detector row CT. Radiology 227:455-460, 2003.
10. Prologo JD, Dogra VS, Farag R: CT Diagnosis of fat embolism. Am J Emerg Med 22:605-606, 2004.
11. Raptopoulos V, Boiselle P: Multi-detector row spiral CT pulmonary angiography: Comparison with single-detector row spiral CT. Radiology 221:606-613, 2001.
12. Remy-Jardin M, Baghaie F, Bonnel F, et al: Thoracic helical CT: Influence of subsecond scan time and thin collimation on evaluation of peripheral pulmonary arteries. Eur Radiol 10:1297-1303, 2000.
13. Remy-Jardin M, Mastora I, Remy J: Pulmonary embolus imaging with multi-slice CT. Radiol Clin North Am 41:507-519, 2003.
14. Remy-Jardin M, Remy J, Artaud D, et al: Peripheral pulmonary arteries: Optimization of the spiral CT acquisition protocol. Radiology 204:157-163, 1997.
15. Remy-Jardin M, Remy J, Deschildre F, et al: Diagnosis of pulmonary embolism with spiral CT: Comparison with pulmonary angiography and scintigraphy. Radiology 200:699-706, 1996.
16. Schoepf UJ, Costello P: CT angiography for diagnosis of pulmonary embolism: State of the art. Radiology 230:329-337, 2004.
17. Schoepf UJ, Goldhaber SZ, Costello P: Spiral computed tomography for acute pulmonary embolism. Circulation 109:2160-2167, 2004.
18. Schoepf UJ, Holzknecht N, Helmberger TK, et al: Subsegmental pulmonary emboli: improved detection with thin-collimation multi-detector row spiral CT. Radiology 222:483-490, 2002.
19. Swensen SJ, Sheedy PF, Ryu JH, et al: Outcomes after withholding anticoagulation from patients with suspected acute pulmonary embolism and negative computed tomographic findings: A cohort study. Mayo Clin Proc 77:130-138, 2002.
20. Task Force on Pulmonary Embolism: Guidelines on diagnosis and management of pulmonary embolism. Eur Heart J 21:1314-1336, 2000.
21. Weiss K: Pulmonary thromboembolism: Epidemiology and techniques of nuclear medicine. Semin Thromb Hemost 22:27-32, 1996.
22. Wu AS, Pezzullo JA, Cronan JJ, et al: CT pulmonary angiography: Quantification of pulmonary embolus as a predictor of patient outcome–initial experience. Radiology 230:831-835, 2004.

INFECÇÃO TORÁCICA

Kristina Siddall, MD e John G. Strang, MD

1. **Cite seis indicações de TC de tórax na avaliação de infecção pulmonar.**
   - Avaliar infecção que não tenha respondido ao tratamento apropriado, por exemplo, aproximadamente 4 semanas após o início de tratamento para pneumonia comunitária adquirida.
   - Esclarecimento do local específico e aspecto de um achado inespecífico à radiografia de tórax, especialmente em pacientes portadores do vírus da imunodeficiência humana (HIV).
   - Avaliação de pacientes sintomáticos com radiografia de tórax normal.
   - Exclusão de obstrução brônquica por massa ou corpo estranho como etiologia da infecção.
   - Avaliação de estruturas circunjacentes (p. ex., pleura, mediastino, esôfago) para complicações ou condições coexistentes.
   - Determinação de intervenções terapêuticas devidas a abscesso e empiema.

2. **Quanto tempo leva para que uma pneumonia se resolva radiologicamente? Isto corresponde ao quadro clínico?**
   Metade dos pacientes com pneumonia lobar comunitária adquirida apresentam resolução radiológica em 3-5 semanas e a maioria, dentro de 3 meses. Idade avançada e co-morbidades aumentam o tempo de resolução. Subjetivamente, os pacientes percebem melhora dos sintomas após 5 dias de antibioticoterapia, muito antes de a radiografia estar normal.

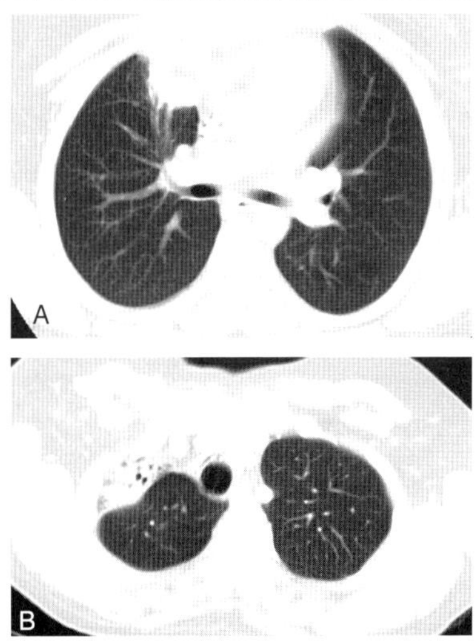

Figura 8-1. ***A***, Consolidação densa no segmento anterior do lobo superior direito (LSD), secundária à pneumonia. Observe que o volume do LSD está preservado. ***B***, Atelectasia do lobo superior direito. Note que o volume do LSD está acentuadamente diminuído enquanto a cisura principal está tracionada em sentido anterior *(cabeças das setas)* e o lobo inferior direito (LID) ocupa o ápice pulmonar. Tanto na atelectasia quanto na pneumonia podem existir broncogramas aéreos. Depois do contraste intravenoso (IV), o pulmão com atelectasia realça mais do que o pulmão consolidado.

3. **Como distinguir entre atelectasia e consolidação (pneumonia) à TC de tórax?**
   Atelectasia e pneumonia são doenças do espaço aéreo. Atelectasia causa perda do volume pulmonar ou colabamento pulmonar, enquanto o volume pulmonar é mantido no infiltrado ou pneumonia (Fig. 8-1).

4. **Há muitas áreas pulmonares particularmente susceptíveis à atelectasia?**
   Sim. O lobo médio colaba mais facilmente que os outros lobos pulmonares, porque o brônquio do lobo médio é o mais estreito e circundado por linfonodos.

5. **Qual é a diferença entre o aspecto da pneumonia lobar, broncopneumonia e pneumonia intersticial?**
   - **A pneumonia lobar** origina-se e dissemina-se nos alvéolos, poupando a árvore

brônquica. Ela, classicamente, produz mais líquido que a inflamação, tem aspecto mais sólido do que salteado e envolve todo um segmento pulmonar ou, em alguns casos, todo um lobo, ou até mesmo o pulmão, enquanto poupa os vizinhos.

- **A broncopneumonia** origina-se ao redor dos bronquíolos produzindo mais inflamação do que líquido. Seu aspecto é heterogêneo, salteado e ela não está confinada pela anatomia lobar (Fig. 8-2). Pode se tornar confluente quando grave.
- **Pneumonia intersticial** (geralmente pneumonia viral ou por *Pneumocystis carinii*) origina-se no interstício pulmonar, podendo progredir de um aspecto reticulonodular difuso a infiltrado em "vidro fosco"e consolidação maciça. Observe que a consolidação multilobar pode ser formada por qualquer uma dessas 3 vias (alveolar, brônquica ou intersticial), sendo mais fácil distingui-las no início do que quando da consolidação já estabelecida.

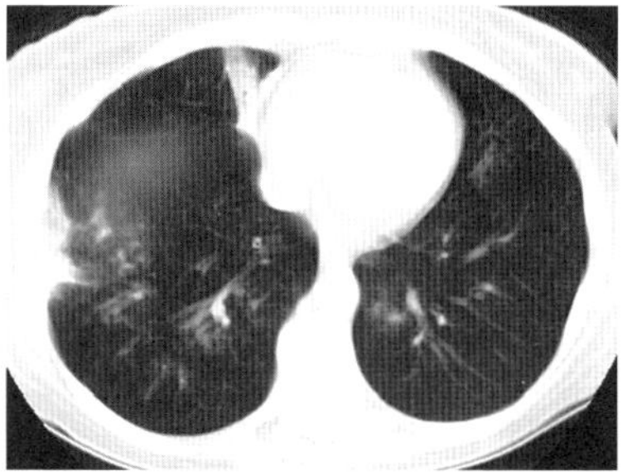

Figura 8-2. Broncopneumonia bacteriana com áreas de infiltração seguindo a distribuição dos brônquios.

6. **A epidemiologia da pneumonia lobar e da broncopneumonia é similar?**
Não. A pneumonia lobar é observada, predominantemente, em adultos de meia-idade com febre alta. Em 95% dos casos é causada por *Streptococcus pneumoniae*, e o restante predominantemente por *Legionella* e *Klebsiella*. A broncopneumonia afeta com mais freqüência crianças e idosos, sendo causada por múltiplos microrganismos Gram-positivos.

7. **O que é o sinal da "cisura abaulada"?**
Pneumonia causada por *Klebsiella species* produz um exsudato alveolar que aumenta o volume pulmonar, tipicamente dos lobos superiores. O sinal da cisura abaulada descreve o deslocamento da pequena cisura pelo tecido pulmonar aumentado de volume, demonstrando uma convexidade em direção ao pulmão não-afetado. Observe que, apesar de a expansão lobar ocorrer menos comumente na pneumonia pneumocócica, um paciente com sinal da cisura abaulada mais provavelmente está infectado por *S. pneumoniae* devido à maior incidência geral de pneumonia pneumocócica.

8. **O que é a pneumonia por *Legionella* (doença dos legionários)? Qual é seu aspecto à TC?**
A primeira ocorrência conhecida da doença dos legionários foi num hotel de convenções da Legião Americana em Filadélfia, em julho de 1976 (221 casos, 34 óbitos). Atualmente ela é uma pneumonia comunitária relativamente comum, representando aproximadamente 6% dos casos. Também pode ser uma pneumonia nosocomial. Sua distribuição demográfica é típica por sua ocorrência original: a doença dos legionários afeta predominantemente homens mais velhos (a Legião Americana é um grupo de veteranos) e dissemina-se primariamente a partir de fontes de água contaminada (p. ex., torres de resfriamento de sistemas de ar condicionado no verão). Geralmente é uma pneumonia lobar rapidamente progressiva (semelhante à pneumonia por pneumococos). Há formação de abscesso ou cavitação em pacientes imunocomprometidos, raramente em pacientes imunocompetentes. Pode ocorrer envolvimento de outros órgãos ([diarréia] gastrointestinal [GI], fígado, rim).

9. **Qual é o aspecto clássico da pneumonia por varicela?**
Inúmeros linfonodos pulmonares (5-10 mm) podem coalescer em uma consolidação densa ao longo de vários dias.

10. **Como a disseminação hematogênica de uma infecção aparece à TC de tórax?**
Êmbolos sépticos são linfonodos periféricos múltiplos, com um vaso pulmonar principal, e são cuneiformes ou redondos. Êmbolos sépticos geralmente cavitam, quando o tecido necrosado colaba (Fig. 8-3).

11. Quais os pacientes que são particularmente susceptíveis à pneumonia por aspiração?

Lembre-se dos 3 "As": usuários de drogas *(Addicts)*, Alcoólatras e infecção por Anaeróbios.

12. Uma pneumonia atípica pode apresentar-se como consolidação à TC de tórax?

As pneumonias tradicionais, atípicas, tais como *Mycoplasma*, PCP ou pneumonia viral, cursam com interstício periilar pronunciado à radiografia e à TC de tórax (Fig. 8-4). Podem estar associados, também, hiperinsuflação e aprisionamento aéreo na TC em expiração. Pneumonia atípica também pode aparecer como uma consolidação.

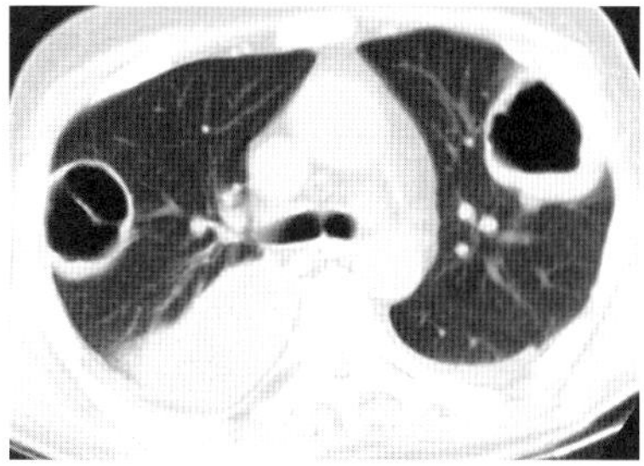

Figura 8-3. Usuário de drogas intravenosas com endocardite. Observe as grandes massas cavitadas, secundárias a êmbolos sépticos. Na maioria dos casos as massas cavitadas apresentam 0,5-3,5 cm de diâmetro.

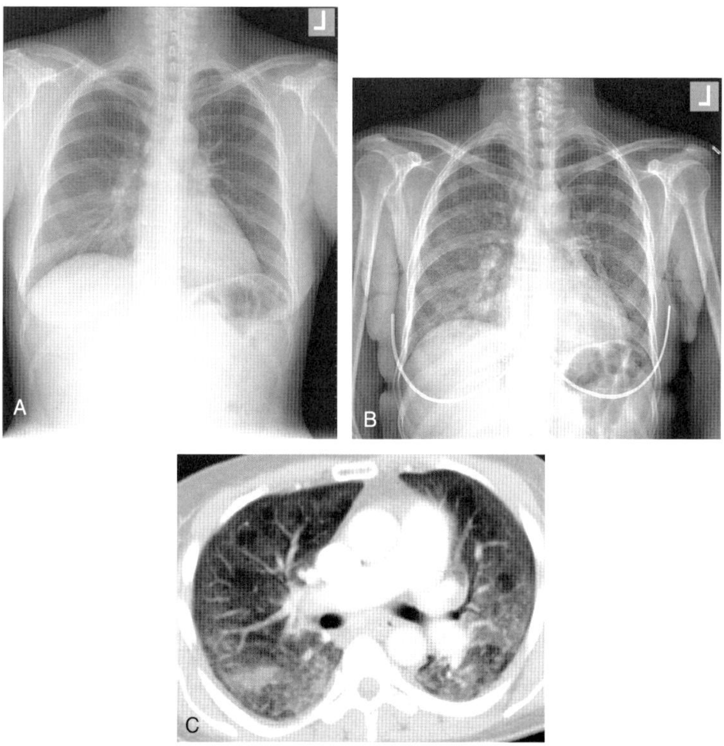

Figura 8-4. Paciente com linfoma que recentemente foi tratado com quimioterapia, desenvolveu uma respiração curta. ***A***, A radiografia de tórax era normal 2 semanas antes da apresentação. Nas radiografias de tórax *(B)* e na TC *(C)* desenvolveu-se um novo infiltrado periilar. Esta era uma pneumonia por *Pneumocystis carinii*.

13. Qual é o microrganismo notório de superinfecção de uma pneumonia viral? Como ela se apresenta?
Staphylococcus aureus. Na imagem, os achados são compatíveis com broncopneumonia.

14. O que um escarro com odor fétido geralmente indica?
Cavitação decorrente de uma infecção por anaeróbios. Contudo, muitas infecções por anaeróbios não cavitam e, assim, podem não produzir escarro com odor fétido.

15. Quais são as semelhanças e diferenças entre abscesso pulmonar e empiema?
As duas condições são, geralmente, complicações de pneumonia. Abscesso pulmonar ocorre no parênquima pulmonar e dentro da área de consolidação. Geralmente é redondo e irregular e vasos podem entrar nele. Pode ocorrer devido à obstrução brônquica (Fig. 8-5). Os empiemas envolvem a pleura, são elípticos e lisos e deslocam os vasos pulmonares (Fig. 8-6).

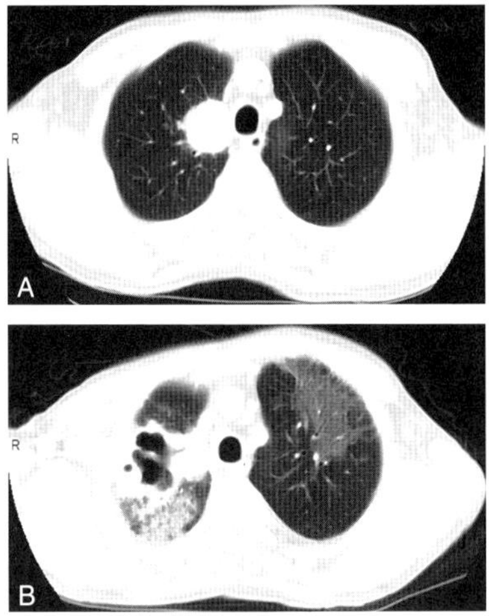

Figura 8-5. ***A***, Carcinoma do lobo superior esquerdo do pulmão. ***B***, Dois meses mais tarde, o paciente apresentou-se com febre e foi encontrada uma massa cavitada periférica ao tumor. Esta massa era um abscesso pulmonar pós-obstrutivo.

16. Por que é importante distinguir entre empiema e abscesso?

O tratamento é diferente. A drenagem percutânea é utilizada para empiema, enquanto o tratamento medicamentoso é o tratamento de escolha para abscessos pulmonares, para evitar a disseminação da infecção para a pleura.

17. O que é o sinal da pleura dividida?
Um empiema ocupa o espaço virtual entre as pleuras parietal e visceral. Com infecção, a pleura torna-se espessada e hiperêmica, e exibe realce após a administração de contraste intravenoso, dando o aspecto de uma pleura dividida, separada por líquido ou pus.

18. Quais são os sinais de uma fístula broncopleural? Quais são suas causas?
Ar dentro de um empiema sugere uma conexão anormal entre o pulmão e a pleura: uma fístula broncopleural. Empiema e complicações de pneumonectomia são as causas mais comuns de fístula broncopleural (Fig. 8-7).

19. Quais são os achados à imagem da tuberculose pulmonar primária (TB)?
TB pulmonar primária é a infecção primária, causada pela inalação de gotículas infectadas eliminadas por uma pessoa infectada. Pacientes com TB primária geralmente apresentam sintomas respiratórios. Muitos pacientes com TB primária não apresentarão achados radiológicos em suas radiografias ou TC de tórax. Contudo, para a maioria, a TB primária apresentar-se-á como uma consolidação densa em um segmento ou lobo. Linfonodomegalia hilar associada é comum, classicamente (mas nem sempre) com densidade central baixa (mais baixa que o tecido mole) e realce periférico.

20. O que é um tubérculo de Ghon?
Um tubérculo de Ghon (ou foco de Ghon) é a lesão pulmonar primária da TB. Quando é curada, os organismos infecciosos tornam-se encapsulados por fibroblastos proliferativos. Tubérculos de Ghon muitas vezes calcificam e podem reativar-se.

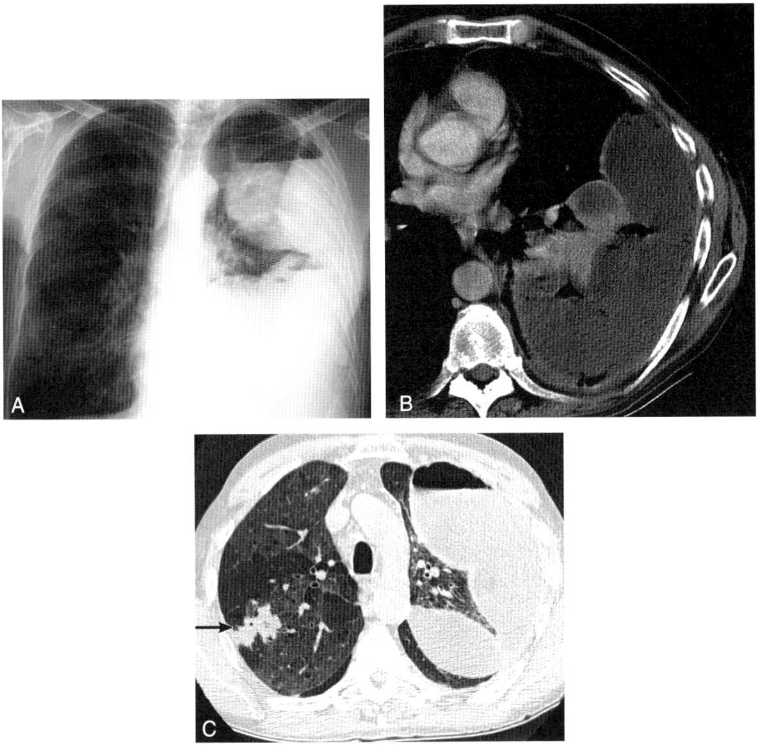

Figura 8-6. Fumante de 52 anos de idade com dispnéia por 2 semanas e leucocitose. ***A***, A radiografia de tórax mostrou um nível hidroaéreo que aparentemente se encontra no espaço pleural. ***B***, TC de tórax mostra um empiema com borda pleural espessada e gás não-dependente. ***C***, Janela para pulmão próxima do ápice mostra líquido depositado no empiema. Você percebeu o carcinoma incidental do lobo superior direito *(seta)* nos raios X de tórax inicial? (Ele está sobreposto à 5ª costela.)

21. **O que é o complexo de Ranke?**
Complexo de Ranke é um tubérculo de Ghon no pulmão associado à linfonodomegalia hilar. Ambos podem calcificar.

22. **O que é TB pós-primária?**
TB pós-primária é a reinfecção de uma pessoa previamente exposta. Isto pode ocorrer a partir da reativação da infecção original latente ou a partir de reinfecção (Fig. 8-8). TB pós-primária muitas vezes tem sintomas inespecíficos. Tem a distribuição clássica da TB: segmentos apical e posterior do lobo superior ou segmento superior do lobo inferior. Pode formar consolidação, cavitação e linfonodos.

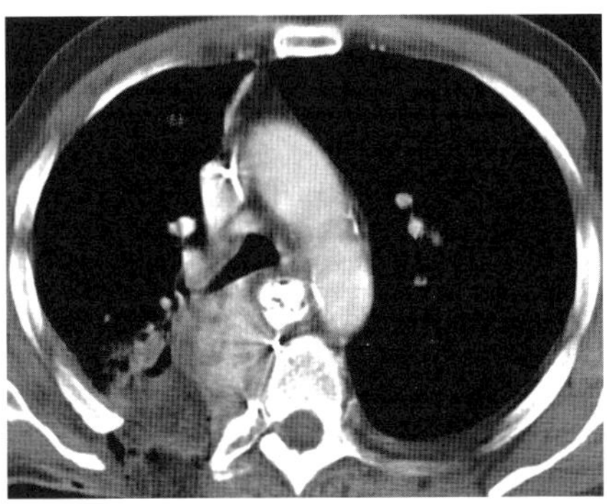

Figura 8-7. Mesotelioma maligno, após ressecção, com subseqüente abscesso pulmonar e fístula broncopleurocutânea.

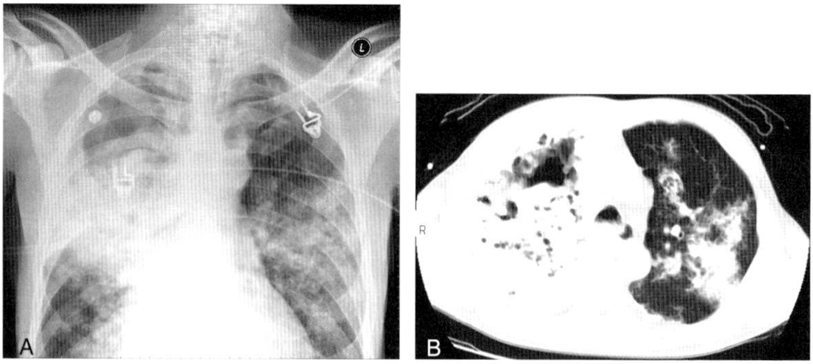

Figura 8-8. TB reativada em homem morador de rua, que apresentou hemoptise. Cavidade em lobo superior esquerdo, consolidação e infiltrado na radiografia de tórax *(A)* e na TC *(B)*. O escarro era positivo para bacilos ácido-resistentes (AFB). Ele respondeu gradualmente à antibioticoterapia com múltiplas drogas.

23. Quais são os achados radiológicos da TB reativada?

A TC de tórax é muito útil na identificação e caracterização da TB reativada. Cavidades significam doença ativa e são mais facilmente detectadas à TC do que na radiografia simples de tórax. Além disto, fibrose e bronquiectasias são mais facilmente identificadas na TC (Fig. 8-9).

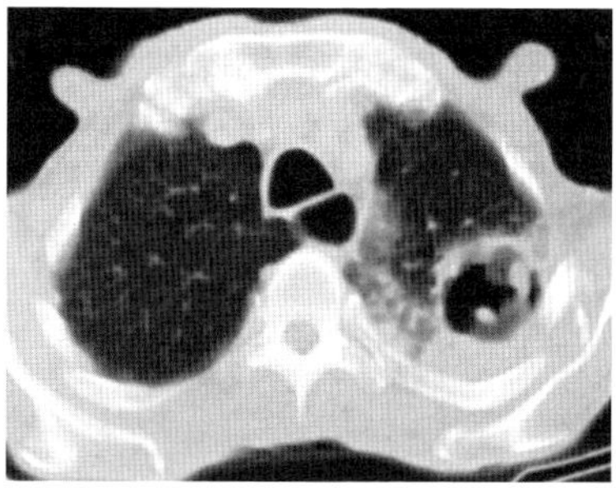

Figura 8-9. TB cavitária. Cavidade espessada, irregular no segmento posterior do lobo superior esquerdo.

24. Qual é o aspecto da TB miliar?

TB miliar é a TB que se disseminou via hematogênica dando origem a pequenos linfonodos (1-5 mm), geralmente bem circunscritos (Fig. 8-10). Os linfonodos estão distribuídos aleatoriamente em ambos os

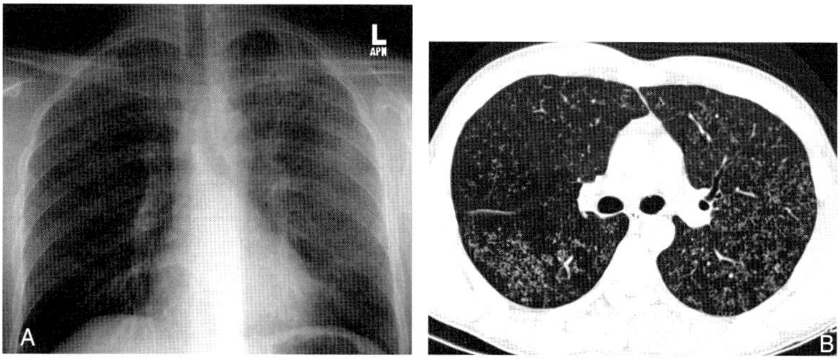

Figura 8-10. TB miliar em homem de 25 anos de idade, previamente sadio, após ferimento por arma branca. À radiografia de tórax ele apresentava inúmeros pequenos linfonodos pulmonares *(A)*, assim como na TC subseqüente *(B)*. Sua história ocupacional incluía "jateamento de areia" (construção de estradas envolvendo dinamite) e suspeitou-se de silicose. O paciente saiu de alta sem recomendação médica. Culturas obtidas durante a admissão mostraram crescimento de TB. ("Jateamento de areia" é, na verdade, a utilização de um jato de areia para retirar ferrugem e resíduos de navios e caldeiras. Não é exatamente soprar areia, embora perfurações das rochas para colocação de explosivos seja uma exposição ocupacional.)

pulmões. Outras infecções fúngicas também podem apresentar disseminação miliar. (Sementes de painço são comumente utilizadas nas misturas de sementes utilizadas na alimentação de pássaros. São as sementes pequenas, duras e redondas.)

25. Qual é o aspecto da TB endobrônquica?

TB endobrônquica é a TB que se disseminou através dos brônquios. Os linfonodos seguem os brônquios dando um aspecto de "árvore em brotamento" (Fig. 8-11).

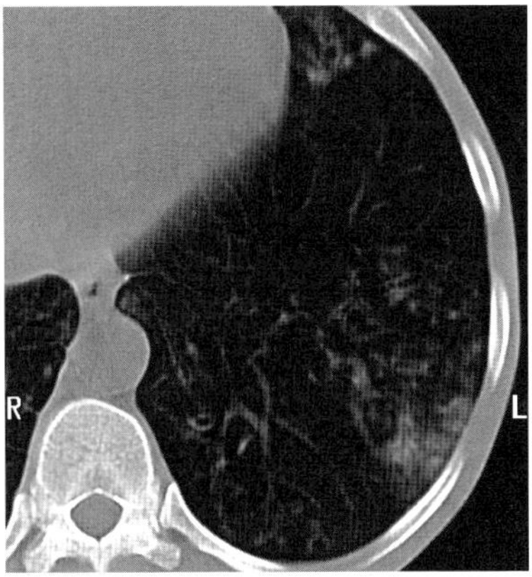

Figura 8-11. TB broncogênica em um paciente HIV-positivo. Note que os pequenos nódulos seguem os brônquios com espessamento da parede bronquial, mais do que hematogenicamente disseminados, como na TB miliar. (Este paciente também apresentava câncer cervical, mas os nódulos de metástases de câncer cervical devem apresentar distribuição hematogênica.)

26. Qual é o microrganismo que mais comumente causa infecções fúngicas?

Existem fungos que atacam, predominantemente, pacientes enfraquecidos e imunocomprometidos:

- *Aspergillus* (veja posteriormente).
- *Actinomyces* (microrganismo normal da orofaringe, pode invadir a pleura e a parede torácica).
- *Candida.*
- *Nocardia.*
- *Cryptococcus* (pacientes HIV positivos).
- *Pneumocystis* (infiltrados em asa de morcego e dispnéia).

Também existem fungos que infectam pacientes normais, sendo geralmente autolimitados:

- *Histoplasma* (região central dos Estados Unidos, disseminação miliar, hematogênica; muitos diminutos linfonodos que mais tarde calcificam).
- *Coccidioides* (região sudoeste dos Estados Unidos, ocasionalmente sistêmica e progressiva).
- *Blastomyces* (região central e sul dos Estados Unidos).

27. Por que as infecções por fungos podem ser confundidas com câncer?

Muitas infecções fúngicas apresentam-se como linfonodos incidentais (que são investigados para câncer) ou apresentam sintomas crônicos insidiosos e os pacientes apresentam infiltrados ou massas que não melhoram com antibióticos (simulando câncer) (Fig. 8-12). O resíduo das infecções fúngicas muitas vezes são pequenos nódulos que são observados incidentalmente à TC. Como os fungos são microrganismos ubíquos, tais nódulos são extremamente comuns e problemáticos para o rastreamento de câncer pulmonar.

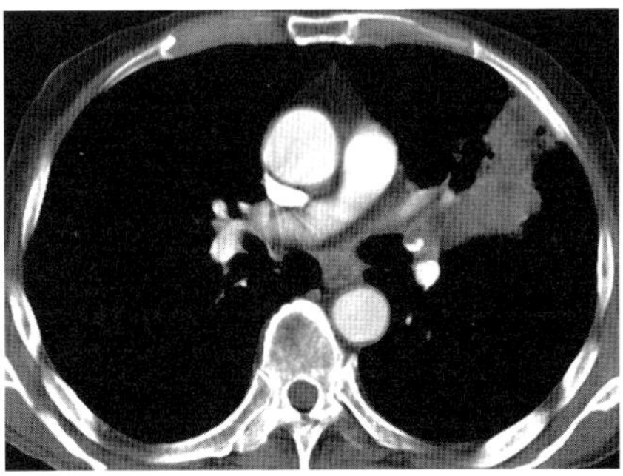

Figura 8-12. Brônquio do lobo superior esquerdo obstruído com broncolito, massa e infiltrado. Suspeitava-se de um processo maligno. Na broncoscopia foi encontrada infecção fúngica mista.

28. Quais são as formas de infecção pelo *Aspergillus*?

Aspergillus é um fungo ambiental amplamente encontrado, com 3 formas de infecção humana:

- **Infecção saprófita** (colonização crônica de uma cavidade existente ou tecido necrótico): a cavidade geralmente é secundária à TB ou sarcoidose; comumente se apresenta com hemoptise.
- **Invasiva** (ataca tecido previamente viável, geralmente num paciente imunocomprometido): mais comumente angioinvasiva, com destrui-

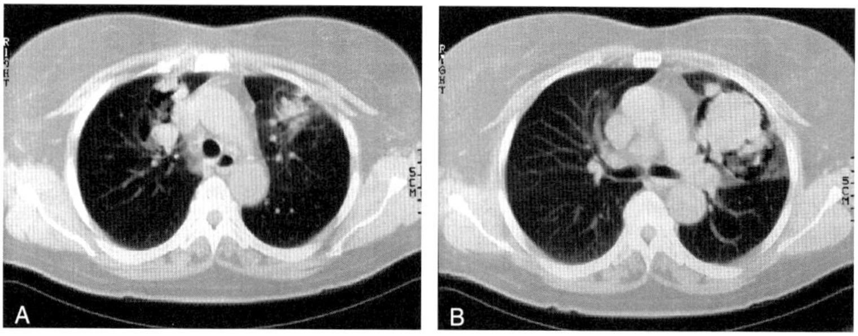

Figura 8-13. *A* e *B*, Aspergilose broncopulmonar alérgica (ABPA) com graves bronquiectasias centrais e formação de micetoma central. A TC mostrou estas grandes massas lobuladas com grandes cavidades císticas, que se estendem para o hilo central.

ção tecidual agressiva; pode causar infarto pulmonar e invadir a pleura e parede torácica. Aspergilose invasiva também pode fornecer um quadro semelhante à broncopneumonia que não responde bem a antibióticos.

- **Alérgica:** geralmente aspergilose broncopulmonar alérgica (ABPA). Caracterizada pela colonização e impactação mucóide dos brônquios, com desenvolvimento de bronquiectasias. Ocorre quase exclusivamente em asmáticos (Fig. 8-13).

29. O que é um aspergiloma? O que é sinal do crescente de ar?

Um aspergiloma é uma massa móvel com densidade de tecido mole, consistindo de microrganismos *Aspergillus*. O termo mais geral é micetoma, utilizado para qualquer "bola fúngica". O sinal do crescente de ar é um crescente de ar formado por um aspergiloma (micetoma) em uma cavidade. Este sinal distingue um aspergiloma em uma cavidade de uma massa sólida. O micetoma pode preencher completamente a cavidade e, neste caso, não existe o sinal do crescente de ar (Fig. 8-14).

Figura 8-14. Paciente imunocomprometido que desenvolveu uma massa antes de um transplante autólogo de medula óssea (não representado). Trata-se de *Aspergillus* angioinvasivo, com destruição do tecido previamente viável. Depois de transplante da medula óssea, a massa cavitou e formou um aspergiloma móvel central. Observe o sinal do ar crescente.

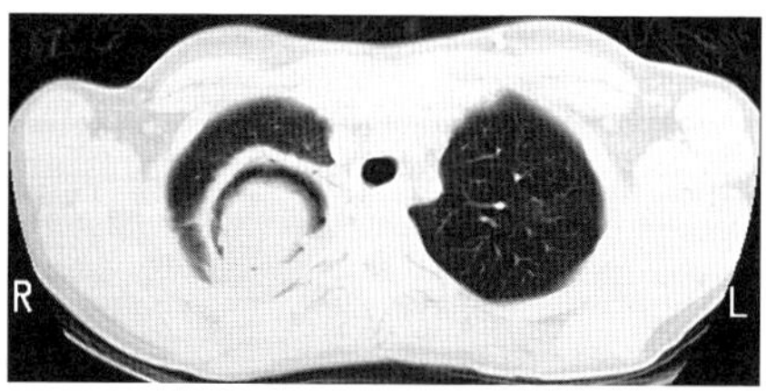

30. Quais são as principais causas de mediastinite aguda?

Mediastinite, uma condição com risco de vida, ocorre em casos de uma cirurgia local recente, lesão mediastinal penetrante, intubação traumática, ruptura esofágica ou disseminação contígua de infecção a partir dos pulmões, pleura, orofaringe e pescoço. Na TC, a gordura mediastinal mostrará densificação inflamatória e coleções líquidas e, em casos graves, desenvolvem-se bolhas de gás, indicando uma evolução grave. O tratamento é desbridamento cirúrgico extenso (Figs. 8-15 e 8-16).

31. Qual infecção pulmonar ou sistêmica causa, classicamente, linfonodomegalia hilar e/ou mediastinal maciça?

Antrax pulmonar causa linfonodomegalia mediastinal hemorrágica maciça. O radiologista alerta pode ser o primeiro a suspeitar do diagnóstico desta doença incomum. Antrax é atraente para bioterrorristas devido ao seu estágio como esporo, sua alta dose letal e a fácil aerossolização (http://anthrax.radpath.org).

PONTOS-CHAVE: INFECÇÕES TORÁCICAS ✔

1. TC desempenha muitos papéis diferentes na infecção torácica, incluindo determinação do local, causa, microrganismos infecciosos prováveis e complicações.
2. Devem ser distinguidos empiema e abscessos pulmonares.
3. As formas primárias da infecção tuberculosa são primária, reativada, miliar, endobrônquica, e extrapulmonar.
4. Infecções fúngicas muitas vezes simulam câncer em seu aspecto (massas nodulares com linfonodomegalia) e seu comportamento quando não-tratadas (progressão subaguda indolente).

32. Pequenas calcificações pulmonares difusas são um sinal de infecção pulmonar?

Sim. Contudo, elas não são um sinal de infecção aguda, mas de uma infecção pulmonar curada, geralmente histoplasmose, varicela zoster ou TB. Elas também podem ser observadas no câncer metastático da tireóide.

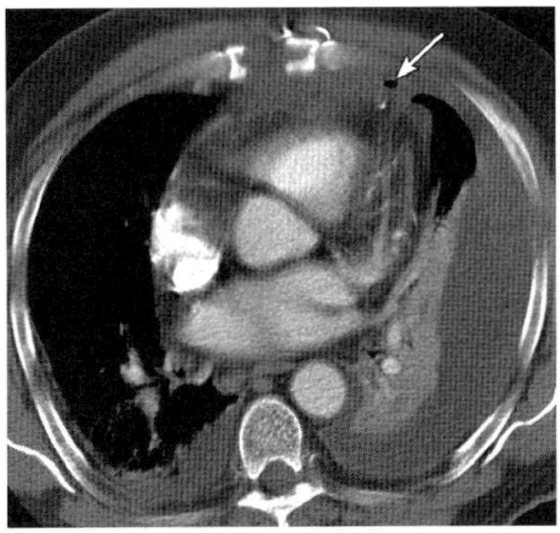

Figura 8-15. Deiscência de ferida esternal após *bypass* de artéria coronária. Existe uma coleção de fluido retroesternal com uma pequena bolha de gás dentro dela *(seta)*. O diagnóstico foi confirmado por aspiração guiada por TC.

33. Quais são a causa e o padrão de hereditariedade da fibrose cística (FC)?

FC é devida a uma mutação autossômica recessiva, causando muco e secreções exócrinas anormalmente espessas. O pâncreas e os pulmões são os locais mais comuns de doenças sérias. Em caucasianos, a incidência da doença é de 1:2.000- 1:3.500, tornando a doença letal hereditária mais comum naquela população. FC é muito menos comum em outras populações.

34. Se em 2.500 nascidos vivos caucasianos 1 é afetado pela FC, qual é a chance de um caucasiano ser portador? (Suponha ausência de história familiar, genética mendeliana, sem novas mutações, mistura uniforme do gene na população e nenhuma morte fetal adicional.)

Se 1:2.500 crianças caucasianas nasce com FC, então em 1:625 casais, ambos serão portadores (somente 1 em 4 de seus filhos apresentará FC). O risco de indivíduos não-afetados serem portadores é a raiz quadrada de 625, ou seja, 1 em 25.

A taxa de portadores na população hispânica é de 1:46; na população afro-americana, 1:65; e na população asiática, 1:90. Assim, um menor risco não é trivial, particularmente para casais inter-raciais.

Noventa por cento das mutações que causam FC podem ser diagnosticadas através de exames de DNA.

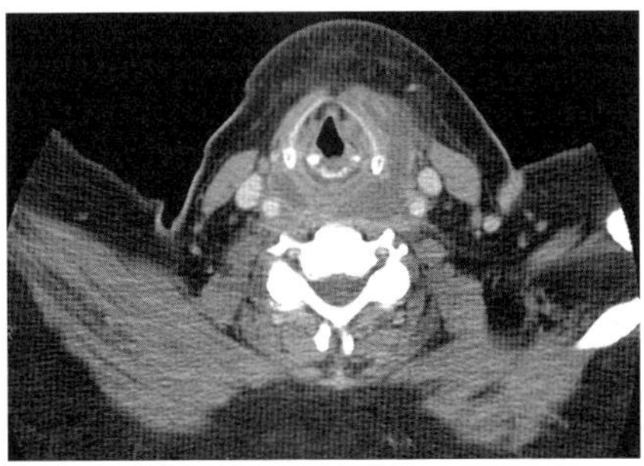

Figura 8-16. Grande abscesso posterior ao esôfago, que se originou de um abscesso retrofaríngeo e tracionou o mediastino posterior para baixo.

35. Quais são as manifestações pulmonares da FC?

- Sintomas e doenças são secundárias à impactação e a *clearance* prejudicado de muco (Fig. 8-17).
- Podem ocorrer bronquiectasias e pneumonias bacterianas recorrentes. (A desnutrição decorrente da doença pancreática concomitante também contribui.)
- Transplante pulmonar é comum.

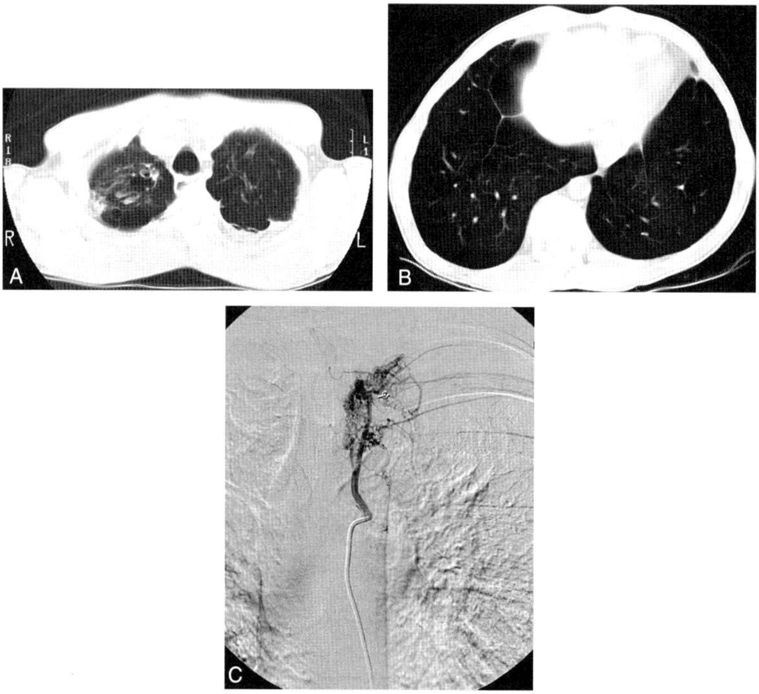

Figura 8-17. ***A*** e ***B***, O muco anormalmente espesso produzido na fibrose cística resulta em colonização pulmonar por múltiplos microrganismos e pneumonia, bronquiectasias, aprisionamento aéreo e formação de cavidade. Hemorragia pulmonar pode ocorrer e, freqüentemente, é tratada por embolização da artéria brônquica *(C)*.

BIBLIOGRAFIA

1. http://anthrax.radpath.org (radiology-oriented anthrax educational site).
2. Cassiere HA, Niederman MS: Community-acquired pneumonia. Dis Month 44:613-675, 1998.
3. Dahnert R: Radiology Review Manual, 5th ed. Philadelphia, Lippincott, Williams & Wilkins, 2003, pp 498-499.
4. Kullman JE, Fidhman EK, Teigen C: Pulmonary septic emboli: Diagnosis with TC. Radiology 174:211-213, 1990.
5. McLoud TC: Thoracic Radiology. The Requisites. St. Louis, Mosby, 1998.
6. Michigan State University DNA Diagnostic Program. Available at www.phd.msu.edu/DNA/cf_family3.html
7. Muller N, Fraser R, Colman N, Pare N: Pulmonary infection. In Muller N, Fraser R, Colman N, Pare N (eds): Radiologic Diagnosis of Diseases of the Chest. Philadelphia, W.B. Saunders, 2001, pp 141-210.
8. National Institute of Environmental Health Sciences: Review of legionnaires' disease. Available at www.niehs.nih.gov/external/faq/legion.htm
9. Webb WR: Lung disease. In Webb WR, Brant WE, Helms CA (eds): Fundamentals of Body CT, 2nd ed. Philadelphia, W.B. Saunders, 1998, pp 107-145.
10. Weissleder R, Wittenberg J, Harisinghani MG: Chest imaging. In Weissleder R, Wittenberg J, Harisinghani MG (eds): Primer of Diagnostic Imaging, 3rd ed. St. Louis, Mosby, 2003, pp 1-104.
11. Zwanger M: Pneumonia, empyema, and abscess. Emedicine.com, 2004. Available at http://www.emedicine.com/emerg/topic463.htm

MANIFESTAÇÕES TORÁCICAS DO VÍRUS DA IMUNODEFICIÊNCIA HUMANA

Kristina Siddall, MD e Margaret Ormanoski, DO

1. **Quando um paciente infectado pelo vírus da imunodeficiência humana (HIV) é classificado como portador da síndrome da imunodeficiência adquirida (AIDS)?**
   Quando a contagem de células T CD4+ é < 200/μl. No entanto, com base na classificação do *Center for Disease Control and Prevention* (CDC) de 1993, pacientes HIV positivos com contagens de CD4 > 200 μl também podem ser portadores de AIDS caso desenvolvam infecções oportunistas ou condições ou doenças malignas relacionadas com a AIDS. Um terço das 24 condições que definem a AIDS envolvem o sistema pulmonar.

2. **Qual infecção pulmonar oportunista é diagnóstica de AIDS em um paciente HIV positivo? Quais são os achados à imagem?**
   Pneumonia por *Pneumocystis carinii* (PCP). TC de tórax em um paciente com AIDS com PCP provavelmente mostrará cistos de tamanhos variáveis, predominantemente nos lobos superiores e borramento do parênquima periilar ou opacidades "em vidro fosco", semelhante ao edema pulmonar (Fig. 9-1). PCP também pode envolver sistemas orgânicos extrapulmonares, incluindo o fígado, baço, sistema nervoso central (SNC), cavidades paranasais, medula óssea e linfonodos mediastinais.

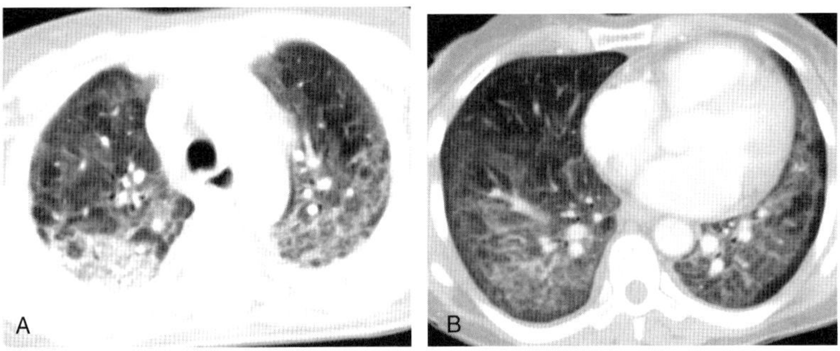

Figura 9-1. ***A*** e ***B***, Pneumonia por *Pneumocystis carinii*. Infiltrados "em vidro fosco" poupando a periferia, simulando edema pulmonar. Diferente do edema pulmonar, não há derrame pleural significativo. Linfonodomegalia também é incomum.

3. **PCP pode ser observada em pacientes que não tenham AIDS?**
   Sim. Pacientes que utilizam medicamentos na forma de aerossol também apresentam risco de infecção. Os lobos superiores são mais comumente afetados nestes pacientes.

4. **Qual é uma complicação freqüente da PCP?**
   Pneumotórax é uma complicação freqüente.

5. **O que são pneumatoceles? Qual é uma etiologia comum?**
   Pneumatoceles são alterações císticas transitórias associadas à pneumonia aguda ou trauma. São freqüentemente observadas em lobos superiores de pacientes com PCP.

6. Qual é a infecção fúngica mais comum em pacientes com AIDS?

Criptococose, uma doença pulmonar intersticial. Meningite criptocócica também é comum no paciente imunocomprometido.

7. A infecção por *Aspergillus* é comum em pacientes com AIDS?

Não, ela é infreqüente. Contudo, está tornando-se mais comum em pacientes com AIDS avançada, particularmente a infecção invasiva por *Aspergillus*.

8. O que é o sinal do halo?

Um anel de opacidade "em vidro fosco" ao redor de um linfonodo ou massa pulmonar, que parece representar uma hemorragia parenquimatosa (Fig. 9-2). O sinal do halo deve-se mais freqüentemente à aspergilose, sendo secundária à invasão fúngica dos pequenos vasos próximos e à necrose isquêmica e hemorragia resultantes.

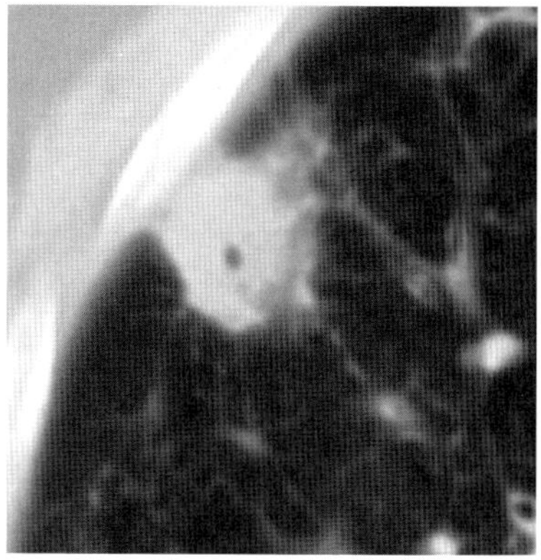

Figura 9-2. Sinal do halo. Uma massa pulmonar densa, representando infecção invasiva por *Aspergillus*, se apresenta com um halo característico de opacidade "em vidro fosco", representando hemorragia parenquimatosa.

9. O que é o sinal do crescente de ar?

Um halo ou "crescente" de ar circunda a porção central sólida (o micetoma) em uma lesão cavitada (Fig. 9-3). O crescente de ar é um achado tardio em um processo necrotizante e ocorre quando o tecido morto se retrai dentro da cavidade. Além do sinal do halo, o sinal do crescente de ar também é comumente observado na aspergilose invasiva.

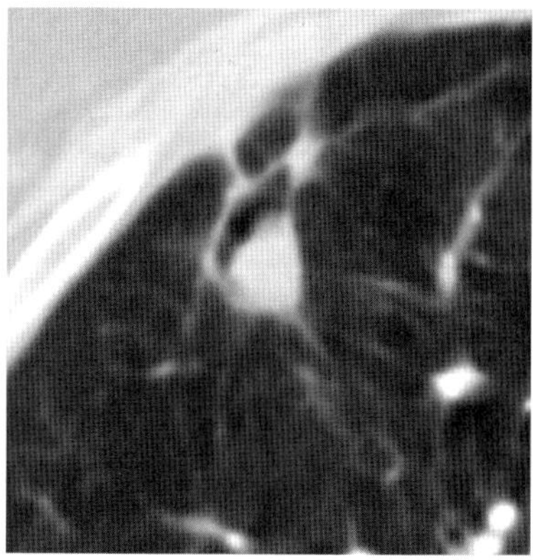

Figura 9-3. Sinal do crescente de ar. Uma massa pulmonar densa, representando infecção fúngica, colaba dentro da cavidade pulmonar, deixando um halo de ar.

10. Quais as características de tuberculose em um paciente com AIDS podem ser distinguidas da infecção em um hospedeiro imunocompetente?

- A doença é mais provavelmente extrapulmonar, freqüentemente disseminando-se para o SNC.
- A cavitação é menos provável.
- É mais provável observar uma grande consolidação com margens irregulares.
- O teste de derivado de proteína purificada (PPD) muitas vezes é negativo.

11. A infecção por micobactéria é rara na AIDS?

Não. Na verdade, ocorre o contrário. Além da tuberculose, pacientes com AIDS são afetados pelo *Mycobacterium avium intracellulare*. Esta infecção oportunista causa poucos sintomas pulmonares e, conseqüentemente, imagem normal, mas pode produzir diarréia profusa, má absorção, anemia e icterícia (Fig. 9-4).

12. Cite 3 causas de linfonodos pulmonares bilaterais em pacientes com AIDS.

- **Infecções:** fúngicas ou micobacterianas.
- **Êmbolos sépticos**.
- **Neoplasias:** linfoma ou sarcoma de Kaposi (SK).

13. Qual é a neoplasia mais comum relacionada com AIDS?

SK. A segunda neoplasia mais comum é o linfoma.

14. De qual neoplasia se suspeita quando se observam linfonodos pulmonares em forma de chama na TC?

SK. Linfonodos pulmonares em forma de chama são, na verdade, massas ou consolidações circundadas por áreas irregulares de hemorragia pulmonar, similares aos achados do sinal do halo (Fig. 9-5). Além do desenvolvimento de lesões cutâneas vermelhas ou violáceas, pacientes com SK podem apresentar sintomas pulmonares, tais como tosse e dispnéia.

15. Quais os achados à TC do SK no pulmão?

TC do tórax mostra linfonodos pulmonares confluentes, derrames pleurais e linfonodomegalia (Figs. 9-6 e 9-7).

16. Qual o exame radiológico que pode ajudar a diferenciar SK de outras causas de linfonodos pulmonares?

Cintilografia nuclear com gálio. Infecções e linfoma demonstram aumento da captação do radiomarcador gálio, enquanto as lesões do SK não captam o radiomarcador.

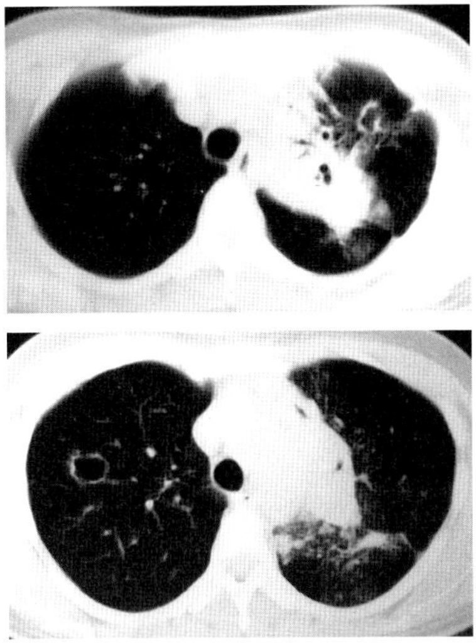

Figura 9-4. Infecção pelo complexo *Mycobacterium avium*, com pneumatoceles contralaterais pós-PCP. ***A***, Existe extensa consolidação com cavitação no lobo superior esquerdo, assim como obstrução do brônquio do segmento apical do lobo superior esquerdo. ***B***, Cavidades lucentes de paredes finas são identificadas no lobo superior direito, que são pneumatoceles após infecção por PCP.

17. Cite 3 causas de infiltrados pulmonares difusos em pacientes imunocomprometidos.

- PCP.
- SK.
- Pneumonia intersticial linfocítica (PIL).

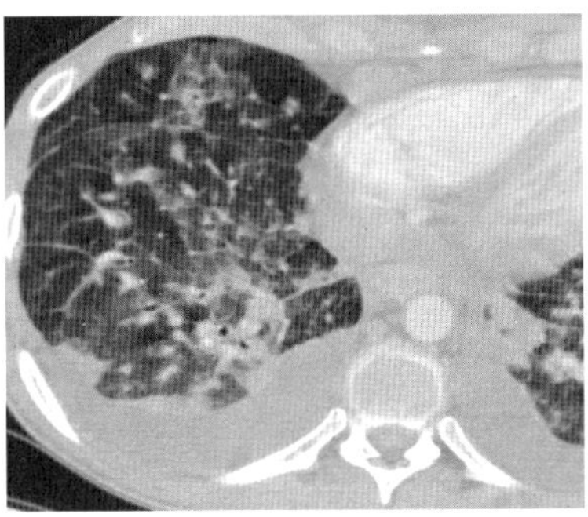

Figura 9-5. Sarcoma de Kaposi. Linfonodos em forma de chama e tumor circundado por halo de hemorragia pulmonar.

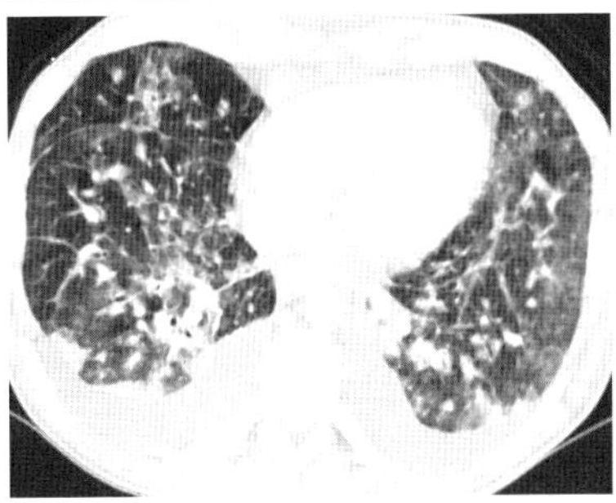

Figura 9-6. Sarcoma de Kaposi. Achados inespecíficos de linfonodos pulmonares difusos e derrame pleural bilateral com lesões mucocutâneas antecedentes, levando ao diagnóstico de SK.

18. Qual subtipo de linfoma ocorre em pacientes com AIDS?

O linfoma relacionado com a AIDS (LRA) é mais comumente derivado de células B. Vírus Epstein-Barr (EBV), um patógeno também associado à mononucleose, geralmente é o responsável.

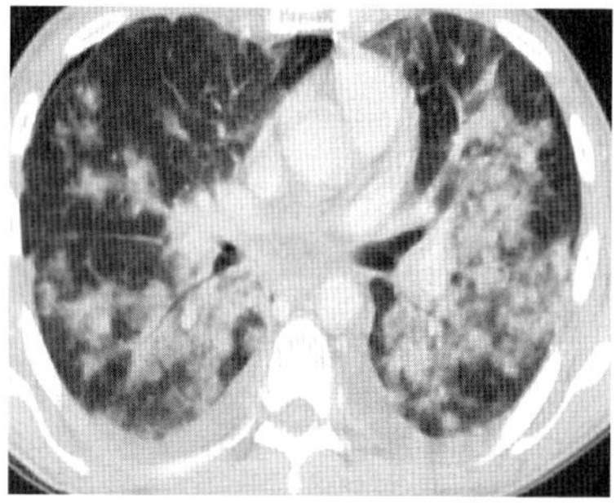

Figura 9-7. Sarcoma de Kaposi. Linfonodos confluentes similares a consolidações esparsas. Observe também linfonodomegalia hilar.

19. Quais são os grupos de linfonodos que estão mais freqüentemente afetados no LRA?

Surpreendentemente, 30-90% dos casos de LRA são extranodais e encontram-se tipicamente no trato gastrointestinal, fígado, medula óssea e SNC. Vinte e cinco por cento dos casos são intratorácicos e afetam o parênquima pulmonar e a pleura *(National Cancer Institute).*

20. Qual é a pneumonia intersticial observada em pacientes imunocomprometidos?

PIL é uma condição pré-linfomatosa incomum. PIL ocorre em pacientes com HIV, particularmente crianças e em pacientes com distúrbios auto-imunes, tais como a artrite reumatóide.

21. Um paciente com HIV apresenta erupção vesiculopustular difusa, tosse e linfonodos pulmonares bilaterais. Qual doença deve ser a primeira em seu diagnóstico diferencial?

Varicela causada pelo vírus varicela zoster (VZV). Quinze por cento dos pacientes imunocompetentes com varicela desenvolvem pneumonia; pacientes com imunodeficiência apresentam um risco muito maior. Achados de pneumonia pelo VZV são inespecíficos mas, comumente, são visualizados linfonodos pulmonares mal-definidos, disseminados.

PONTOS-CHAVE: CONDIÇÕES DEFINIDORAS DE AIDS EM PACIENTES HIV POSITIVOS COM CONTAGEM DE CD4 > 200/μL ✔

1. Candidíase dos brônquios, traquéia ou pulmões.
2. Candidíase esofágica.
3. Coccidioidomicose disseminada ou extrapulmonar.
4. Histoplasmose disseminada ou extrapulmonar.
5. Sarcoma de Kaposi.
6. Linfoma de Burkitt (ou equivalente).
7. Linfoma imunoblástico (ou equivalente).
8. Complexo *Mycobacterium avium* ou *Mycobacterium kansasii,* disseminado ou extrapulmonar.
9. *Mycobacterium tuberculosis,* qualquer local (pulmonar ou extrapulmonar).
10. *Mycobacterium,* outras espécies ou espécies não-identificadas, disseminado ou extrapulmonar.
11. Pneumonia por *Pneumocystis carinii.*
12. Pneumonia recorrente.

BIBLIOGRAFIA

1. Abramson S: The air crescent sign. Radiology 218:230-232, 2001.
2. AIDS Defining Conditions. Available at http://www.thewellproject.org/Diseases_and_Conditions/Opportunistic_Infections/AIDS_Defining_ Conditions.jsp
3. AIDS Map. Available at www.aidsmap.com/en/docs/83B51ACD-6225-477E-9308-7CE110FD0442.asp
4. Castañer E, Gallardo X, Mata JM, Esteba L: Radiologic approach to the diagnosis of infectious pulmonary diseases in patients infected with the human immunodeficiency virus. European Journal of Radiology 51:114-129, 2004.
5. Centers for Disease Control and Prevention: Definition of AIDS and general discussion. Available at www.cdc.gov/mmwr/preview/mmwrhtml/00018871.htm
6. Fauci AS, Lane HC: HIV disease: AIDS and related disorders. In Braunwald E, Fauci AS, Kasper DL, Hauser SL, Longo DL, Jameson JL (eds): Harrison's Principles of Internal Medicine, 15th ed. New York, McGraw-Hill, 2001, pp 1852-1911, 2001.
7. Fraser RS, Muller NL, Coleman N, Pare PD: Fraser and Pare's Diagnosis of Diseases of the Chest, 4th ed. Philadelphia, W.B. Saunders, 1999.
8. Fraser RS, Pare PD: Synopsis of Diseases of the Chest, 2nd ed. Philadelphia, W.B. Saunders, 1994, pp 296-300, 513-514, 369-372, 315-329.
9. Harley WE: Mycobacterium avian intracellular. Emedicine.com, 2004. Available at http://www.emedicine.com/med/topic1532.htm
10. McLoud TC: Thoracic Radiology. The Requisites. St. Louis, Mosby, 1998.
11. Suakkonen JJ: Lymphocytic interstitial pneumonia. Emedicine.com, 2001. Available at http://www.emedicine.com/med/topic1353.htm
12. Webb WR: Lung disease. In Webb WR, Brant WE, Helms CA (eds): Fundamentals of Body CT, 2nd ed. Philadelphia, W.B. Saunders, 1998, pp 107-145.

CAPÍTULO 10

TC DE ALTA RESOLUÇÃO

Kristina Siddall, MD

1. Quais são as indicações para tomografia computadorizada de alta resolução (TCAR)?

- Diagnosticar e caracterizar doença intersticial difusa, doença das pequenas vias aéreas e bronquiectasias.
- Detectar doença pulmonar oculta em pacientes com exames de tórax normais.
- Determinar localização para biópsia pulmonar a céu aberto.
- Acompanhamento da resposta terapêutica de doença pulmonar aguda.

2. Como é realizada a TCAR?

A TCAR surgiu na era pré-TC helicoidal, pré-PCAS *(picture archiving and communication systems)*. A TCAR era muito diferente da TC de tórax de rotina naquela época. Fundamentalmente, ela examina partes do pulmão com alta resolução procurando por doença difusa, enquanto a TC de rotina avalia todo o pulmão, mediastino e parede torácica buscando por doenças focais. Com o surgimento de exames helicoidais, tornou-se prática comum adicionar uma série de cortes contíguos de rotina à TCAR. Tipicamente, uma TCAR inclui o seguinte:

- Ausência de contraste intravenoso (IV) (não é necessário).
- Cortes finos (1-2 mm) em inspiração.
- Imagens não-contíguas 1-2 cm de distância (os pulmões como um todo não são avaliados por imagem, somente partes deles para a pesquisa de doença difusa).
- Diversos cortes finos não-contíguos em expiração.
- Reconstrução utilizando algoritmo de alta freqüência espacial.
- Algumas vezes, imagens em prono (para distinguir densidade dependente de fibrose posterior).
- Filmes com tamanho de imagem grande, algumas vezes somente com janela de pulmão.

3. Por que são realizadas imagens em expiração?

Para excluir aprisionamento de ar, um fenômeno observado em doenças pulmonares obstrutivas. Regiões anormais do pulmão permanecerão lucentes ou preenchidas por ar, não apresentando aumento da atenuação durante a expiração (Fig. 10-1).

4. Qual o outro motivo para que sejam realizadas imagens em expiração?

Para ajudar a distinguir perfusão em mosaico de aprisionamento aéreo. Perfusão em mosaico ocorre quando uma redução regional na ventilação, como na doença das pequenas vias aéreas, leva a uma redução correspondente da perfusão. Em alguns casos, os vasos nas áreas pulmonares melhor ventiladas, de maior atenuação, apresentarão um maior calibre (Fig. 10-2).

5. Na TCAR utiliza-se contraste IV?

Não. Contudo, a TCAR pode ser realizada junto à TC de tórax com contraste.

6. A TCAR torna-se irrelevante com aparelhos multidetectores e PACS?

Com TC com multidetectores (TCMD) é possível obter fatias contíguas finas (1-2 mm) em todo paciente. Também é possível utilizar filtros para realce das bordas em uma plataforma de trabalho PACS mais facilmente do que reconstruir com algoritmos diferentes e fotografar o exame. Assim, toda TC de tórax de rotina pode tornar-se em uma TCAR utilizando os mesmo dados!

Desta forma, a TCAR torna-se irrelevante? Ao contrário – como a TCAR provavelmente fará parte dos protocolos de TC torácica de rotina, as habilidades interpretativas da TCAR tornar-se-ão mais importantes porque toda TC irá incluir imagens de alta resolução.

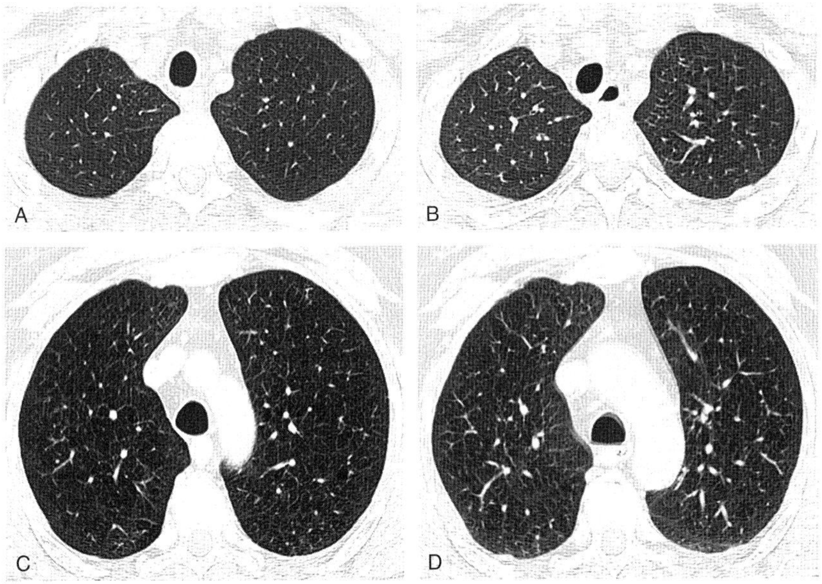

Figura 10-1. ***A***, Inspiração normal. ***B***, Expiração normal. Observe como os pulmões aumentam de densidade após expiração. ***C***, Inspiração em um paciente com enfisema. Observe lucência parenquimatosa difusa. ***D***, Expiração em pulmão enfisematoso. Observe a lucência difusa persistente no pulmão após a expiração. O ar está aprisionado.

7. Qual é a diferença efetiva entre a TCAR e uma TC de tórax-padrão de 5 ou 7 mm de espessura?

Fatias mais grossas apresentam muito mais efeito de volume parcial. Por exemplo, um linfonodo observado em uma TC-padrão pode representar sobreposição de múltiplos processos (p. ex., atelectasias e pulmão normal); pode desaparecer subseqüentemente em uma TCAR com cortes finos. Um pequeno linfonodo verdadeiro ou parede septal desaparecerá quando medido com ar adjacente (Fig. 10-3).

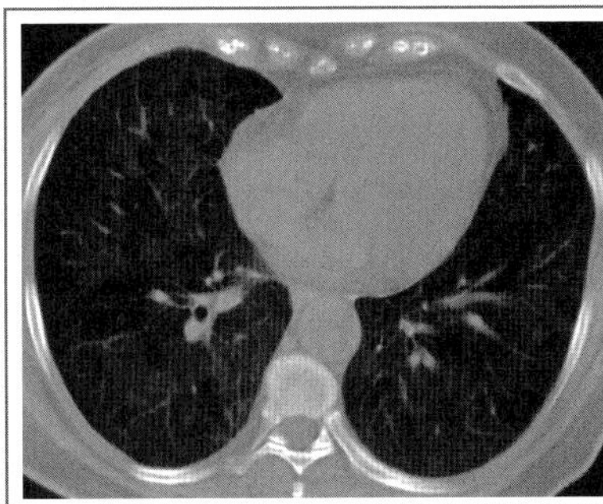

Figura 10-2. Perfusão em mosaico na expiração. Áreas hiperlucentes do parênquima pulmonar contêm vasos de fino calibre em contraste com o parênquima com vascularização normal.

8. Por que a TCAR tem aspecto granulado em comparação com a TC convencional?

As fatias finas e o algoritmo de realce das bordas ou o filtro de dados da TCAR acentuam o detalhe, mas com o custo de aumento do ruído em relação ao contraste da imagem. No pulmão, no entanto, a diferença da densidade entre o pulmão aerado e o restante é tão grande que existe contraste suficiente em relação ao ruído. Efeitos de volume parcial com cortes mais grossos são mais problemáticas que ruído adicional com cortes finos.

9. Por que a TCAR não é utilizada para todas as partes do corpo?

Porque você precisa de uma grande diferença de contraste para sobrepor-se ao ruído aumentado. Fatias finas são mais úteis em exames de ossos (trabéculas *versus* medula), angiografia (vasos preenchidos por contraste *versus* gordura circunjacente) e pulmão (estruturas *versus* ar) e não tão úteis em órgãos nos quais a diferença de densidade é sutil.

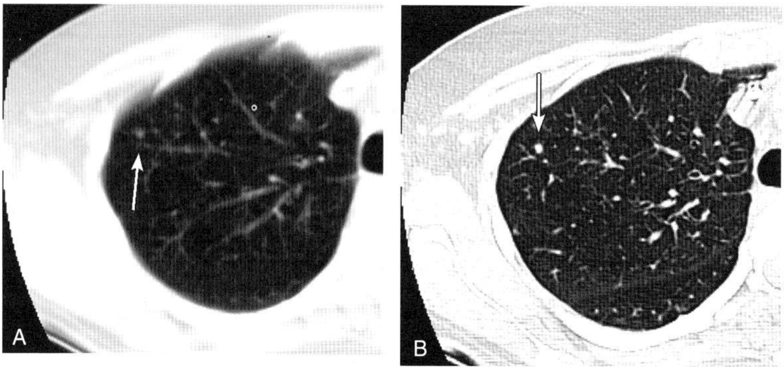

Figura 10-3. ***A***, TC de tórax padrão demonstrando uma densidade nodular sutil no lobo superior direito, que pode, erroneamente, ser interpretada como um vaso pulmonar de topo. ***B***, TCAR mostra o mesmo linfonodo mais claramente, porque existe menos volume parcial. Em A o linfonodo parece borrado, devido ao volume parcial do parênquima pulmonar aerado ao redor do linfonodo e o linfonodo em si.

10. Como a TCAR pode ajudar a decidir onde deve ser feita a biópsia?

TCAR é útil na determinação da toracoscopia ou localização de biópsia a céu aberto devida à doença difusa, identificando as áreas de anormalidade "em vidro fosco". Isto assegura que a biópsia seja feita na área com doença ativa – e não na área poupada ou em uma área em estágio final e fibrótica.

A TCAR também pode ajudar na biópsia. Por exemplo, uma lesão observada na TC de tórax pode ser o produto de volume parcial (veja discussão prévia) e pode não ser visualizada na TCAR, tornando desnecessária a biópsia. Um linfonodo pode parecer calcificado na TC convencional devido a volume parcial, mas à TCAR ele demonstra uma calcificação benigna (Fig. 10-4).

11. Qual o menor tamanho de objeto que pode ser visualizado na TC de tórax de alta resolução?

O menor tamanho de objeto é 100-400 mícrons, similar à resolução de um espécime à macroscopia.

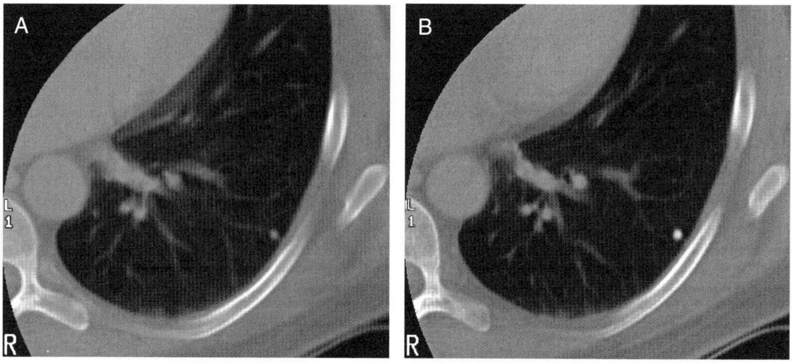

Figura 10-4. ***A***, O linfonodo subpleural tem densidade de tecido mole. ***B***, Similar à perda de volume parcial na Figura 10-3B, o linfonodo pulmonar parece alterar seu aspecto à alta resolução; neste caso ele não tem densidade de tecido mole, mas de cálcio e, presumivelmente, é de natureza mais benigna.

12. Qual é a causa do artefato em estrela?

A pulsação do coração adjacente à base do pulmão esquerdo causa listras finas que se irradiam das bordas dos vasos pulmonares e faz com que estruturas lineares do pulmão apareçam como sendo duplas (Fig. 10-5).

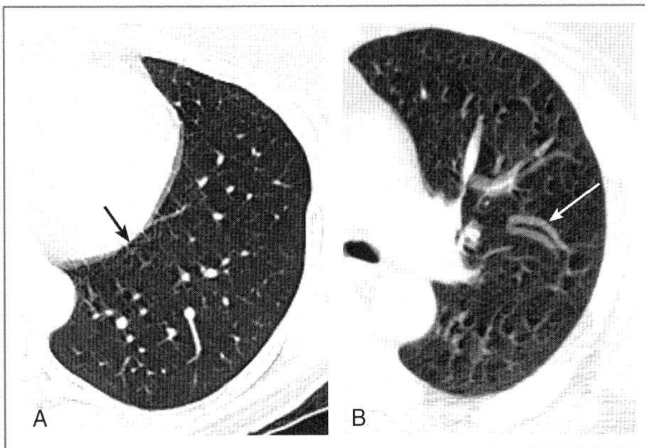

Figura 10-5. ***A***, O artefato causado pelo movimento cardíaco dá o aspecto de uma borda cardíaca dupla à esquerda *(seta)* ou "artefato em estrela". ***B***, O artefato em estrela pode produzir um aspecto de duplicação dos vasos pulmonares *(seta)* e até mesmo simular o aspecto de bronquiectasia com paredes paralelas espessadas. Neste caso, o artefato é, algumas vezes, denominado "pseudobronquiectasia".

13. Qual é a menor unidade anatômica do pulmão que pode ser observada à TCAR?

O lóbulo pulmonar secundário contém o bronquíolo e a artéria pulmonar. Ele é delineado pelo septo interlobular, que engloba as veias pulmonares e o sistema linfático. Um lóbulo normal tem formato poligonal, com um diâmetro de aproximadamente 2 cm (Fig. 10-6).

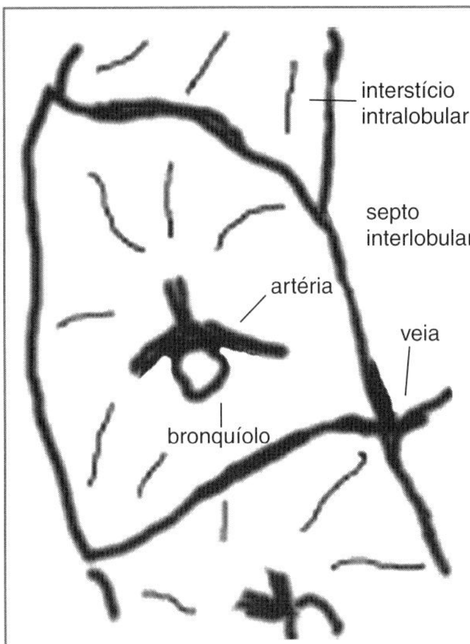

Figura 10-6. Lóbulo pulmonar secundário. O diâmetro da artéria pulmonar e do bronquíolo central é praticamente igual. Contudo, no terço pulmonar periférico, o bronquíolo não é bem visualizado, similar à ausência de "marcas" pulmonares no terço periférico do pulmão em raios X de tórax normais.

14. O que são as "faixas parenquimatosas" ou "linhas longas"?

São linhas septais espessas de 2,5 cm, que se estendem através de mais de um lóbulo.

15. Como as linhas B de Kerley aparecem na TCAR?

Linhas B de Kerley (ou linhas septais) são patognomônicas de doença intersticial na radiografia de tórax e, muitas vezes, são secundárias a edema pulmonar. Estas linhas são septos interlobulares espessados secundariamente à distensão ou anormalidade nas veias pulmonares e/ou canais linfáticos. Camadas de polígonos e linhas curtas perpendiculares à superfície subpleural são observados na TCAR (Fig. 10-7).

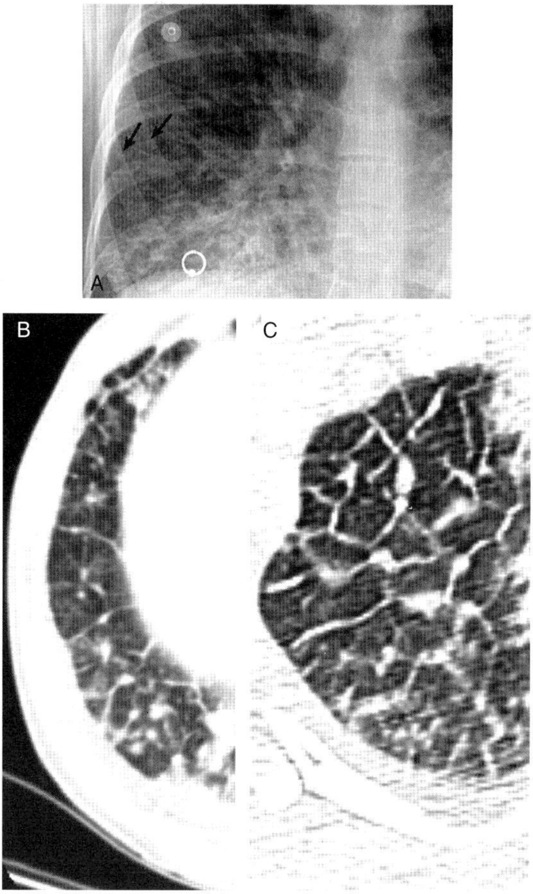

Figura 10-7. ***A***, Linhas B de Kerley observadas no edema pulmonar agudo. Observe a exacerbação do interstício na periferia, perpendicular à pleura nos raios X simples. ***B*** e ***C***, Aspecto das linhas B de Kerley ou linhas septais na TC de alta resolução. Polígonos em camadas correspondem aos septos interlobulares espessados ao redor do lóbulo pulmonar secundário.

16. Cite as 4 entidades mais comuns que demonstram linhas septais na HRCT.

Edema pulmonar intersticial e **proteinose alveolar** apresentarão espessamento liso dos septos interlobulares. **Disseminação linfangítica do tumor** pode apresentar linhas septais lisas ou nodulares com uma arquitetura pulmonar de fundo normal. **Sarcoidose** pode ter um aspecto variável, mas mostrará um padrão nodular de espessamento septal interlobular quando a doença está ativa.

17. O que é bronquiectasia? Ela está relacionada à atelectasia?

Bronquiectasia é uma dilatação brônquica irreversível. Atelectasia aguda é o colapso alveolar focal, sendo tipicamente reversível. A atelectasia crônica, no entanto, pode levar à cicatrização e bronquiectasia.

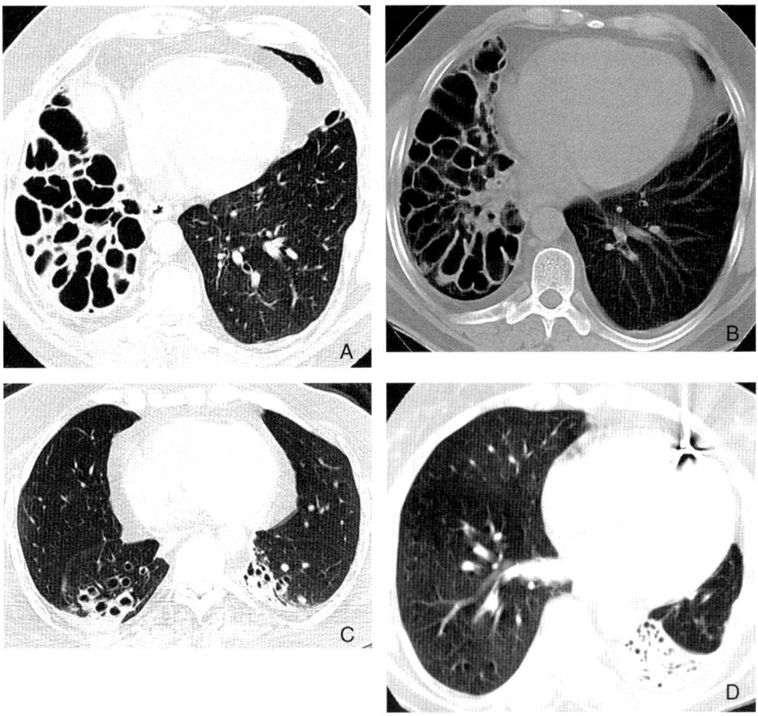

Figura 10-8. ***A*** e ***B***, Bronquiectasias císticas. Dilatação brônquica acentuada com obliteração do parênquima pulmonar normal em um paciente com bronquite crônica e infecção necrotizante por *Klebsiella*, respectivamente. ***C***, Bronquiectasias cilíndricas. Leve dilatação dos brônquios nos lobos inferiores bilateralmente. ***D***, Outro exemplo de bronquiectasia em um paciente com uma história de tuberculose.

18. Quais são os diferentes tipos de bronquiectasias? Elas diferem em grau de gravidade?

- **Bronquiectasia cilíndrica** é a forma mais leve, apresentando dilatação mínima dos brônquios com espessamento regular da parede.
- **Bronquiectasia varicosa**, similar em gravidade ao tipo cilíndrico, tem aspecto mais irregular e geralmente é secundária a processos pós-obstrutivos.
- **Bronquiectasia cística ou sacular** é a forma mais grave, secundária à ulceração e pode apresentar níveis hidroaéreos.

Veja Figura 10-8.

19. Quais são as causas das bronquiectasias?

- Condições congênitas, como síndrome de Kartagener, na qual o distúrbio da função ciliar leva à parada de crescimento dos brônquios.
- Infecção crônica ou prolongada.
- Obstrução, tal como após aspiração repetida de corpo estranho ou instrumentação.

20. O que é o sinal do anel de sinete?

Um brônquio de parede espessada com diâmetro maior que um ramo adjacente da artéria pulmonar. O sinal do anel de sinete é patognomônico de bronquiectasia (Fig. 10-9).

21. O que é o faveolamento? Qual sua origem patológica? Qual seu significado?
Espaços aéreos de paredes espessadas substituem alvéolos normais. Estes espaços geralmente têm menos de 1 cm de diâmetro e freqüentemente apresentam localização periférica ou subpleural em camadas.

O faveolamento significa doença pulmonar crônica e praticamente todos os pacientes com fibrose pulmonar em estágio terminal apresentarão faveolamento na TCAR (Fig. 10-10).

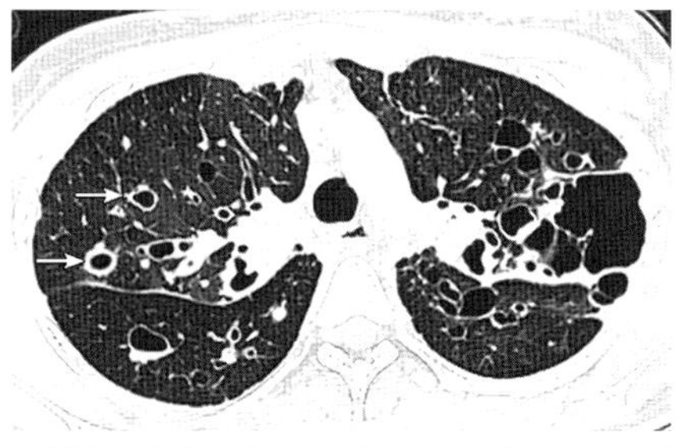

Figura 10-9. Sinal do anel de sinete *(setas)* em um paciente com bronquiectasia, particularmente no lobo superior direito. A parede brônquica espessada em corte transversal evidencia a faixa do anel. A artéria pulmonar relativamente pequena, em comparação com os diâmetros dos bronquíolos acompanhantes, corresponde ao sinete ou à pedra do anel. Normalmente, os diâmetros dos bronquíolos e da artéria pulmonar são iguais.

22. Por que a dilatação bronquiolar dá um aspecto de "árvore em brotamento" à TCAR?
O bronquíolo centrolobular dilatado preenche-se de muco ou pus (Fig. 10-11).

23. O que é a opacidade "em vidro fosco"? Ela é específica de uma determinada doença? Por que ela é importante?
Obscurecimento granular homogêneo ou aumento na densidade do parênquima pulmonar que se assemelha ao aspecto "de vidro fosco". Os vasos permanecem visíveis na área. Opacidade "em vidro fosco" é um achado inespecífico à TC; contudo, sua presença deve levar à pronta avaliação e ao tratamento do paciente, porque a opacidade "em vidro fosco" é observada na maioria das doenças intersticiais agudas e reversíveis (Fig. 10-12).

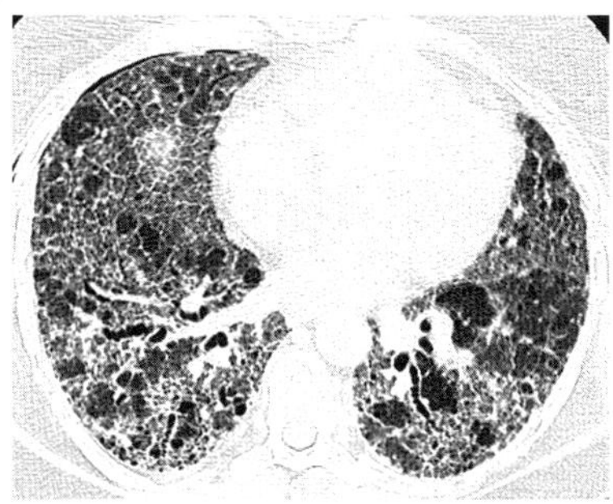

Figura 10-10. Faveolamento. Cistos de paredes espessadas, repletos de ar e com diâmetro variável, geralmente inferiores a 1 cm.

24. O que é "densidade dependente"?
Densidade dependente é um achado normal. Trata-se de uma faixa de densidade "em vidro fosco" em contato com a pleura posterior em um paciente em supino, correspondendo à atelectasia parcial do pulmão dependente. Ela se resolve na imagem em prono. Fibrose intersticial não se resolve com alterações posicionais.

25. De que forma é mais fácil distinguir entre opacidade "em vidro fosco" e consolidação?
A consolidação obscurece os vasos pulmonares. Broncogramas aéreos (ar em brônquios circundados por pulmão consolidado) geralmente estão presentes em processos de consolidação (Fig. 10-13).

26. Defina linfonodo pulmonar.
Um linfonodo pulmonar é uma lesão pulmonar esférica, variando de 1 mm a 3 cm de diâmetro.

27. Quais são as distribuições mais comuns de linfonodos pulmonares associados à doença *sistêmica*?
São aleatórios, perilinfáticos e centrolobulares.

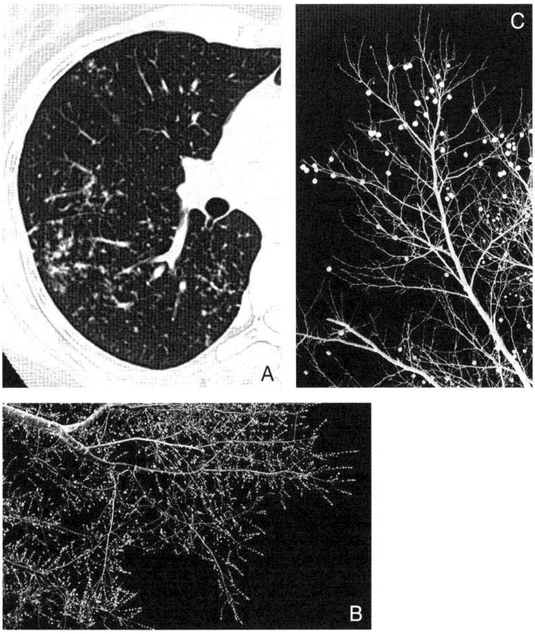

Figura 10-11. ***A***, TC de alta resolução de um paciente com tuberculose endobrônquica demonstra bronquíolos dilatados repletos de líquido no padrão "árvore em brotamento". ***B***, Uma fotografia de uma árvore botânica "em brotamento", representada no negativo. Cada brotamento contém a folha e flor da próxima estação. A árvore está "em brotamento" no início da primavera, quando os brotos começam a inchar antes de sua abertura. ***C***, Observe a diferença entre as fotografias da árvore em brotamento e uma outra árvore botânica em frutificação. As frutas encontram-se em ramos e assim possuem uma relação variável com os ramos nesta projeção de imagem. A árvore em frutificação é o equivalente a metástases, que apresentam uma relação variável com os bronquíolos. (Figuras *B* e *C* cortesia de Kathryn Strang.)

PONTOS-CHAVE: ENTIDADES COM UM ASPECTO DE "ÁRVORE EM BROTAMENTO" À TCAR ✔

1. *Mycobacterium tuberculosis* endobrônquica.
2. Infecção por micobactéria atípica (p. ex., *Mycobacterium avium*).
3. Fibrose cística.
4. Broncopneumonia.
5. Panbronquiolite.

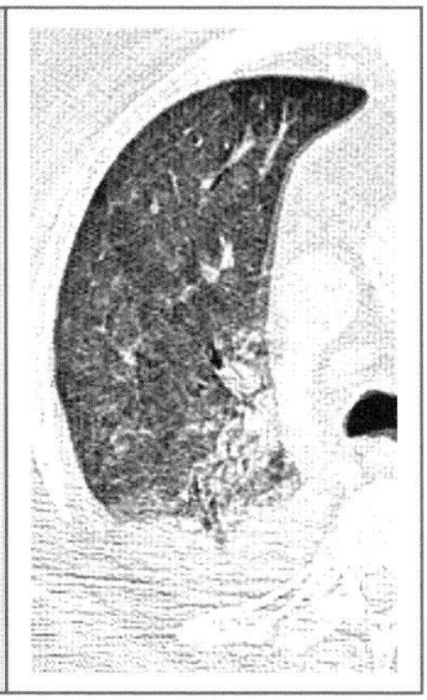

Figura 10-12. Opacidade difusa "em vidro fosco" indicando uma condição reversível; neste caso, insuficiência cardíaca congestiva.

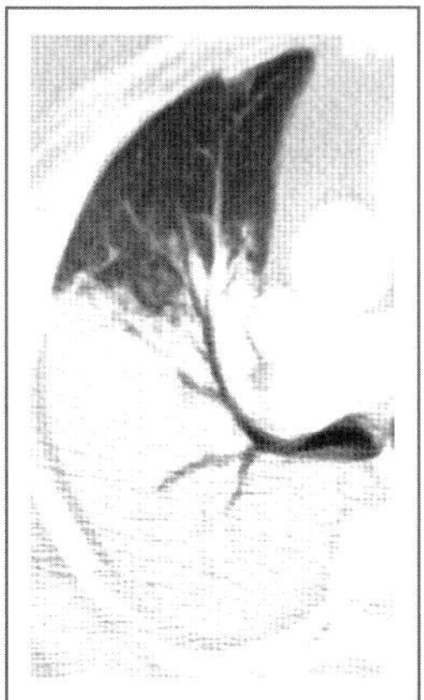

Figura 10-13. Obscurecimento difuso do lobo ântero-superior direito – opacidade em vidro fosco no edema pulmonar. Observe a visualização dos vasos através do pulmão anormal. Em contraste, o lobo póstero-superior direito está consolidado. Observe a não-visualização dos vasos, mas podem ser visualizados broncogramas aéreos. Não há perda de volume, diferenciando este caso com preenchimentos do espaço aéreo (consolidação) de casos com perda aérea (atelectasia).

28. Linfonodos pulmonares multifocais calcificados são mais comumente associados com qual grupo de doenças?

Eles são comumente associados a doenças granulomatosas, como a tuberculose ou sarcoidose.

29. Você consegue distinguir confiavelmente entre metástases hematogênicas e disseminação linfangítica tumoral à TCAR?

Não. Contudo, cada uma possui características específicas, que podem auxiliar na diferenciação. Metástases linfangíticas tipicamente apresentam espessamento interlobular, são comumente unilaterais e, algumas vezes, associadas à linfonodomegalia e um derrame pleural unilateral. Metástases hematogênicas geralmente são bilaterais, difusas a periféricas e nodulares, sem espessamento interlobular significativo.

30. O carcinoma bronquíolo-alveolar é primariamente observado como consolidação ou linfonodos? Qual é sua distribuição?

Ele pode ser observado como consolidação difusa, salteada heterogênea ou multifocal ou como linfonodos centrolobulares mal-definidos ou como uma mistura de ambos.

31. Qual é a apresentação típica de pneumonias intersticiais idiopáticas?

Pneumonia intersticial crônica apresenta-se comumente num paciente de 40 a 60 anos de idade, com dispnéia e tosse idiopática.

32. A pneumonia intersticial usual (UIP) e a pneumonia intersticial descamativa (DIP) são parte da mesma doença?

Não. Contudo, UIP e DIP são classificadas como sendo pneumonias idiopáticas intersticiais (PIIs). UIP apresenta uma evolução deteriorante gradual e é menos responsiva ao tratamento. UIP progride para FPI e doença pulmonar em estágio final, com uma média de sobrevida de 3 anos após diagnóstico. A DIP, por outro lado, é mais insidiosa, responsiva a corticosteróides e apresenta uma sobrevida média de 12 anos. DIP também é um processo mais difuso (Fig. 10-14).

33. Descreva os 4 achados clássicos de FPI.

- Espessamento intersticial *intralobular* e *interlobular.*
- Faveolamento subpleural e periférico e bronquiectasias.

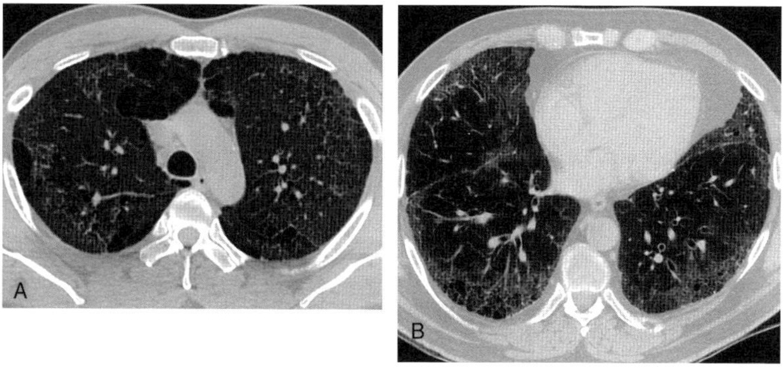

Figura 10-14. ***A***, Um fumante com enfisema e pneumonia intersticial descamativa, uma condição potencialmente reversível, mostrando opacidades "em vidro fosco" bilaterais. ***B***, Faveolamento subpleural em um paciente com pneumonia intersticial. Observe o envolvimento do lobo inferior. (Imagens cortesia de Robert White, MD.)

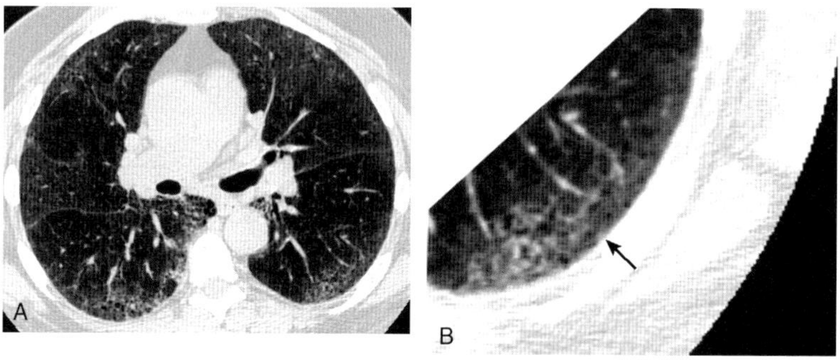

Figura 10-15. ***A***, Alterações precoces de FPI. Observe a distribuição em manchas, assimétrica, espessamento interlobular (facilmente observado ao longo das fissuras) e o faveolamento. ***B***, Padrão reticular fino, subpleural, consistente com espessamento intersticial intralobular.

- Predomínio na base pulmonar.
- Eventual perda de volume.

Veja Figura 10-15.

34. Como as manifestações pulmonares de doença vascular colágena assemelham-se às da FPI?

Artrite reumatóide, esclerodermia e doença mista do tecido conjuntivo apresentam a mesma distribuição e anormalidades que a FPI e também apresentam espessamento pleural (Fig. 10-16).

35. Qual pneumonia intersticial é observada em pacientes imunocomprometidos?

Pneumonia intersticial linfocítica (PIL), uma doença pulmonar intersticial que é pré-linfomatosa. Até 70% das crianças portadoras do vírus da imunodeficiência humana (HIV) apresentarão PIL.

36. Qual é a doença intersticial mais comum observada em crianças?

As freqüências dos tipos de doença pulmonar intersticial em crianças são as seguintes: 25% idiopática, 20% pneumonias intersticiais, tais como PIL, 10% ambientais e 10% distúrbios linfoproliferativos.

37. Cite as classes de drogas que mais freqüentemente causam fibrose pulmonar.

Agentes quimioterápicos. Particularmente metotrexato, bleomicina, ciclofosfamida e busulfan. Antibióticos, como nitrofurantoína, são a segunda classe de drogas mais comum.

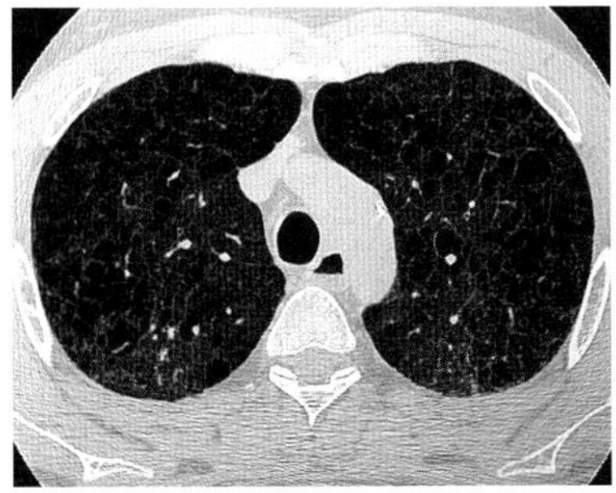

Figura 10-16. Achados similares à FPI em um paciente com esclerose sistêmica progressiva. Transformação cística do parênquima pulmonar levando à fibrose intersticial difusa. Observe, também, o nível hidroaéreo no esôfago dilatado, típico de esclerodermia. (Figura cortesia de Robert White, MD.)

38. Quais achados pulmonares sugerem toxicidade devida à droga antiarrítmica amiodarona?

Linfonodos de alta atenuação, massas ou consolidação sem presença de calcificação. (Amiodarona é altamente atenuante porque contém iodo.) O achado de aumento de densidade no fígado devido a macrófagos repleto da droga também auxilia no diagnóstico.

39. Qual o limiar de exposição para o desenvolvimento de pneumonite por radiação?

O limiar de exposição é 30-40 Gy, a dose cutânea equivalente de 32.000 radiografias torácicas póstero-anteriores (PA).

40. Qual é a distribuição da lesão por radiação do pulmão?

Lesão por radiação geralmente é confinada ao campo de radiação, tipicamente áreas pulmonares superiores e adjacentes ao mediastino e ocorrem, aproximadamente, 3 semanas após o tratamento. Pneumonite aguda terá um aspecto "em vidro fosco" e progride para uma fibrose por radiação, bronquiectasia e consolidação densa no período de 6 meses a um ano (Fig. 10-17).

41. O que significa a sigla BOOP?

BOOP significa bronquiolite obliterante com pneumonia em organização, causada por massas de tecido conjuntivo preenchendo os bronquíolos e alvéolos terminais. Radiologicamente, podem ser observadas consolidações uni ou bilaterais.

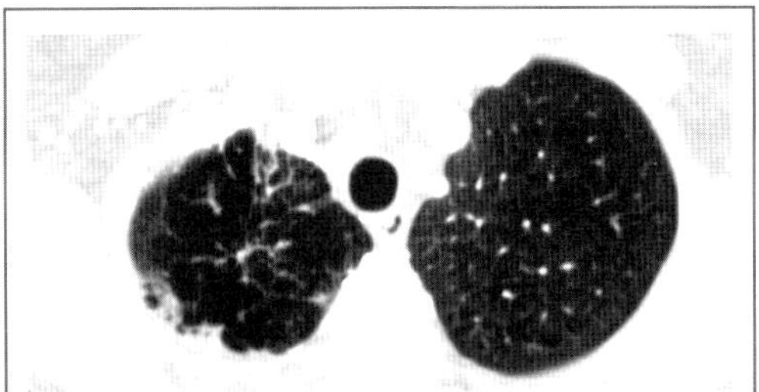

Figura 10-17. Lesão por radiação. Doença do lobo superior direito após radioterapia prévia do mediastino direito por carcinoma supra-renal metastático. Observe a perda geral de volume, opacidades em faixa medialmente, espessamento pleural e alterações consolidativas perifericamente. O lobo superior esquerdo é normal.

42. Como você distingue cistos de faveolamento?
Um cisto é uma lesão que contém ar, com um diâmetro de mais de 1 cm e um espessamento de parede inferior a 2 mm. Lesões em faveolamento também contêm ar, mas são menores em diâmetro e apresentam um espessamento de parede maior do que 2 mm.

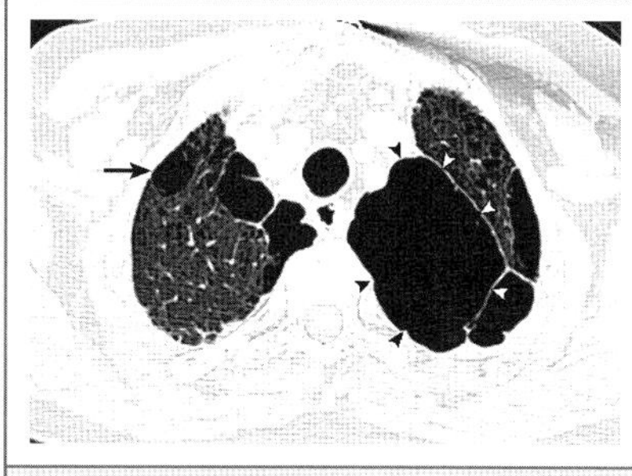

Figura 10-18. Grandes bolhas bilaterais no lobo superior *(cabeça das setas)* e *blebs (seta)*. As bolhas são espaços revestidos por epitélio e as *blebs* são coleções de ar entre as camadas da pleura.

43. Qual é a diferença entre bolha e custo pulmonar adquirido *(bleb)*? Por que isto é clinicamente significante?
Ambos são espaços aéreos. Uma bolha é um espaço aéreo intraparenquimatoso revestido de epitélio, com mais de 1 cm de diâmetro com uma parede de 1 mm de espessura. Uma *bleb* é uma coleção de ar entre as camadas da pleura, que não apresenta um revestimento epitelial e geralmente é observada no ápice pulmonar. A diferença é amplamente semântica, sendo *bolha* o termo preferido. Contudo, *blebs* subpleurais podem causar pneumotórax espontâneo (Fig. 10-18).

44. Um enfisema é uma condição permanente?
Sim. O alargamento anormal dos espaços aéreos e a destruição das paredes de espaços aéreos é causada por um desequilíbrio de proteases e antiproteases, sendo permanente.

45. Que tipo de enfisema é mais comum? Qual é o mais freqüentemente observado em fumantes?
Pequenas lucências de espaços aéreos na região pulmonar superior caracterizam enfisema centrolobular, o subtipo mais freqüentemente observado na população geral e em fumantes.

46. Como o enfisema pode ser distinguido da doença pulmonar cística?
Enfisema à TCAR demonstra áreas lucentes *sem* paredes discerníveis.

47. Quais são as doenças pulmonares císticas mais freqüentemente observadas?
FPI, linfangiomatose (LLM) e histiocitose de células de Langerhans ou granuloma eosinofílico (GE) são as doenças pulmonares císticas mais freqüentes.

48. O que é LLM?
LLM é uma condição incomum que ocorre quase exclusivamente em mulheres em idade fértil. Apresenta-se com dispnéia e pneumotórax espontâneo. As imagens mostram cistos produzidos pelo crescimento de musculatura lisa imatura ao redor de bronquíolos e linfáticos. Os cistos estão uniformemente distribuídos e medem 2 mm a 5 cm de diâmetro (Fig. 10-19). Grandes derrames pleurais quilosos recorrentes (contendo triglicerídios) também são observados. Derrames quilosos podem ter densidade da gordura, mas muitas vezes não são distinguíveis em atenuação de outros tipos de derrames pleurais.

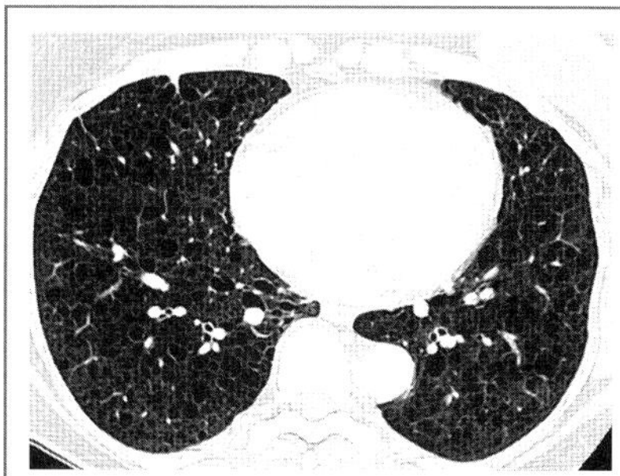

Figura 10-19. Linfangiomatose. Cistos simétricos, bilaterais e difusos, com um tamanho de 1 cm aproximadamente.

49. Quais doenças pulmonares não-neoplásicas afetam com maior freqüência fumantes que não-fumantes?

- **Enfisema centrolobular é a mais freqüente.**
- **GE:** 90% dos pacientes diagnosticados são fumantes jovens ou de meia-idade. A doença pulmonar cística afeta os lobos superiores e poupa os ângulos costofrênicos.
- **DIP:** 90% dos pacientes são fumantes.
- **Enfisema bolhoso gigante:** a maioria dos paciente é constituída de fumantes jovens do sexo masculino. Afeta os lobos pulmonares superiores e pode envolver um grande volume do hemitórax.

50. Como a sarcoidose se apresenta normalmente?

Pelo menos 50% dos pacientes são assintomáticos. Caso seja sintomático, o paciente muitas vezes apresentará sintomas semelhantes aos do resfriado. Pacientes têm, tipicamente, 20-40 anos de idade.

51. Qual é a etiologia da sarcoidose?

Na sarcoidose são encontrados granulomas não-caseosos.

52. Descreva 3 aspectos diferentes da TCAR na sarcoidose.

- Pequenos linfonodos perilinfáticos do hilo para a pleura.
- Grandes linfonodos com consolidação.
- Grandes massas de tecido fibroso com bronquiectasia, particularmente nos lobos superiores e associadas à perda de volume (Fig. 10-20).

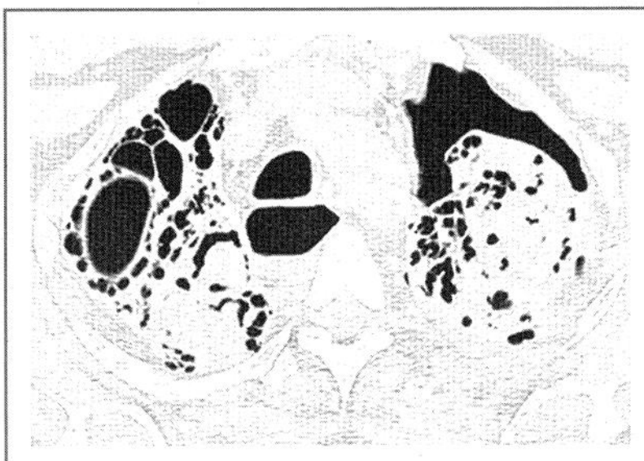

Figura 10-20. Sarcoidose em estágio final. Bronquiectasias biapicais e grandes áreas de fibrose pulmonar com perda de volume associado. Observe o pneumotórax esquerdo.

53. Qual é a fração de pacientes afetada pela sarcoidose que apresenta linfonodomegalia?

Pelo menos 75% apresentarão linfonodomegalia mediastinal ou hilar durante a evolução da doença.

54. Qual a doença granulomatosa crônica que apresenta achados e histologia praticamente idênticos aos da sarcoidose?

A beriliose, causada pela inalação de partículas de berílio, também demonstra "opacidade em vidro fosco", linfonodos parenquimatosos e linhas septais. Trabalhadores empregados na aviação, indústria eletrônica, indústria de combustíveis e produção nuclear são os de maior risco.

55. O que é "padrão de pavimentação em mosaico"? Em que doença pulmonar ele pode ser caracteristicamente visualizado?

Opacidade em vidro fosco geográfica (bem delineada do tecido normal) com espessamento septal interlobular localizado. Proteinose alveolar pulmonar causa o preenchimento bilateral e simétrico de alvéolos por material protéico rico em lipídios. A maioria dos casos ocorre em fumantes.

56. Como o padrão de pavimentação em mosaico difere da perfusão em mosaico?

A maior diferença é que grossas paredes delineiam as anormalidade regionais em um padrão de pavimentação em mosaico. Perfusão em mosaico não apresenta este espessamento interlobular (Fig. 10-21).

57. Qual é o papel da TCAR na detecção de doença pulmonar ocupacional?

TCAR é útil para encontrar evidência de doença em paciente sintomático, com uma história clínica de exposição, mas com uma radiografia de tórax normal.

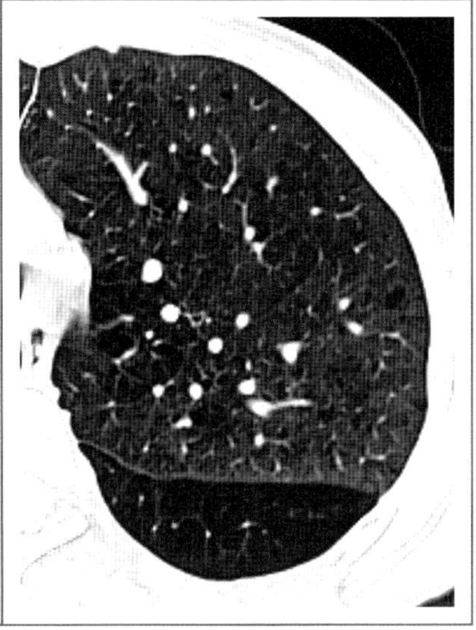

Figura 10-21. Perfusão diferencial ou "em mosaico" num paciente com deficiência de α_1-antitripsina. Este distúrbio genético causa alterações enfisematosas em adultos jovens e de meia-idade. As bases são mais gravemente afetadas na deficiência de α_1-antitripsina, em oposição aos ápices no enfisema relacionado com o tabagismo. A área oligêmica de vasos finos e hiperlucência parenquimatosa no lobo inferior esquerdo é bem demarcada do lobo superior, mais bem vascularizado e menos afetado.

58. Quão comuns são os linfonodos subpleurais na doença pulmonar ocupacional?
São observados em 80% dos pacientes com silicose ou pneumoconiose.

59. O que causa a pneumoconiose dos trabalhadores das minas de carvão (PTMC)?
O pó de carvão, isoladamente, causa PTMC simples. Na TCAR, desenvolvem-se pequenos linfonodos (< 7 mm em diâmetro) ou áreas de fibrose dentro de enfisema focal. Observa-se calcificação lamelar ou "em casca de ovo" nos linfonodos mediastinais e hilares. PTMC complicada ou fibrose massiva progressiva (FMP) é causada por exposição concomitante a pó de sílica e carvão. Formam-se grandes massas de tecido fibroso da periferia pulmonar superior em direção ao hilo, cavitando, necrosando e deixando grandes bolhas residuais.

60. Qual é o aspecto da silicose na TCAR?
Silicose apresenta-se com linfonodos calcificados de 1 a 10 mm nas áreas pulmonares superiores.

61. Por que é melhor realizar uma TCAR em um paciente com suspeita de asbestose em uma posição prona?
Asbestose afeta o pulmão posterior, que não pode ser bem avaliado quando o paciente se encontra na posição supina, na qual o pulmão dependente tende a colabar. Linhas subpleurais e septais intersticiais, faixas parenquimatosas, espessamento pleural parietal e faveolamento são achados comuns.

62. Como a hipercalcemia apresenta-se à TCAR?
Calcificações intersticiais estão presentes no parênquima pulmonar. Podem ser observadas na insuficiência renal crônica e hiperparatireoidismo secundário.

BIBLIOGRAFIA

1. American Thoracic Society: American Thoracic Society/European Respiratory Society International Multidisciplinary Consensus Classification of the Idiopathic Interstitial Pneumonias. Am J Respir Crit Care Med 165:277-304, 2002.
2. Boiselle PM, McLoud TC: Thoracic Imaging: Case Review. St. Louis, Mosby, 1999, pp 45-46, 55-58, 121-124.

3. Demedts M, Wells AU, Anto JM, et al: Interstitial lung disease: An epidemiological overview. Eur Resp J 18:2S-16S, 2001.
4. Gavin JR, D'Alessandro MP: Normal anatomy and the secondary lobule. In Diagnosis of Diffuse Lung Disease. Virtual Hospital. Mosby, 2004. Available at http://www.rh.org/adult/provider/radiology/DiffuseLung/DiffuseLung.html
5. Hagood JS: Interstitial lung disease in children. E-medicine.com, 2002. Available at http://www.emedicine.com/ped/topic1950.htm
6. Hansell DM: High-resolution computed tomography of the lung. In Armstrong P, Wilson AG, Dee P, Hansell DM (eds): Imaging of Diseases of the Chest, 3rd ed. St. Louis, Mosby, 2000, pp 133-161.
7. Hayton AS, Klein JS: Interstitial lung disease. In Brant WE, Helms CA: Fundamentals of Diagnostic Radiology, 2nd ed. Philadelphia, Lippincott, Williams & Wilkins, 1999, pp 415-455.
8. Mayberry JP, Primack SL, Muller NL: Thoracic Manifestations of Systemic Autoimmune Diseases: Radiographic and High-Resolution CT Findings. RadioGraphics 20:1623-1635, 2000.
9. McLoud TC: Thoracic Radiology: The Requisites. St. Louis, Mosby, 1998.
10. Muller NL: Differential diagnosis of chronic diffuse infiltrative lung disease on high resolution computed tomography. Semin Roentgenol 26:132-142, 1991.
11. Pallisa E, Roman A, Majo J, et al: Lymphangioleiomyomatosis: Pulmonary and abdominal findings with pathologic correlation. Radiographics 22:S185-S198, 2002.
12. Raghu G, Brown KK: Interstitial lung disease: clinical evaluation and keys to an accurate diagnosis. Clin Chest Med 25:409-419, 2004.
13. Ryu JH, Myers JL, Swensen SJ: Bronchiolar disorders. Am J Resp Grit Care Med 168:1277-1292, 2003.
14. University of Virginia: On-line high-resolution CT tutorial: www.med-ed.virginia.edu/courses/rad/hrct
15. Webb WR: Lung disease. In Webb WR, Brant WE, Helms CA (eds): Fundamentals of Body CT, 2nd ed. Philadelphia, W.B. Saunders, 1998, pp 107-145.
16. Webb WR, Muller NL, Naidich DP: High-resolution CT of the Lung, 2nd ed. Philadelphia, Lippincott-Raven, 1996.
17. Weissleder R, Wittenberg J, Harisinghani MG: Chest imaging. In Weissleder R, Wittenberg J, Harisinghani MG (eds): Primer of Diagnostic Imaging, 3rd ed. St. Louis, Mosby, 2003, pp 1-104.

CAPÍTULO 11

PNEUMOCONIOSES

Andrea Zynda-Weiss, MD

1. **O que são as pneumoconioses?**
   Pneumoconioses são um grupo diverso de distúrbios respiratórios adquiridos ocupacionalmente, secundários à inalação de diversas partículas. São caracterizadas por uma reação tecidual à presença de poeira inalada nos pulmões. As mais comuns são a silicose, a pneumoconiose dos trabalhadores das minas de carvão (PTMC), a siderose e a doença relacionada ao asbesto.

2. **Descreva a apresentação clínica e o prognóstico das pneumoconioses.**
   Como as pneumoconioses são um grupo de doenças, apresentam-se com um amplo espectro de sintomas clínicos. O prognóstico depende da partícula específica inalada e da duração e grau de exposição.

3. **Qual é a patologia das pneumoconioses?**
   Uma forma de pneumoconiose é caracterizada por fibrose, que pode ser nodular focal ou difusa. Exemplos incluem silicose (nodular focal) e asbestose (difusa). Isto pode levar a um prejuízo funcional significativo. Outra forma de pneumoconiose deve-se a macrófagos repletos de partículas com pouca ou nenhuma fibrose, tal como se observa com ferro, estanho ou bário. Esta forma resulta em pouco ou nenhum prejuízo funcional.

4. **O que é a *International Labour Organization Classification of Pneumoconioses* (classificação de pneumoconioses da Organização Internacional do Trabalho)?**
   A *International Labour Organization Classification of Pneumoconioses* (Tabela 11-1) foi elaborada para padronizar a descrição dos achados das pneumoconioses em radiografias de tórax de uma maneira reprodutível. Ela inclui a descrição das opacidades, zonas e profusão (gravidade).

5. **O que é silicose?**
   Silicose é uma doença pulmonar fibrótica provocada por inalação de dióxido de sílica ou sílica cristalina livre encontrada no quartzo.

6. **Quais ocupações são associadas à silicose?**
   Trabalhadores são expostos à sílica em qualquer atividade de mineração, escavação e construção de túneis, porque a sílica é um constituinte primário da rocha. A silicose é observada em indivíduos que realizam corte de pedras, polimento e limpeza de construções. Jateamento de areia, que é o jato de partículas de areia para limpar a superfície de metais, expõe os trabalhadores a grandes quantidades de pó de sílica. A manufatura de vidro, de cerâmica e porcelana, fabricação de tijolos, limpeza de caldeiras e esmaltamento apresentam exposição ocupacional. Trabalhadores de minas de carvão estão expostos à poeira contendo sílica, além de carvão e outros minerais.

7. **Quais são as formas de silicose?**
   Existem 3 formas de silicose: crônica simples, complicada e silicoproteinose aguda.

8. **Quais os achados histológicos da silicose?**
   Linfonodos silicóticos consistem em linfonodos fibróticos discretos, hialinizados, "enrolados" e bem diferenciados do tecido pulmonar circunjacente. Ocorrem, primariamente, nas regiões peribrônquicas e nos tecidos parasseptal e subpleural.

TABELA 11-1. CLASSIFICAÇÃO DAS PNEUMOCONIOSES DA *INTERNATIONAL LABOUR ORGANIZATION*

Característica	Classificação
Pequenas opacidades redondas	P: até 1,5 mm Q: 1,5-3 mm R: 3-10 mm
Pequenas opacidades irregulares	S: fina T: média U: grosseira
Grandes opacidades	A: 1-5 cm B: > 5 cm, mas menores que o equivalente na região pulmonar superior direita C: maiores que o equivalente na região pulmonar superior direita
Profusão (gravidade)	0: pequenas opacidades ausentes ou mínimas 1: Poucas pequenas opacidades presentes com características de pulmão normal 2: Numerosas opacidades com obscurecimento parcial das características pulmonares normais 3: Inúmeras pequenas opacidades com obscurecimento total das características pulmonares normais
Espessamento pleural	Difuso Circunscrito
Regiões	Superior Média Inferior

9. O que é a silicose crônica simples?

Silicose crônica simples é observada 10-20 anos após exposição à poeira de sílica, sendo caracterizada por linfonodos fibróticos. Não existem alterações significativas na função pulmonar.

10. Quais as doenças associadas à silicose?

A silicose está associada a uma prevalência maior de doenças do tecido conjuntivo, incluindo esclerose sistêmica progressiva, artrite reumatóide, síndrome de Caplan e lúpus eritematoso sistêmico.

11. Quais são as características à imagem da silicose simples?

Silicose simples caracteriza-se por pequenos linfonodos bem circunscritos com 1 a 10 mm envolvendo, predominantemente, as regiões pulmonares superior e posterior. A zona pulmonar superior direita é particularmente envolvida devido a diferenças regionais no fluxo linfático. Os linfonodos podem ter localização centrolobular. Linfonodos subpleurais podem agregar-se, formando uma pseudoplaca.

Os linfonodos podem calcificar centralmente. Linfonodomegalia hilar e mediastinal com calcificações "em casca de ovo" podem estar presentes (Fig. 11-1).

12. Quais são as características da silicose complicada? O que é a fibrose maciça progressiva?

A presença de grandes massas conglomeradas de áreas confluentes de fibrose caracteriza a silicose complicada, também conhecida como fibrose maciça progressiva. Sintomas clínicos como tosse e dispnéia podem ocorrer. Tuberculose (TB) pode estar sobreposta.

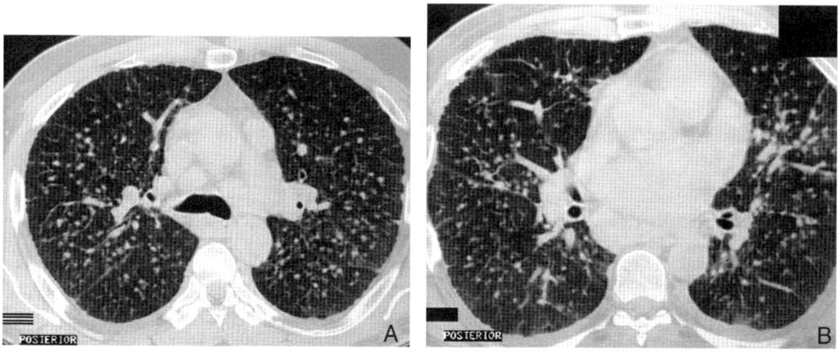

Figura 11-1. *A* e *B*, Linfonodos pequenos, múltiplos e discretos na silicose. (Cortesia de Richard White, MD.)

13. Quais as características à imagem da silicose complicada?

A TC demonstra opacidades confluentes (> 1 cm), especialmente nas regiões pulmonares média a superior, estendendo-se ao hilo.

Tecido pulmonar enfisematoso hiperinsuflado é observado no pulmão circundante, especialmente nas bases e entre a massa e a pleura. Cavitação pode ocorrer em decorrência de necrose isquêmica. As massas podem ser bilaterais, simétricas e calcificadas. Linfonodomegalia hilar e mediastinal com calcificações "em casca de ovo" também podem estar presentes (Fig. 11-2).

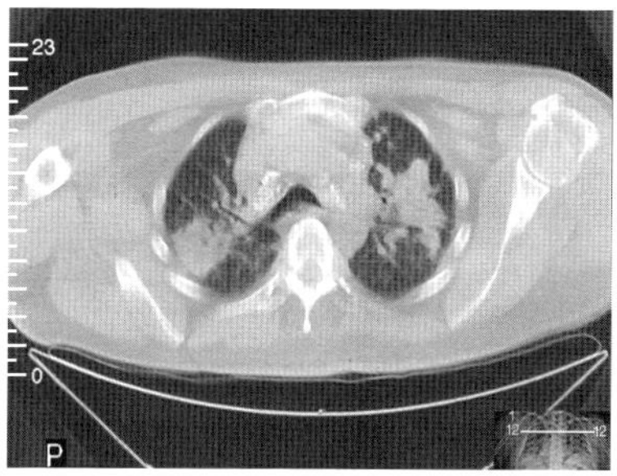

Figura 11-2. Massas conglomeradas na silicose. (Cortesia de Richard White, MD.)

14. O que é a silicoproteinose aguda?

A silicoproteinose ocorre após exposição pesada à sílica livre em espaços fechados em um curto período de tempo, em até mesmo poucas semanas. É rapidamente progressiva com óbito devido à insuficiência respiratória. Caracteriza-se, patologicamente, por uma proliferação de pneumócitos tipo II e alvéolos preenchidos com exsudatos eosinofílicos, ricos em lipídios PAS-positivos (PAS–periodic acid-Schiff).

15. Qual é o aspecto radiológico da silicose aguda?

TC de alta resolução (TCAR) demonstra opacidades difusas "em vidro fosco" e consolidação do espaço aéreo. Pode existir uma distribuição periilar. Um padrão de "pavimentação em mosaico" pode estar presente com áreas esparsas de "opacidades em vidro fosco", e fino reticulado intralobular. Os achados são idênticos aos da proteinose alveolar. A silicose aguda pode ser complicada por TB e infecção micobacteriana atípica.

16. A TCAR é superior à TC convencional na avaliação da silicose?

A TCAR mostrou ser bem superior à TC convencional e radiografias de tórax na avaliação da silicose. TCAR pode fornecer informação sobre o estágio da doença através da demonstração de coalescência de linfonodos antes que eles se apresentem às radiografias de tórax. O prejuízo funcional correlaciona-se à gravidade do enfisema ao invés da gravidade das opacidades nodulares. TCAR também pode ajudar a detectar condições superpostas, como carcinoma broncogênico ou TB.

17. O que é a pneumoconiose dos trabalhadores das minas de carvão (PTMC)?

A PTMC deve-se à inalação de poeira de carvão por trabalhadores das minas de carvão.

18. Quais são as formas de PTMC?
Existem 2 formas: simples e complicada.

19. Quais os achados histológicos na PTMC?
A lesão básica da PTMC simples é a "mácula do carvão", que é similar a um linfonodo silicótico sem um centro hialino e colágeno laminado. Os bronquíolos se distendem, causando enfisema focal. Na PTMC complicada existem grandes opacidades consistindo de colágeno, pigmento livre, macrófagos repletos de pigmento, material proteináceo e fosfatos de cálcio. Pode haver necrose central devida à isquemia.

20. Quais são os achados à imagem na PTMC simples?
Os achados são muito similares à silicose simples. Há pequenos linfonodos pulmonares com um predomínio na região pulmonar superior. Os linfonodos pulmonares podem ser menos definidos que aqueles da silicose, mas isto nem sempre é o caso. Os linfonodos podem formar agregados subpleurais. Pode haver linfonodomegalia hilar e mediastinal com calcificações em casca de ovo.

21. O que é PTMC complicada?
PTMC complicada caracteriza-se por fibrose maciça progressiva e pode ocorrer devido à exposição concorrente à sílica. É associada a distúrbio respiratório e morte prematura.

22. Quais são os achados à imagem da PTMC complicada?
PTMC complicada é idêntica, radiologicamente, à silicose complicada. São observadas massas com bordas irregulares, distorção do parênquima pulmonar e alterações cicatriciais enfisematosas. As massas são > 1 cm, com predomínio na região pulmonar superior e posterior. A fibrose pulmonar intersticial não é uma característica importante da PTMC. A cavitação pode ocorrer e pode ser complicada por infecções, incluindo TB e aspergilose.

23. Quais as outras condições que podem se desenvolver em trabalhadores das minas de carvão?
Trabalhadores de minas de carvão desenvolvem enfisema, sendo o enfisema centrolobular o tipo mais comum. Enfisema cicatricial pode desenvolver-se ao redor de lesões de fibrose maciça progressiva.

24. O que é a síndrome de Caplan?
A síndrome de Caplan é uma forma de doença reumatóide pulmonar, onde os linfonodos reumatóides estão superpostos à silicose simples ou PTMC. Ela é mais comum na PTMC. Os achados pulmonares podem preceder o desenvolvimento da artrite.

25. Quais são os achados radiológicos na síndrome de Caplan?
São observados linfonodos grandes, variando de 0,5-5 cm, especialmente nos lobos superiores e na periferia. Podem calcificar e cavitar.

26. O que é a siderose?
Siderose é uma pneumoconiose devida à inalação de poeira contendo uma grande quantidade de ferro. Não se observam fibrose e prejuízo funcional, a não ser que o ferro esteja misturado a uma grande quantidade de sílica.

27. Quais são as profissões associadas à siderose?
As seguintes profissões são associadas à siderose: soldadores, trabalhadores que cortam/queimam aço, trabalhadores que exploram e processam minério de ferro, trabalhadores em moinhos de ferro e aço, trabalhadores em fundições e polidores de prata.

28. Quais são os achados à imagem na siderose?
Siderose pura é caracterizada por opacidades reticulonodulares finas e difusas, que são menos densas e menos difusas que na silicose. Os linfonodos são centrolobulares, disseminados e mal definidos, com estruturas lineares ramificadas. Pode haver extensa atenuação em vidro fosco, sem um predomínio regional. Não há fibrose e linfonodomegalia hilar. Os achados podem resolver-se completamente depois que a exposição cessa.

29. O que é beriliose crônica?

Beriliose é uma doença granulomatosa crônica devido à exposição à poeira, fumaça ou aerossóis de metal de berílio ou seus sais. Envolve, primariamente, os pulmões, mas também pode envolver o fígado, baço, linfonodos, medula óssea e pele. Patologicamente, caracteriza-se por granulomas não-caseosos indistinguíveis daqueles da sarcoidose.

30. Quais são as profissões associadas à beriliose?

Berílio é como o alumínio e faz ligas com grande resistência ao calor e melhora a fundição e a dureza. Exposição ao berílio pode ocorrer na manufatura de peças de avião, eletrônicos, cabos submarinos de comunicação, lâmpadas fluorescentes, ferramentas domésticas, ar condicionado, cercas elétricas e tubos de raios X. O berílio é utilizado para fazer as janelas de tubos de raios X porque não absorve os raios X.

31. Quais são as características à imagem da beriliose crônica?

Os achados assemelham-se muito aos da sarcoidose. Mais comumente são pequenos linfonodos ou opacidades reticulonodulares envolvendo todas as regiões pulmonares. Os linfonodos podem ser muito pequenos (< 2 mm), produzindo um aspecto granular. Pode haver espessamento importante dos feixes broncovasculares com cistos de parede fina e espessada e bronquiectasias de tração. Podem se desenvolver conglomerados de massas. Linfonodomegalia hilar é comum. Fibrose pulmonar e bolhas enfisematosas podem se desenvolver na doença de longa duração.

32. O que é beriliose aguda?

Beriliose aguda caracteriza-se por edema pulmonar devido à pneumonite química após uma breve exposição devastadora.

33. O que é asbestose?

Asbesto é um material com alta resistência ao calor e ao ácido, tendo sido utilizado amplamente como material durável e à prova de fogo em muitas indústrias e na construção. As qualidades de resistência ao fogo do asbesto eram conhecidas até mesmo no século XIII. Contudo, os europeus acreditavam que suas fibras eram provenientes de uma salamandra que vivia no fogo. Durante suas viagens à China, Marco Polo aprendeu que as fibras eram um mineral explorado na China e utilizado para fazer vestes à prova de fogo. Asbesto continuou a ser utilizado de diversas maneiras, mais ou menos disseminadamente (a vassoura em chamas em *The Wizard of Oz*) até a última parte do século XX, quando seus efeitos carcinogênicos foram completamente reconhecidos. Existem muitos *sites* privados legais na internet com informação sobre a história do asbesto.

34. Quais são as profissões associadas à doença relacionada ao asbesto?

As duas maiores fontes de exposição são, primeiramente, as profissões de exploração e processamento do asbesto e, secundariamente, ocupações como manufatura de materiais para isolamento, indústria têxtil, construção civil, construção naval e manufatura e reparação de vedações e pastilhas de freio.

35. Quais as formas de doença relacionada à asbestose?

Doenças relacionadas ao asbesto podem ser divididas em doença pleural e parenquimatosa. Manifestações pleurais incluem doença pleural benigna e mesotelioma maligno. Manifestações parenquimatosas incluem asbestose, atelectasias redondas e carcinoma broncogênico. Existe uma latência de 20 anos entre a exposição inicial e o desenvolvimento de doença relacionada ao asbesto.

36. Quais são as manifestações benignas da doença relacionada ao asbesto?

As manifestações mais comuns da exposição ao asbesto são placas pleurais assintomáticas. Elas se apresentam como áreas bilaterais, focais e irregulares de espessamento pleural ao longo da pleura parietal e cisuras. Os contornos póstero-lateral e diafragmático são os mais freqüentemente envolvidos, estando os ápices poupados. A calcificação inicia-se na pleura parietal e pode formar o centro das placas. Podem ser observadas linhas densas paralelas à parede torácica, mediastino, pericárdio e diafragma.

Calcificações diafragmáticas bilaterais com ângulos costofrênicos livres são patognomônicas da doença relacionada ao asbesto. Calcificações pleurais ocorrem em mais de 20% das doenças relacionadas ao asbesto após 20 anos e em 40% após os 40 anos (Fig. 11-3).

Espessamento pleural difuso ocorre com menos freqüência. Aparece como uma densidade pleural lisa, homogênea, ininterrupta, estendendo-se por 1/4 da parede torácica, podendo obliterar os ângulos costofrênicos. Calcificação é rara e calcificações sugerem outras etiologias, como TB, empiema ou hemotórax prévios. À TC, o espessamento pleural difuso aparece como uma área contínua de espessamento pleural com mais de 3 cm de espessura, estendendo-se por mais de 8 cm crâniocaudalmente e 5 cm ao redor do perímetro do hemitórax. O espessamento pleural difuso muitas vezes é sintomático. Este é um achado menos específico da exposição ao asbesto, porque espessamento pleural pode ser observado em muitas condições, incluindo infecção prévia, doença do tecido conjuntivo, hemotórax, metástases pleurais e outras condições. Gordura subcostal pode simular espessamento pleural nas radiografias de tórax, mas TC pode facilmente diferenciar entre elas com base em suas densidades.

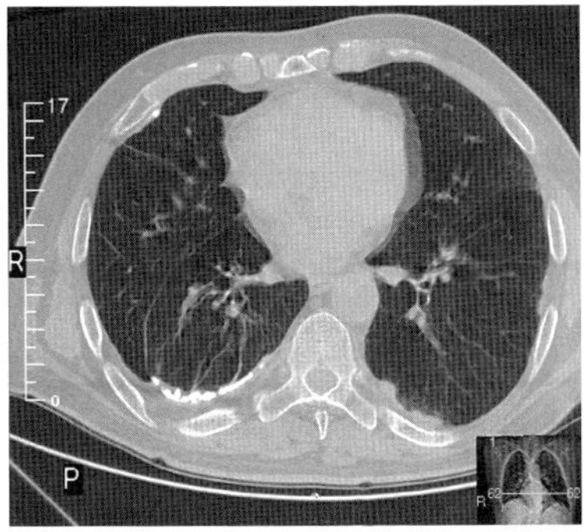

Figura 11-3. Placas pleurais relacionadas ao asbesto. Observe as placas calcificadas e não-calcificadas, com menos de 1 cm de espessura. (Cortesia de Richard White, MD.)

Derrames pleurais exsudativos também podem ser observados após exposição ao asbesto e podem ocorrer mais precocemente do que outras manifestações de doença relacionada ao asbesto. Podem ser uni ou bilaterais.

37. O que é a asbestose?

Asbestose é uma fibrose pulmonar que ocorre em indivíduos que trabalham com asbesto. Muitos trabalhadores estiveram expostos a altos níveis de poeira por um longo período de tempo. Existe uma relação entre dose e efeito. Observa-se um período de latência de até 20 anos. Asbestose é sintomática e associada a prejuízo funcional.

38. Quais são os achados patológicos da asbestose?

Fibrose pulmonar inicia em e ao redor dos bronquíolos respiratórios dos lobos inferiores, adjacente à pleura visceral. Pode haver fibrose intersticial difusa e faveolamento, com destruição da arquitetura alveolar. Ocorre uma reação intra-alveolar similar à fibrose intersticial descamativa.

39. Quais são os achados radiológicos na asbestose?

São observadas pequenas opacidades lineares ou reticulares nas bases pulmonares. Estas podem progredir para faveolamento. A borda cardíaca é obscurecida por alterações pleurais e parenquimatosas (sinal do "coração cabeludo"). Placas ou espessamento pleural muitas vezes estão presentes. Linfonodomegalia hilar está ausente. Os achados são similares aos da fibrose pulmonar idiopática.

40. Quais são os achados à TC na asbestose?

TC é superior a radiografias-padrão do tórax na caracterização de alterações parenquimatosas e avaliação de doença em estágio inicial. Alterações parenquimatosas incluem linhas subpleurais curvilíneas, linhas intersticiais curtas espessadas, densidades subpleurais dependentes, faixas parenquimatosas e faveolamento. Linhas subpleurais curvilíneas são paralelas e dentro de 1 cm da parede torácica. Septo interlobular espessado consiste de linhas de 1-2 cm de comprimento na periferia do pulmão, estendendo-se à pleura. Densidades dependentes subpleurais margeiam a pleura dependente. Faixas parenquimatosas são densidades lineares com menos de 5 cm de comprimento, que cruzam o parênquima, estendendo-se à pleura. O faveolamento ocorre em doença avançada. Podem ocorrer opacidades "em vidro fosco". Mesmo na presença de placas pleurais, os achados à TCAR são inespecíficos e podem ser observados outros processos patológicos.

41. Como é feito o diagnóstico de asbestose?

Como os achados radiológicos são inespecíficos, o diagnóstico é baseado na combinação de informação clínica, fisiológica e radiológica em um paciente com uma história de exposição ao asbesto. Achados físicos incluem crepitações bibasais e distúrbios restritivos nos testes de função pulmonar.

42. Quais são as lesões parenquimatosas benignas adicionais na doença relacionada ao asbesto?

Lesões adicionais benignas são atelectasia redonda, massas fibróticas benignas e faixas transpulmonares.

43. O que é atelectasia redonda?

Atelectasia redonda é o colapso periférico em pacientes com doença pleural. Também é conhecida como "pseudotumor atelectásico do asbesto". A localização mais comum é subpleural ou nas regiões posterior e basal dos lobos inferiores. Geralmente é bilateral. Aparece como uma massa pleural focal de 2,5 a 8 cm próximo a uma região de espessamento pleural. A massa possui uma cauda curvilínea conhecida como "sinal da cauda de cometa", produzida pela compressão do feixe broncovascular, produzindo um aspecto encaracolado. Sempre está associada à perda de volume no lobo afetado. Pode haver interposição parcial do pulmão entre a pleura e a massa. A massa também pode ser cuneiforme, lentiforme ou irregular. O tamanho permanece estável ou pode diminuir em exames seriados (Fig. 11-4).

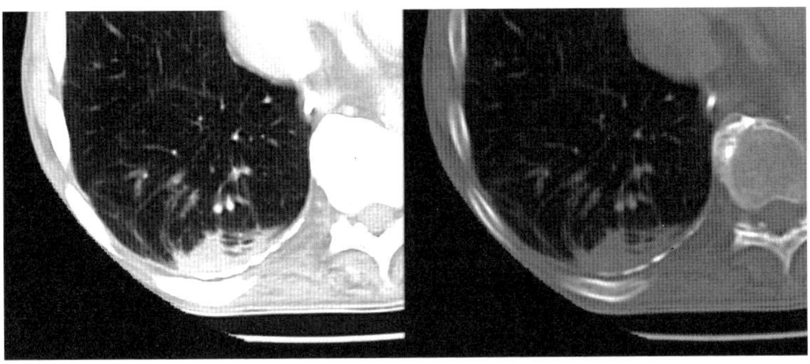

Figura 11-4. A atelectasia redonda muitas vezes está associada a espessamento pleural ou calcificações pleurais. O sinal da cauda de cometa novamente é observado.

44. Quais os processos malignos associados à exposição ao asbesto?

Aproximadamente 25% dos trabalhadores com exposição pesada ao asbesto desenvolverão carcinoma broncogênico. Exposição ao asbesto em fumantes está associada a um risco 80-100 vezes mais alto de desenvolver carcinoma broncogênico em comparação com populações não-fumantes e não-expostas. O mesotelioma maligno é um tumor raro que ocorre quase exclusivamente em trabalhadores de asbesto. Cerca de 10% dos trabalhadores de asbesto desenvolverão mesotelioma maligno, que apresenta uma latência de 20-40 anos após a exposição ao asbesto. Também existe uma maior incidência de carcinoma gástrico nestes pacientes.

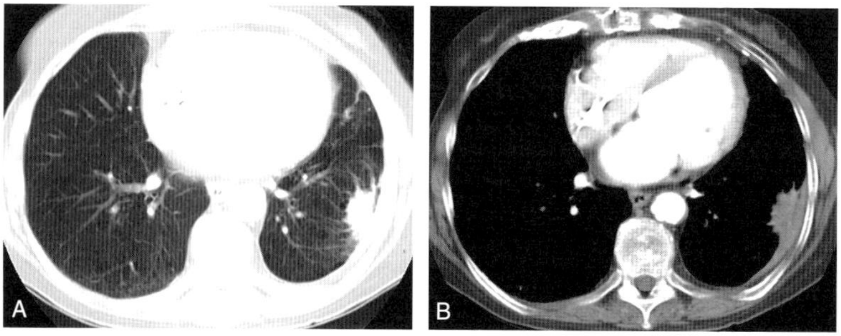

Figura 11-5. *A*, Exposição ao asbesto com placas pleurais. *B*, Atelectasia redonda. Note os vasos convergindo para a massa e espessamento pleural adjacente. A massa é formada pela pleura pregueada espessada e retração do parênquima pulmonar. A diferenciação de um carcinoma pulmonar pode ser difícil. (Cortesia de Richard White, MD.)

45. Existem características do câncer pulmonar asbesto-relacionado?

Carcinoma broncogênico relacionado com exposição ao asbesto ocorre freqüentemente nas regiões periféricas dos lobos inferiores. Contudo, pode ocorrer em qualquer localização quando associado ao tabagismo. O câncer pulmonar pode ocorrer no contexto de uma doença intersticial preexistente (Fig. 11-5).

46. O que é um mesotelioma maligno?

Mesotelioma maligno é um tumor raro do revestimento seroso da cavidade pleural, peritônio ou ambos, ocorrendo quase exclusivamente em trabalhadores do asbesto. Familiares de trabalhadores do asbesto e pessoas que residem próximo a minas ou fábricas que beneficiam asbesto apresentam um maior risco para o desenvolvimento de mesotelioma maligno. Além da exposição ao asbesto, outros fatores de risco para desenvolvimento de mesotelioma maligno incluem inflamação crônica, tal como devida à TB ou empiema e irradiação. Mesotelioma benigno não está associado à exposição ao asbesto.

47. Quais são os achados radiológicos do mesotelioma maligno?

A radiografia de tórax inicial muitas vezes demonstra um derrame pleural unilateral. TC demonstra espessamento (> 1 cm) pleural nodular, circunferencial e envolvimento pleural. As massas são tipicamente maiores do que 5 cm de espessura, irregulares e lobuladas. Também pode apresentar-se como uma massa pleural única, discreta. Placas pleurais associadas são observadas em 50% dos casos. Calcificações pleurais estão presentes em 20%. O tumor pode se estender para o interior de fissuras interlobulares e septos. Derrame pleural é observado em aproximadamente 75%. Casos avançados demonstram destruição de arco costal e invasão da parede torácica, pericárdio, diafragma e abdome. Ascite pode estar presente; o peritônio está envolvido em 35% dos casos (Figs. 11-6 e 11-7).

48. Qual é o diagnóstico diferencial do mesotelioma maligno?

Fibrose pleural em decorrência de infecção (p. ex., TB, infecção fúngica ou actinomicose), fibrotórax, empiema e adenocarcinoma metastático podem apresentar um aspecto similar.

49. O que é estanhose?

Estanhose é uma pneumoconiose causada por inalação de estanho. Achados radiológicos incluem linfonodos de alta densidade, pequenos (1 mm), distribuídos uniformemente pelos pulmões. A condição não apresenta prejuízo funcional.

50. O que é baritose?

Baritose é uma doença pulmonar que se desenvolve secundariamente à exposição ao pó de bário e seus sais. Produz densidades nodulares extremamente radiopacas discretas nas re-

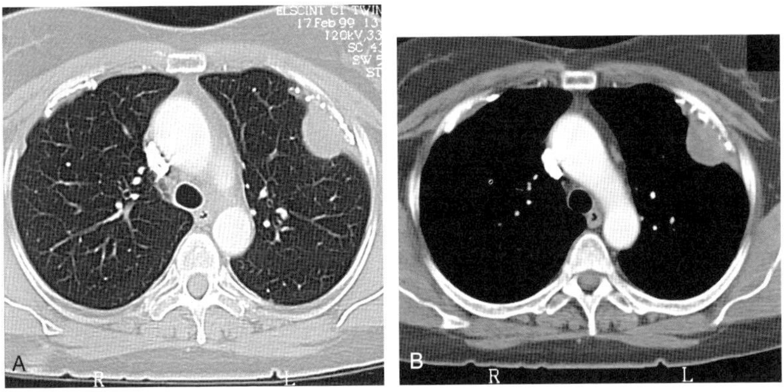

Figura 11-6. Mesotelioma maligno focal nas janelas de parênquima *(A)* e de partes moles *(B)*. A diferenciação de uma placa pleural não é fácil. A maioria das placas pleurais benignas tem menos de 1 cm de espessura. (Cortesia de Richard White, MD.)

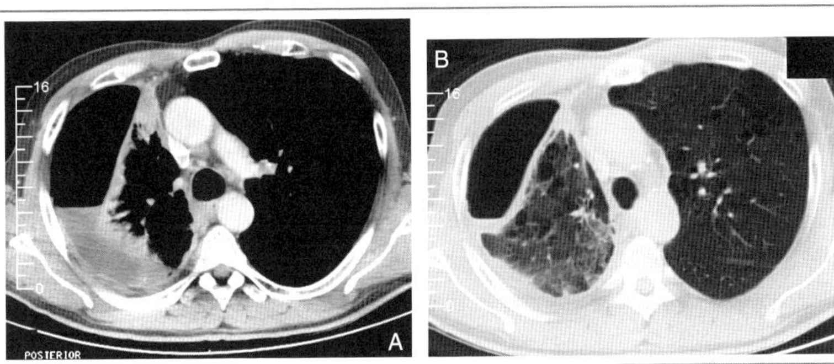

Figura 11-7. ***A***, Espessamento pleural irregular e derrame pleural loculado em paciente com exposição ao asbesto: mesotelioma maligno. ***B***, Pneumotórax secundário a procedimento. Algumas vezes a diferenciação entre placas pleurais benignas difusas e derrame pleural pode ser difícil, sendo uma indicação para biópsia pleural. Não há desvio contralateral do mediastino e o derrame deve-se à natureza retrátil do tumor. (Cortesia de Richard White, MD.)

giões pulmonares médias, poupando os ápices e bases. Os achados muitas vezes regridem depois que o trabalhador é retirado do ambiente com poeira.

51. O que é a pneumoconiose por metal pesado?

Metal pesado refere-se a uma liga de tungstênio, carbono, cobalto e outros metais. A exposição à poeira ocorre na manufatura ou uso do metal. A pneumoconiose por metal pesado pode causar pneumonia intersticial, pneumonia intersticial descamativa ou pneumonia intersticial de células gigantes. Pneumonia intersticial de células gigantes é praticamente patognomônica de pneumoconiose por metal pesado. Os achados radiológicos incluem doença micronodular e reticular difusa. Pode ser observado aumento do tamanho dos linfonodos. Na doença avançada podem ser observados pequenos espaços císticos. À TCAR podem ser observadas áreas de atenuação "em vidro fosco", consolidação, hiperatenuação reticular e bronquiectasias de tração (veja Tabela 11-2).

TABELA 11-2. RESUMO DAS PNEUMOCONIOSES

Doença	Profissão	Regiões Pulmonares	Padrão	Linfonodomegalias	Prejuízo Funcional
Silicose simples	Mineração, trabalhadores de minas de carvão, trabalhadores da indústria de vidros, jateamento de areia	Póstero-superior	Linfonodos pequenos	Calcificações "em casca de ovo"	Não
Fibrose maciça progressiva	Mineração, trabalhadores de minas de carvão, jateamento de areia, trabalhadores da indústria de vidro	Média a superior; hilar	Grandes massas conglomeradas	Calcificações "em casca de ovo"	Sim
Silicoproteinose aguda	Mineração, trabalhadores de minas de carvão, jateamento de areia, trabalhadores da indústria de vidro	Periilar	Pavimentação "em mosaico" e atenuação "em vidro fosco"	Não	Sim – muitas vezes fatal
Pneumoconiose dos trabalhadores das minas de carvão	Mineradores de carvão	Póstero-superior	Pequenos linfonodos	Calcificações "em casca de ovo"	Não
Siderose	Indivíduos que manipulam ferro	Centrolobular	Reticulonodular, fino difuso	Não	Não
Beriliose crônica	Peças de avião, tubos de raios X, manufatura de eletrônicos	Todas	Reticulonodular; pequenos linfonodos	Hilar, calcificada	Sim – pode envolver baço, fígado, linfonodos, medula
Beriliose aguda	Peças de avião, tubos de raios X, manufatura de eletrônicos	Todas	Edema pulmonar		Sim
Baritose	Trabalhadores do estanho	Todas	Linfonodos de alta densidade.	Não	Não

Baritose	Bário	Terço médio	Linfonodos muito densos		Não
Pneumoconiose por metal pesado	Manufatura de metal pesado	Difusa	Pneumonia intersticial; atenuação "em vidro fosco"	Sim	Sim
Placas pleurais relacionadas ao asbesto	Mineração de asbesto, construção civil, construção naval	Pleura parietal, póstero-lateral especialmente diafragmática	Espessamento e calcificações pleurais	Não	Não
Espessamento pleural difuso relacionado ao asbesto	Mineração de asbesto, construção civil, construção naval	Lobos inferiores póstero-mediais; ângulos costofrênicos	Espessamento liso ininterrupto junto à parede torácica	Não	Sim
Asbestose	Mineração de asbesto, construção civil, construção naval	Bases	Faixas parenquimatosas, linhas subpleurais curvilíneas, faveolamento, opacidades reticulonodulares	Não	Sim
Mesotelioma maligno	Mineração do asbesto, construção civil, construção naval	Pleura mediastinal	Espessamento pleural com envolvimento mediastinal, massas espessas, derrame pleural		Sim

PONTOS-CHAVE: PNEUMOCONIOSES ✔

1. Pneumoconioses são doenças ocupacionalmente adquiridas devido à inalação de partículas. O fato de serem ocupacionalmente adquiridas leva a um grande debate político e legal.
2. Existe uma gradação da *International Labour Organization* dos achados pulmonares nas pneumoconioses.
3. PTMC, silicose e doenças relacionadas ao asbesto são as pneumoconioses mais importantes.
4. O asbesto causa uma variedade de doenças pulmonares, incluindo placas pleurais calcificadas (exposição ao asbesto), atelectasia redonda, asbestose e mesotelioma maligno, e é o principal fator de risco para o câncer de pulmão.

BIBLIOGRAFIA

1. Dahnert W: Radiology Review Manual, 4th ed. Philadelphia, Lippincott, 2000.
2. Edwards M: Marco Polo in China. National Geographic June 2001, pp 20-45.
3. Kim KI, Kim CW, Lee MK, et al: Imaging of occupational lung disease. Radiographics 21:1371-1391, 2001.
4. McLoud T: The pneumoconioses. In Thoracic Radiology: The Requisites. St. Louis, Mosby, 1998, pp 227-247.
5. Oikonomou A, Muller NL: Imaging of pneumoconiosis. Imaging 15:11-22, 2003.

MISCELÂNEA DE DISTÚRBIOS INFLAMATÓRIOS TORÁCICOS À TC

Kalpesh Patel, MD e John G. Strang, MD

CAPÍTULO 12

1. **Quais são os componentes do interstício pulmonar?**
   - Compartimento axial.
   - Septo interlobar.
   - Espaço subpleural.
   - Paredes alveolares.

   O envolvimento de qualquer um destes compartimentos por processos patológicos levará a achados radiológicos.

2. **Quais são as 4 categorias gerais de apresentação das doenças pulmonares à TC?**
   - Opacidades reticulares.
   - Linfonodos e opacidades nodulares.
   - Aumento da atenuação pulmonar.
   - Redução da atenuação pulmonar.

3. **Quais são as 5 alterações pleuropulmonares associadas à doença reumatóide?**
   - Pleurisia com ou sem derrame.
   - Pneumonite ou fibrose intersticial difusa.
   - Linfonodos pulmonares (necrobióticos).
   - Síndrome de Caplan (linfonodos pneumoconióticos).
   - Hipertensão pulmonar secundária à vasculite reumatóide.

4. **Qual é a manifestação torácica mais comum na doença reumatóide?**
   Envolvimento pleural – pleurisia é a manifestação torácica mais comum.

5. **Qual tipo de reação imunológica é comum na doença reumatóide pulmonar?**
   A reação imunológica mais comum na doença reumatóide pulmonar são complexos imunes tipo 3.

6. **Quais são os sinais e sintomas clássicos da doença do interstício reumatóide?**
   Dispnéia progressiva. Os testes de função pulmonar mostram características de distúrbio ventilatório restritivo.

7. **Descreva o padrão pulmonar intersticial típico do pulmão reumatóide.**
   - **Estágios iniciais:** áreas lineares irregulares de hiperatenuação em um padrão reticular fino, geralmente envolvendo as regiões pulmonares inferiores.
   - **Estágios tardios:** o padrão reticular torna-se mais grosseiro e difuso, com eventual faveolamento.

8. **Verdadeiro ou falso: radiografias de tórax são normais em mais da metade dos pacientes com pulmão reumatóide.**
   A afirmativa é verdadeira.

9. **Quais são as 2 condições mais comumente associadas à fibrose intersticial?**
   - Artrite reumatóide.
   - Esclerose sistêmica progressiva (esclerodermia).

10. Quais as alterações musculoesqueléticas que podem ser observadas na artrite reumatóide?

- Reabsorção das clavículas distais.
- Alterações artríticas erosivas.

11. Quais são os achados mais comuns em radiografias?

Aumento dos linfonodos, alterações parenquimatosas (granulomas sarcóides como linfonodos, fibrose, bronquiectasia) ou uma combinação de ambos (Fig. 12-1) são comuns.

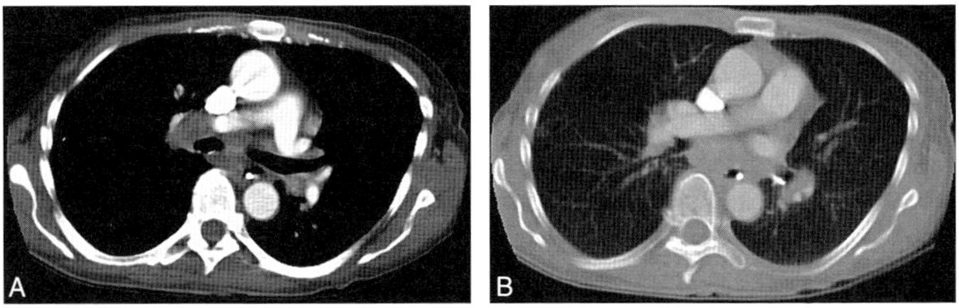

Figura 12-1. ***A*** e ***B***, Sarcoidose com linfonodomegalia mediastinal e hilar e inúmeros pequenos linfonodos pulmonares.

12. Qual é o achado mais freqüente nas radiografias de tórax?

O achado mais freqüente é a linfonodomegalia hilar bilateral (98%).

13. Onde estão localizados os granulomas sarcóides?

Estão distribuídos, primariamente, junto aos linfáticos. Conseqüentemente, situam-se ao longo do interstício peribroncovascular, septos interlobulares e interstício subpleural. Podem cavitar (Fig. 12-2).

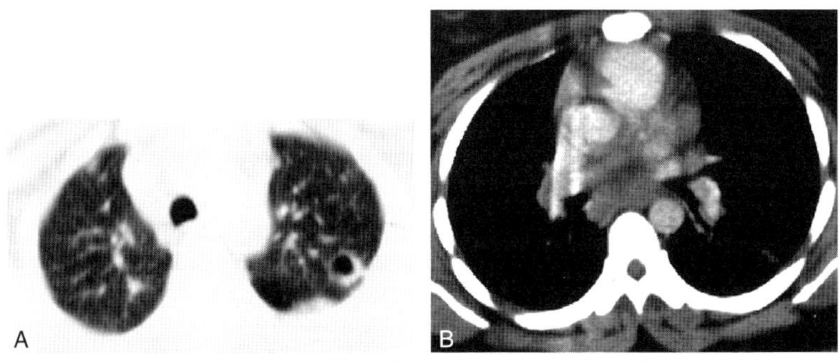

Figura 12-2. ***A*** e ***B***, TC de tórax mostra múltiplas opacidades nodulares em ambos os pulmões, algumas das quais com cavitação. Também está presente a linfonodomegalia mediastinal e hilar.

14. Qual é a distribuição característica da fibrose na sarcoidose em estágio tardio?

A distribuição predomina nas porções apical e posterior dos lobos superiores e segmentos superiores dos lobos inferiores (Fig. 12-3).

15. **Verdadeiro ou falso: sarcoidose é única porque causa doença bolhosa/fibrobolhosa do lobo superior.**
Falso. Outras causas incluem espondilite anquilosante, fibrose maciça progressiva da silicose e enfisema.

16. **Quais são os estágios da sarcoidose à radiografia do tórax?**
- **Estágio 0:** filme normal (10%).
- **Estágio 1:** linfonodomegalia (50%).
- **Estágio 2:** linfonodomegalia com opacidades pulmonares (30%).
- **Estágio 3:** opacidades pulmonares sem linfonodomegalia hilar (10%).
- **Estágio 4:** fibrose pulmonar, lobos superiores com bolhas.

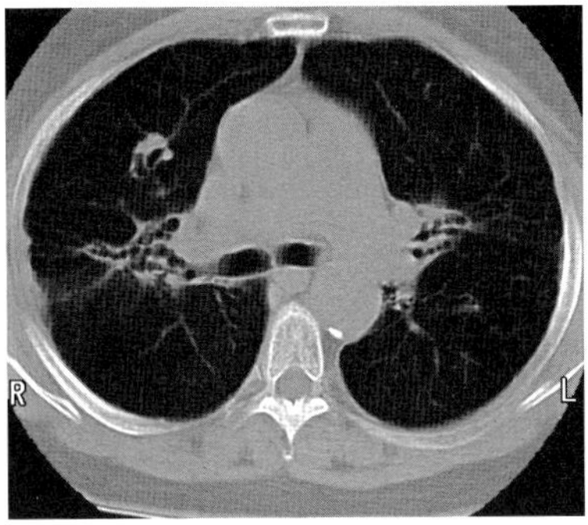

Figura 12-3. Sarcoidose com retração hilar e bronquiectasias centrais por tração.

17. **Como é denominada a síndrome na qual há sarcoidose associada a febre e artralgia de grandes articulações?**
É a chamada síndrome de Lofgren.

18. **Que testes podem ser utilizados para avaliar a atividade da sarcoidose?**
- **Título da enzima conversora da angiotensina-1 (ECA).**
- **Lavado broncopulmonar:** avaliação do número de linfócitos-T supressores.
- **Cintilografia com gálio:** indicador da atividade dos macrófagos.

19. **Verdadeiro ou falso: os volumes pulmonares são normais na sarcoidose.**
Verdadeiro, no estágio inicial da doença. Isto pode ajudar a estreitar o diagnóstico diferencial. Contudo, nos estágios tardios, o volume está reduzido devido à fibrose.

20. **Qual é a manifestação radiológica mais comum do lúpus eritematoso sistêmico (LES)?**
A manifestação radiológica mais comum são derrames pleurais uni ou bilaterais, também freqüentemente associados a derrame pericárdico.

21. **Como você diferenciaria LES da doença reumatóide ou esclerodermia?**
A fibrose pulmonar é menos comum no LES.

22. **Quais são as outras dicas radiológicas no LES?**
- Perda do volume pulmonar secundário à disfunção diafragmática.
- Alterações musculoesqueléticas relacionadas à insuficiência renal e tratamento com esteróides.
- Calcinose tumoral.

23. **Quais são os sintomas mais comuns da esclerodermia?**
Dispnéia e tosse seca, não-produtiva, são os sintomas mais comuns.

24. **Qual é o achado à TC mais comum no LES?**
Fibrose pulmonar (20-65%), geralmente com predomínio nas bases. Inicialmente aparece como um padrão reticular fino que progride para um padrão grosseiro e faveolamento.

25. **A prevalência do câncer de pulmão está aumentada na esclerodermia?**
Sim, está aumentada, principalmente na esclerodermia com fibrose pulmonar.

26. Qual alteração gastrointestinal (GI) estes pacientes apresentam?
Apresentam dilatação esofágica, que pode levar à aspiração (Fig. 12-4).

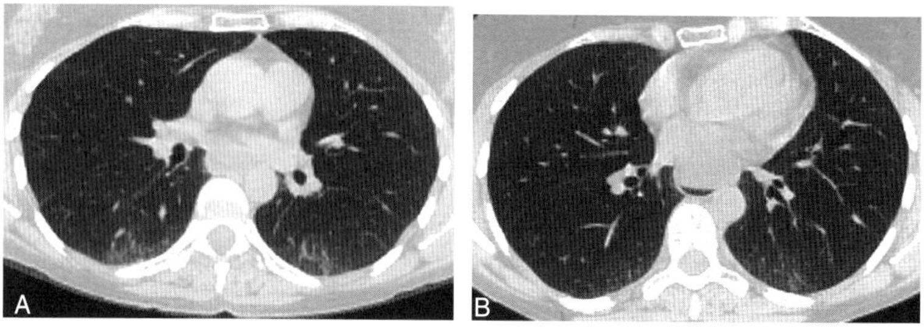

Figura 12-4. ***A*** e ***B***, Fibrose pulmonar posterior, com estenose esofágica. Observe também o esôfago dilatado secundariamente à esclerose sistêmica.

27. Quais são as características da granulomatose de Wegener?
Característica da granulomatose de Wegener é a tríade patológica de vasculite necrotizante que envolve o trato respiratório superior, os pulmões e glomérulos renais.

28. O que deve vir à mente quando uma mulher de meia-idade apresenta-se com hemoptise e doença sinusal?
Pense em granulomatose de Wegener até prova em contrário.

29. Qual é o padrão pulmonar mais freqüente na granulomatose de Wegener?
Múltiplos linfonodos arredondados ou massas, geralmente bem-definidos e de diversos tamanhos. Podem cavitar e comumente são bilaterais e múltiplos (Fig. 12-5).

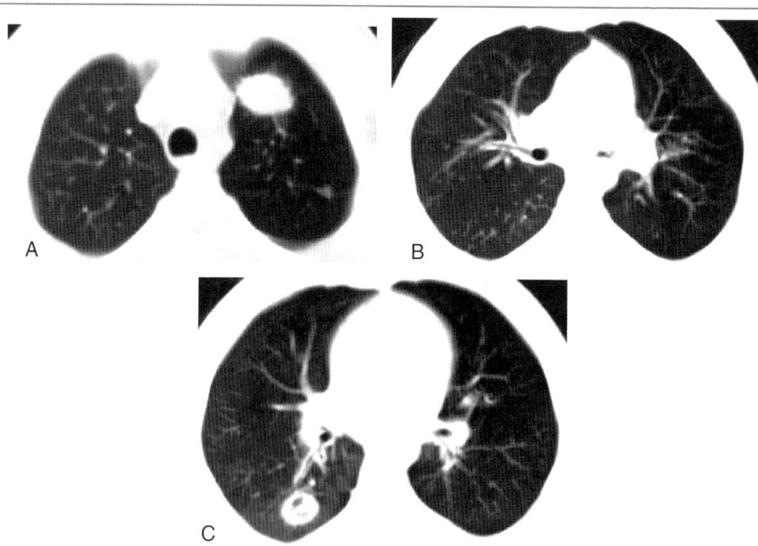

Figura 12-5. Sarcoidose cavitária. TC mostra múltiplas massas parenquimatosas. ***A***, Amputação do brônquio do lobo superior esquerdo. ***B***, Espessamento e irregularidade do brônquio fonte esquerdo e hiperlucência do pulmão direito em virtude do aprisionamento de ar. ***C***, A massa do lobo inferior direito passou por cavitação.

30. Que teste laboratorial pode ser útil para sugerir granulomatose de Wegener?
Anticorpo citoplasmático antineutrofílico (c-ANCA) é útil.

31. Qual é a vasculite mais comum que produz uma deformidade de nariz em sela?
A granulomatose de Wegener. A inflamação destrói a cartilagem nasal.

32. Qual é o diagnóstico diferencial de doença pulmonar cística?
- Linfangioleiomiomatose (LLM).
- Esclerose tuberosa do pulmão
- Histiocitose X.
- Papilomatose laringotraqueobrônquica juvenil.

33. Qual é a fisiopatologia da LLM?
A LLM é caracterizada por proliferação progressiva de músculo liso nas vias aéreas, arteríolas, vênulas e linfáticos do pulmão, levando a um fôlego progressivamente mais curto, cistos pulmonares, pneumotórax, hemoptise e derrame quiloso (Fig. 12-6).

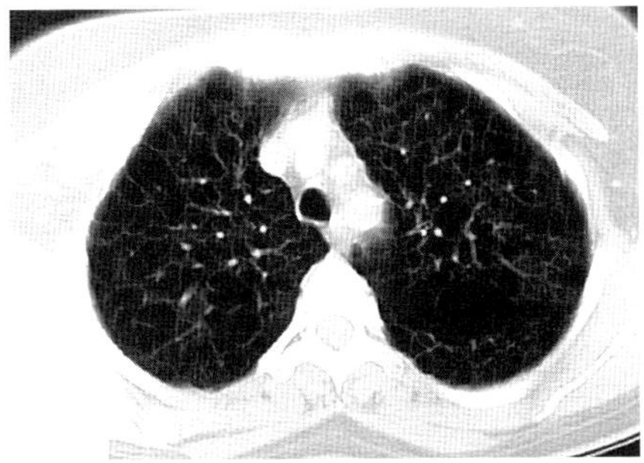

Figura 12-6. Linfangiomiomatose. Inumeráveis cistos de paredes finas, difusos e de tamanhos variados, disseminados em todas as regiões pulmonares.

34. Qual outro processo patológico que tem características similares à LLM?
A esclerose tuberosa tem características similares.

35. Você observa linfonodos pulmonares na LLM?
Não. A ausência de linfonodos pulmonares distingue a LLM do granuloma eosinofílico do pulmão.

36. Qual é a complicação mais comum da LLM?
Pneumotórax é a complicação mais comum.

37. Quais são os 3 tipos de histiocitose X?
- Síndrome de Letter-Siwe.
- Síndrome de Hand-Schüller-Christian.
- Granuloma eosinofílico (mais comumente afeta os pulmões).

38. Qual é o aspecto característico dos cistos pulmonares na histiocitose X?
Os cistos geralmente têm menos de 10 mm de diâmetro. Podem apresentar formas bizarras e não-usuais causadas por enfisema paracicatricial. Como na LLM, os padrões intersticiais que podem aparecer nas radiografias de tórax são, na verdade, inúmeros cistos pulmonares que se sobrepõem. Na histiocitose X, os cistos geralmente estão ausentes nos lobos inferiores, enquanto na LLM os cistos são observados nos lobos inferiores.

39. Quais são as queixas comumente apresentadas por pacientes com histiocitose X?
- Tosse e dispnéia.
- Hemoptise (5%).

40. Qual o efeito tóxico que a amiodarona tem sobre os pulmões?
Amiodarona é uma droga antiarrítmica que contém iodo. Em alguns pacientes, acumula-se nos macrófagos pulmonares e causa pneumonia intersticial, consolidação e fibrose (Fig. 12-7). Também acumula-se no fígado e baço.

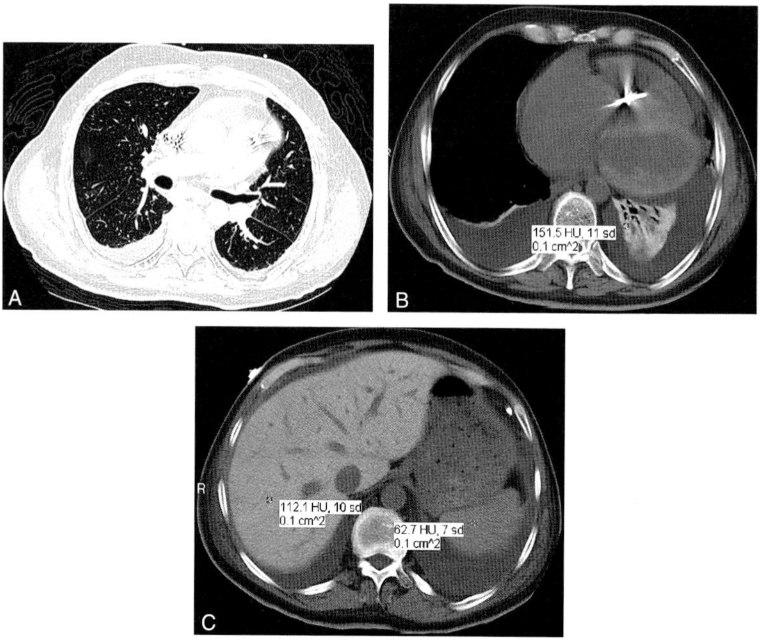

Figura 12-7. Toxicidade da amiodarona. ***A***, Imagem de alta resolução do ápice pulmonar médio mostra finas linhas intersticiais periféricas. ***B***, Imagem do lobo inferior colabado mostra um pulmão denso, secundário ao depósito de iodo. ***C***, Observe também o fígado denso nesta TC sem contraste.

41. Qual o efeito tóxico que a bleomicina pode ter sobre os pulmões?

Bleomicina é uma droga antibiótica e antineoplásica. Apresenta toxicidade pulmonar em até 40% dos pacientes. A toxicidade pulmonar pode ser fatal. Apesar de poder existir uma variação nos aspectos e efeitos, o mais comum é a pneumonite intersticial crônica e fibrose. Os achados à TC são predominantemente basal de atenuação "em vidro fosco" e linhas fibróticas (Fig. 12-8).

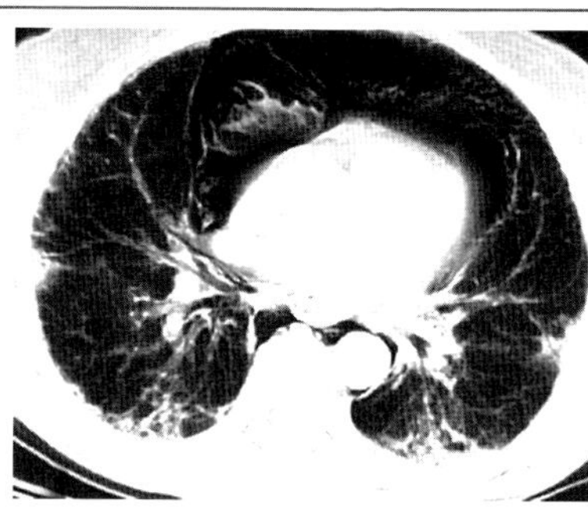

Figura 12-8. Toxicidade da bleomicina com extensa fibrose pulmonar. Além disto, há um pneumomediastino, possivelmente devido à ventilação mecânica.

42. O que é a síndrome de Goodpasture? Como ela se apresenta nos pulmões?

A síndrome de Goodpasture é uma síndrome pulmonar-renal com um anticorpo antimembrana basal. Causa episódios repetidos de hemorragia alveolar pulmonar e glomerulonefrite. As manifestações pulmonares geralmente precedem as manifestações renais. Após um episódio de hemorragia pulmonar, há um infiltrado alveolar agudo, que se torna reticulonodular e se resolve em 10-12 dias. Após múltiplos episódios, a hemossiderina deposita-se e se estabelece um padrão de doença intersticial crônica e linfonodos de 1 a 3 mm, com episódios hemorrágicos superpostos (Fig. 12-9).

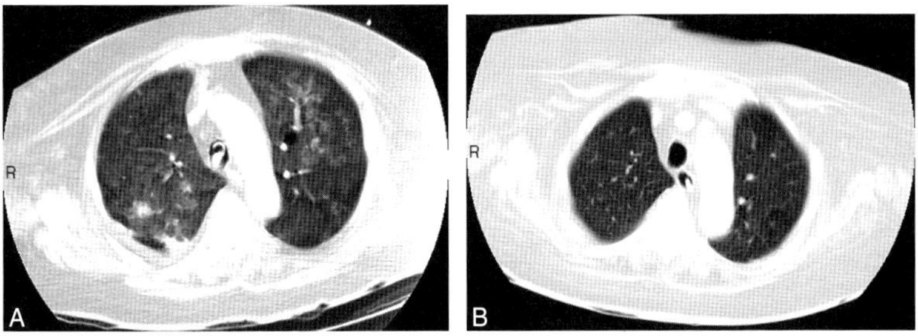

Figura 12-9. Síndrome de Goodpasture. ***A***, Imagem inicial durante um episódio hemorrágico agudo mostra áreas de infiltrado em vidro fosco e consolidação. ***B***, No exame de acompanhamento 6 semanas após houve resolução.

PONTOS-CHAVE: CONDIÇÕES INFLAMATÓRIAS TORÁCICAS ✔

1. A sarcoidose causa alterações que incluem linfonodomegalia, linfonodos pulmonares e doença pulmonar. O aspecto pode ser característico, mas também pode simular o câncer pulmonar, devendo ser dele diferenciado.
2. A esclerodermia causa distúrbio da motilidade esofágica e fibrose basal e posterior característica secundária à aspiração.
3. A granulomatose de Wegener causa linfonodos pulmonares, alguns cavitados. Deve ser diferenciada de metástases pulmonares.

BIBLIOGRAFIA

1. Dahnert W: Radiology Review Manual, 3rd ed. Baltimore, Lippincott, Williams & Wilkins, 1996.
2. Kim EA, Lee KS, Johkoh T, et al: Interstitial lung diseases associated with collagen vascular diseases: Radiologic and histopathologic findings. Radiographics 22(Suppl):S151-S165, 2002.
3. Mayberry JP, Primack SL, Muller NL: Thoracic manifestations of systemic autoimmune diseases: Radiographic and high resolution CT findings. Radiographics 20:1623-1635, 2000.
4. McLoud T: Thoracic Radiology Requisites. St. Louis, Mosby, 1998.
5. Muller N, Fraser R, Colman N, Pare P: Radiologic Diagnosis of Diseases of the Chest. Philadelphia, W.B. Saunders, 2001.
6. Stern EJ, Swensen SJ: High-resolution CT of the Chest. Philadelphia, Lippincott-Raven, 1996.
7. Webb WR, Muller N Naidich D: High-Resolution CT of the Lung, 2nd ed. Philadelphia, Lippincott-Raven, 1996.
8. Weissleder R, Rieumont MJ, Writtenburg J: Primer of Diagnostic Imaging, 2nd ed. St. Louis, Mosby, 1997.

CAPÍTULO 13

NEOPLASIAS DE PULMÃO E VIAS AÉREAS

Matthew Cham, MD e John G. Strang, MD

1. Quão comum é o câncer de pulmão?

O câncer de pulmão é a principal causa de mortalidade por câncer em homens e mulheres nos Estados Unidos, tendo ultrapassado o câncer de mama como causa principal de morte por câncer em mulheres desde 1987. Estima-se que 1 em 13 homens e 1 em 17 mulheres venham a óbito devido a câncer de pulmão.

2. Caso a sua instituição realize exames por imagem em uma população de 250.000 pessoas, quantos novos casos de câncer pulmonar serão diagnosticados por ano?

Dada a incidência do câncer de pulmão de 174.000 novos casos na população dos Estados Unidos de 295 milhões de pessoas, você deve esperar encontrar cerca de 150 novos casos de câncer de pulmão anualmente – praticamente 3 novos casos por semana!

3. Quantas pessoas morrem de câncer de pulmão por dia?

Nos Estados Unidos existem 160.000 óbitos por câncer pulmonar a cada ano, em comparação com 41.000 óbitos devidos a acidentes automobilísticos, 19.000 homicídios e 17.000 óbitos devidos à síndrome da imunodeficiência adquirida (AIDS). Em média, 420 americanos morrem de câncer de pulmão a cada dia – isto é o equivalente à queda de um Boeing 747 Jumbo Jet a cada 24 horas.

Em todo o mundo, cerca de 1,25 milhões de pessoas morrem anualmente devido a câncer de pulmão – uma pessoa a cada 30 segundos!

4. Qual a taxa de sobrevida para o câncer de pulmão?

A taxa de sobrevida em 5 anos é de 14% nos Estados Unidos e 8% na Europa. Encontrando-se todos os cânceres pulmonares num estágio I através de detecção precoce, a taxa de sobrevida pode subir para aproximadamente 80%.

5. Qual é a relação entre câncer de pulmão e tabagismo?

Cerca de 85% a 90% dos óbitos por câncer de pulmão são atribuídos ao consumo de cigarros. Vinte e cinco por cento dos cânceres pulmonares em não-fumantes são atribuídos ao tabagismo passivo ou de segunda mão. A probabilidade do câncer de pulmão aumenta com o número de cigarros fumados, profundidade da inalação e idade de início do tabagismo.

6. Qual a porcentagem de fumantes que desenvolverá câncer de pulmão?

Entre 10% e 20% dos fumantes desenvolverão câncer de pulmão em sua vida. Destes, cerca de 95% morrerão dentro de 5 anos após o diagnóstico.

7. Quanto tempo decorre entre começar a fumar e o desenvolvimento de câncer de pulmão?

Estima-se que o câncer de pulmão leve cerca de 20 anos para se desenvolver, dependendo da idade, número de maços/ano e fatores genéticos.

8. Quais são os sintomas de apresentação mais comuns do câncer de pulmão?

Tosse, dificuldade respiratória, hemoptise e pneumonia pós-obstrutiva são observados com tumores centrais. Dor, síndrome de Pancoast e síndrome da veia cava superior (VCS) são observadas em casos de invasão extrapulmonar. Síndrome paraneoplásica ocasionalmente é observada. Dez por cento são assintomáticos.

9. O que é a síndrome de Pancoast?

A síndrome de Pancoast caracteriza-se por uma neoplasia maligna no sulco superior do pulmão, com envolvimento do opérculo torácico, plexo braquial e nervos simpáticos cervicais. Apresenta-se com dor característica na região do ombro (distribuição do oitavo tronco cervical e segundo tronco torácico), atrofia dos músculos da mão, síndrome de Horner (ptose, miose, hemianidrose, enoftalmia) e síndrome da VCS (Fig. 13-1).

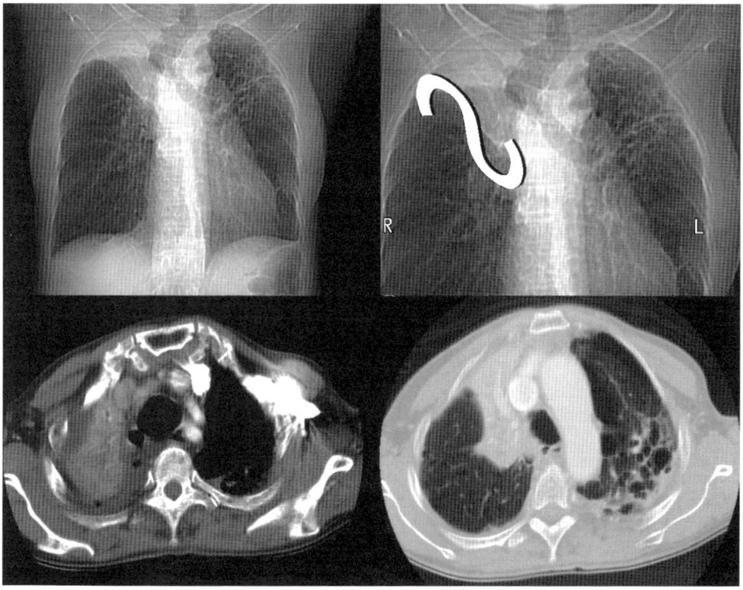

Figura 13-1. Carcinoma de pulmão em um paciente com síndrome de Pancoast. Note o "sinal do S de Golden" característico, formado pela margem tumoral inferior na radiografia simples.

10. O que é a síndrome da VCS?

Síndrome da VCS resulta de obstrução da VCS, sendo caracterizada por uma constelação de sintomas incluindo edema facial e do pescoço, edema bilateral dos membros superiores, cefaléia, tosse e dispnéia (Fig. 13-2).

11. Quais são algumas síndromes paraneoplásicas?

Síndromes paraneoplásicas incluem caquexia, mal-estar, febre, baqueteamento digital, osteoartropatia pulmonar hipertrófica, endocardite trombótica não-bacteriana, tromboflebite migratória e produção hormonal ectópica (hormônio adrenocorticotrópico [ACTH], hormônio antidiurético [ADH], hipercalcemia).

12. O que é a classificação TNM para estadiamento do câncer de pulmão?

T representa o grau de disseminação do tumor primário; **N** representa a extensão do envolvimento de linfonodos regionais e **M** representa a presença ou ausência de metástases a distância.

13. Qual o papel da TC no estadiamento do câncer pulmonar?

A TC pode confirmar a doença e diferenciar de algumas entidades benignas. Também pode mostrar o tamanho e localização do tumor primário, extensão da invasão, envolvimento de linfonodos e presença de doença metastática. Tomografia por emissão de pósitrons (PET) ou PET/TC é o método de imagem alternativo para estadiamento. Como a radiologia não é a patolo-

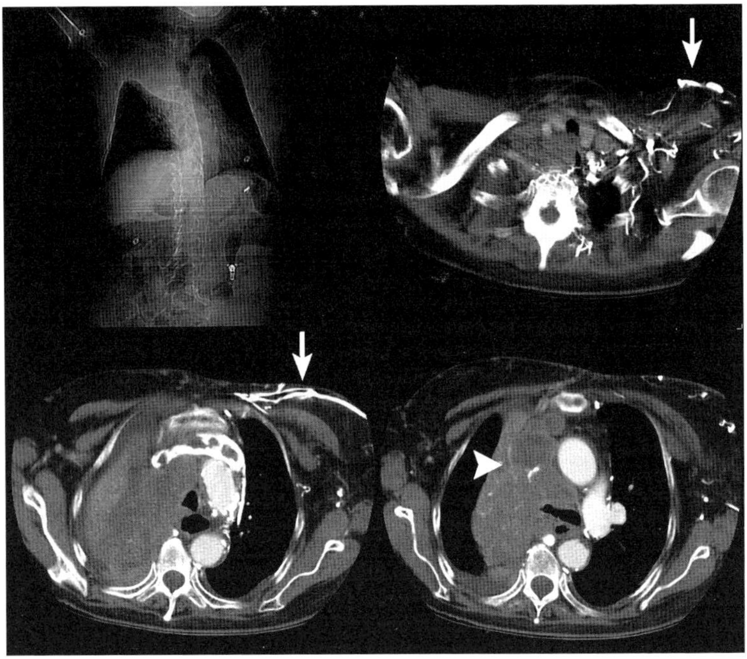

Figura 13-2. Câncer de pulmão em um paciente apresentando síndrome da veia cava superior (VCS). Observe as veias colaterais da parede torácica e a veia ázigos *(seta)* e a completa obstrução da VCS *(cabeça de seta)*.

gia (algumas coisas que parecem câncer não o são e alguns linfonodos de tamanho normal podem ser sítios de metástases), ela muitas vezes é combinada com mediastinoscopia para estadiamento patológico.

14. Para qual tipo de câncer de pulmão a classificação TNM *não* é utilizada?

Câncer pulmonar de pequenas células, que é considerado metastático no momento do diagnóstico. O câncer pulmonar de pequenas células é estagiado como doença limitada ou extensa, o que determina o papel da radioterapia.

15. Na classificação TNM, o que é o estadiamento T?

- **T*is*:** carcinoma *in situ*.
- **Tx:** achados citológicos malignos sem que se observe lesão.
- **T1:** tumor de 3 cm ou de menor diâmetro e circundado por pulmão ou pleura visceral ou tumor endobrônquico distal ao brônquio lobar.
- **T2:** diâmetro maior do que 3 cm; extensão para a pleura visceral, atelectasia ou pneumopatia obstrutiva envolvendo menos do que um pulmão; tumor lobar endobrônquico ou tumor de um brônquio principal a mais de 2 cm da carina.
- **T3:** tumor apical; atelectasia total de um pulmão; tumor endobrônquico de brônquio principal a 2 cm da carina, mas sem invadi-la; ou tumor de qualquer tamanho com extensão direta das estruturas adjacentes, tais como a pleura mediastinal, parede torácica, diafragma, pericárdio parietal ou gordura mediastinal do nervo frênico.
- **T4:** invasão do esôfago, traquéia, carina, grandes vasos, nervo laríngeo recorrente, corpo vertebral e/ou coração; obstrução da VCS; derrame pleural ou miocárdico maligno; ou linfonodos pulmonares satélites dentro do mesmo lobo que o tumor primário.

16. Na classificação TNM, o que é o estadiamento N?

- **N0:** sem envolvimento de linfonodos.
- **N1:** envolvimento dos linfonodos broncopulmonares ou hilares ipsolaterais.
- **N2:** envolvimento de linfonodos mediastinais ipsolaterais, incluindo linfonodos paratraqueais inferiores e superiores, linfonodos pré e retrotraqueais, linfonodos aórticos e da janela aortopulmonar, linfonodos paraórticos, paraesofágicos, subcarinais e o ligamento pulmonar.
- **N3:** envolvimento dos linfonodos mediastinais ou hilares contralaterais e de qualquer linfonodo escaleno ou supraclavicular.

17. Na classificação TNM, o que é o estadiamento M?

- **M0:** sem metástases.
- **M1:** metástases presentes.

Estadiamento do câncer de pulmão e taxas de sobrevida em 5 anos estão resumidos na Tabela 13-1.

TABELA 13-1. ESTADIAMENTO DO CÂNCER PULMONAR E TAXAS DE SOBREVIDA EM 5 ANOS

Estágio	Classificação TNM	Taxa de Sobrevida em 5 Anos
Estágio IA	T1N0M0	75%
Estágio IB	T2N0M0	55%
Estágio IIA	T1N1M0	50%
Estágio IIB	T2N1M0 ou T3N0M0	40%
Estágio IIIA	T1-3N2M0 ou T3N1M0	10-35%
Estágio IIIB	Qualquer T4 ou N3M0	5%
Estágio IV	Qualquer M1	1%

18. Quais estágios do câncer de pulmão são considerados irressecáveis?

Estágio IIIB e estágio IV. As divisões importantes que decidem sobre a ressecabilidade estão entre T3 e T4, N2 e N3 e entre M0 e M1.

19. Quando os pacientes se apresentam com sintomas do câncer de pulmão, qual o estágio do câncer pulmonar que nós geralmente encontraremos?

Normalmente serão encontrados estágios III e IV.

20. Por que a TC tornou o linfonodo pulmonar solitário (NPS) problemático para o radiologista?

Porque pequenos NPSs são fáceis de se detectar à TC, mas difíceis de caracterizar. Numa população de alto risco de tabagistas importantes com mais de 50 anos de idade, cerca de 70% dos indivíduos apresentarão linfonodos pulmonares (e fatias mais finas com *software* para detecção automática de linfonodos provavelmente encontrarão ainda mais). A maioria dos linfonodos com menos de 2 cm de diâmetro não são vistos às radiografias de tórax. Assim, a TC encontra estes linfonodos, cuja maioria é benigna, mas muitas vezes pequena demais para biópsia, pequenos demais para caracterização precisa com PET e com morbidade muito alta para serem ressecados.

Swensen SJ: *screening* for lung cancer. AJR 179:833-836, 2002.

21. O que é a razão de probabilidade (RP) dos NPSs?

A RP é a probabilidade de uma característica particular de um linfonodo ou de um paciente estar associada a um processo maligno *versus* benigno. Matematicamente, ela é definida como:

$$RP = \frac{\text{Número de nódulos malignos com esta característica}}{\text{Número de nódulos benignos com esta característica}}$$

RP < 1,0 sugere que a característica é mais freqüentemente observada em lesões benignas, RP = 1,0 sugere uma chance de 50% de aparecimento de uma lesão benigna e RP > 1,0 sugere que a característica é mais freqüentemente observada em lesões malignas.

22. Quais são as RP das características radiológicas dos NPSs?
Veja Tabela 13-2.

TABELA 13-2. RAZÕES DE PROBABILIDADE (RP) PARA CARACTERÍSTICAS RADIOLÓGICAS DE LINFONODOS PULMONARES SOLITÁRIOS

Característica Radiológica	RP
Margem espiculada	5,54
Taxa de crescimento maligno	3,40
Margem lisa	0,30
Idade 30-39	0,24
Nunca fumou	0,19
Idade 20-29	0,05
Taxa de crescimento benigna	0,01

Dados de: Gurney JW: Determining the likehood of malignancy in solitary pulmonary nodules with Bayesian analysis. Part I: Theory. Radiology 186:405-413, 1993.

23. Quais são os dois critérios radiológicos geralmente aceitos como prova de que um linfonodo é benigno?

- Ausência de crescimento por 2 anos.
- Calcificação do linfonodo em um padrão benigno.

Interessantemente, estes dois critérios foram inicialmente descritos no final dos anos 1940, até o início dos anos 1950, muito antes do advento da TC.

Aufses AH: Differential diagnosis between the early infiltrate or tuberculous and carcinoma of the lung. Tuberculology 210:72-78, 1953.

Good CA, Hood RT Jr, McDonald JR: Significance of a solitary mass in the lung. AJR 70:543-554, 1953.

Hood RT Jr, Good CA, Clagett OT, McDonald JR: Solitary circumscribed lesions of the lung. JAMA 152:1185-1191, 1953.

Lillington GA: Management of solitary pulmonary nodules. Postgrad Med 101:145-150, 1997.

24. Quais padrões de calcificação são considerados benignos?
Calcificações concêntricas (laminares), centrais, difusas e semelhantes à pipoca são considerados padrões benignos. Calcificações excêntricas e puntiformes não são consideradas benignas.

25. Por que não biopsiar todos os NPSs detectados à TC?
Entre todos os linfonodos pulmonares não-calcificados detectados pela TC em uma população de risco, até 98% são benignos. Muitas lesões pequenas não são facilmente acessíveis à biópsia percutânea, enquanto intervenções diagnósticas mais invasivas estão associadas a taxas de complicações mais altas, difíceis de justificar dada à taxa de benignidade.

26. Então, se não podemos biopsiar todos os NPSs, o que podemos fazer?
Nós podemos acompanhar sua taxa de crescimento.

27. O que são os tempos de duplicação de volume típicos dos cânceres de pulmão?
Tempos de duplicação de volume (o tempo que leva para que o volume do tumor dobre) são de aproximadamente 30 dias a 18 meses. Alguns tipos celulares de tumor de pulmão tendem a ser mais rápidos (ou seja, carcinoma de células escamosas) e outros mais lentos (carcinoma bronquíolo-alveolar) (Fig. 13-3).

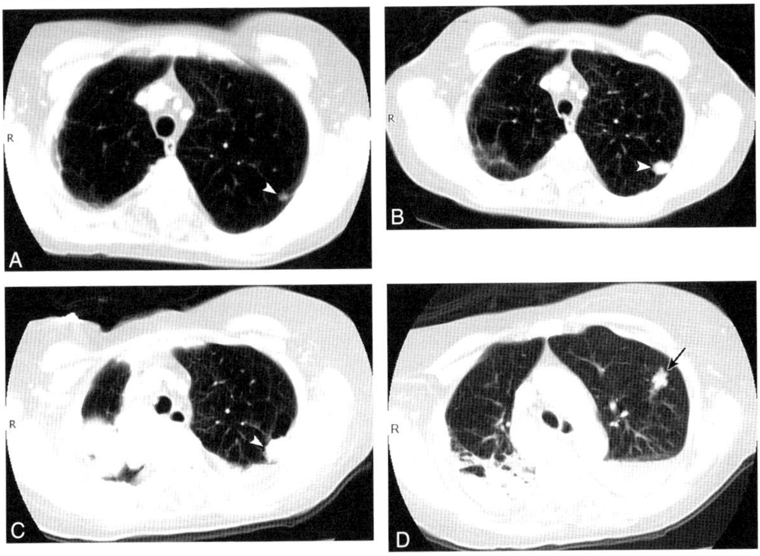

Figura 13-3. ***A,*** Imagem de base mostra crescimento de carcinoma do lobo superior esquerdo *(cabeça de seta)*. O câncer não foi ressecado devido a comorbidades (enfisema). ***B,*** 16 meses de acompanhamento. ***C,*** 33 meses de acompanhamento. ***D,*** Metástases pulmonares *(seta)* e metástases ósseas (não mostradas) desenvolveram-se no exame de 33 meses. O tempo de duplicação do volume é de aproximadamente 6 meses.

28. Como é avaliado o intervalo de crescimento dos linfonodos?
- Medida manual a partir do filme.
- "Calipers" eletrônicos.
- Avaliação tridimensional (3D) da segmentação/volume.

Medidas mais precisas detectam alterações menores com mais confiabilidade e, assim, detectam o crescimento mais precocemente.

29. Qual é a relação entre volume e diâmetro?
Volume de uma esfera = 1,33 π (d/2)^3
sendo π = 3,14 e *d* = diâmetro da esfera.

30. Se um linfonodo perfeitamente esférico dobra em diâmetro, em quanto o seu volume aumenta?
Um aumento de 2 vezes no diâmetro de uma esfera corresponde a um aumento de volume em 8 vezes (Fig. 13-4).

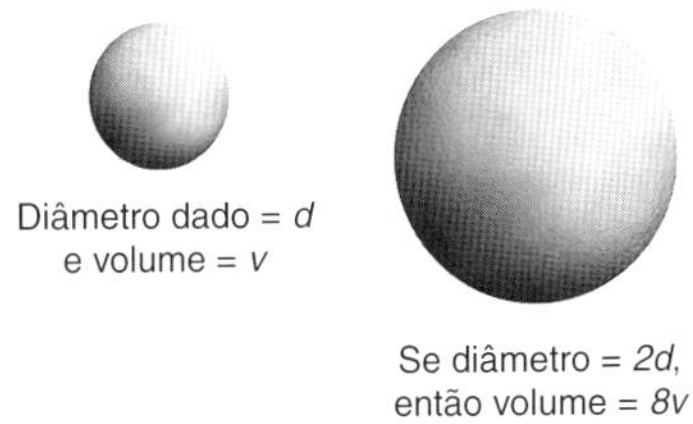

Figura 13-4. A esfera à direita, em comparação com a esfera à esquerda, tem 2 vezes o diâmetro e 8 vezes o volume desta.

31. Se um linfonodo perfeitamente esférico dobra de volume, em quanto cresceu seu diâmetro?

Um aumento de volume em 2 vezes corresponde a um aumento de diâmetro de somente 26% (Fig. 13-5).

32. Se um linfonodo de 4 mm de diâmetro cresce para 5 mm, em quanto aumentou seu volume?

Seu volume praticamente dobrou! Você realmente consegue distinguir linfonodos de 4 e 5 mm a olho nu ou com calibradores? E se você minimizá-los por um fator 2 ou mais quando você os observa no seu sistema PACS *(picture archiving and communication system)* (Fig. 13-6)?

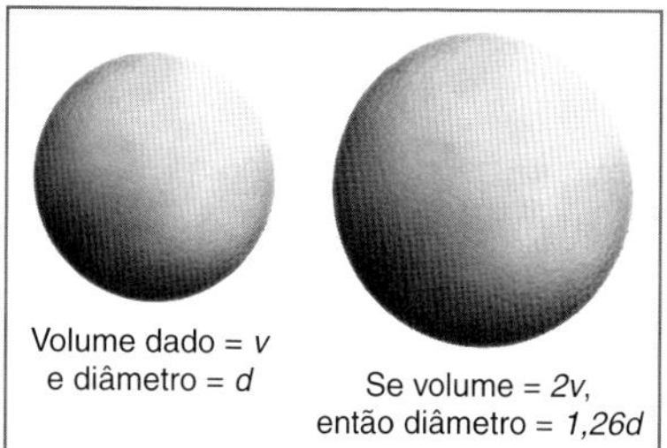

Figura 13-5. A esfera à direita, em comparação com a da esquerda, tem 2 vezes o volume e somente 1,25 vez o diâmetro da esfera à esquerda.

Figura 13-6. Apesar da diferença de 1 mm entre o diâmetro destes dois linfonodos esféricos poder parecer trivial, a esfera de 5 mm à direita tem duas vezes o volume da esfera de 4 mm à esquerda.

33. Com que freqüência os linfonodos pulmonares se apresentam como esferas perfeitas?

Nunca. Esta é a razão pela qual as medidas dos tumores não podem ser obtidas a partir de simples medidas de diâmetros por "calipers" eletrônicos. Muitos investigadores estão desenvolvendo técnicas mais precisas de segmentação volumétrica e algoritmos de detecção/diagnóstico auxiliados por computadores (DAC), necessários para medidas mais precisas da taxa de crescimento.

34. Quais os parâmetros técnicos que afetam a avaliação volumétrica dos linfonodos detectados no rastreamento por TC?

Espessura de colimação, campo de visão e algoritmo de segmentação afetam a precisão da avaliação volumétrica. Colimação mais fina, pequenos campos de visão e algoritmos precisos de segmentação são necessários para a precisa análise volumétrica dos linfonodos. Um campo de visão estreito com cortes finos produz uma aproximação volumétrica mais precisa com o linfonodo verdadeiro (Fig. 13-7).

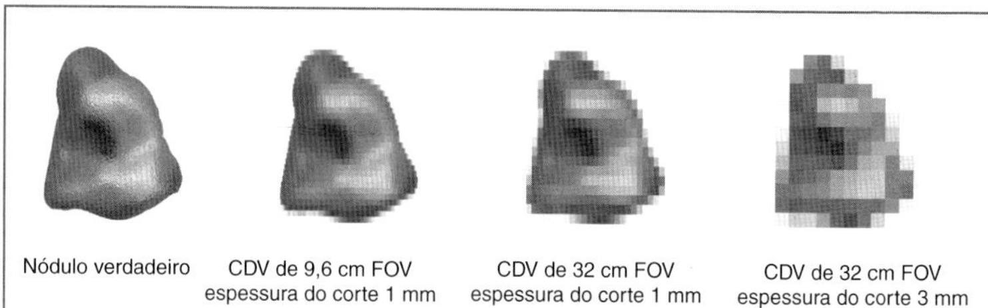

Figura 13-7. Um campo de visão (CDV) estreito com cortes finos gera uma aproximação volumétrica mais precisa com o linfonodo verdadeiro.

35. Quais são as limitações das medidas volumétricas por TC?

- Parâmetros de aquisição: linfonodos < 3 mm.
- Variações metodológicas.
- Artefatos de movimentos.
- Artefatos de segmentação.
- Variação temporal e respiratória.

36. Como a DAC pode ajudar?

- Melhora da sensibilidade (detecção precoce).
- Avaliação de características de imagem complexas (caracterização do linfonodo).
- Simplifica tarefas repetitivas (registro automático do linfonodo entre exames).
- Minimiza a variabilidade interobservadores (melhor padronização).

37. Quais são as limitações da DAC?

- Variação na seleção do paciente/técnica de exame.
- Ausência de padrões no relatório de dados; número de falso-positivos por exame ou por grupo de pacientes.
- Confiança em interpretadores especializados; ausência de padrão histológico.
- Ausência de orientações para interpretação; sem consenso na definição do linfonodo.
- Limitada pela capacidade e resolução da TC.
- Limitada pela densidade, tamanho e localização do linfonodo.

38. Com que freqüência os NPSs devem ser acompanhados radiologicamente?

Este é um campo em constante mudança na radiologia. No decorrer de 30 anos, a avaliação de linfonodos pulmonares primários mudou dos raios X de tórax para TC convencional, TC helicoidais e TC com 4, 16, 40, 60 e 256 detectores TC. As atuais recomendações de acompanhamento de linfonodos são dependentes do tamanho do linfonodo:

- Muitos linfonodos não-calcificados < 5 mm são linfonodos benignos ou inflamatórios, que se resolvem em 12 meses. Repetir a TC em 12 meses.
- Linfonodos não-calcificados de 4-7 mm são indeterminados. Realize TC com cortes finos em 3 meses.
- Linfonodos não-calcificados de 8-20 mm são indeterminados. Realize TC com cortes finos o mais breve possível.
- Linfonodos não-calcificados maiores do que 20 mm são indeterminados. Realize biópsia ou cirurgia.

Henschke CI, Yankelevitz DF, Naidich DP, et al: TC *screening* for lung cancer: Suspiciousness of nodules according to size on baseline scans. Radiology 231:164-168, 2004.

Swensen SJ, Jett JR, Sloan JA, et al: *Screening* for lung cancer with low-dose spiral computed tomography. Am J Respir Crit Care Med 165:508-513, 2002.

39. Qual é o papel da fluorine-18-fluorodeoxiglicose (FDG)-PET no diagnóstico de um NPS?

Células de câncer de pulmão possuem uma taxa metabólica mais alta que a de células normais; conseqüentemente, a captação da glicose é mais alta. Imagem FDG-PET utiliza o isótopo fluorine-18 ligado a um análogo da glicose para formar a FDG. Aumento da captação da FDG é observada na maioria dos tumores malignos e é a base do exame PET utilizada para diferenciar entre linfonodos benignos e malignos. A sensibilidade da FDG-PET para processos malignos é de 67-91% (média de 81%) e a especificidade é de 82-96% (média de 90%) (Fig. 13-8). A PET tem papel no diagnóstico, estadiamento e reestadiamento do carcinoma pulmonar.

Gould MK, Kuschner WG, Rydzak CE, et al: Test *performance* of positron emission tomography and computed tomography for mediastinal staging in patients with non-small-cell lung cancer: A meta-analysis. Ann Intern Med 139:879-892, 2003.

40. Quais os subtipos de câncer que freqüentemente são falso-negativos na FDG-PET?

Tumores que se comportam de uma maneira mais indolente, como tumores carcinóides e o carcinoma bronquíolo-alveolar, são mais comumente falso-negativos na FDG-PET. Contudo, até 44% dos cânceres pulmonares que apresentam PET negativas são cânceres de não-pequenas células.

41. Quais lesões podem ser falso-positivas na FDG-PET?

Doença granulomatosa, infecção, inflamação, hiperplasia linfonodal reacional e sarcoidose podem ser falso-negativas na FDG-PET. Não surpreendentemente, o volume dos linfonodos está significativamente correlacionado com acúmulo de FDG.

42. Quais são as neoplasias benignas mais comuns do pulmão?

Hamartomas são as neoplasias pulmonares benignas mais comum. Eles contêm uma mistura de tecido conjuntivo, fendas revestidas com tecido epitelial e quantidades variáveis de osso, cartilagem, gordura, vasos e músculo liso. Hamartomas podem ser diagnosticados pela TC com segurança quando o linfonodo tem menos de 2 cm de diâmetro, parecendo esférico com um contorno liso, limites bem-definidos e contendo gordura com calcificações em "formato de pipoca".

Outros tumores pulmonares benignos e lesões semelhantes a tumor comuns incluem papilomas, pseudotumores inflamatórios e granulomas. Em conjunto, estas lesões benignas compreendem 51% dos NPSs observados nas radiografias de tórax (Figs. 13-9 e 13-10).

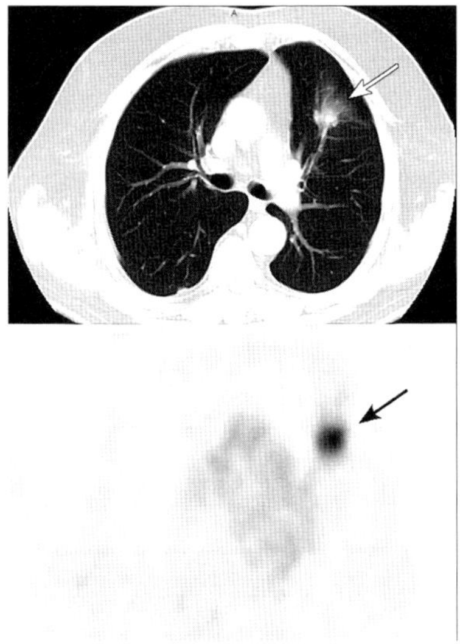

Figura 13-8. Um linfonodo pulmonar solitário encontrado na TC demonstra aumento da captação de FDG na imagem PET *(seta)*, confirmado como sendo um adenocarcinoma de pulmão ao exame patológico.

43. Quais as outras entidades benignas que podem aparecer como linfonodos pulmonares?

- Malformação arteriovenosa (Fig. 13-11).
- Atelectasia redonda, que é um pseudotumor causado pelo pregueamento da pleura e que contém derrame pleural (Fig. 13-12).
- Seqüestros pulmonares, que são congênitos e associados a artérias e veias de drenagem ectópicas (Fig. 13-13).
- Infartos pulmonares (Fig. 13-14).
- Muco endobrônquico/endotraqueal (Fig. 13-15).

44. Quais são os pré-requisitos para o rastreamento do câncer?

Rastreamento é o exame de pessoas assintomáticas (não são ainda pacientes!). Os pré-requisitos determinantes para o rastreamento do câncer incluem os seguintes:

- A doença deve ser tratável e comum.
- O exame deve ser de fácil realização, barato e de fácil reprodutibilidade.
- O exame deve ser altamente sensível e facilmente disponível.

45. Por que existe uma demanda para o rastreamento do câncer de pulmão por meio de TC?

- Câncer pulmonar em estágio precoce tem um melhor prognóstico.
- Sem rastreamento, somente 20% dos cânceres são diagnosticados enquanto ressecáveis.
- Existe um imenso número de fumantes e ex-fumantes.

46. O que é I-ELCAP? Qual é a evidência de que o rastreamento por TC pode ser efetivo?

O *International Early Lung Cancer Action Program* (I-ELCAP) realizou rastreamento por TC de fumantes e ex-fumantes. ELCAP publicou seus resultados iniciais em um artigo de referência no *Lancet* em 1999, demonstrando que a TC de dose baixa não somente detecta o câncer de

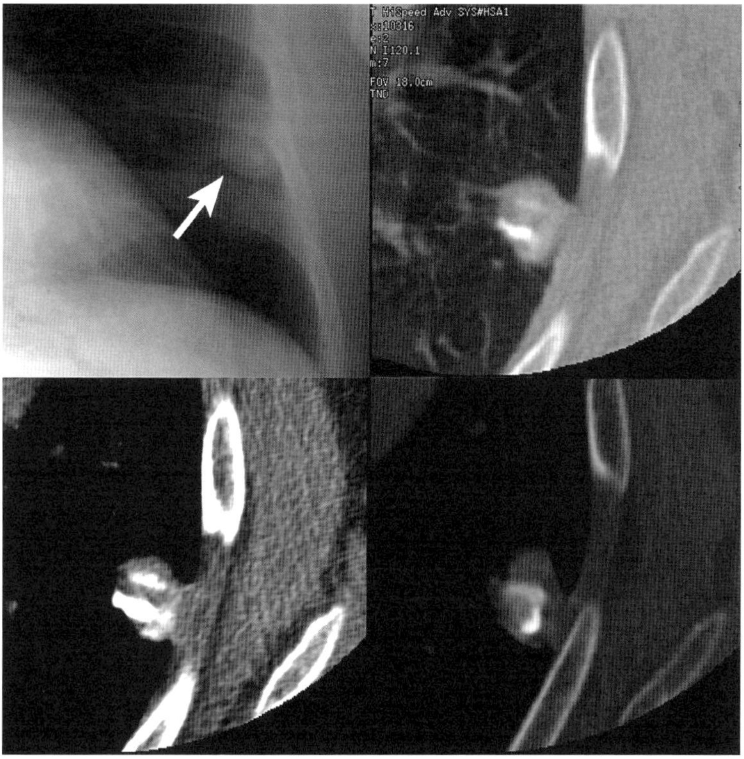

Figura 13-9. Hamartomas pulmonares classicamente apresentam-se como lesão solitária calcificada semelhantes a uma moeda nas radiografias torácicas simples *(seta)*. Hamartoma pulmonar na TC demonstra calcificação típica em pipoca.

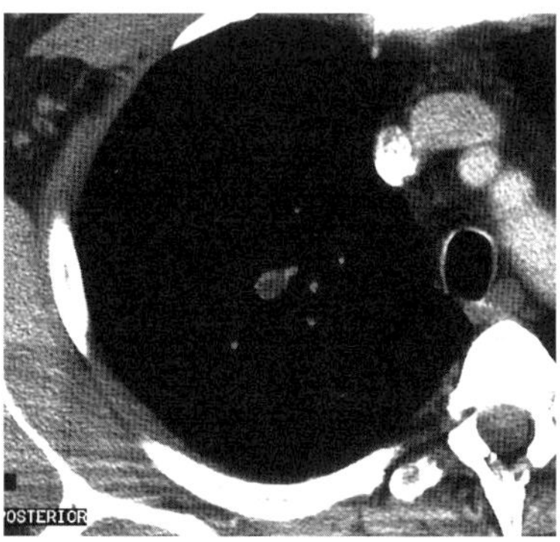

Figura 13-10. Hamartoma pulmonar contendo lipídio (–50 unidades Hounsfield) em outro paciente.

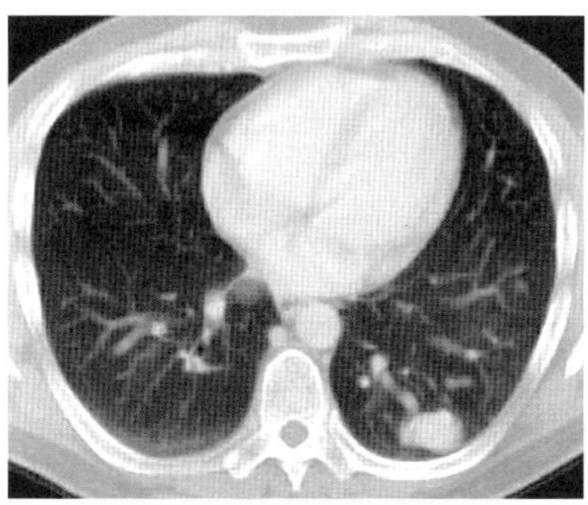

Figura 13-11. Malformação arteriovenosa apresentando-se como uma massa em um paciente com a síndrome de Osler-Weber-Rendu.

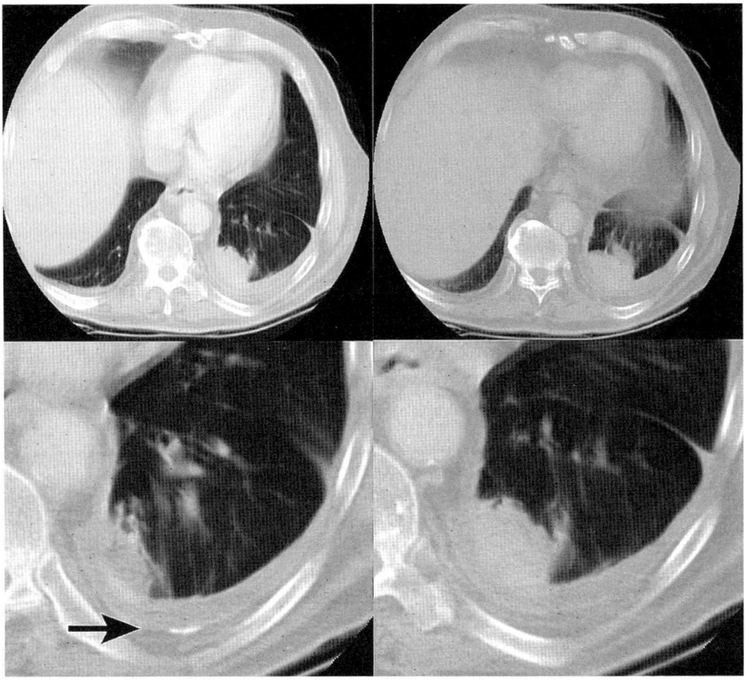

Figura 13-12. Atelectasia redonda tipicamente apresenta-se como uma massa redonda junto à pleura, na periferia pulmonar. Geralmente está associada a vasos e brônquios que giram em direção à massa, conhecido como sinal "da cauda de cometa". Observe a calcificação pleural *(seta)*.

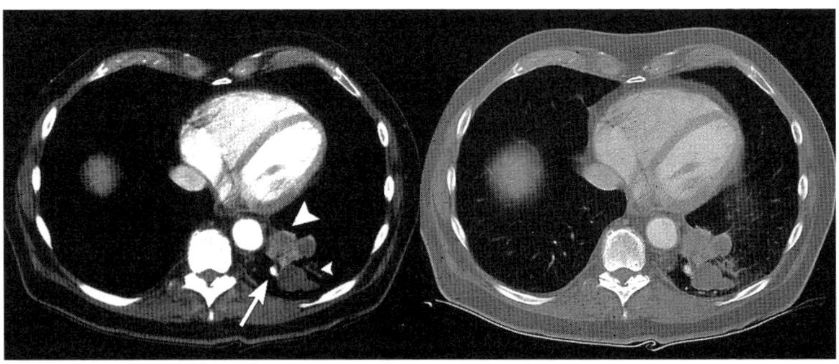

Figura 13-13. Seqüestro pulmonar com carcinoma pulmonar coincidente. O seqüestro *(cabeça de seta pequena)* é mais lateral e pode apresentar-se com uma massa na radiografia ou TC. Observe o grande vaso nutridor adjacente *(seta)* proveniente da aorta. Neste caso também existe um carcinoma pulmonar *(cabeça da seta grande)* medial ao seqüestro.

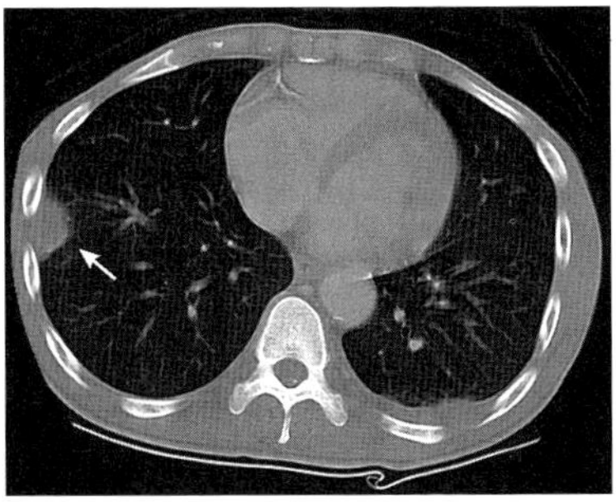

Figura 13-14. Um infarto pulmonar *(seta)* pode ocorrer como uma seqüela de embolismos pulmonares. Infartos são incomuns devido ao duplo suprimento arterial pulmonar, originando-se das artérias brônquicas e pulmonares. Eles se resolvem gradualmente no decorrer de semanas, "derretendo" como um cubo de gelo.

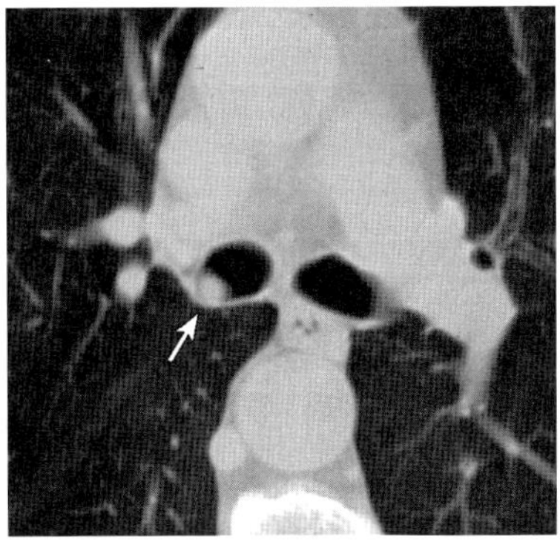

Figura 13-15. Uma rolha de muco *(seta)* pode simular tumores endobrônquicos não somente por seu aspecto, mas também pela sua tendência em causar atelectasia obstrutiva. Isso pode mudar caso você reexamine o paciente na posição prona, mostrando que se trata de muco. Este geralmente não se move quando se pede ao paciente para tossir.

pulmão na população examinada, mas também leva a um forte deslocamento em direção aos cânceres em estágio inicial, potencialmente curáveis.

Henschke CI, McCauley D, Yankelevitz DF, et al: Early lung cancer action project: Overall design and findings from baseline *screening*. Lancet 354:99-105, 1999.

47. Se o rastreamento altera o estadiamento e o estadiamento altera a mortalidade, por que o rastreamento do câncer pulmonar por TC não se torna uma rotina?
Melhora do prognóstico não é sinônimo da redução da mortalidade. As dúvidas incluem potencial superdiagnóstico, morbidade provocada por achados falso-positivos, dose de radiação, a metodologia única da ELCAP (todos os indivíduos arrolados realizaram TC) e o enorme custo potencial de um rastreamento nacional para câncer pulmonar. O efeito do rastreamento por meio de TC sobre a mortalidade por câncer pulmonar atualmente está sendo avaliado por diversos grandes estudos, incluindo ELCAP (que continua) e o *National Cancer Institute* patrocinando o *National Lung Screening* (NLST), um grande estudo randomizado controlado, comparando radiografias à TC para câncer de pulmão.

48. Qual é a taxa de mortalidade de doenças *outras* que o câncer de pulmão na população submetida ao rastreamento?
Dados de cerca de 5.000 pacientes submetidos ao rastreamento arrolados no rastreamento por TC para o programa de câncer de pulmão na cidade de Nova Iorque sugeriram que a taxa geral de mortalidade em 10 anos de todas as causas outras que o câncer pulmonar é de 7% naqueles que tinham 75 anos de idade ou menos no momento do exame e 11% para aqueles com mais de 75 anos de idade.

Consensus Statement of The 11th International Conference on *Screening* for Lung Cancer, Rome, October 15-17, 2004. Available at http://www.ielcap.org/professionals/m_conf_sum.htm

49. Qual é o efeito do rastreamento por TC na interrupção do tabagismo?
Fumantes submetidos ao rastreamento por TC apresentaram uma abstinência de 14% do tabagismo em 1 ano de acompanhamento, maior do que a abstinência de tabagismo de 5-7% esperada para o cessar espontâneo do tabagismo na população geral. Rastreamento por TC para o câncer pulmonar serve como um catalisador para parar de fumar em mais da metade dos pacientes submetidos ao rastreamento, aumentando potencialmente o benefício do rastreamento por TC para a prevenção do câncer.

Cox LS, Clark MM, Jett JR, et al: Change in smoking status after spiral chest computed tomography scan *screening*. Cancer 98:2495-2501, 2003.

Ostroff JS, Buckshee N, Mancuso CA, et al: Smoking cessation following TC *screening* for early detection of lung cancer. Prevent Med 33:613-621, 2001.

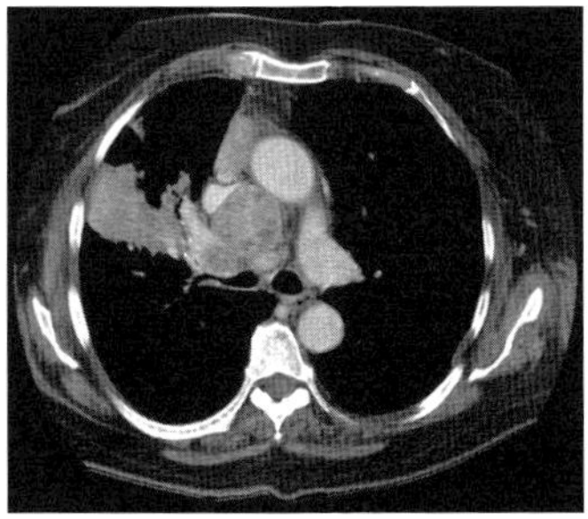

Figura 13-16. Carcinoma de pulmão de células escamosas demonstrando a localização periilar característica e necrose central. Observe a grande linfonodomegalia.

50. Quais são as características radiológicas do carcinoma de células escamosas?

O carcinoma de células escamosas freqüentemente não é visto nas radiografias de tórax e pode apresentar-se como atelectasias que não se resolvem devido à massa obstrutiva central. Quando observado, apresenta-se como uma massa hilar ou periilar, com espessamento da parede brônquica, que muitas vezes é focal (Fig. 13-16). Uma massa ou linfonodo periférico é observado em 30%. A massa ou linfonodo pode cavitar. Invasão local é rápida e metástases ocorrem mais tardiamente.

51. Quais são as características clínicas do carcinoma de células escamosas?

- Síndrome de Pancoast quando apical.
- Hiperparatireoidismo (devido à secreção de substância paratireóide-semelhante).
- Forte associação com tabagismo.

52. Qual é o tipo de câncer de pulmão que tem a mais forte associação com o tabagismo e as menores taxas de sobrevida?

O carcinoma de pequenas células está associado às menores taxas de sobrevida. É considerado metastático quando de sua apresentação e mostra a mais forte associação com o tabagismo. Quando não-tratado, a sobrevida média do carcinoma de pequenas células é de 2-4 meses. Quando tratado com quimioterapia e radioterapia, a sobrevida média é de 9-18 meses. Na melhor das hipóteses, 15-25% sobrevivem por 24 meses.

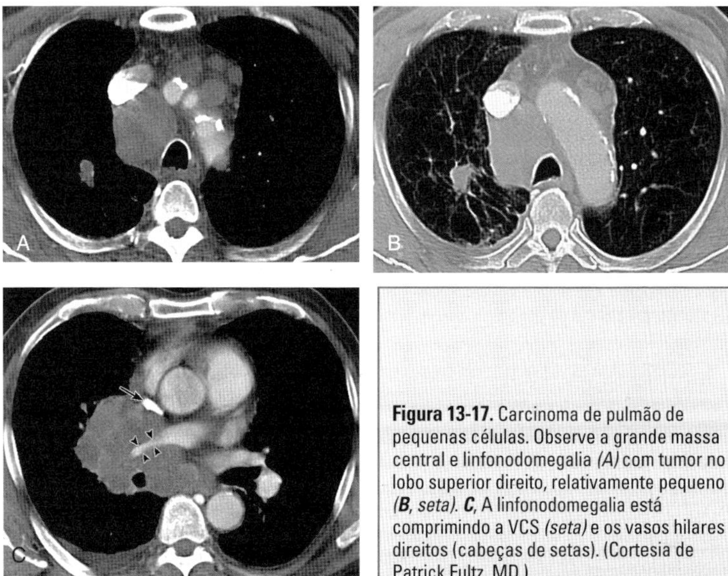

Figura 13-17. Carcinoma de pulmão de pequenas células. Observe a grande massa central e linfonodomegalia *(A)* com tumor no lobo superior direito, relativamente pequeno *(B, seta)*. ***C,*** A linfonodomegalia está comprimindo a VCS *(seta)* e os vasos hilares direitos (cabeças de setas). (Cortesia de Patrick Fultz, MD.)

53. Quais são as características radiológicas típicas do carcinoma de pequenas células?

Massa hilar central ou periilar em 90% com linfonodomegalia mediastinal (Fig. 13-17). Compressão brônquica é comum. Lesões endobrônquicas não são usuais. O tumor primário é relativamente pequeno e algumas vezes indetectável. Apesar do tumor geralmente ser necrótico à macroscopia, a cavitação raramente é radiologicamente observada. Carcinoma de pequenas células é considerado metastático no momento do diagnóstico (Fig. 13-18).

54. Qual tipo de câncer pulmonar é a causa mais comum da síndrome da VCS?

A causa mais comum de síndrome da VCS é o carcinoma de pequenas células. Outras síndromes associadas ao carcinoma de pequenas células incluem a síndrome de Cushing, síndrome da secreção inapropriada do hormônio antidiurético (SIADH) e a síndrome de Eaton-Lambert.

55. Histologicamente, qual tipo de câncer pulmonar é freqüentemente um diagnóstico de exclusão?

Carcinoma de grandes células é pouco diferenciado e, muitas vezes, é histologicamente um diagnóstico de exclusão. Caracteriza-se por rápido crescimento e metástases precoces. Está fortemente associado ao tabagismo.

56. Quais são as características radiológicas do carcinoma de grandes células?

Geralmente são periféricos, sendo que 70% dos tumores medem 3-4 cm ou mais no momento da apresentação.

57. Quais são os tipos neuroendócrinos de câncer de pulmão?

Carcinóide brônquico típico, carcinóide brônquico atípico, carcinoma neuroendócrino de grandes células e carcinoma de pequenas células. Estes tumores são quase sempre malignos. Como são metabolicamente ativos, podem ser muito pequenos quando da apresentação (Fig. 13-19).

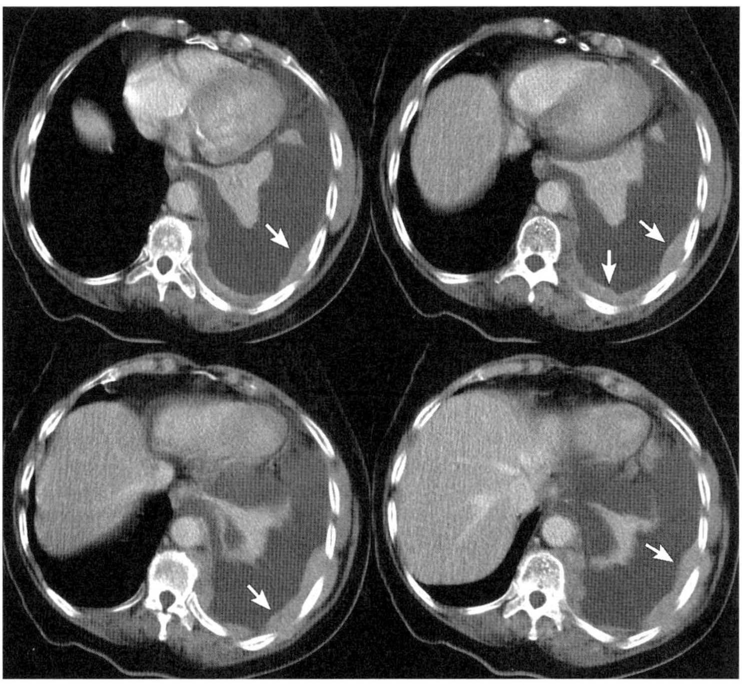

Figura 13-18. Carcinoma de pequenas células metastáticas para a pleura no momento da apresentação.

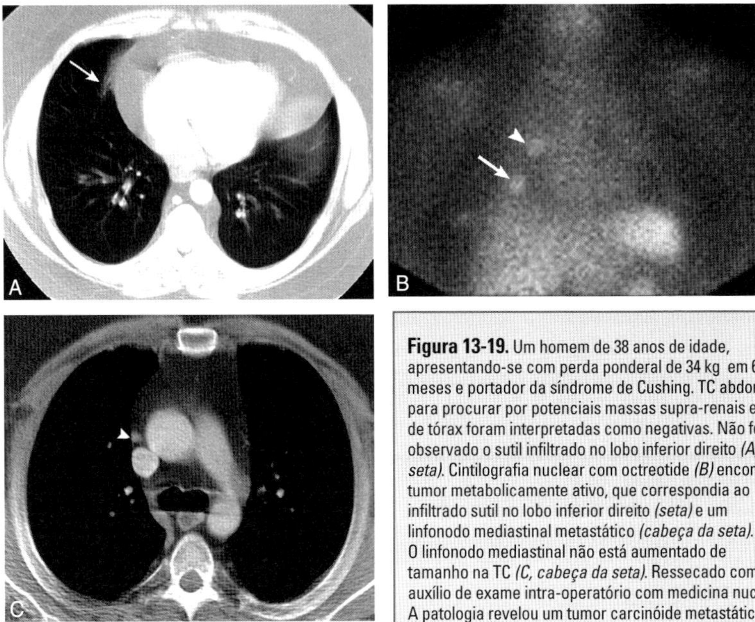

Figura 13-19. Um homem de 38 anos de idade, apresentando-se com perda ponderal de 34 kg em 6 meses e portador da síndrome de Cushing. TC abdominal para procurar por potenciais massas supra-renais e TC de tórax foram interpretadas como negativas. Não foi observado o sutil infiltrado no lobo inferior direito *(A, seta)*. Cintilografia nuclear com octreotide *(B)* encontrou tumor metabolicamente ativo, que correspondia ao infiltrado sutil no lobo inferior direito *(seta)* e um linfonodo mediastinal metastático *(cabeça da seta)*. O linfonodo mediastinal não está aumentado de tamanho na TC *(C, cabeça da seta)*. Ressecado com auxílio de exame intra-operatório com medicina nuclear. A patologia revelou um tumor carcinóide metastático.

58. Quais são as características clínicas dos tumores carcinóides brônquico típico e atípico?

- Grande variação de idade, que geralmente é jovem.
- Sem predileção por sexo.
- 20-40% dos pacientes são não-fumantes.
- Associados à neoplasia endócrina múltipla (MEN) tipo I, apresentando-se com tosse, hemoptise e dispnéia.

59. O que diferencia o carcinóide típico e atípico?

As taxas mitóticas. A taxa mitótica do carcinóide típico é de < 2 por 10 campos de grande aumento (CGA), enquanto a taxa mitótica do carcinóide atípico é de < 10 por 10 (CGA). Carcinóides típicos apresentam crescimento lento com uma sobrevida em 5 anos de 95%. Carcinóides atípicos são mais agressivos, mais metastatizantes e mais prováveis de serem peribrônquicos.

60. Quais são as características típicas à TC dos tumores carcinóides brônquicos?

Linfonodo ou massa de margens bem delineadas que envolve o brônquio central em 80% dos pacientes. Podem ser endobrônquicos, parcialmente endobrônquicos, brônquios ou peribrônquicos. Algumas vezes calcificam. Podem estar associados a outros achados inespecíficos, incluindo linfonodomegalia, consolidação, atelectasia e derrames pleurais.

61. Quem apresenta carcinoma neuroendócrino de pequenas e de grandes células?

Eles ocorrem nos fumantes mais velhos.

62. O que diferencia os tumores neuroendócrinos de pequenas e de grandes células?

A imunoistoquímica. Ambos os tipos apresentam acentuada heterogeneidade histológica com mais de 70 mitoses por 10 (CGA).

63. Quais são as características radiológicas do adenocarcinoma de pulmão?

Localizado perifericamente em 75%. Geralmente uma massa lobulada ou linfonodo solitário em um lobo superior. Pode ter bordas bem ou mal definidas (Fig. 13-20). Pode ser uma massa central, no entanto (Fig. 13-21).

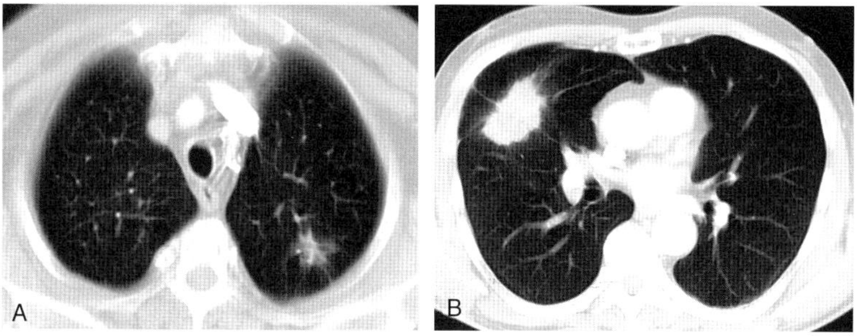

Figura 13-20. ***A*** e ***B***, O adenocarcinoma de pulmão aparece mais comumente como uma massa periférica espiculada, pequena ou grande.

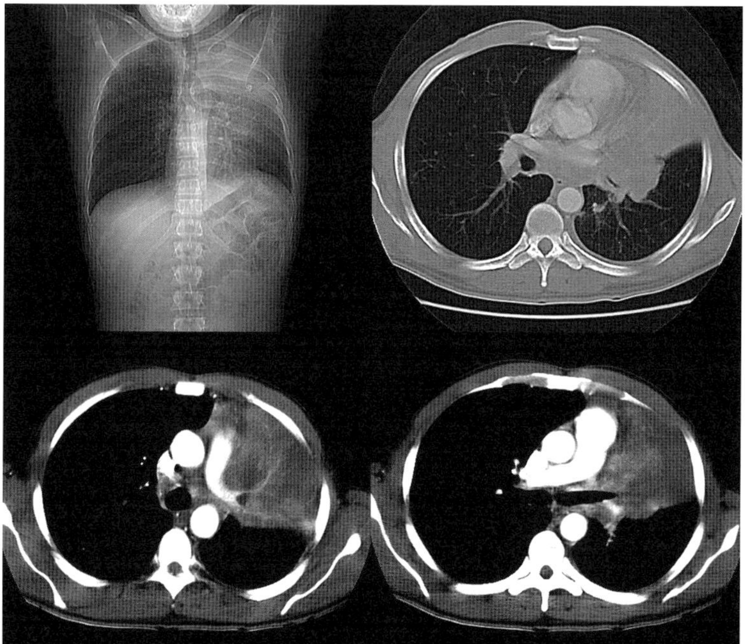

Figura 13-21. Adenocarcinoma de pulmão. Apesar dos adenocarcinomas de pulmão envolverem mais comumente as zonas pulmonares periféricas, também podem originar-se junto ao hilo, como neste exemplo.

64. Por que o carcinoma bronquíolo-alveolar é único entre os demais tipos de adenocarcinoma de pulmão?

Freqüentemente ele se apresenta como uma lesão solitária com crescimento mais lento, maior ressecabilidade e excelente prognóstico. Pode apresentar-se como uma consolidação que não se resolve.

65. O que é hiperplasia adenomatosa atípica?

Uma lesão pré-invasiva freqüentemente encontrada em espécimes de câncer de pulmão e que, acredita-se, seja um precursor do carcinoma bronquíolo-alveolar e do adenocarcinoma

TABELA 13-3. RESUMO DOS FATOS MAIS IMPORTANTES SOBRE OS TIPOS COMUNS DE CÂNCER DE PULMÃO

	Freqüência Relativa	Localização Pulmonar Comum	Associação com Tabagismo	Taxa de Progressão	Taxa Metastática	Ressecção Cirúrgica	Sobrevida Média em 5 Anos
Adenocarcinoma pulmonar	35%	Periférica	Baixa	Média	Média	Eventual	< 10%
Carcinoma de células escamosas	30%	Geralmente hilar	Alta	Baixa	Tardia	Eventual	> 50%
Carcinoma de grandes células	10%	Central ou periférica	Alta	Rápida	Precoce	Eventual	< 10%
Carcinoma de pequenas células	20%	Hilar	Alta	Rápida	Muito precoce	Nunca	< 1%

invasivo. As lesões são compostas de epitélio cubóide atípico, originário do revestimento alveolar e bronquiolar.

66. Resuma os fatos importantes sobre os tipos mais comuns de câncer de pulmão.

Veja Tabela 13-3.

67. Quais são os tipos histológicos raros de câncer pulmonar?

- Carcinoma adenóide cístico (cilindroma).
- Carcinoma mucoepidermóide.
- Carcinossarcoma.
- Blastoma pulmonar.

68. Quais cânceres não-pulmonares têm maior probabilidade de apresentar metástases pulmonares?

Mama, cólon, reto, melanoma, sarcoma e câncer da tireóide (Fig. 13-22). Câncer renal em particular quando há metástases endobrônquicas (Fig. 13-23). O câncer da tireóide classicamente dá origem a múltiplos pequenos linfonodos – mesmo miliares.

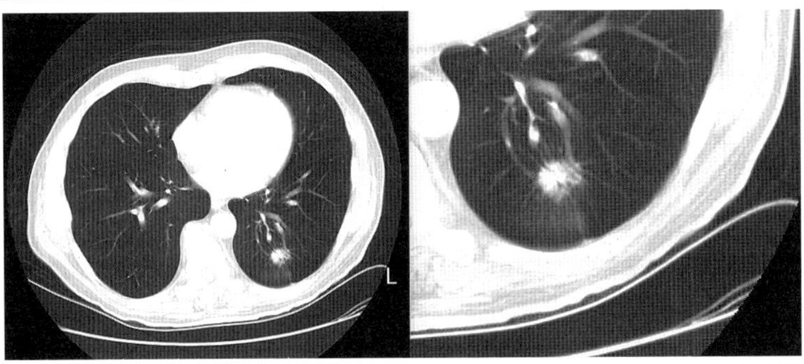

Figura 13-22. Carcinoma de células pancreáticas com metástases para o pulmão. Observe que as metástases são lisas, mas podem ser espiculadas, como neste caso.

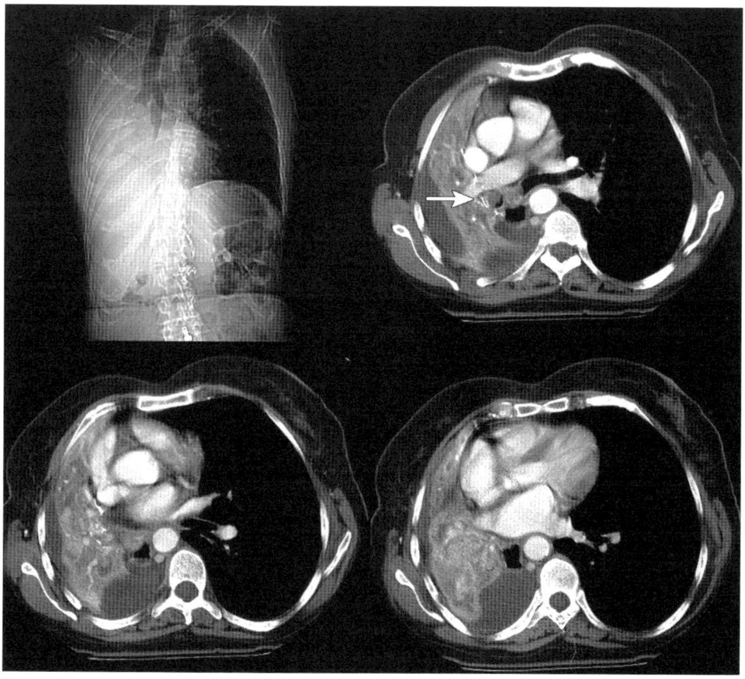

Figura 13-23. Carcinoma metastático endobrônquico de células renais do brônquio-fonte direito *(seta)* causando atelectasia pulmonar direita.

69. Qual é o processo maligno primário mais comum da traquéia?
Carcinoma de células escamosas da traquéia, responsável por 45% das neoplasias traqueais primárias. A apresentação típica é em homens, entre 50 e 60 anos de idade, com processos malignos respiratórios múltiplos. Não existe localização predominante e a recorrência é freqüente no local de ressecção. Outros processos malignos primários da traquéia incluem adenóide cístico, carcinóide, carcinoma mucoepidermóide e papiloma escamoso.

70. Qual é o segundo processo maligno traqueal mais comum?
Carcinomas adenóides císticos, também conhecidos como cilindromas, são a segunda neoplasia traqueal primária mais comum, compreendendo 20-35% de todos os tumores da traquéia e 80% de todos os tumores brônquicos. A idade média de apresentação é 40-50 anos, sem predileção por sexo e, muitas vezes, apresenta-se com sintomas de obstrução traqueobrônquica, incluindo dificuldade respiratória, tosse, hemoptise e dispnéia. Apesar de raras metástases extratorácicas, o prognóstico é reservado devido à recorrência local comum.

71. Quais são as características típicas à TC de carcinomas adenóides císticos?
Tumor intraluminal ou lesão anular constritiva, predominantemente ao longo da traquéia e brônquio central. É localmente invasivo, sendo 10-15% localizados na periferia pulmonar.

72. Quais são as características clínicas dos carcinomas mucoepidermóides?
Ampla variação na faixa etária, com leve predomínio no sexo masculino. Os sintomas são inespecíficos. O prognóstico é excelente para tumores de baixo grau.

PONTOS-CHAVE: CÂNCER DE PULMÃO

1. Câncer de pulmão é incrivelmente comum e o radiologista muitas vezes é o primeiro a saber. Sempre suspeite de câncer de pulmão. A maioria dos pacientes sintomáticos quando do diagnóstico morrerá de sua doença.
2. Faça a distinção cuidadosa entre "investigação" e "acompanhamento". Investigue a fundo linfonodos mais suspeitos (ou seja, determine a necessidade de ressecção *imediata*, biópsia, PET etc.). Faça o acompanhamento de linfonodos menores, menos suspeitos (ou seja, avalie o seu crescimento após alguns meses). O limiar de tamanho é de aproximadamente 1 cm. Não diga acompanhamento quando você está querendo dizer investigação.
3. Crescimento significativo de pequenos tumores pode ser difícil de medir com as ferramentas atuais, devido à natureza volumétrica do crescimento.
4. Exames de rastreamento para câncer de pulmão estão sendo aperfeiçoados. O estudo ELCAP mostrou que o rastreamento por TC pode subestadiar o câncer pulmonar. Estudos randomizados estão avaliando se a morbidade a longo prazo e a mortalidade também mudam.

73. Quais são as características à TC dos carcinomas mucoepidermóides?
Lesões endobrônquicas, exofíticas ou polipóides do brônquio central, menos comumente na traquéia. Margens lisas quando de grau baixo; irregulares ou mal definidas quando de alto grau.

74. Quais são as características clínicas do carcinossarcoma?
Ele é raro, compreendendo 0,3% de todos os cânceres de pulmão, afetando homens de meia-idade e homens mais idosos. O prognóstico é reservado, com rápida invasão local e metástases disseminadas.

75. Quais são as características à TC do carcinossarcoma?
Tumores periféricos apresentam-se como uma massa grande, em média com 6 cm de diâmetro, necrose central e hemorragia associadas. Existe um predomínio no lobo superior. Pode ocorrer invasão da parede torácica e mediastinal. Tumores centrais apresentam-se como uma lesão endobrônquica lembrando uma rolha de muco, com invasão parenquimatosa.

76. Quais são as características clínicas do blastoma pulmonar?
- Distribuição etária bifásica afetando homens na 1ª e 7ª décadas de vida.
- Acredita-se que seja uma variante do carcinossarcoma tendo em vista suas semelhanças histológicas, clínicas e radiológicas.

77. O que o carcinossarcoma e o blastoma pulmonar têm em comum?
Ambos são tumores mistos com epitélio maligno e componentes mesenquimatosos.

78. Qual é a neoplasia pleural mais comum?
Mesotelioma maligno. Ocorre em 10% dos indivíduos expostos ao asbesto, tipicamente homens entre 60 e 80 anos de idade. O tempo de sobrevida médio é de 10 meses. Na melhor das hipóteses, a taxa de sobrevida em 5 anos é de 25-30%.

79. Quais as características à TC do mesotelioma maligno?
As características à TC são espessamento pleural semelhante a uma massa, espessamento cisural, derrames pleurais e calcificações pleurais (Fig. 13-24).

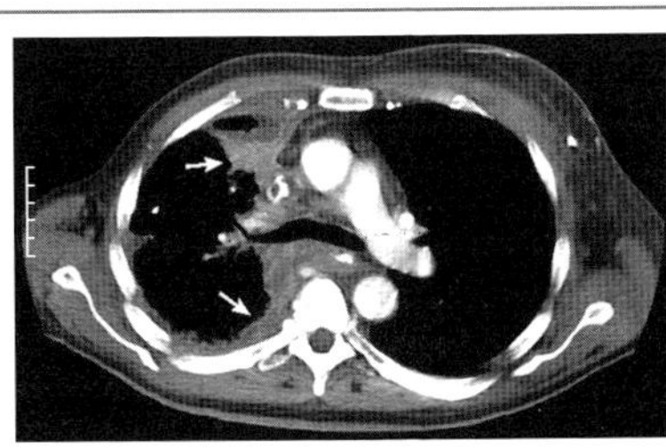

Figura 13-24. Mesotelioma maligno ao longo da pleura medial direita *(setas)*.

80. Qual é o exame diagnóstico de escolha para o mesotelioma maligno?
Videotoracoscopia (VTS) tem uma sensibilidade de 98%. Cirurgia a céu aberto é uma opção quando as aderências impossibilitam a VTS. Aspiração por agulha fina e citologia têm uso limitado.

81. Qual é a causa mais comum de derrame pleural maligno?
Câncer de pulmão (veja Fig. 13-18). A segunda causa mais comum é o câncer de mama. Metástases têm predileção pelos ângulos costofrênicos (Fig. 13-25).

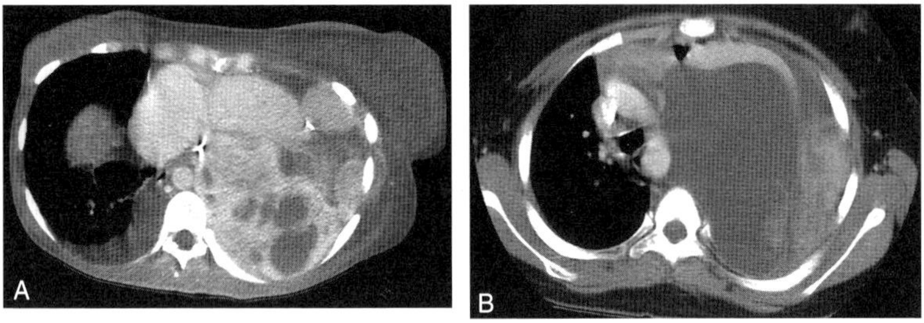

Figura 13-25. ***A***, Histiocitoma fibroso maligno com invasão da pleura esquerda. ***B***, Tecido neuroectodérmico primitivo (PNET) invadindo o pulmão esquerdo e a pleura.

82. Qual é a fisiopatologia do derrame pleural maligno?
A fisiopatologia é invasão tumoral direta da pleura, obstrução linfática, hipoproteinemia grave e atelectasia/pneumonia.

WEBSITES

1. International Early Lung Cancer Action Program
http://www.ielcap.org/professionals.htm
2. National Lung Screening Trial
http://www.cancer.gov/nlst

BIBLIOGRAFIA

Neoplasias pulmonares

1. Rosado-de-Christenson ML, Templeton PA, Moran CA: Bronchogenic carcinoma: Radiologic-pathologic correlation. Radiographics 14:429-446, 1994.

Neoplasias pleurais

2. Dynes MC, White EM, Fry WA, Ghahremani GG: Imaging manifestations of pleural tumors. Radiographics 12:1191-1201, 1992.
3. Weyant MJ, Flores RM: Imaging of pleural and chest wall tumors. Thorac Surg Clin 14:15-23, 2004.

Neoplasias das vias aéreas

4. McCarthy MJ, Rosado-de-Christenson ML: Tumors of the trachea. J Thorac Imag 10:180-198, 1995.
5. Wilson RW, Frazier AA: Pathological-radiological correlations: Pathological and radiological correlation of endobronchial neoplasms. Part II: Malignant tumors. Ann Diagn Pathol 2:31-34, 1998.
6. Wilson RW, Kirejczyk W: Pathological and radiological correlation of endobronchial neoplasms. Part I: Benign tumors. Ann Diagn Pathol 1:31-46, 1997.

Rastreamento por TC do câncer de pulmão

7. Aberle DR, Gamsu G, Henschke CI, et al: A consensus statement of the Society of Thoracic Radiology: Screening for lung cancer with helical computed tomography. J Thorac Imag 16:65-68, 2001.
8. Humphrey LL, Teutsch S, Johnson M: U.S. Preventive Services Task Force. Lung cancer screening with sputum cytologic examination, chest radiography, and computed tomography: An update for the U.S. Preventive Services Task Force. Ann Intern Med 140:740-753, 2004.
9. Miettinen OS, Henschke CI: CT screening for lung cancer: Coping with nihilistic recommendations. Radiology 225:920, 2002.
10. Swensen SJ, Jett JR, Midthun DE, Hartman TE: Computed tomographic screening for lung cancer: Home run or foul ball? Mayo Clin Proc 78:1187-1188, 2003.

CAD câncer de pulmão

11. Reeves AP, Kostis WJ: Computer-aided diagnosis for lung cancer. Radiol Clin North Am 38:497-509, 2000.
12. Yankelevitz D, Henschke CI: State-of-the-art screening for lung cancer. Part 2: CT scanning. Thorac Surg Clin 14:53-59, 2004.

PET para câncer de pulmão

13. Mavi A, Lakhani P, Zhuang H, et al: Fluorodeoxyglucose-PET in characterizing solitary pulmonary nodules, assessing pleural diseases, and the initial staging, restaging, therapy planning, and monitoring response of lung cancer. Radiol Clin North Am 43:1-21, 2005.

CAPÍTULO 14

TC DAC

Waqar Shah, MD

1. **Qual é o significado da sigla DAC (CAD, em inglês)?**
   Detecção auxiliada por computador *(computer-assisted detection).* Algumas vezes é interpretado como diagnóstico auxiliado por computador, mas como os sistemas atuais somente auxiliam a encontrar as lesões, o diagnóstico realmente só será realizado no futuro.

2. **Qual é a diferença entre o *software* de visualização e DAC?**
   O *software* de visualização apresenta o conjunto de dados para o radiologista. Colonoscopia virtual, projeções de intensidade máxima (MIP), *volume rendering* – todos manipulam os dados para visualização. DAC analisa as imagens à procura de padrões que chamem atenção do radiologista.

3. **Quais as aplicações para DAC na TC?**
   A DAC na TC demonstrou ser útil na detecção de linfonodos pulmonares, acompanhando o crescimento dos linfonodos pulmonares, detectando embolia pulmonar, medindo o pulmão enfisematoso e auxiliando na colonoscopia virtual (detecção de pólipos).

4. **Quais são as vantagens de se utilizar a DAC?**
   A DAC atua como um "segundo par de olhos". Tem as vantagens de um computador sobre um ser humano (não requer sono ou alimento, não fica entediado e é constante ao longo do tempo nos padrões de achados). Ela é capaz de trabalhar com grandes conjuntos de dados criados por uma TC com multidetectores com cortes finos.

5. **DAC é capaz de melhorar eficazmente a sensibilidade ou especificidade?**
   A sensibilidade. DAC (até o momento) é formatada para encontrar possíveis lesões e, assim, inclina-se em direção à sensibilidade.

6. **Quem desenvolve o *software* da DAC?**
   Fornecedores incluem R2 *Technology*, iCAD *(incorporating CADx systems)*, Medicsight, Tera-Recon e os principais fabricantes de equipamentos.

7. **Como a DAC foi inicialmente utilizada na radiologia clínica?**
   Foi utilizada na mamografia.

8. **Quando a DAC foi inicialmente introduzida na TC? Para qual aplicação?**
   O primeiro sistema TC DAC do mundo foi instalado em Atenas-Grécia, pela R3 *Technology* em outubro de 2003 para linfonodos pulmonares.

9. **Quão eficaz é a DAC na radiografia simples ou mamografia digital para detecção de câncer de mama?**
   No início de 2005, mais de 1.200 centros em todos os Estados Unidos utilizavam DAC e mais de 8 milhões de mulheres tiveram suas mamografias interpretadas com seu auxílio. DAC demonstrou aumentar a detecção precoce do câncer de mama em até 23%.

   Na avaliação de 19.596 mamografias de rastreamento realizadas com DAC, Stamatia Destounis, radiologista da *Elizabeth Wende Breast Clinic* em Rochester, Nova York, referiu que era possível um rendimento 7% mais alto quando se realiza uma dupla leitura e o *software* DAC é utilizado. Sem DAC, a sensibilidade da dupla leitura era de 86%. Com a implementação do *software* DAC, ela aumenta para 93%.

10. Quando a *Food and Drug Administration* (FDA) aprovou o DAC para TC?

O sistema *ImageChecker* TC CAD da R2 *Technology* foi o primeiro sistema DAC para detecção de linfonodos pulmonares nos exames de TC disponível nos Estados Unidos. Foi aprovado pelo FDA em 8 de julho de 2004.

11. Qual a porcentagem (aproximada) de linfonodos pulmonares não-detectados pelo olho humano?

Cerca de 20%. De fato, esta estimativa é tamanho-dependente.

12. Quais são os linfonodos pulmonares importantes a serem detectados?

O câncer de pulmão é o câncer mais letal em todo mundo. É responsável por mais de 1,2 milhões de novos casos anualmente. O câncer de pulmão é difícil de se detectar em seu estágio inicial, quando ainda é um linfonodo pulmonar assintomático. Câncer de pulmão em estágio inicial é incidentalmente detectado por estudos de imagem que são realizados por um problema médico não-relacionado. A taxa de sobrevida em 5 anos para todos os estágios de câncer pulmonar é de 14%. Quando o câncer pulmonar está localizado no momento do diagnóstico, a taxa de sobrevida em 5 anos aumenta para 42%. Aproximadamente 15% dos cânceres de pulmão são encontrados em estágios iniciais.

13. O que a *receiver operator curve* (ROC) busca para interpretação de uma TC de tórax para linfonodos pulmonares com e sem DAC?

Veja Figura 14-1.

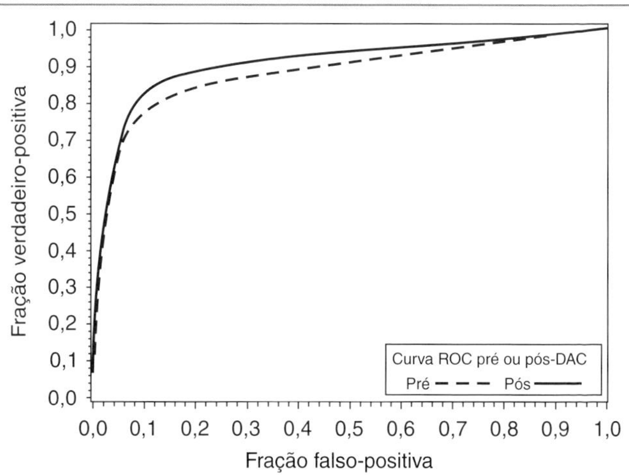

Figura 14-1. ROC médio mostrando resultados pré-DAC *(linha pontilhada)* e pós-DAC *(linha contínua)* de 90 casos de estudo. O estudo mostrou uma melhora estatisticamente significativa na área sob ROC com o uso da DAC.

14. Como a DAC é utilizada para detecção de linfonodos pulmonares?

O *software* DAC é um auxílio de detecção e não um auxílio interpretativo. Deve ser revisto quando da conclusão da leitura inicial das imagens por um radiologista. Seu propósito é dirigir a atenção para áreas que podem representar linfonodos. O radiologista decide aceitar ou rejeitar os "linfonodos" adicionais encontrados pelo programa DAC. Seu benefício será maior se for utilizado após a primeira leitura das imagens. Caso exista um achado positivo potencial que a DAC não encontre, o radiologista não deve vacilar em citá-lo.

15. O *software* é capaz de detectar outros achados que não linfonodos pulmonares?

O algoritmo procura por linfonodos pulmonares sólidos. Geralmente, a DAC não procura por alterações não-nodulares (p. ex., cicatrizes, atelectasia, bronquiectasia), linfonodos ou outras alterações extraparanquimatosas (p. ex., no mediastino ou parede torácica) ou por opacidades "em vidro fosco" ou outros linfonodos não-sólidos ou parcialmente sólidos que possam representar processos malignos.

16. Quais as limitações da DAC para a detecção de linfonodos?

O *software* DAC não foi criado para detectar alterações de outros exames de TC. Conseqüentemente, comparações não são feitas com facilidade. O *software* DAC é mais sensível para a detecção de linfonodos esféricos sólidos que para linfonodos que sejam parcialmente sólidos ou não-sólidos ou que tenham contornos muito irregulares. Além disto, o *software* DAC não detecta opacidades "em vidro fosco".

17. Como a DAC diferencia linfonodos pulmonares verdadeiros de pequenos vasos que podem parecer linfonodos em uma fatia única de TC?

A análise da forma é realizada em 3 dimensões. Como resultado, um objeto que parece em uma fatia axial em 2 dimensões (2D) pode não ser detectado, porque, em 3 dimensões, ele é muito achatado ou alongado, tal como um vaso. Um linfonodo solitário será redondo e compacto em qualquer direção.

O algoritmo pode diferenciar entre linfonodos e vasos sanguíneos baseado em densidade, tamanho, textura e outras características. Volumes de linfonodos podem ser definidos. Esta tarefa pode consumir muito tempo de um radiologista. Com base em cada achado de tamanho, formato, densidade e outras características, o algoritmo atribui ao achado uma probabilidade. Todos os achados cuja probabilidade exceda um limiar fixo são apresentados ao usuário como linfonodos potenciais.

18. Qual é o próximo passo após a descoberta de um linfonodo?

- Determinar se trata de um linfonodo verdadeiro (radiologista).
- Determinar seu tamanho (radiologista e DAC).
- Determinar se ele deve ser biopsiado/extirpado ou se o seu crescimento deve ser acompanhado (clínico e radiologista).
- Caso seu crescimento seja acompanhado, medi-lo precisamente (DAC) e armazenar o resultado na espera de imagens de acompanhamento.

19. O que é mais importante – boa reprodutibilidade ou boa calibração?

Boa reprodutibilidade. Nossos algoritmos dependem mais de uma alteração em tamanho do que do tamanho absoluto. Se pudermos medir um linfonodo com boa reprodutibilidade (mesmo acreditando-se que possa haver variações positiva ou negativa no tamanho), podemos determinar se ele está crescendo. A definição do tamanho preciso (espículas devem ser incluídas?) é difícil e a calibração destes sistemas para linfonodos humanos reais em pacientes vivos é impossível.

A desvantagem da calibração ruim é que ela torna difícil a comparação de linfonodos medidos por sistemas diferentes com algoritmos diferentes de medida para fins clínicos ou de pesquisa.

20. Existe um protocolo de aquisição para imagens de TC adquiridas para DAC?

Sim. Geralmente o protocolo é o seguinte:

- A imagem é adquirida por um aparelho de tomografia com um mínimo de 4 detectores.
- O protocolo de aquisição é com colimação de 3 mm ou menos (mínimo de 0,5 mm), que resulta em reconstrução de imagem com espessura da fatia de 3 mm ou menos.
- O espaço entre as imagens é menor ou igual à espessura da fatia (sobreposição de imagem é aceitável, mas lacunas não).
- As fatias são contíguas (reconstruções onde o espaço entre as imagens é maior que a espessura da fatia não são aceitáveis).
- A espessura da fatia é a mesma em todas as séries.
- Espaço entre as fatias é o mesmo em todas as séries.
- A exposição não é inferior a 15 mAs (máximo 250 mAs).
- Séries contendo pulmão não devem ter mais de 800 imagens.
- O campo de visão mínimo é 18 cm.
- O exame deve ser completado em uma única apnéia (para evitar artefatos de movimento).
- O exame deve ser adquirido com valores de *pitch* e outros parâmetros tais que os dados reconstruídos sejam de qualidade aceitável para interpretação por um radiologista.

PONTOS-CHAVE: TC DAC ✓

1. DAC tem resultados promissores para a detecção de linfonodos pulmonares e colonoscopia virtual. Melhora a sensibilidade da detecção de linfonodos. No entanto, o número de linfonodos falso-positivos detectados permanece elevado.
2. Uma terceira indicação de DAC é a medida da calcificação da artéria coronária. DAC é amplamente utilizada juntamente à mamografia. Estas são as principais causas de óbitos por neoplasias e óbitos por doenças não-neoplásicas.
3. DAC é uma resposta parcial à sobrecarga crescente de imagens. Deve nos permitir tirar vantagem dos conjuntos de dados de alta qualidade dos cortes finos obtidos a partir de TC com multidetectores.

21. Pacientes portadores de grampos cirúrgicos ou outros objetos metálicos no tórax ou mediastino causam problemas para a DAC?

Estes casos são aceitáveis para revisão. Contudo, podem necessitar ser reprocessados para DAC com a finalidade de minimizar artefatos.

22. Como é realizada a DAC para colonoscopia virtual?

O primeiro passo é a extração digital do cólon, utilizando cortes tomográficos e a geração de uma imagem isotrópica de volume através de interpolação gráfica.

O segundo passo é uma análise baseada no formato do conjunto de dados para discriminar entre estruturas colônicas normais e anormais. A imagem de volume é utilizada para identificar 3 formatos que são indicativos de câncer colorretal. Estes formatos incluem os seguintes:

- A crista, associada a pregas normais na parede do cólon.
- O barrete, associado a pólipos.
- O cálice ou recessos na parede colônica.

Software adicional de análise avalia as características internas de alterações suspeitas para reduzir a taxa de falso-positivos. O *software* reconhece o aspecto mosqueado, não-homogêneo das fezes residuais. Por exemplo, os resultados finais são gerados depois que tenham sido completadas as análises baseadas no formato e guiadas pelas características. O programa calcula automaticamente a confiabilidade de cada achado, que é representada com diferentes cores de acordo.

23. O que é a sensibilidade da detecção de pólipo por meio de DAC?

Para a análise de pólipo/massa, o esquema DAC tem uma sensibilidade de 96% para detecção de pólipos suspeitos. Abraham H. Dachman da Universidade de Chicago estudou, retrospectivamente, 20 conjuntos de dados de colonografia por TC: 10 conjuntos contendo um total de 11 pólipos, 5-12 mm de tamanho e 10 foram normais. Os leitores não detectaram 42% dos pólipos sem DAC; mais tarde identificaram 75% dos pólipos anteriormente não-detectados com auxílio do sistema DAC. DAC detectou todos os pólipos que não tinham sido identificados pelos leitores, enquanto leitores interpretaram corretamente 77% dos falso-positivos gerados pelo computador.

24. Qual o tamanho mínimo de um pólipo para que seja detectado pela DAC?

O tamanho mínimo é de 3 mm.

25. O que causa falso-positivos na DAC na colonografia por TC?

A válvula ileocecal, haustrações (especialmente no cólon não-distendido), ampola retal, compressão extrínseca e fezes causam falso-positivos.

26. Como a DAC diferencia fezes de um pólipo na colonografia por TC?

A diferenciação das fezes baseia-se em diferenças na variação da densidade interna entre pólipos e fezes. Estas variações de densidade são causadas pela tendência das fezes em conter bolhas de ar, que podem ser reconhecidas nas imagens tomográficas como um padrão de textura não-homogênea, ou padrão moteado.

Em contraste, pólipos tendem a apresentar um padrão de textura homogênea ou padrão sólido. Além disto, pode ser utilizada a compactação das fezes (administrando um agente para aumentar a densidade das fezes).

27. **Qual é o impacto da DAC para o radiologista?**
Deve melhorar a qualidade de trabalho, assim como auxiliar na interpretação das imagens que necessitam de avaliação.

BIBLIOGRAFIA

1. Acar B, Beaulieu CF, Paik DS, et al: Computer-aided detection of colonic polyps in CT colonography using optical flow. Radiology 221(P):331, 2001.
2. Chan HP, Sahiner B, Helvie MA, et al: Improvement of radiologists' characterization of mammographic masses by using computer-aided diagnosis: An ROC study. Radiology 212:817-827, 1999.
3. Destounis SV, DiNitto P, Logan-Young W, et al: Can computer-aided detection with double reading of screening mammograms help decrease the false-negative rate? Initial experience. Radiology 232:578-584, 2004.
4. Dorfmann DD, Berbaum KS, Metz CE: Receiver operating characteristic rating analysis. Invest Radiol 27:723-731, 1992.
5. Johnson CD, Toledano AY, Herman BA, et al: Computerized tomographic colonography: Performance evaluation in a retrospective multicenter setting. Gastroenterology 125:688-695, 2003.
6. Kobayashi T, Xu XW, MacMahon H, et al: Effect of a computer-aided diagnosis scheme on radiologists' performance in detection of lung nodules on radiographs. Radiology 199:843-848, 1996.
7. Nappi J, Yoshida H: Feature-guided analysis for reduction of false positives in CAD of polyps for CT colonography. Med Phys 30:1592-1601, 2003.
8. Nappi J, Yoshida H: Automated detection of polyps with CT colonography: Evaluation of volumetric features for reduction of false-positive findings. Acad Radiol 9:386-397, 2002.
9. Rutter C: Bootstrap estimation of diagnostic accuracy with patient-clustered data. Acad Radiol 7:413-419, 2000.
10. Summers RM, Johnson CD, Pusanik LM, et al: Automated polyp detection at CT colonography: Feasibility assessment in a human population. Radiology 219:51-59, 2001.
11. Yoshida H, Nappi J, MacEneaney P, et al: Computer-aided diagnosis scheme for the detection of polyps in CT colonography. Radiographics 22:963-979, 2002.

WEBSITES

Websites dos principais fabricantes independentes de DAC em 2005. Esperam-se mudanças nesta indústria em evolução.

www.r2tech.com

www.icadmed.com

www.medicsight.com

www.eddatech.com

www.mediantechnologies.com

www.medical.siemens.com (procure por "LungCare")

CAPÍTULO 15

MEDIASTINO ANTERIOR

Igor Mikityansky, MD e Deborah Rubens, MD

1. O que é o mediastino?

Mediastino quer dizer meio ou divisão. No tórax, refere-se aos tecidos e órgãos situados entre os dois sacos pleurais, sendo limitado, anteriormente, pelo esterno, posteriormente, pela coluna vertebral, superiormente, pelo opérculo torácico e, inferiormente, pelo diafragma. Contém o coração e pericárdio, a base dos grandes vasos, a traquéia e os brônquios, esôfago, timo, linfonodos, ducto torácico e nervos vago e frênico.

2. O que são compartimentos mediastinais?

O mediastino é dividido em compartimentos anterior, médio e posterior. Algumas classificações incluem um compartimento superior adicional, que compreende o opérculo torácico e inclui porções dos outros três compartimentos. Isto é melhor esquematizado em uma radiografia lateral do tórax (Fig. 15-1).

3. Quais são os limites do mediastino anterior?

O mediastino anterior ocupa o espaço entre o esterno anteriormente e o pericárdio, aorta e vasos braquiocefálicos posteriormente. É definido, superiormente, pelo opérculo torácico, inferiormente, pelo diafragma e, lateralmente, pela pleura parietal.

4. O que se encontra no mediastino anterior?

As principais estruturas são o timo, linfonodos, gordura e vasos mamários internos.

5. O que é o mediastino superior?

É a porção superior do mediastino anterior. Estende-se do opérculo torácico até uma linha traçada a partir do ângulo esternal até o quarto disco intervertebral. Não possui estruturas exclusivas, mas contém componentes do mediastino anterior e do pescoço (continuação intratorácica da tireóide).

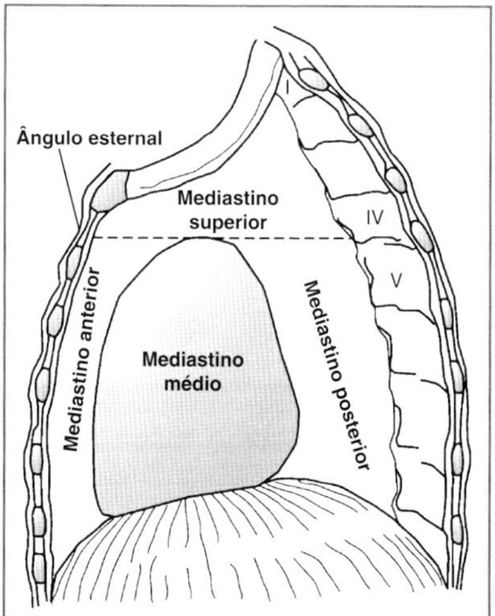

Figura 15-1. Os compartimentos mediastinais são mais bem compreendidos a partir de uma imagem sagital do tórax.

6. Quais são os quatro "T's"?

São as mais importantes massas do mediastino anterior: **t**ireóide, **t**imoma, **t**eratoma (ou qualquer neoplasia de célula germinativa) e o **t**errível linfoma.

7. O que é o timo?

O timo é um órgão linfático localizado na parte superior do mediastino anterior. É responsável pela diferenciação dos linfócitos.

8. Qual é a história natural do timo?

Apesar de pesar somente 10-15 g ao nascimento, o timo alcança um peso máximo na época da puberdade (30-40 g), com subseqüente involução gordurosa por um período de 5 a 15 anos. Por volta dos 35 anos de idade, o timo encontra-se substituído por gordura. Um tecido residual com densidade de partes moles em um indivíduo de 30 anos de idade é infreqüente, a não ser que o paciente esteja estressado (veja rebote tímico).

9. Qual o aspecto à TC do timo?

Do nascimento até a puberdade, o timo preenche o mediastino anterior. Possui uma densidade de tecido mole, similar à do músculo. Seu formato é triangular ou bilobulado, com margens laterais convexas. Da puberdade aos 25 anos de idade, a gordura aparece no mediastino anterior e o timo é uma estrutura discreta com densidade de partes moles, separado do coração e grandes vasos. Após os 25 anos de idade, a gordura aparece dentro e ao redor do timo, que desaparece gradualmente até que o mediastino anterior ou tecido mediastinal esteja totalmente transformado em gordura, por volta dos 40 anos de idade. O timo de tamanho normal tem uma espessura de até 1,8 cm (eixo curto) até a idade de 20 anos e menos de 1,3 cm no eixo curto após esta idade (Fig. 15-2).

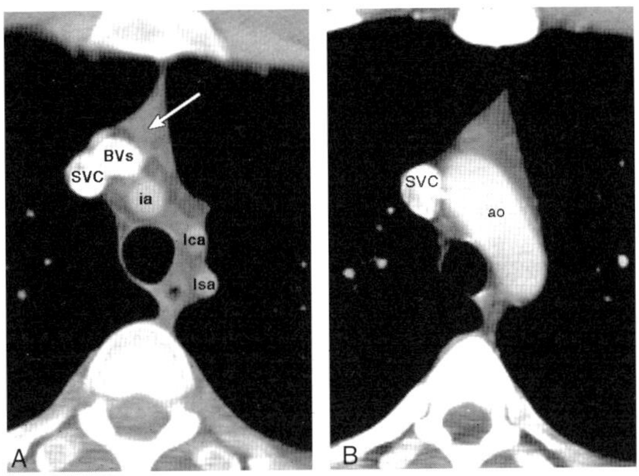

Figura 15-2. ***A***, Timo triangular normal com densidade de partes moles *(setas)* estende-se dos grandes vasos para a superfície pleural anterior neste homem de 20 anos de idade. Proximalmente, as margens laterais tornam-se levemente côncavas. ***B***, Mais caudalmente, ao nível do arco aórtico, o timo alarga-se levemente e pode tornar-se levemente convexo, como aqui demonstrado. BVs = veias braquiocefálicas, ia = artéria inominada, Isa = artéria subclávia esquerda, Ica = artéria carótida comum esquerda, SVC = veia cava superior, ao = aorta.

10. Qual é a anormalidade mais comum do timo que se apresenta como uma massa mediastinal anterior?

Timoma é a mais comum. Pode ser maligno ou benigno. A idade de apresentação encontra-se entre 40 e 60 anos, mulheres e homens são igualmente afetados.

11. Quais são as condições associadas ao timoma?

O timoma geralmente é um achado incidental em pessoas sadias. Contudo, pode ocorrer em associação com miastenia grave, aplasia de células vermelhas e hipoglobulinemia.

12. Qual associação existe entre miastenia grave e timoma?

Quinze por cento dos pacientes com miastenia grave apresentam timoma, enquanto 50% dos pacientes com timoma apresentam miastenia grave.

13. Qual é o aspecto à TC do timoma?
Massa redonda ou oval, bem definida, com densidade de tecido mole homogêneo, localizada anteriormente à junção do coração e grandes vasos (Fig. 15-3). Contudo, timomas podem ser encontrados em qualquer nível, desde o opérculo torácico até o diafragma. Geralmente existe um abaulamento ou mudança do aspecto côncavo a convexo das bordas do timo. O realce do tumor é similar ao do timo normal. Em 20% dos casos, existe calcificação curvilínea. Em alguns casos também podem ser encontradas áreas de degeneração cística com baixa atenuação à TC. As calcificações e a degeneração cística são igualmente comuns em timomas invasivos e não-invasivos.

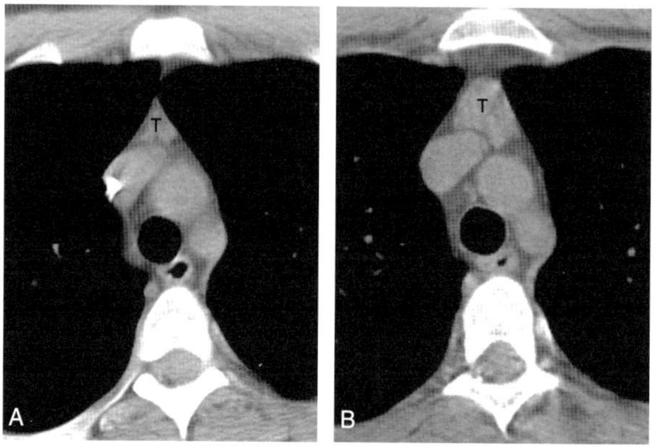

Figura 15-3. Paciente de 20 anos de idade com osteossarcoma após quimioterapia. ***A***, Imagem pré-tratamento no nível dos grandes vasos mostra tecido tímico normal (T) com margens convexas. ***B***, Imagem pós-quimioterapia ao mesmo nível revela uma massa lobulada de tecido mole (T) com margens convexas.

14. Os timomas podem ser sintomáticos?
Cinqüenta por cento dos casos são assintomáticos e são encontrados incidentalmente. Cerca de 25-30% dos pacientes apresentam-se com sinais de compressão mediastinal, como tosse, dispnéia, dor torácica, infecção respiratória, rouquidão ou disfagia. Raramente, os pacientes apresentam obstrução da veia cava superior.

15. Qual é a distribuição dos tumores benignos versus malignos?
Trinta por cento dos timomas são invasivos com extensão através da cápsula fibrosa, para a parede torácica e disseminação contígua ao longo das superfícies pleurais, geralmente unilateral. Quando ressecados, existe uma chance de 2% de recorrência tumoral.

16. Qual é o aspecto à TC do timoma invasivo?
Uma massa irregular, mal definida, com obliteração dos planos gordurosos normais é uma boa indicação de invasão, sendo a única característica de diferenciação de timomas invasivos e não-invasivos. Os órgãos mais comumente invadidos são a traquéia, os grandes vasos, pleura mediastinal e o pericárdio. Quinze por cento dos casos avançados apresentam extensão pleural sem conexão com os tumores primários. Não existe diferença histológica entre timomas benignos e invasivo.

17. Como são classificados os timomas invasivos?
Os timomas são classificados, de acordo com o sistema de estagiamento de Masaoka, em estágio I até estágio IV. O estágio I apresenta uma cápsula intacta; o estágio II estende-se à gordura mediastinal ou pleura; o estágio III invade órgãos vizinhos (pericárdio, grandes vasos ou

pulmões). O estágio IVa apresenta implantes pleurais ou pericárdicos e o estágio IVb apresenta metástases linfáticas ou hematogênicas.

18. Qual o tratamento e prognóstico do timoma invasivo?

O tratamento inclui excisão radical do tumor para todos os estágios, com radioterapia para os estágios II e em diante, e quimioterapia para os estágios III e IV. A taxa de sobrevida em 5 anos é de 93% para o estágio I, 86% para o estágio II, 70% para o estágio III e 25% para o estágio IV. Timomas associados à miastenia grave tendem a ser menos agressivos.

19. O que é hiperplasia tímica?

Trata-se de uma glândula que apresenta aumento do número de folículos, muitos com centros germinativos ativos. A glândula em si não se encontra necessariamente aumentada em tamanho. Hiperplasia está associada a hipertireoidismo, acromegalia, doença de Addison, miastenia grave, lúpus eritematoso sistêmico, esclerodermia e artrite reumatóide.

20. O que é hiperplasia tímica "de rebote"?

Esta condição segue-se a um estresse sistêmico, tal como quimioterapia, queimaduras ou cirurgia, que levam o timo a involuir. Após a eliminação do estresse, o timo passa por um "rebote", aumenta em tamanho, muitas vezes em mais de 50% do tamanho normal para a idade. TC mostra um timo aumentado, de configuração normal bilobulada, em "cabeça de seta" (Fig. 15-4). Diferente da hiperplasia tímica linfóide, a arquitetura macroscópica e o aspecto histológico são completamente normais.

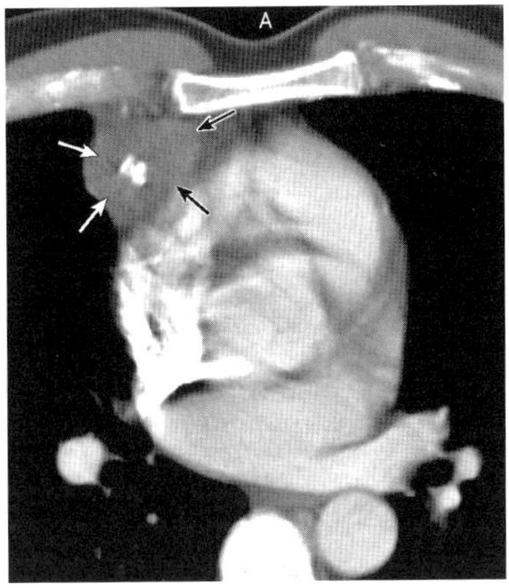

Figura 15-4. Massa mediastinal bem definida *(setas)* com calcificação central. A despeito de características relativamente benignas (margens regulares, sem linfonodomegalia ou evidência de disseminação para o coração, parede torácica ou pleura) esta massa era maligna à histologia.

21. O que é um carcinóide tímico?

É um tumor que se origina de células tímicas da crista neural. Apresenta-se como uma massa mediastinal em um paciente com sintomas endócrinos. Pode estar associado à síndrome de Cushing, síndrome da secreção inapropriada de hormônio antidiurético (SIADH), hiperparatireoidismo e síndrome neoplásica endócrina múltipla (MEN) I. Estes tumores são volumosos e lobulados. Mais de 50% são invasivos.

22. Quais são as características do carcinoma tímico primário?

Este tumor é extremamente raro, tanto que ele é diagnosticado pela exclusão do carcinoma metastático. Seu aspecto à TC é inespecífico, mas geralmente é uma massa sólida com margens pouco definidas. Carcinoma tímico tende a ser grande, variando de 5 a 15 cm de diâmetro. Seu comportamento é muito agressivo, muitas vezes localmente invasivo, podendo metastatizar via hematogênica para órgãos distantes. Muitas vezes os pacientes são sintomáticos quando da apresentação, com queixas de tosse, dor torácica, febre, perda de peso, sudorese noturna e/ou fadiga.

23. Como o linfoma envolve o timo?

O linfoma freqüentemente ocorre no timo, especialmente na doença de Hodgkin, onde mais de um terço dos pacientes apresenta um tumor tímico. Linfoma linfoblástico, um linfoma de células T, também afeta comumente o timo.

24. Qual é o aspecto à TC do linfoma tímico?

O timo é substituído por uma massa de tecido mole homogênea, redonda, sem calcificações e, freqüentemente, com aumento do tamanho dos linfonodos mediastinais. O linfoma de Hodgkin nodular esclerosante tem uma tendência à degeneração cística, particularmente após tratamento (Fig. 15-5).

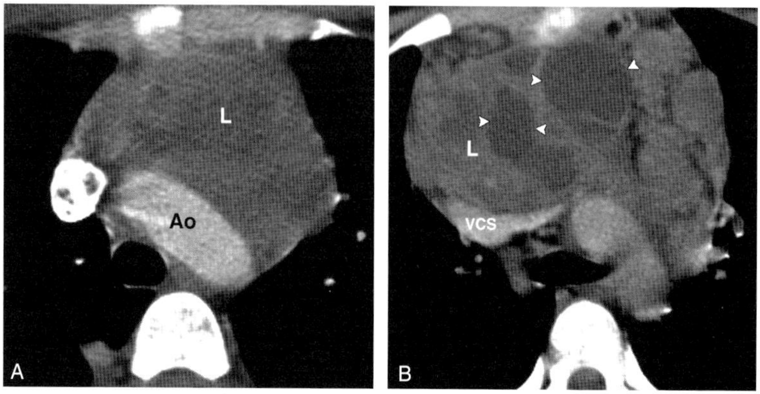

Figura 15-5. ***A***, Imagem axial de linfoma de Hodgkin esclerosante (L) substitui e aumenta o timo na região do arco aórtico. ***B***, Mais caudalmente, existem linfonodos com menor atenuação *(cabeças de seta)*, típicos de linfoma de Hodgkin nodular esclerosante. Mesmo massas volumosas podem não deslocar os vasos, mas com o crescimento da massa, a veia cava superior (VCS) eventualmente é comprimida e o paciente pode apresentar a síndrome da VCS (edema facial e da extremidade superior, respiração curta). Ao = aorta.

25. O que são cistos tímicos?

Os cistos tímicos verdadeiros são raros, sendo responsáveis por somente 2-3% das massas mediastinais anteriores. Estas podem ser congênitas ou adquiridas e podem ser observadas em qualquer idade. Cistos adquiridos parecem resultar de inflamação do timo. Cistos congênitos são uniloculares. Cistos tímicos benignos podem ser difíceis de diferenciar da degeneração cística de tumores tais como doença de Hodgkin, timoma ou seminoma.

26. Qual é o aspecto à TC de um cisto tímico?

O aspecto não é diferente do de qualquer outro cisto à TC. É uma massa bem-definida, sem realce com uma parede imperceptível. A atenuação à TC em unidades Hounsfield geralmente é a da água (0-10 UH); no entanto, pode estar aumentada caso haja hemorragia ou infecção envolvendo o cisto. Raramente, podem ocorrer calcificações curvilíneas na parede. Uma parede espessada deve levantar suspeitas de uma patologia maligna de base.

27. O que é um timolipoma?

Esta é uma neoplasia benigna do timo, rara e composta primariamente de gordura com raras faixas de tecido tímico. Geralmente é descoberto incidentalmente em adultos jovens. À TC é uma grande massa contendo gordura, distribuída ao redor do coração e outras estruturas mediastinais.

28. Quais tumores outros que não o timoma e lipoma podem ocorrer no mediastino anterior?

Tumores de células germinativas. Estes incluem cistos dermóides, teratomas benignos e malignos, seminoma, carcinoma de células embrionárias, tumores do seio endodérmico e coriocarcinoma. Ocorrem quase que exclusivamente em homens jovens por volta dos 30 anos de idade.

29. Qual é o comportamento típico de neoplasias de células germinativas?
Sessenta a 70% são benignas, sendo teratomas ou cistos dermóides. O restante é maligno, mais comumente teratocarcinoma. Lesões malignas ocorrem quase que exclusivamente em homens, enquanto lesões benignas ocorrem, igualmente, em ambos os sexos.

30. Como um cisto dermóide se diferencia de um teratoma? Eles podem ser diferenciados à TC?
Um cisto dermóide contém somente os componentes da camada ectodérmica, enquanto um teratoma possui todas as três camadas germinativas: endoderme, ectoderme e mesoderme. Na TC apresentam características similares.

PONTOS-CHAVE: MEDIASTINO ANTERIOR ✔

1. Os quatro Ts do mediastino anterior são tumor da Tireóide, Timoma, Teratoma e Terrível linfoma.
2. O timo varia em aspecto com a idade, mas deve ter uma aparência "lisa" e em formato de ponta de seta.
3. Massas mediastinais anteriores de origem tireoidiana conectam-se com a tireóide.

31. Qual o aspecto à TC de neoplasias benignas de células germinativas?
Estas são heterogêneas, predominantemente massas císticas com margens lisas, bem definidas. Podem apresentar um componente sólido e 1/3 a 1/2 apresentam calcificações. A presença de gordura sugere um teratoma e a identificação de um dente, mesmo que rara, é diagnóstica. A combinação de gordura, líquido e elementos de tecido mole diferencia teratomas de timoma ou linfoma (Fig. 15-6).

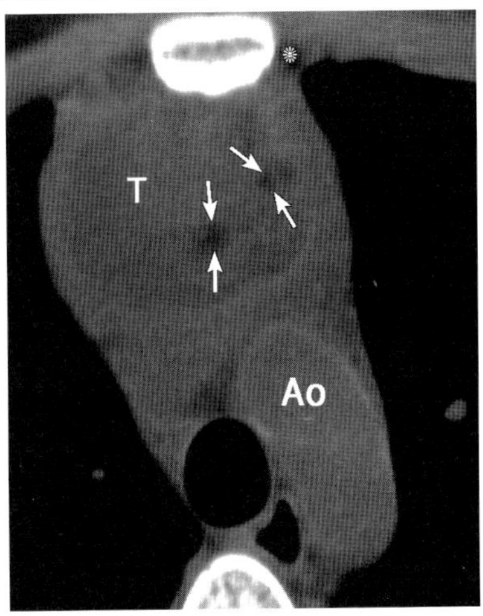

Figura 15-6. Imagem de TC sem contraste de uma massa mediastinal anterior bem-definida (T), que está em contato com a aorta (Ao). Centralmente, a massa é heterogênea com áreas de gordura *(setas)* com atenuação semelhante à da gordura paraesternal e subcutânea *(asteriscos)*. A identificação de gordura separa teratomas de timoma, linfonodos ou massas tireoidianas.

32. Qual o aspecto à TC de neoplasias malignas das células germinativas?
Estas são massas sólidas, heterogêneas com margens irregulares. Calcificações são comuns em teratomas transformados, não tanto nos seminomas, tumores do seio endodérmico ou coriocarcinomas. Lesões agressivas são similares em aspecto ao timoma invasivo, com áreas necróticas de baixa densidade, degeneração cística e calcificações intratumorais.

33. Qual é o prognóstico de pacientes com neoplasias malignas de células germinativas?
De um modo geral, é bastante ruim, com exceção do seminoma, que é radiossensível e tem uma taxa de sobrevida a longo prazo de 75%.

34. O que é responsável pela maioria das massas do opérculo torácico em adultos?
Massas tireoidianas são, de longe, as mais comuns, sendo encontradas após os 30 anos de idade, mais comumente em mulheres (mulheres são afetadas 3 a 4 vezes mais do que homens). Aproximadamente 100% são o resultado de hipercrescimento tireoidiano (bócio tireoidiano). Neoplasias tireoidianas malignas estendem-se, infreqüentemente, para o interior do mediastino.

35. Como eu sei que existe tecido tireoidiano no mediastino?

- **Localização:** esta massa é contínua com a glândula tireóide cervical, geralmente em uma localização paratraqueal, com desvio e compressão da traquéia (Figs. 15-7 e 15-8). A massa quase sempre se estende posteriormente aos grandes vasos. Massas mediastinais anteriores localizadas anteriormente aos grandes vasos dificilmente são de origem tireoidiana. Aproximadamente 25% originam-se da região posterior de cada lobo e estendem-se para o interior do mediastino posterior (veja Fig. 15-8).
- **Aspecto:** apresenta atenuação muito alta pré-contraste e realce intenso pós-contraste. Comumente existem áreas císticas e focos de calcificação.

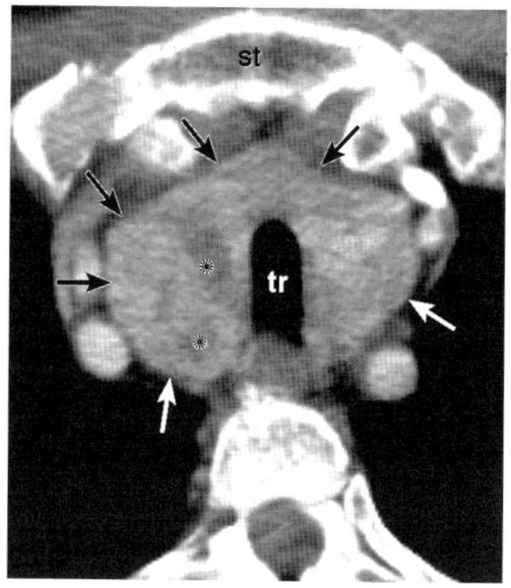

Figura 15-7. Tireóide aumentada em tamanho, facilmente identificável *(setas)* estendendo-se junto ao esterno (st) como uma massa mediastinal anterior e estenosando a traquéia (tr) simetricamente. A tireóide aumentada em tamanho é freqüentemente heterogênea, com nódulos adenomatosos com atenuação reduzida *(asteriscos)*.

36. Quais são as características de uma massa tireoidiana que sugerem a possibilidade de carcinoma?

Uma lesão sólida com crescimento rápido, bordas irregulares e mal definida e a presença de hemorragia ou necrose central, especialmente em um paciente com história de irradiação do pescoço é altamente suspeita de um carcinoma de tireóide. Linfonodos adjacentes aumentados na presença de tal massa também sugerem processo maligno.

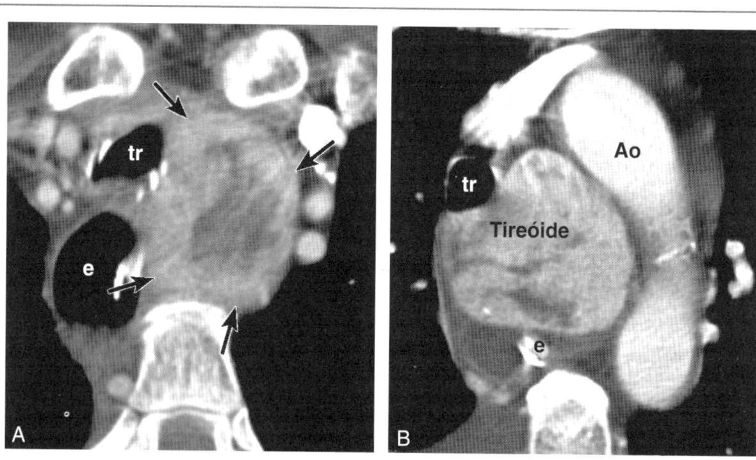

Figura 15-8. ***A***, Imagem no nível opérculo torácico mostra uma grande massa heterogênea realçada com necrose central *(setas)* desviando a traquéia (tr) e o esôfago (e) para a direita e o arco dos vasos para a esquerda. ***B***, Mais caudalmente no nível do arco aórtico (Ao), a tireóide é identificada como uma massa bastante realçada e levemente heterogênea, deslocando a traquéia ântero-lateralmente e o esôfago, posteriormente.

37. Quais processos malignos secundários ocorrem no mediastino anterior?

Qualquer tumor pode metastatizar para o mediastino, sendo o mais comum o câncer pulmonar (veja Fig. 15-9) ou o câncer de mama. Linfonodomegalia metastática típica, envolvendo o mediastino anterior, afetará os linfonodos aortopulmonares (AP) (Fig. 15-10). (Veja também capítulos sobre mediastino médio e câncer pulmonar.)

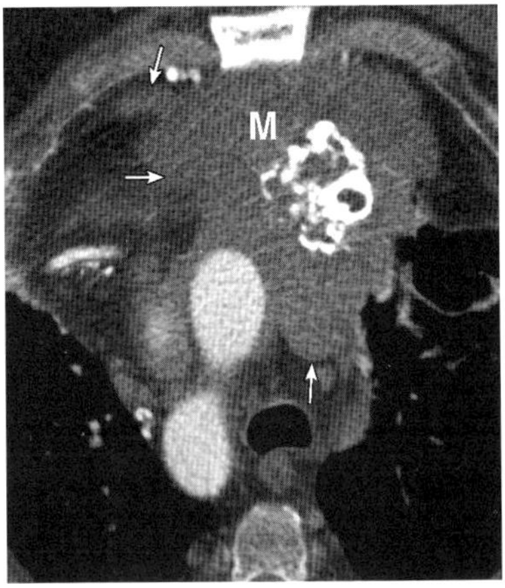

Figura 15-9. Apesar de se apresentar usualmente como uma massa parenquimatosa associada à linfonodomegalia mediastinal (veja capítulos sobre mediastino médio e câncer pulmonar), ocasionalmente, o carcinoma pulmonar apresenta-se como uma massa mediastinal anterior. As características são inespecíficas, como nesta grande massa lobulada mediastinal anterior (M) com calcificações centrais grosseiras. Características malignas incluem extensão linear *(seta)* para dentro da gordura anteriormente. À patologia, este era um carcinoma de células escamosas.

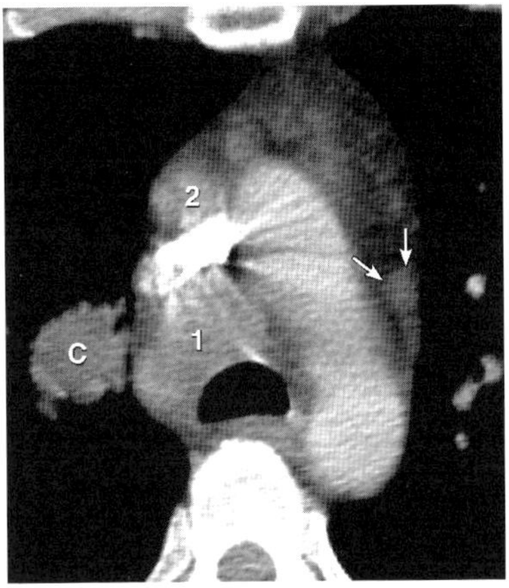

Figura 15-10. Carcinoma pulmonar hilar direito (C) com linfonodo paratraqueal superior direito (1), linfonodo pré-caval (2) e linfonodos menores na janela aortopulmonar *(setas)*.

BIBLIOGRAFIA

1. Diseases of the mediastinum. In Fraser AS, Pare Peter JA, Fraser RG, Pare PD (eds): Synopsis of Diseases of the Chest, 2nd ed. Philadelphia, W.B. Saunders, 1994, pp 896-942.
2. Mediastinum. In Naidich DP, Zerhouni EA, Siegelman SS (eds): Computed Tomography of the Thorax. New York, Raven Press, 1984, pp 43-81.
3. Miller O, Kline Letch A, et al: Thymoma. Available at www.emedicine.com/MED/topic2752.htm
4. National Cancer Institute: Malignant thymoma. CancerWeb page. Available at cancerweb.ncl.ac.uk/cancernet/ 101248.html
5. Thomas CR, Wright CD, Loehrer PJ: Thymoma: State of the art. J Clin Oncol 17:2280, 1999.
6. www.med.wayne.edu/diagRadiology/Anatomy_Modul (This is an overview of mediastinal anatomy online).

CAPÍTULO 16

MEDIASTINO MÉDIO

Igor Mikityansky, MD, Nami Azar, MD, John G. Strang, MD e Deborah Rubens, MD

1. Quais são as estruturas presentes no mediastino médio?

O mediastino médio contém o coração e todos os vasos que nele entram e dele saem, o pericárdio, a traquéia e os brônquios principais, linfonodos paratraqueais e traqueobrônquicos e os nervos frênico e vago.

2. Quais são os limites do mediastino médio?

A borda anterior é o pericárdio e o limite posterior é a coluna e o esôfago. O mediastino médio é limitado lateralmente pela pleura, superiormente pelo opérculo torácico e inferiormente pelo diafragma (Fig. 16-1).

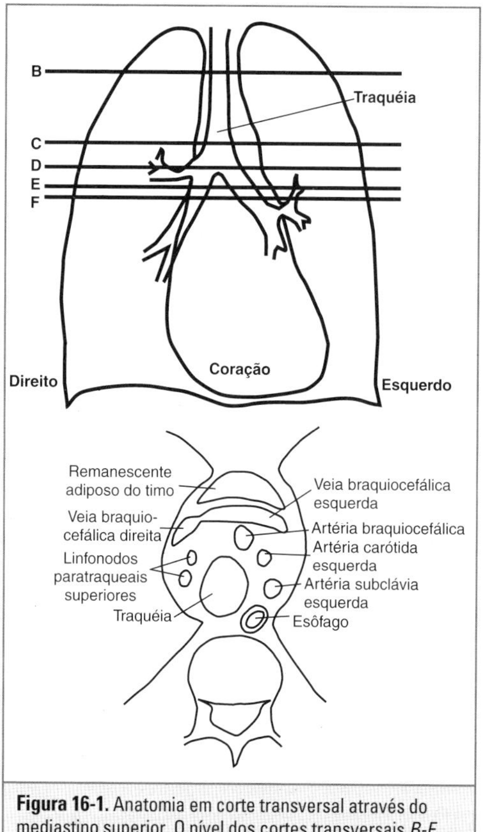

Figura 16-1. Anatomia em corte transversal através do mediastino superior. O nível dos cortes transversais *B-F* está indicado em *A*. O diagrama foi desenhado a partir de uma imagem de TC em níveis selecionados no mediastino superior.

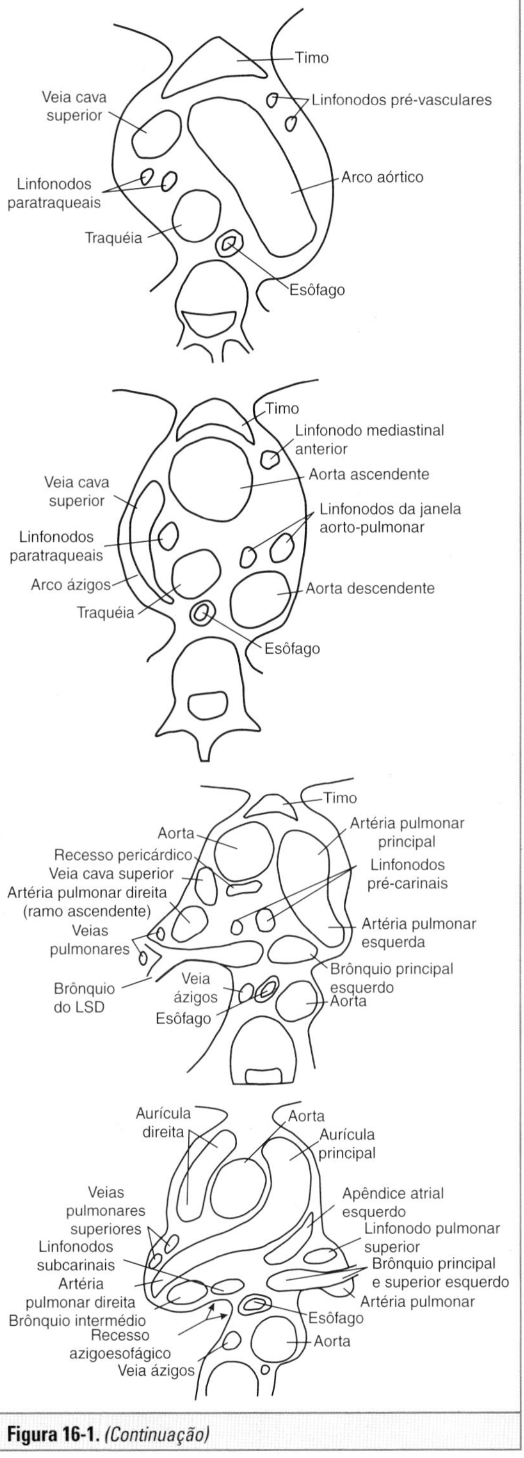

Figura 16-1. *(Continuação)*

3. Qual é a massa mais comum do mediastino médio?

Linfonodomegalia é a mais comum, seguida de alterações vasculares (geralmente aneurismas) e, menos comumente, cistos.

4. Quais são as localizações dos linfonodos mediastinais?

- **Anterior:** mamário interno, paracardíaco, pré-vascular, aortopulmonar.
- **Média:** pré-traqueal ou paratraqueal, subcarinal, traqueobrônquico, diafragmático.
- **Posterior:** paraesofágico, linfonodos do ligamento pulmonar inferior, linfonodos paravertebrais.

A classificação de Rouvière dos linfonodos mediastinais está resumida na Tabela 16-1.

5. Qual é o diagnóstico diferencial de linfonodomegalia mediastinal?

As causas de linfonodomegalia mediastinal incluem neoplasias (metástases, especialmente de carcinoma broncogênico ou extratorácico primário, linfoma, leucemia), infecções (tuberculose, infecção fúngica, especialmente histoplasmose, viral, tais como sarampo e mononucleose infecciosa e bacteriana), reação a drogas (Dilantin) e processos inflamatórios (sarcoidose, doença de Castleman e linfonodomegalia angioimunoblástica) (Fig. 16-2).

6. Quais as neoplasias extrapulmonares primárias que mais freqüentemente metastizam para os linfonodos mediastinais?

Tumores renais, carcinomas da cabeça e pescoço, carcinoma da tireóide, melanoma e carcinoma mamário são as mais comuns.

TABELA 16-1. CLASSIFICAÇÃO DE ROUVIÈRE DOS LINFONODOS MEDIASTINAIS

Linfonodos Mediastinais Anteriores

- Linfonodos mamários internos. Estes se situam paralelamente às artérias mamárias internas. São parietais e drenam a parede torácica anterior, diafragma anterior e a porção medial das mamas.
- Linfonodos viscerais. Estes se situam nos tecidos adiposos anteriores aos grandes vasos e incluem os linfonodos do "ducto" nodulares ou "janela aortopulmonar", que drenam o lobo superior esquerdo.
- Linfonodos do ângulo cardiofrênico.

Módulos Mediastinais Médios (Maior Grupo Visceral)

- Os linfonodos traqueobrônquicos ou linfonodos hilares estão subdivididos em grupos superior e inferior, de acordo com sua localização em relação ao hilo.
- Os linfonodos paratraqueais, que são divididos em cadeias direita, esquerda e anterior, drenam os linfonodos hilares superiores. Os linfonodos mais baixos à direita são os linfonodos ázigos.
- Os linfonodos da bifurcação ou subcarinais, localizados junto à carina, drenam os grupos inferiores dos linfonodos hilares e, preferencialmente, drenam para a cadeia paratraqueal direita.

Linfonodos Mediastinais Posteriores

- Cadeias paravertebrais. Estes linfonodos parietais situam-se no espaço intercostal proximal adjacente à vértebra e drenam a parede torácica posterior, pleura parietal e vértebra.
- Linfonodos periesofágicos. Localizados anteriormente ao redor do esôfago e aorta inferior; drenam o diafragma posterior e pericárdio, esôfago e região medial dos lobos inferiores. Comunicam-se com o ducto torácico, linfonodos subcarinais, intra-abdominais, paraórticos e do tronco celíaco.

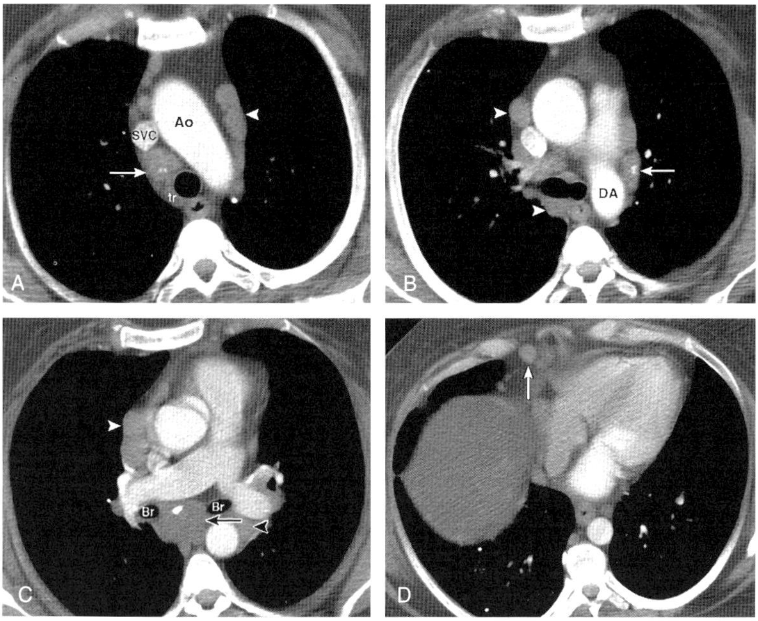

Figura 16-2. Linfonodomegalia mediastinal benigna. ***A***, Grande linfonodo pré-traqueal, irregular *(seta)* com pequenas calcificações irregulares entre a traquéia (tr) e veia cava superior (SVC). À esquerda do arco aórtico (Ao) são observados grandes linfonodos pré-vasculares adicionais *(cabeça da seta)*. À esquerda são observados linfonodos pré-vasculares e mediastinais anteriores menores. ***B***, Grande linfonodo da janela aortopulmonar *(seta)* com calcificações centrais densas encontra-se anterior à aorta descendente (DA). Linfonodos adicionais *(cabeças das setas)* são observados no espaço traqueoesofágico e espaço pré-vascular à esquerda. ***C***, Linfonodo subcarinal *(seta)* com pequena calcificação é observado entre os dois brônquios principais (Br). Linfonodos aumentados paraaórticos e pré-vasculares à direita também são visualizados *(cabeça da seta)*. ***D***, Linfonodomegalia cardiofrênica *(seta)*.

7. **Quais condições são associadas a linfonodos com baixa atenuação?**
   As infecções (tuberculose, *Mycobacterium avium-intracellulare* [MAI] e fúngicas) e neoplasias agressivas (metástases de seminoma, câncer pulmonar e linfoma).

8. **Quais condições estão associadas a linfonodos calcificados?**
   Estas incluem infecções (fúngicas, especialmente histoplasmose e tuberculose), neoplasias (linfoma de Hodgkin pós-radioterapia de radiação e metástases, especialmente adenocarcinoma mucoso), processos inflamatórios (sarcoidoses) e processos inalatórios (silicose, que muitas vezes apresenta calcificações tipo "em casca de ovo").

9. **Quais as condições associadas a linfonodos que exibem realce acentuado pelo meio de contraste?**
   Estas incluem neoplasias (metástases, especialmente carcinoma de células renais, carcinoma da tireóide e câncer pulmonar de pequenas células) e doença de Castleman, uma hiperplasia benigna de linfonodos. Os linfonodos da sarcoidose realçam pouco.

10. **Quais as condições associadas a linfonodos com calcificações "tipo de casca de ovo"?**
    Mais comumente silicose ou pneumoconiose dos trabalhadores das minas de carvão, mas também podem ser observadas em manifestação não-usual da sarcoidose, infecção granulomatosa, linfoma tratado, esclerodermia e amiloidose.

11. Quais condições estão associadas à linfonodomegalia hilar unilateral?
Estas incluem metástases (especialmente do carcinoma broncogênico ou um extratorácico primário e linfoma) e infecções (tuberculose, fúngicas e virais).

12. Quais condições estão associadas à linfonodomegalia hilar bilateral, porém assimétrica?
Além das doenças mencionadas previamente, a leucemia envolve, freqüentemente, os linfonodos hilares de forma assimétrica.

13. Quais condições estão associadas à linfonodomegalia hilar bilateral simétrica?
- Doença de Castleman.
- Sarcoidose.

14. O que é um cisto broncogênico?
É uma massa contendo líquido, que ocorre devido a desenvolvimento anormal do intestino anterior. É revestido por epitélio respiratório e as paredes contêm cartilagem, músculo liso e/ou glândulas mucosas.

15. Em qual compartimento mediastinal são encontrados cistos broncogênicos?
O local mais comum é o mediastino médio; contudo, podem ocorrer em todos os 3 compartimentos.

16. Quais sintomas estão associados com cistos broncogênicos?
Cistos broncogênicos são mais comumente achados incidentais em pacientes assintomáticos; contudo, ocasionalmente, eles causam sintomas secundários à compressão de estruturas adjacentes. Raramente cistos broncogênicos tornam-se infectados.

17. Quais as localizações mais comuns dos cistos broncogênicos?
A localização mais comum é subcarinal. A região paratraqueal direita é a segunda mais comum.

18. Qual é o aspecto, à TC de um cisto broncogênico?
Massa bem definida, homogênea, redonda ou ovalada com atenuação de água ou tecidos moles e parede fina, muitas vezes imperceptível em localização característica. Ar dentro do cisto é incomum e sugere infecção. Calcificação também é incomum, mas pode ocorrer na parede ou dentro do conteúdo do cisto.

19. O que leva a valores de atenuação de tecidos moles dentro de cistos broncogênicos?
O conteúdo protéico destes cistos pode resultar em unidades Hounsfield (UH) de 10-30 UH, simulando massa de tecido mole. No entanto, cistos broncogênicos não exibem realce.

20. Qual o diagnóstico diferencial de uma massa do ângulo cardiofrênico?
O diagnóstico diferencial é cisto pericárdico, lipoma, coxim pericárdico de gordura, hérnia do forame de Morgagni, tumor fibroso da pleura e aumento de tamanho dos linfonodos epicárdicos secundário a linfoma ou metástases.

21. O que é um cisto pericárdico?
É uma estrutura cística aderida ao pericárdio parietal, revestida de células mesoteliais e normalmente contendo líquido claro (Fig. 16-3). Geralmente não se comunica com o espaço pericárdico.

22. Como se apresentam pacientes com cistos pericárdicos?
Cistos pericárdicos geralmente são achados incidentais em pacientes assintomáticos.

23. Quais são as localizações mais comuns de cistos pericárdicos?

A localização mais comum é o ângulo cardiofrênico anterior direito. O ângulo cardiofrênico esquerdo e outras localizações, como o pericárdio inferior, são observados em um terço dos casos. Estes cistos podem insinuar-se para o interior de uma fissura principal e desenvolver uma configuração "em lágrima".

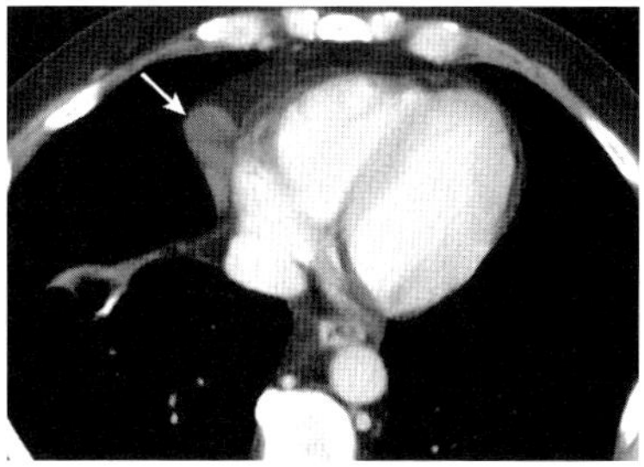

Figura 16-3. Cisto pericárdico. Massa cística lisa, de paredes finas, oval *(seta)* localizada no ângulo cardiofrênico anterior direito é um aspecto característico de um cisto pericárdico. A atenuação do líquido dentro do cisto pode variar de 0 a 40 unidades Hounsfield, dependendo do conteúdo protéico.

24. Qual é o aspecto à TC de cistos pericárdicos?

Estes são massas lisas, de paredes finas, arredondadas ou ovaladas, entre 0-10 UH, em uma localização característica. Ocasionalmente demonstram atenuação de tecido mole (30-40 UH), devido à proteína ou hemorragia dentro do cisto.

25. Qual é o aspecto de um coxim de gordura pericárdico?

Uma massa adjacente ao pericárdio, com atenuação da gordura, geralmente no ângulo cardiofrênico anterior, exatamente lateral ao coração. Ele é bilateral, mas pode ser assimétrico, o direito muitas vezes maior que o esquerdo. Pode aumentar com o tempo em decorrência de obesidade, síndrome de Cushing e terapia exógena com esteróide.

26. O que é hérnia do forame de Morgagni? O que ela contém?

Este é um defeito do diafragma ântero-medial e apresenta-se, radiograficamente, como uma massa do ângulo cardiofrênico, muitas vezes à direita. Pode conter omento, fígado, intestino delgado ou cólon.

A hérnia contendo somente omento pode ter um aspecto muito semelhante a um lipoma, exceto pelas densidades lineares finas, representando a vasculatura do omento. Fígado e intestino são facilmente identificados à TC e a localização característica sugere o diagnóstico. A maioria das hérnias de Morgagni são assintomáticas, a não ser que contenham intestino.

27. O que é uma hérnia do forame de Bochdalek? Qual é sua importância?

Diferente dos forames de Morgagni, que são fendas entre porções do músculo diafragmático, o forame de Bochdalek é uma falha verdadeira no diafragma posteriormente, sem revestimento pleural ou peritoneal. Hérnias ocorrem predominantemente à esquerda, como um defeito do lado esquerdo coberto pelo fígado. Grandes defeitos são encontrados em crianças e grande parte do conteúdo abdominal pode estar presente no tórax. Em adultos, hérnias de Bochdalek geralmente são assintomáticas, sendo descobertas, incidentalmente, em radiografias ou TC de tórax. O defeito muitas vezes é pequeno, contendo gordura intra-abdominal ou, raramente, uma parte de baço ou rim (Fig. 16-4).

28. O que é a síndrome de Mounier-Kuhn?

Esta é uma condição rara, onde se observa transição abrupta, bem demarcada, entre as vias aéreas periféricas normais e uma traquéia e brônquio principal difusamente dilatados secundariamente a defeito nos tecidos elásticos. Ocorre, primariamente, em indivíduos do sexo masculino na terceira e quarta décadas de vida, podendo estar associada à pele flácida ou síndrome de Ehlers-Danlos.

29. Como se apresenta a síndrome de Mounier-Kuhn?

Os pacientes apresentam-se na tenra infância com infecções respiratórias recorrentes secundárias à flacidez e colabamento das vias aéreas.

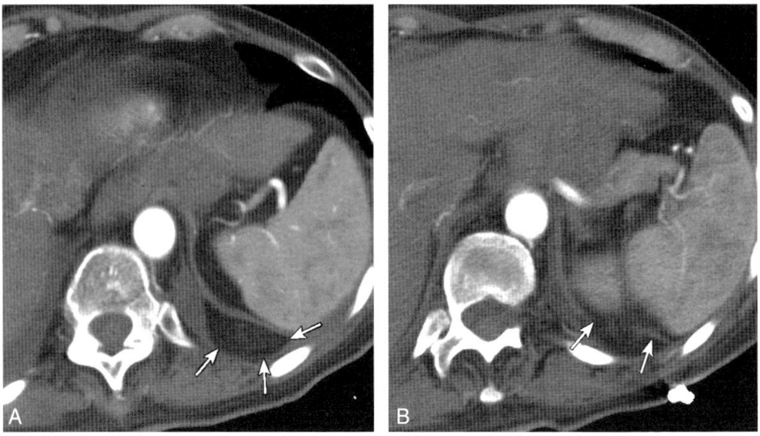

Figura 16-4. Hérnia de Bochdalek. ***A***, Imagem através da região inferior do tórax mostrando uma massa com densidade da gordura *(setas)*, posterior ao hemidiafragma esquerdo. ***B***, Imagem 2 cm mais caudal revela uma falha no diafragma *(setas)* através da qual a gordura omental encontra-se herniada.

30. Qual é o aspecto à TC da síndrome de Mounier-Kuhn?
Ela caracteriza-se por traqueobroncomegalia, com um aspecto enrugado da traquéia e brônquio principal, secundária à protrusão da mucosa entre os anéis cartilaginosos e através dos músculos traqueais. Bronquiectasias freqüentemente estão presentes.

31. Qual é a distribuição demográfica dos tumores traqueais primários?
Extremamente raros, esses tumores afetam igualmente ambos os sexos entre os 30 e 50 anos de idade.

Noventa por cento dos tumores da traquéia em crianças são benignos, enquanto os tumores malignos predominam em adultos.

32. Quais são os tumores traqueais benignos mais comuns?
Estes incluem hemangioma, papiloma e hamartoma.

33. Quais são os tumores traqueais malignos mais comuns?
Os tumores traqueais malignos primários mais comuns são o carcinoma de células escamosas e o carcinoma adenóide cístico. O carcinoma esofágico e o carcinoma da tireóide são os tumores malignos secundários mais comuns da traquéia.

34. Quais são as características do carcinoma de células escamosas da traquéia?
Ele é responsável por aproximadamente metade de todos os processos malignos primários da traquéia, predominantemente em homens fumantes com mais de 40 anos de idade. Tende a apresentar um crescimento lento, é exofítico e freqüentemente ulcera. Tende a invadir o mediastino. Carcinomas de células escamosas sincrônicos ou metacrônicos da laringe, pulmões e esôfago não são incomuns.

35. Qual é o aspecto à TC do carcinoma de células escamosas da traquéia?
A parede da traquéia encontra-se focal ou circunferencialmente espessada e irregular. Existe um estreitamento secundário do lúmen por um tumor nodular. Extensão para a gordura mediastinal adjacente pode ser demonstrada em alguns casos como uma opacidade irregular com densidade de tecido mole dentro da gordura mediastinal ou circundando vasos mediastinais adjacentes, brônquios ou esôfago.

36. Quais são as características do carcinoma adenóide cístico da traquéia?
Ele é responsável por aproximadamente 1/3 de todas as neoplasias traqueais malignas primárias. Não está relacionado ao tabagismo e afeta igualmente os dois sexos na 5ª década de vida. Cresce lentamente, com disseminação endofítica, estendendo-se para o plano submucoso da traquéia e brônquios. Pode disseminar para os tecidos circundantes do pescoço e mediastino.

37. Qual é o aspecto à TC de um carcinoma adenóide cístico da traquéia?
A traquéia encontra-se espessada com um aspecto liso ou nodular. Pode estar visível uma massa com atenuação de tecido mole estendendo-se para a gordura mediastinal. Linfonodos cervicais e mediastinais são os primeiros locais de metástases. Também podem ocorrer metástases hematogênicas para pulmão, fígado e osso.

38. Qual é o tratamento e evolução do carcinoma adenóide cístico da traquéia?
Ressecção e tratamento são curativos. Tumores irressecáveis são irradiados, recorrendo tipicamente alguns anos depois.

39. Qual é o aspecto à TC de um tumor benigno da traquéia?
Existe uma massa focal, bem-definida, lisa ou lobulada, sem evidência de invasão traqueal ou mediastinal. Hamartomas e condromas podem apresentar calcificações dentro de elementos condróides.

40. Quais condições não-neoplásicas se apresentam como alargamento mediastinal difuso (mediastino > 50% do diâmetro torácico) em uma radiografia de tórax?
Estas incluem lipomatose mediastinal, mediastinite (crônica ou aguda), linfonodomegalia mediastinal difusa e hemorragia mediastinal.

41. O que é lipomatose mediastinal?
É um acúmulo excessivo de gordura não-encapsulada em todo o mediastino, predominantemente no mediastino anterior e superior, que é circundado por grandes vasos e desloca as reflexões pleurais. Também pode ser detectada nos ângulos costofrênicos e nas regiões paravertebral, retrocrural e subcostal.

42. O que causa a lipomatose mediastinal?
Obesidade exógena pode resultar em lipomatose mediastinal, mas freqüentemente ela é observada em condições que resultam em hipercortisolismo, como a síndrome de Cushing, produção ectópica de hormônio adrenocorticotrópico (ACTH) e tratamento com esteróides exógenos.

43. Qual o aspecto à TC da lipomatose mediastinal?
Os corticosteróides mobilizam e redistribuem a gordura corporal com maior deposição no mediastino superior e nas regiões pleuropericárdicas. O tecido apresenta valores de atenuação entre -70 a -30 UH, indicativo de gordura. A gordura não comprime o esôfago ou traquéia.

44. Quais são as etiologias da mediastinite aguda?
Estas incluem perfuração esofágica, extensão da infecção a partir de espaços adjacentes ou estruturas torácicas, complicações pós-operatórias de cirurgia cardíaca ou ruptura traumática da via aérea (Fig. 16-15).

45. Quais processos infecciosos adjacentes se estendem para o mediastino?
Estes incluem abscessos retrofaríngeos e nasofaríngeos, pseudocistos pancreáticos infectados, abscessos subfrênicos, infecções dos pulmões, linfonodos, pleura (empiema) e pericárdio.

46. Qual informação que a TC pode fornecer na mediastinite aguda?
A TC descreve a presença de líquido e gás no mediastino, descreve a relação do líquido mediastinal com estruturas adjacentes e fornece auxílio (guia) para a drenagem de abscessos.

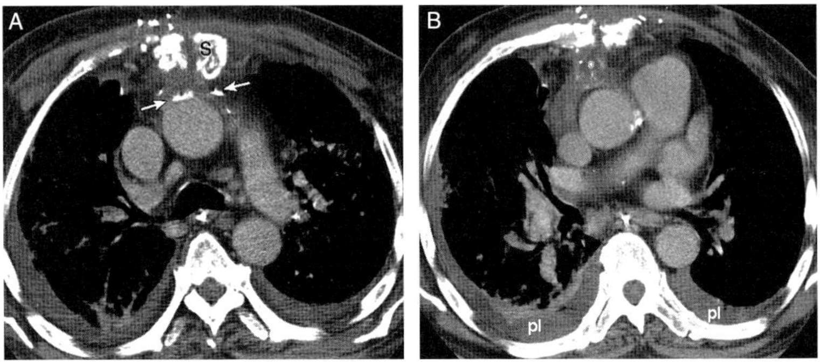

Figura 16-5. Mediastinite. Paciente após substituição de válvula cardíaca há 1 mês com infecção subseqüente da ferida esternal e mediastinite. ***A***, Imagem junto à carina mostra destruição do esterno (S) com fios de aço remanescentes fragmentados com alta atenuação e com uma massa de tecido mole realçada anterior à aorta. ***B***, Mais caudalmente, o componente de tecido mole é muito maior, com algum líquido centralmente. Observe também os derrames pleurais bilaterais (pl).

PONTOS-CHAVE: MEDIASTINO MÉDIO ✔

1. Massas do mediastino médio são, mais comumente, linfonodomegalias. Sua distribuição e aspecto (calcificação "em casca de ovo", baixa densidade) podem dar pistas sobre sua etiologia.
2. O diagnóstico diferencial de massas do mediastino médio também incluem massas/aneurismas vasculares e cistos broncogênicos ou pericárdicos.

47. O que é mediastinite crônica?
É uma seqüela de mediastinite aguda com fibrose difusa, algumas vezes comprimindo estruturas mediastinais, como a veia cava superior. Contudo, muitos pacientes são assintomáticos.

48. Quais são as causas da mediastinite crônica?
Estas incluem infecções, como histoplasmose, coccidiodomicose e tuberculose; processos inflamatórios (sarcoidose); processos imunológicos (lúpus eritematoso sistêmico, artrite reumatóide e fenômeno de Raynaud); efeitos colaterais de drogas (metissergida); trauma (hemorragia mediastinal) e processos idiopáticos (mediastinite esclerosante). Histoplasmose é a causa mais comum de mediastinite crônica, especialmente nos vales do Mississippi e do St. Lawrence River, onde o *Histoplasma capsulatum* é endêmico.

49. Qual o aspecto à TC da mediastinite crônica/fibrose mediastinal?
A fibrose mediastinal pode apresentar-se como um processo difuso ou como uma massa, mais comumente na região paratraqueal direita. Se a causa for uma infecção granulomatosa, podem ser observadas calcificações dentro do mediastino alargado ou nos linfonodos hilares. Também pode ser observada compressão das estruturas mediastinais.

50. Qual o diagnóstico diferencial da fibrose mediastinal sem calcificações?
Este inclui o envolvimento mediastinal difuso causado por linfoma ou carcinoma metastático.

51. Quão comum são os linfangiomas no mediastino?

Linfangiomas são mais comuns no pescoço e axila. Porém, 10% dos casos estendem-se para o mediastino. Linfangiomas mediastinais isolados representam < 1% dos linfangiomas e são mais encontrados em adultos.

52. Descreva os achados à TC de linfomas mediastinais.

- Geralmente situados no mediastino superior e anterior.
- Massas císticas de margens lisas com atenuação de água.
- Um terço apresenta septações visíveis.
- Podem apresentar áreas de alta atenuação (hemorragia) ou calcificações.
- Podem deslocar ou insinuar-se ao redor de vasos mediastinais adjacentes.
- Associados a aneurismas venosos.

BIBLIOGRAFIA

1. Diseases of the mediastinum. In Fraser RS, Pare Peter JA, Fraser RG, Pare PD (eds): Synopsis of Diseases of the Chest, 2nd ed. Philadelphia, W.B. Saunders, 1994, pp 896-942.
2. Mediastinum. In Naidich DP, Zerhouni EA, Siegelman SS (eds): Computed Tomography of the Thorax. New York, Raven Press, 1984, pp 43-81.
3. www.med.wayne.edu/diagRadiology/Anatomy_Modul (This is a good overview of mediastinal anatomy online.)

CAPÍTULO 17

MEDIASTINO POSTERIOR

Igor Mikityansky, MD, Nami Azar, MD, John G. Strang, MD e Deborah Rubens, MD

1. Quais são as massas mediastinais posteriores mais importantes?

- Hérnia hiatal.
- Carcinoma do esôfago.
- Megaesôfago.
- Hematopoiese extramedular.
- Linfonodomegalia (linfoma).
- Tumores neurogênicos.
- Hérnia de Bochdalek.
- Tumores musculoesqueléticos (benignos, malignos, metástases).
- Meningocele/mielomeningocele (considerar antes de biopsiar).
- Varizes esofágicas.

2. Quão comum é o câncer esofágico?

A *American Cancer Society* estima, para 2005, 14.250 novos casos e 13.570 óbitos. A taxa de mortalidade extremamente elevada deve-se ao diagnóstico em estágio tardio e à facilidade que o tumor tem de disseminar-se localmente e para linfonodos. Não há limites para a disseminação regional e linfonodomegalia (Fig. 17-1).

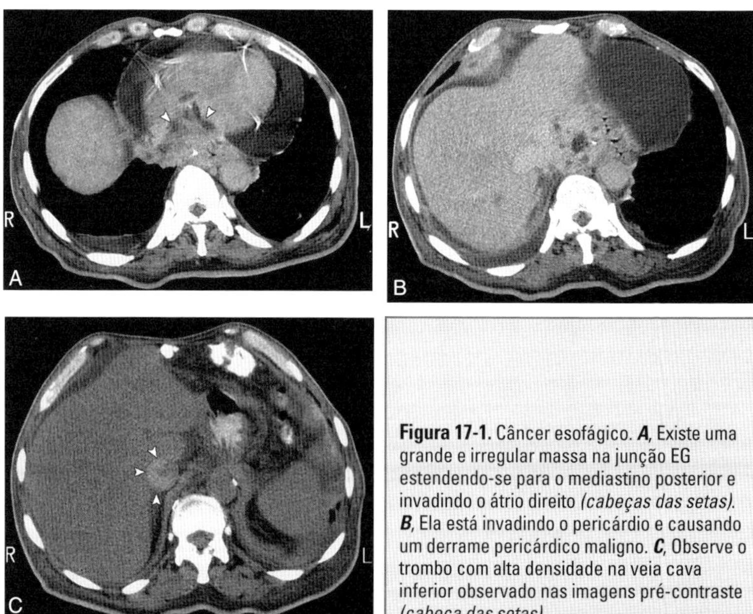

Figura 17-1. Câncer esofágico. ***A***, Existe uma grande e irregular massa na junção EG estendendo-se para o mediastino posterior e invadindo o átrio direito *(cabeças das setas)*. ***B***, Ela está invadindo o pericárdio e causando um derrame pericárdico maligno. ***C***, Observe o trombo com alta densidade na veia cava inferior observado nas imagens pré-contraste *(cabeça das setas)*.

3. **Qual é o aspecto do câncer esofágico à TC?**
Um esôfago de paredes espessadas, com dilatação proximal caso a massa seja obstrutiva. Linfonodomegalia é comum, particularmente na região paraesofágica e ao longo da curvatura menor do estômago (para tumores situados baixos). Detectar câncer esofágico incidentalmente através de TC não é comum, porém, deve-se a áreas normais de colabamento e dilatação do esôfago em um paciente deitado em supino. A junção esofagogástrica (EG) é particularmente difícil quando o esôfago tem trajeto oblíquo e pode existir uma pequena hérnia de hiato. Conseqüentemente, a TC é feita para estagiamento depois que se conhece o diagnóstico. Linfonodomegalia é o principal achado quando do estagiamento, assim como esclarecimento de extensão extramural em alguns casos. Ultra-sonografia transesofágica pode ser útil na determinação da profundidade da invasão e na detecção de linfonodomegalia. Tomografia por emissão de pósitrons (PET)/TC também é eficaz no estagiamento do câncer esofágico (Fig. 17-2).

4. **O que é DRGE e esôfago de Barrett? Qual é sua relação com o câncer de esôfago?**
DRGE é doença do refluxo gastroesofágico. Esôfago de Barrett é uma metaplasia da mucosa esofagiana distal do epitélio escamoso normal para epitélio colunar. É causada por irritação provocada por refluxo crônico. No entanto o adenocarcinoma é raro, enquanto DRGE é extremamente comum (50% dos adultos nos EUA a cada mês). Poucos pacientes com DRGE apresentarão adenocarcinoma esofágico.

5. **Qual é a diferença entre célula escamosa e adenocarcinoma de esôfago?**
Célula escamosa ocorre primariamente na metade a dois terços proximais do esôfago. Adenocarcinoma origina-se, primariamente, no terço distal, principalmente após metaplasia por esôfago de Barrett. O adenocarcinoma era incomum, mas agora responde por aproximadamente 50% dos cânceres esofágicos.

6. **Descreva o estagiamento do câncer esofágico.**
Câncer esofágico é descrito utilizando-se o sistema TNM (*American Joint Committee on Cancer*). Os pontos-chave situam-se entre o estágio II e estágio III (metástase linfonodal regional com um tumor alcançando a adventícia e/ou tumor invadindo estruturas adjacentes) e entre estágio III e estágio IV (desenvolvimento de metástases).

7. **Como é tratado o câncer esofágico?**
Remoção cirúrgica é o tratamento curativo realizado para carcinoma esofágico em estágio inicial. Existem vários métodos para realizar esofagectomia. O câncer irressecável é tratado com quimioterapia, radioterapia e quimiorradiação com cirurgia paliativa ou procedimentos endoscópicos, como colocação de *stents* para obstrução.

8. **Quais são as causas de megaesôfago?**
Acalásia e esclerodermia (esclerose sistêmica progressiva) são as causas mais comuns. Estenose crônica devida a refluxo ou mediastinite também podem causar megaesôfago. Doença de Chagas é a doença clássica que causa acalásia.

9. **O que significa o termo acalásia?**
Acalásia quer dizer, literalmente, deficiência de relaxamento. O esfíncter esofágico distal não relaxa, resultando em eventual dilatação maciça do esôfago. Perda do plexo nervoso mioentérico algumas vez é observada. Doença de Chagas é uma causa específica, mas, nos Estados Unidos, a acalásia é predominantemente idiopática.

10. **O que é a doença de Chagas?**
Doença de Chagas é endêmica na América do Sul, sendo disseminada a partir de diversos hospedeiros mamíferos para humanos através da picada do *Trypanosoma cruzi*. No decorrer de muitos anos, causa deterioração do plexo nervoso mioentérico do esôfago, levando ao megaesôfago e desnutrição. Causa, também, cardiomiopatia e megacólon. Existe uma estimativa de 24 milhões de pessoas infectadas na América do Sul e 60.000 óbitos anuais devidos à doença de Chagas. Está presente nos Estados Unidos devido à imigração.

11. **Por que o inseto transmissor é conhecido também como "*kissing beetle*" (no Brasil, barbeiro)?**
É assim conhecido porque pica ao redor dos lábios.

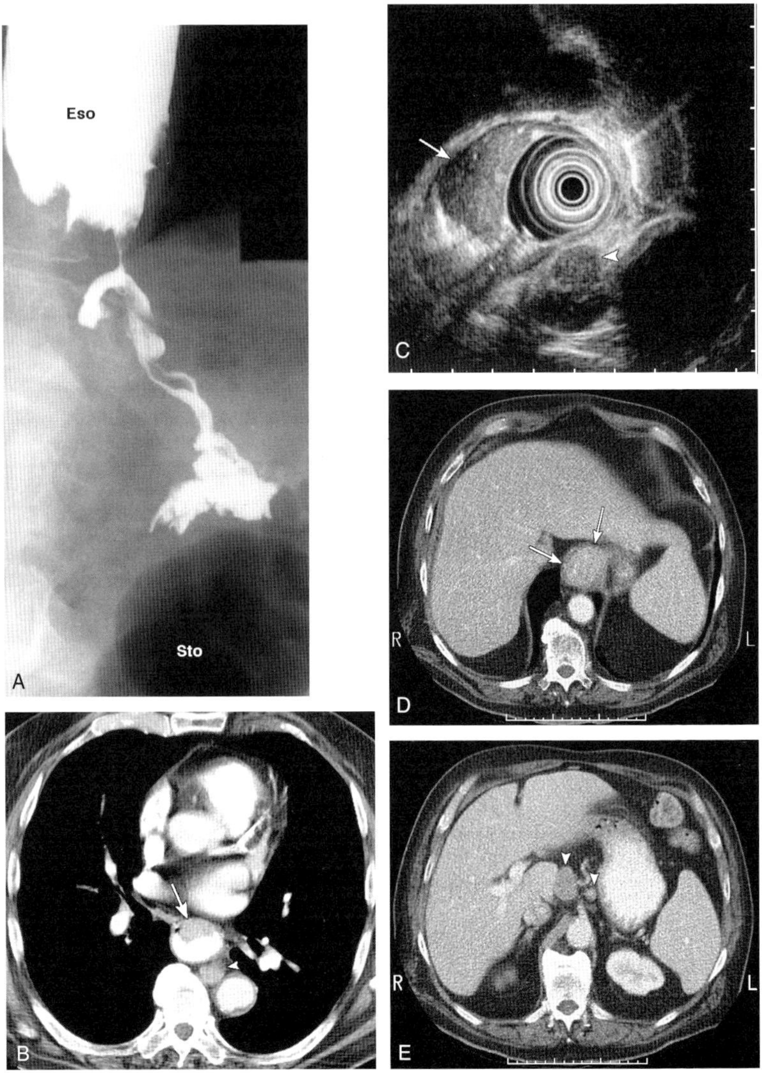

Figura 17-2. Câncer esofágico na junção EG. Este paciente apresentava disfagia. ***A***, Uma esofagografia com bário mostrou uma massa anular segmentar constritiva com ombros abruptos, típica de carcinoma esofágico. Eso = esôfago; Sto = estômago. ***B***, Observe a formação abrupta de "ombros" do tumor *(seta)* à TC junto à margem proximal do tumor. Também existe um esôfago dilatado e linfonodomegalia mediastinal posterior adjacente *(cabeça da seta)*. ***C***, Observe que a linfonodomegalia *(cabeça da seta)* também é visível ao ultra-som endoscópico, tendo sido utilizada para julgar a profundidade da invasão tumoral *(seta)*. ***D***, Apesar do tumor ser facilmente visível em sua borda proximal, pode ser difícil diferenciar a margem distal da massa *(setas)* do estômago colabado em uma pequena hérnia hiatal. ***E***, Também existe linfonodomegalia do ligamento gastroepático *(cabeças de setas)*, um local comum de metástases regionais de um tumor da junção EG.

12. O que é hematopoese extramedular?

Hematopoese extramedular é uma hematopoese compensatória em pacientes com anemias crônicas. Células produtoras de eritrócitos podem agrupar-se em muitos locais: fígado, baço e regiões paraespinhais. O aspecto clássico está ilustrado na Figura 17-3. A história geralmente é a chave; procure por talassemia, esferocitose ou outra anemia crônica grave.

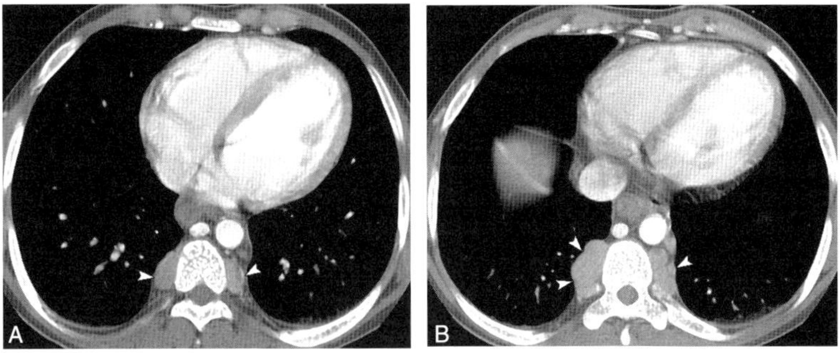

Figura 17-3. Aspecto clássico de hematopoese extramedular. ***A***, Massas paraespinhais homogêneas bilaterais lobuladas no tórax inferior *(cabeças de setas)*. As massas podem erodir o osso adjacente. ***B***, Observe o espaço medular expandido no corpo vertebral adjacente, causando o aspecto rendilhado do osso.

13. O que devo saber sobre tumores neurogênicos do mediastino posterior?

- Eles podem originar-se de um nervo periférico (nervos intercostais) ou dos gânglios simpáticos (orientados verticalmente).
- Muitas vezes são descobertos incidentalmente através dos raios X de tórax.
- Tumores neurogênicos geralmente são bem circunscritos, apesar do neurofibroma plexiforme poder ser irregular e invasivo.
- Calcificação ocasionalmente ocorre, mas não é uma característica diferencial.
- Alguns são malignos.
- Os tumores benignos e malignos podem causar erosão das costelas, corpos vertebrais e forames nervosos adjacentes (veja Fig. 17-4).

14. O que é uma hérnia de Bochdalek?

Hérnia de Bochdalek é um defeito póstero-lateral no desenvolvimento do diafragma. Tem duas apresentações comuns:

- Em **lactentes** elas são relativamente comuns (1:2.200), podem ser grandes, ocorrem principalmente à esquerda e podem causar hipoplasia pulmonar. Apresentam taxas de mortalidade significativas.
- Em **adultos** são pequenas e assintomáticas, geralmente contêm gordura intra-abdominal e tornam-se muito comuns (> 35% em indivíduos com mais de 70 anos) na idade avançada e doença pulmonar obstrutiva crônica (DPOC).

Hérnias de Bochdalek geralmente são descobertas incidentalmente pelo radiologista. O papel da TC realmente é mostrar que uma massa paradiafragmática observada numa radiografia de tórax é somente uma hérnia de Bochdalek.

15. Qual é o papel da TC nas hérnias de hiato?

Como as hérnias de hiato são comuns e geralmente benignas, TC tem um papel reduzido. A TC, no entanto, identifica sua natureza benigna quando elas se apresentam como uma massa mediastinal aos raios X de tórax. TC também pode diagnosticar complicações como um volvo gástrico do estômago herniado (que se apresenta com dor e obstrução) (veja Fig. 17-5).

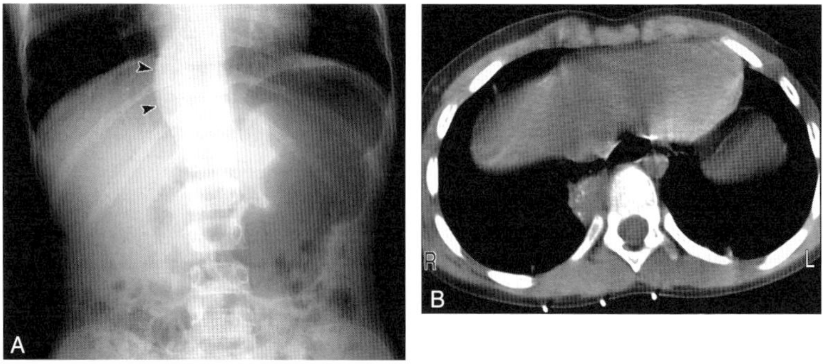

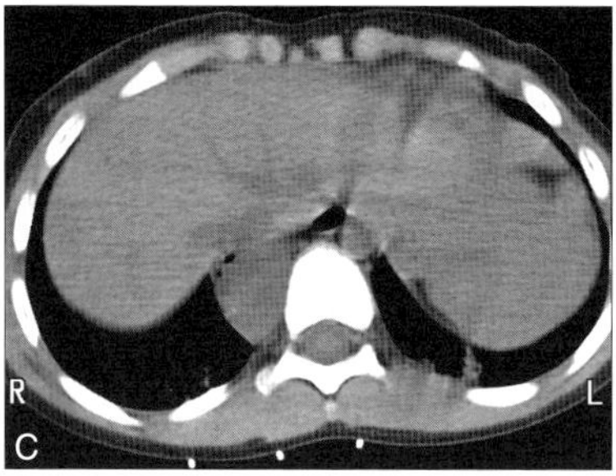

Figura 17-4. Ganglioblastoma. ***A***, Massa encontrada incidentalmente em raios X de tórax de uma criança com tosse. ***B*** e ***C***, Observe as bordas lisas, localização paravertebral e calcificações puntiformes à TC.

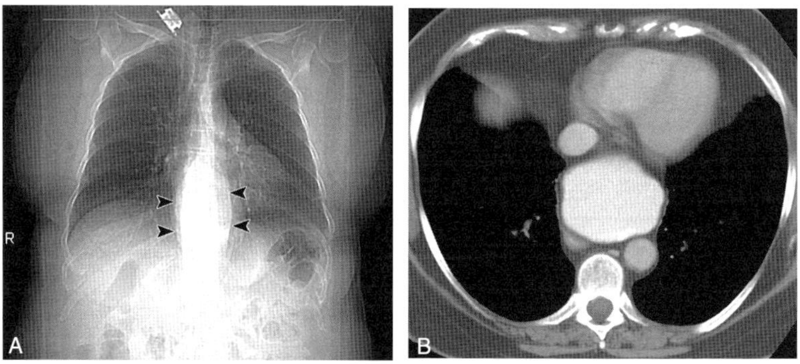

Figura 17-5. ***A***, Massa retrocardíaca fusiforme na imagem PA no tórax inferior *(cabeças de setas)*. ***B***, Estômago cheio de contraste na hérnia hiatal. Diferenciação de um esôfago dilatado pela presença de pregas e/ou de uma massa esofágica ou estenose mais distal.

16. Quais são algumas condições de emergência a serem procuradas no mediastino posterior?

- Ruptura esofágica (síndrome de Boerhaave): devida a vômitos repetitivos (Fig. 17-6).
- Ruptura/dissecção aórtica (veja patologia aórtica).
- Volvo gástrico em uma hérnia hiatal.
- Abscesso paraespinhal.
- Perfuração esofágica traumática (lesões penetrantes ou iatrogênicas devidas à esofagoscopia ou dilatação de estenoses).
- Abscessos paraesofágicos, geralmente devidos à deiscência de anastomoses cirúrgicas (Fig. 17-7).

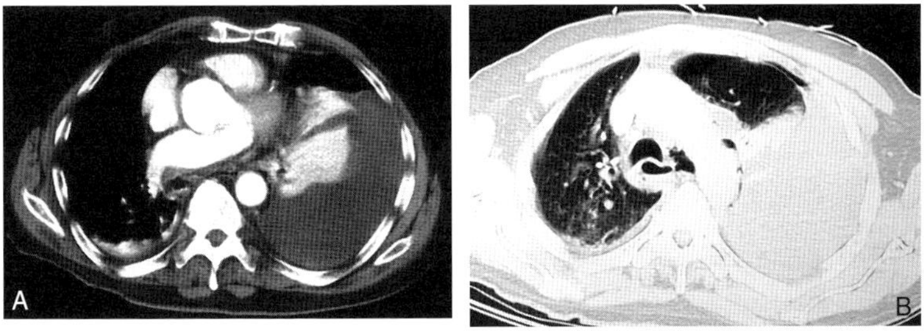

Figura 17-6. Síndrome de Boerhaave: perfuração esofágica após vômitos incoercíveis. Existe um hidropneumotórax do lado esquerdo *(A)*, assim como pneumomediastino e espessamento esofágico *(B)*.

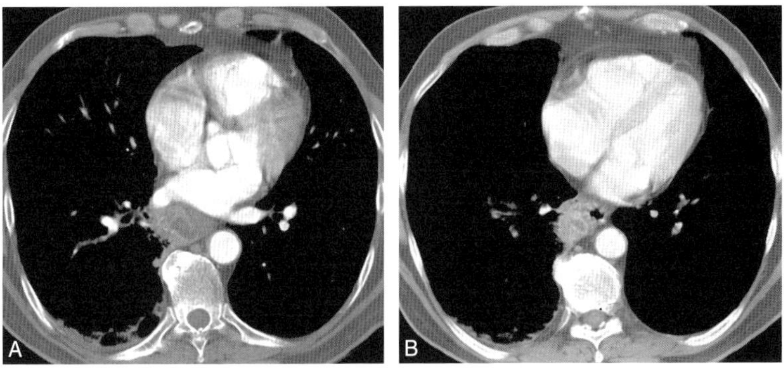

Figura 17-7. Um homem de 64 anos de idade com história de refluxo crônico desenvolve dor torácica intensa por vários dias. ***A***, TC no momento da apresentação mostra um pequeno abscesso paraesofágico, presumivelmente devido ao refluxo e perfuração. ***B***, Este se resolveu com antibióticos.

17. Qual é o quadro clínico de pacientes com perfuração esofágica?
Apresentam-se com febre, leucocitose, disfagia e dor torácica retroesternal irradiando para as costas. Alterações pleurais associadas (pneumotórax e empiema) geralmente encontram-se do lado esquerdo.

18. O que causa perfuração esofágica?
Esta pode ser iatrogênica (endoscopia esofagiana ou dilatação esofágica) ou causada por corpos estranhos impactados, uma neoplasia esofágica obstrutiva ou episódios repetidos de vômitos (síndrome de Boerhaave).

19. Quais são as complicações da perfuração esofágica?
As complicações incluem abscessos mediastinais e fístulas esofagobrônquicas e esofagopleurais.

20. Por que é importante reconhecer a perfuração esofágica?
As taxas de mortalidade e morbidade são muito altas caso haja retardo no diagnóstico de aproximadamente 24 horas.

21. Qual é a causa clássica de um abscesso paravertebral?
Tuberculose da coluna é a causa clássica.

PONTOS-CHAVE: MEDIASTINO POSTERIOR ✓

1. Tumores neurogênicos muitas vezes apresentam-se como massas de margens lisas no mediastino posterior.
2. O carcinoma esofágico tem altas taxas de morbidade e mortalidade.
3. TC geralmente é feita para estagiamento, e não para diagnóstico e para disseminação local, metástases e linfonodomegalia.
4. PET/TC é um método alternativo para o estagiamento.

22. Varizes esofágicas devidas à hipertensão portal apresentam-se como uma massa mediastinal?

Sim, quando são muito grandes (Fig. 17-8).

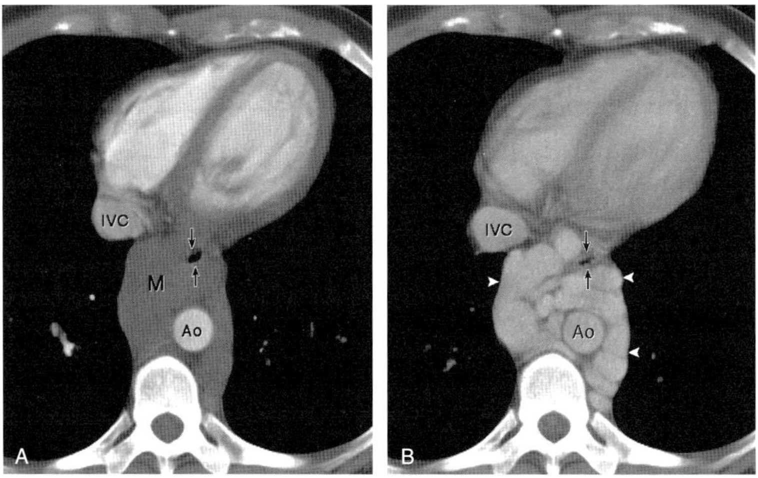

Figura 17-8. Grandes varizes. ***A***, Fase arterial mostra a aorta altamente contrastada (Ao) e a veia cava inferior menos contrastada (IVC). A aorta está circundada por uma massa relativamente não-realçada (M). O esôfago *(setas)* encontra-se na porção anterior da massa. ***B***, Na imagem tardia (fase venosa portal), várias varizes venosas cheias de contraste *(cabeças das setas)* circundam a aorta (Ao). Seja cauteloso em biopsiar com base somente em um exame não-contrastado!

BIBLIOGRAFIA

1. American Cancer Society: www.cancer.org/docroot/CRI/CRI_2_1x.asp?rnav=criov&dt=12 (Overview of esophageal cancer (and many other cancers).
2. Boiselle P: Mediastinal masses. In McCloud T (ed): Thoracic Radiology: The Requisites. St. Louis, Mosby, 1998, pp 431-462.
3. Kreas B: Michigan Statue University Course on Parasitology: www.msu.edu/course/zol/316/tcru.htm
4. Martinez S, Restrepo CS, Carrillo JA, et al: Thoracic manifestations of tropical parasitic infections: A pictorial review. Radiographics 25:135-155, 2005.
5. Muller N, Fraser R, Colman N, Pare N: Mediastinal masses. In Muller N, Fraser R, Colman N, Pare N (eds): Radiologic Diagnosis of Diseases of the Chest. Philadelphia, W.B. Saunders, 2001, pp 682-747, 753-754.
6. Robbins SL, Cotran RS, Kumar V: Pathologic Basis of Disease 3rd ed. Philadelphia, W.B. Saunders, 1984, pp 798-802.
7. Shaheen N, Ransohoff DF: Gastroesophageal reflux, Barrett esophagus, and esophageal cancer: Scientific review. JAMA 287:1972-1981, 2002.
8. University of Bonn: www.meb.uni-bonn.de/cancer.gov/CDR0000062741.html#REF_53 (Review of esophageal cancer).

CAPÍTULO 18

ANATOMIA VASCULAR DO TÓRAX – NORMAL E VARIANTES CONGÊNITAS

Susan Voci, MD, Nael E. A. Saad, MBBCh e Igor Mikityansky, MD

1. **Como se divide a aorta torácica?**
A aorta torácica consiste de aorta ascendente, arco aórtico e aorta torácica descendente.

2. **Qual é a anatomia do arco aórtico ascendente?**
O arco aórtico estende-se oblíqua e posteriormente e para a esquerda. Proximalmente, o arco é anterior à traquéia e à esquerda da veia cava superior (VCS). Mais distalmente, a aorta está à esquerda da traquéia.

3. **Quais são os ramos do arco aórtico?**
A porção proximal do arco aórtico dá origem às artérias braquiocefálica (inominada), carótida esquerda e subclávia esquerda. Variações no padrão de ramificação destes vasos são comuns. A artéria vertebral esquerda pode originar-se diretamente do arco.

4. **Qual é a diferença entre artéria inominada e artéria braquiocefálica?**
Não existe diferença alguma. Inominada quer dizer: sem nome; isto deixaria parecer que o maior ramo da aorta não possui nome! Artéria braquiocefálica (ou tronco) seria um nome mais adequado, especialmente porque a artéria inominada nada tem a haver com o osso inominado – outra denominação para o cóccix.

5. **Por que não se diz artéria braquiocefálica "direita"?**
Porque não existe artéria braquiocefálica esquerda. A carótida comum esquerda e a artéria subclávia esquerda possuem origens separadas na aorta.

6. **Quais são os ramos da aorta torácica descendente?**
A aorta torácica descendente tem 4 ramos viscerais: as artérias pericárdica, brônquica, esofágica e mediastinal. Também possui 3 conjuntos parietais: as artérias intercostal, subcostal e frênica superior. Os ramos maiores são as artérias intercostal e brônquica.

7. **Em que consiste a raiz aórtica?**
A raiz aórtica é a porção proximal da aorta ascendente e consiste da valva aórtica, anel e de 3 seios de Valsalva.

8. **Onde se originam as artérias coronárias direita e esquerda?**
As artérias coronárias direita e esquerda originam-se dos seios direito e esquerdo de Valsalva.

9. **Por que o seio posterior é conhecido como seio não-coronário?**
Porque o seio posterior não dá origem a uma artéria coronária.

10. **Por que a anatomia do seio coronário preocupa? Eu nunca vou realizar uma angiografia coronária.**
Nunca diga nunca. ATC com multidetectores (16 fatias ou mais) pode determinar se existe uma artéria coronária anômala. Mesmo que você não seja solicitado a procurar por elas, anomalias de artérias coronárias ocorrem incidentalmente em aproximadamente 0,3% da população. Procure pelas artérias principais direita e esquerda que se originam de um dos seios e pela artéria ectópica que passa entre a raiz aórtica e o tronco pulmonar. Estas são duas anomalias benignas e potencialmente malignas das artérias coronárias. Anomalias malignas de artérias coro-

nárias podem apresentar-se com morte súbita, como no caso famoso do jogador de basquete Peter Maravich, que apresentava ausência da artéria coronária esquerda e que morreu de um infarto miocárdico aos 40 anos de idade, durante exercícios.

11. O que é o istmo aórtico?

O istmo aórtico é a porção distal do arco aórtico entre a origem da artéria subclávia direita e o ligamento arterioso.

12. Acima do nível do arco aórtico, no mediastino superior, quais os 5 vasos que você pode identificar?

Três artérias

- Artéria braquiocefálica.
- Artéria carótida comum esquerda.
- Artéria subclávia esquerda.

Duas veias

- Veia braquiocefálica direita.
- Veia braquiocefálica esquerda.

As artérias braquiocefálica direita, carótida comum esquerda e subclávia esquerda originam-se do arco aórtico (Fig. 18-1). Variações desta porção ramificada são comuns. A variação mais comum é um arco bovino: uma origem conjunta da artéria braquiocefálica e carótida comum esquerda (22-36% dos casos) (Fig. 18-2).

13. Qual é a anatomia da VCS?

A VCS é formado pela união das veias braquiocefálica direita e esquerda. Termina no átrio direito. A VCS é a via de retorno venoso de cabeça, pescoço, extremidades superiores e parede torácica e abdominal póstero-lateral.

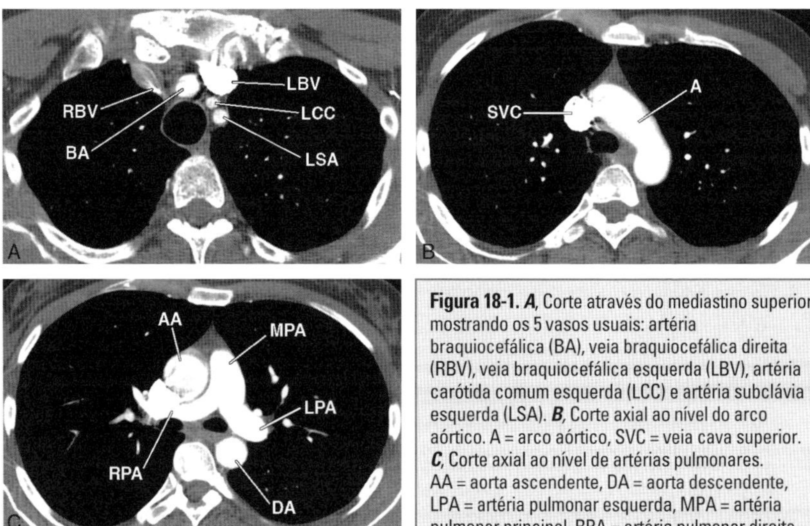

Figura 18-1. ***A***, Corte através do mediastino superior mostrando os 5 vasos usuais: artéria braquiocefálica (BA), veia braquiocefálica direita (RBV), veia braquiocefálica esquerda (LBV), artéria carótida comum esquerda (LCC) e artéria subclávia esquerda (LSA). ***B***, Corte axial ao nível do arco aórtico. A = arco aórtico, SVC = veia cava superior. ***C***, Corte axial ao nível de artérias pulmonares. AA = aorta ascendente, DA = aorta descendente, LPA = artéria pulmonar esquerda, MPA = artéria pulmonar principal, RPA = artéria pulmonar direita.

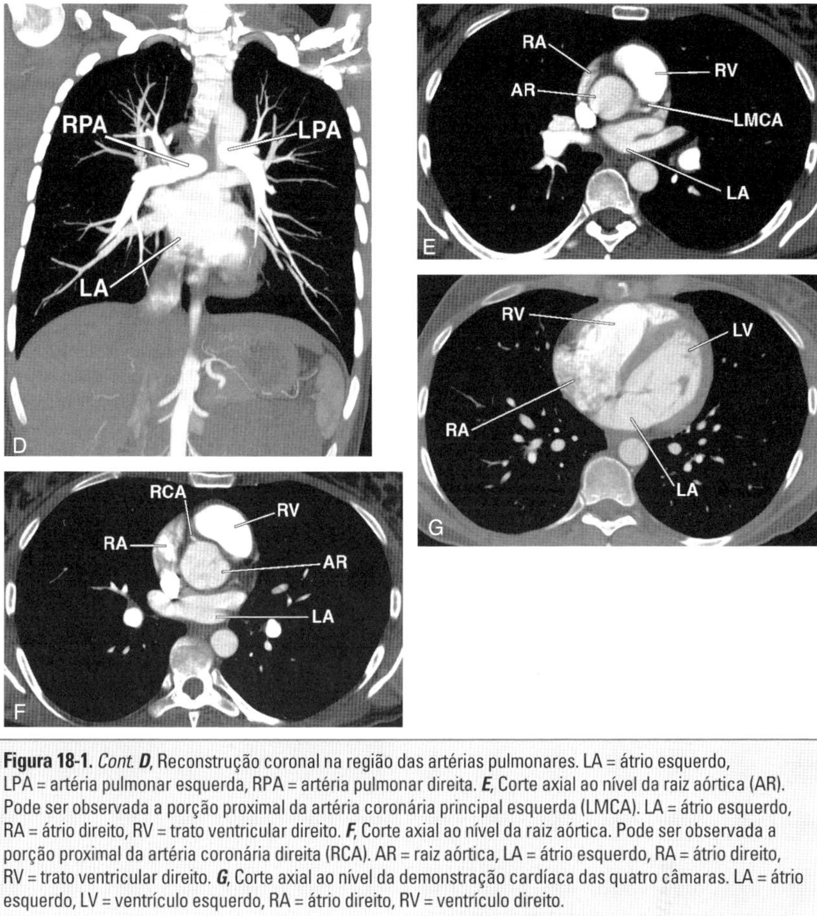

Figura 18-1. *Cont. **D**,* Reconstrução coronal na região das artérias pulmonares. LA = átrio esquerdo, LPA = artéria pulmonar esquerda, RPA = artéria pulmonar direita. ***E***, Corte axial ao nível da raiz aórtica (AR). Pode ser observada a porção proximal da artéria coronária principal esquerda (LMCA). LA = átrio esquerdo, RA = átrio direito, RV = trato ventricular direito. ***F***, Corte axial ao nível da raiz aórtica. Pode ser observada a porção proximal da artéria coronária direita (RCA). AR = raiz aórtica, LA = átrio esquerdo, RA = átrio direito, RV = trato ventricular direito. ***G***, Corte axial ao nível da demonstração cardíaca das quatro câmaras. LA = átrio esquerdo, LV = ventrículo esquerdo, RA = átrio direito, RV = ventrículo direito.

14. Qual é a anatomia da veia cava inferior (VCI)?

A VCI é formada pela união das veias ilíacas comuns. Drena para o átrio direito via orifício da veia cava inferior.

15. Qual é a localização do arco ázigos no tórax?

O arco da ázigos está tipicamente localizado na região dos corpos vertebrais de T5-T6.

16. Qual é o tamanho normal do arco ázigos?

O arco da ázigos é variável em tamanho, medindo até 15 mm.

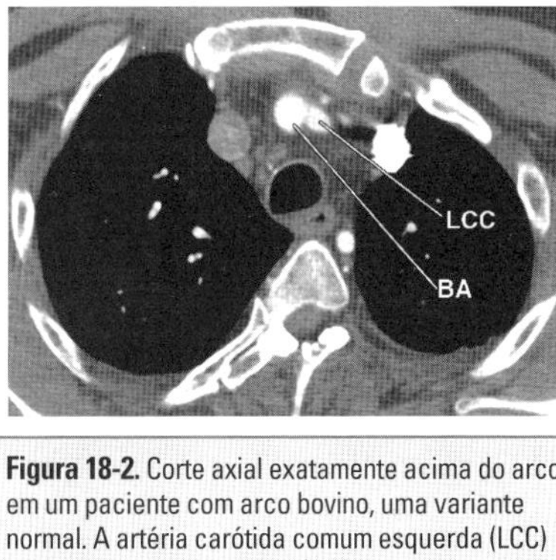

Figura 18-2. Corte axial exatamente acima do arco em um paciente com arco bovino, uma variante normal. A artéria carótida comum esquerda (LCC) e a artéria braquiocefálica (BA) possuem uma origem comum e estão iniciando sua separação exatamente nesta imagem.

17. Qual é a anatomia do arco ázigos?

O arco ázigos cruza sobre o brônquio principal direito. Estende-se anteriormente ao longo do lado direito da traquéia distal para encontrar a VCS.

18. Descreva a localização e trajeto da veia intercostal superior esquerda.

Ao nível do arco aórtico, a veia intercostal superior esquerda encontra a veia hemiázigos acessória. A veia intercostal superior esquerda cursa anteriormente ao redor do arco aórtico para encontrar a veia braquiocefálica esquerda (Fig. 18-3).

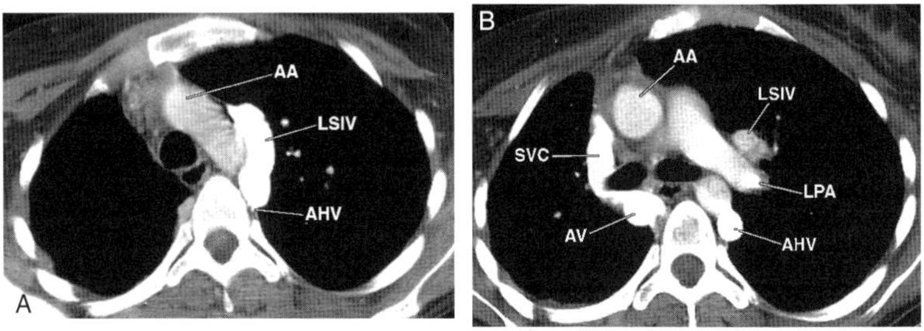

Figura 18-3. ***A***, Aumento, em tamanho, da veia intercostal superior esquerda (LSIV). AA = arco aórtico, AHV = veia hemiázigos acessória. ***B***, Corte ao nível do arco ázigos. Aumento, em tamanho, da veia intercostal superior esquerda pode ser erroneamente interpretado como linfonodomegalia . AA = aorta ascendente, AHV = veia hemiázigos acessória, AV = veia ázigos, LPA = artéria pulmonar esquerda, LSIV = veia intercostal superior esquerda, SVC = veia cava superior.

19. Por que o conhecimento desta anatomia venosa é importante?

A veia intercostal superior esquerda pode ser erroneamente interpretada como sendo uma linfonodomegalia pré-aórtica.

20. Quantas veias pulmonares existem?

Existem 4 veias pulmonares, duas de cada pulmão levando sangue oxigenado dos pulmões para a região póstero-superior do átrio esquerdo. Elas não apresentam válvulas. A veia pulmonar que drena o lobo médio direito geralmente drena para a veia pulmonar superior direita; no entanto, ocasionalmente, pode drenar separadamente para dentro do átrio direito. Algumas vezes as veias pulmonares superior e inferior esquerda drenam para o átrio esquerdo via um tronco comum (Fig. 18-4).

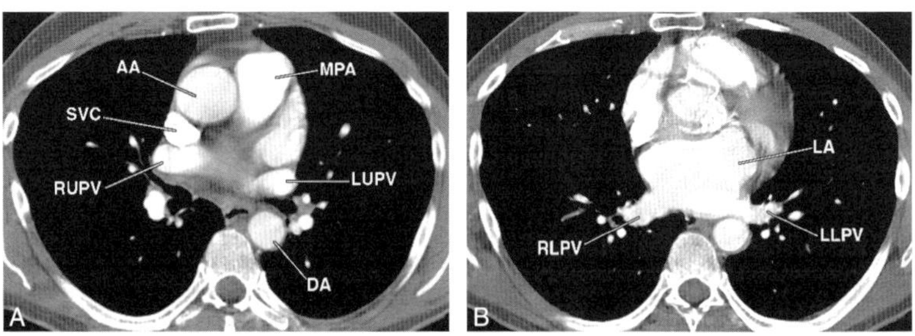

Figura 18-4. ***A***, Corte através das veias pulmonares superiores. AA = aorta ascendente, DA = aorta descendente, LUPV = veia pulmonar superior esquerda, MPA = artéria pulmonar principal, SVC = veia cava superior, RUPV = veia pulmonar superior direita. ***B***, Corte através do átrio esquerdo (LA). LLPV = veia pulmonar inferior esquerda, RLPV = veia pulmonar inferior direita.

21. Qual é a anatomia das artérias pulmonares?
O tronco pulmonar principal origina-se do ventrículo direito e divide-se em artérias pulmonares direita e esquerda.

22. Qual é a proporção normal de tamanho entre a artéria pulmonar principal e a aorta ascendente?
A artéria pulmonar normal tem aproximadamente dois terços do diâmetro da aorta. Caso a artéria pulmonar principal seja igual em tamanho à aorta no mesmo nível, então a artéria pulmonar principal está aumentada de tamanho.

23. Descreva a anatomia normal da artéria brônquica.
- A anatomia normal das artérias brônquicas mostra considerável variação, variando de 2 a 4 artérias brônquicas. Mais comumente existe 1 artéria brônquica direita e 2 artérias brônquicas esquerdas.
- O diâmetro normal da artéria brônquica é inferior a 2 mm.
- As artérias brônquicas esquerdas originam-se diretamente da aorta.
- A artéria brônquica direita origina-se da terceira artéria intercostal em cerca de 70% dos casos.
- As artérias brônquicas situam-se ao longo do brônquio principal e se ramificam com as vias aéreas.
- As artérias brônquicas estão presentes ao nível dos bronquíolos terminais.

24. Liste os locais mediastinais mais comuns onde cursam as artérias brônquicas.
- Espaço retroesofágico.
- Espaço retrotraqueal.
- Retrobrônquico.
- Janela aortopulmonar.

25. Qual é o número e a origem das artérias intercostais?
Existem 11 ao todo. Os dois espaços intercostais superiores são supridos pela primeira artéria intercostal, que se origina do tronco costocervical da artéria subclávia. Existem 9 pares de artérias intercostais originando-se da superfície posterior da aorta e que cursam ao longo dos nove espaços intercostais inferiores.

26. Qual é a relação entre a artéria e a veia subclávia na axila?
A artéria subclávia situa-se posterior à veia na axila, permitindo acesso venoso central cego.

27. Quais são os tamanhos normais da aorta torácica e da artéria pulmonar?
- **Aorta ascendente:** 4,5 cm ao nível da raiz aórtica, 3,5 cm ao nível da artéria pulmonar direita.
- **Aorta descendente:** 2,0-3,0 cm.
- **Razão entre a aorta ascendente e a aorta descendente na raiz aórtica:** $\leq$ 1,7 cm.
- **Artéria pulmonar principal:** 2,8 $\pm$ 0,3 cm.
- **Artéria pulmonar direita:** 2,0 $\pm$ 0,4 cm.
- **Artéria pulmonar esquerda:** 2,0 $\pm$ 0,2 cm.

VARIANTES VASCULARES CONGÊNITAS DO TÓRAX

28. Qual é a anomalia congênita aórtica mais comum?
A anomalia congênita aórtica mais comum é uma artéria subclávia direita aberrante, que se origina de um arco normal à esquerda.

29. Qual é a prevalência de uma artéria subclávia direita aberrante?
Esta ocorre em 0,5-1% da população.

30. Qual é o aspecto à TC de uma artéria subclávia direita aberrante?
Uma estrutura vascular originando-se da porção posterior de um arco à esquerda, cruzando da esquerda para a direita posterior à traquéia e ao esôfago (Fig. 18-5).

31. O que é o divertículo de Kommerell?
Para um arco à esquerda, persiste a porção distal do arco embrionário direito que se dilata e dá origem à artéria subclávia direita aberrante. Esta é incoporada à porção posterior do arco esquerdo (Fig. 18-6).

32. Quantas anomalias de arco aórtico à direita podem potencialmente ocorrer?
Podem ocorrer 5 anomalias potenciais.

33. Qual é a anomalia mais comum do arco aórtido à direita?
A anomalia mais comum do arco aórtico direito é um arco aórtico à direita, com uma artéria subclávia esquerda aberrante (Fig. 18-7).

34. Um arco aórtico direito com uma artéria subclávia esquerda aberrante está associado com doença cardíaca congênita?
Esta associação é rara.

35. Qual é o segundo tipo mais comum de anomalia do arco direito?
Um arco aórtico direito com ramificação em espelho é o segundo tipo mais comum.

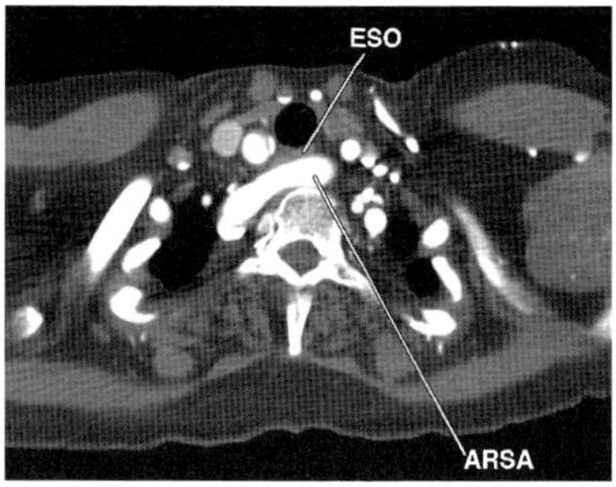

Figura 18-5. Artéria subclávia direita aberrante (ASDA) com arco à esquerda. A artéria subclávia direita pode ser observada cruzando da esquerda para a direita, posterior ao esôfago (ESO).

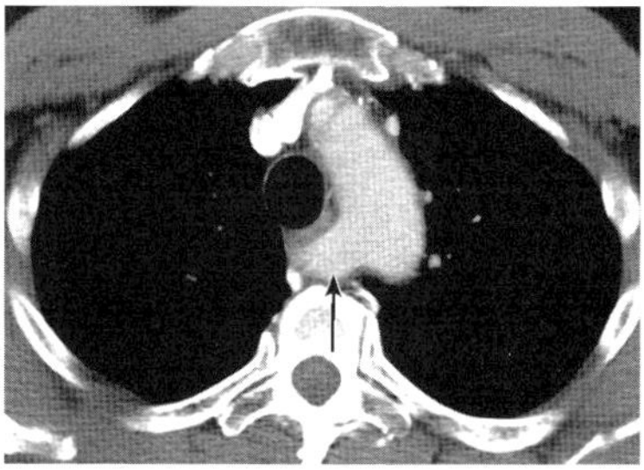

Figura 18-6. Divertículo de Kommerell *(seta)* com arco aórtico à esquerda e artéria subclávia direita aberrante.

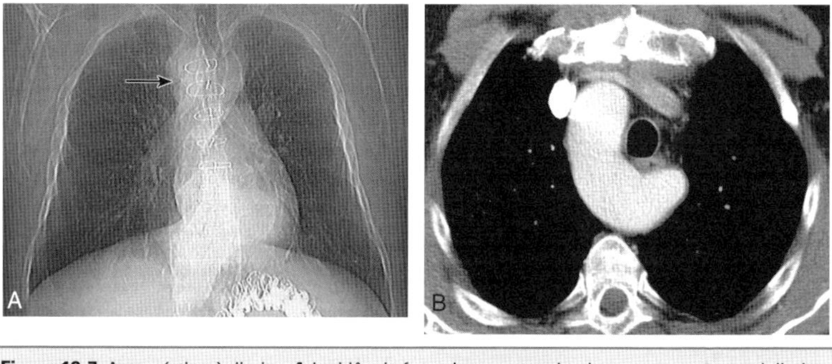

Figura 18-7. Arco aórtico à direita. ***A***, Incidência frontal mosta um abaulamento paratraqueal direito *(seta)* e ausência do contorno aórtico normal à esquerda. ***B***, Imagem axial mostrando o arco à direita com uma artéria subclávia esquerda aberrante.

36. Qual é o significado do arco aórtico direito com ramificação em espelho?
Esta anomalia é significativa porque a doença cardíaca congênita está presente em aproximadamente 100% dos casos.

37. Qual é a doença cardíaca congênita mais comum associada a um arco à direita com ramificação em espelho?
A tetralogia de Fallot é a mais comum.

38. Quais são os tipos de arcos aórticos duplos?
Existem dois tipos de arcos aórticos duplos. A forma mais comum é o arco aórtico duplo funcional. Neste caso, ambos os arcos são patentes. Ambos juntam-se posteriormente para formar uma aorta descendente, que pode situar-se na linha média ou à esquerda. Nesta anomalia, o arco direito geralmente é maior. A traquéia e o esôfago estão circundados pelo anel formado pela raiz aórtica, os dois arcos e a aorta torácica descendente. Menos comumente está presente um arco duplo com atresia de alguma porção do arco esquerdo.

39. Qual é a maior diferença entre arco aórtico duplo com atresia e anomalias do arco aórtico direito?
No arco aórtico duplo com atresia persiste alguma porção do arco esquerdo; conseqüentemente, está presente um anel vascular ao redor do esôfago e traquéia. Nas anomalias do arco direito, o arco aórtico esquerdo está interrompido e raramente existe um anel vascular.

40. O que são anomalias sintomáticas do arco?
Estas incluem duplo arco aórtico, arco aórtico direito com artéria subclávia esquerda aberrante e persistência do ligamento arterial esquerdo e arco cervical. Todos estem podem resultar em compressão traqueal e esofágica. Duplo arco aórtico e arco direito com artéria subclávia esquerda aberrante apresentam-se na infância com problemas respiratórios e de alimentação.

41. O que é coarctação da aorta?
Coarctação da aorta é um estreitamento focal na aorta torácica descendente proximal, geralmente na região do ducto arterioso.

42. Como se apresentam, normalmente, os pacientes com coarctação da aorta?
Os lactentes apresentam insuficiência cardíaca congestiva quando o ducto arterioso se fecha. Adultos geralmente apresentam hipertensão e medidas discrepantes da pressão arterial nos braços e pernas.

43. Qual é a anomalia cardíaca mais comum associada à coarctação da aorta?
Valva aórtica bicúspide ocorre em 75-85% dos pacientes com coarctações.

44. Quais são as outras anomalias cardiovasculares associadas à coarctação da aorta?
- Defeito do septo ventricular.
- Aneurismas da aorta descendente, ductos, artérias intercostais e polígono de Willis.
- Estenose da artéria subclávia esquerda.
- Artéria subclávia direita aberrante.
- Hipoplasia tubular do arco transverso (50% dos pacientes).

45. O que é pseudocoarctação da aorta?
Pseudocoarctação da aorta é um alongamento congênito do arco aórtico resultando em redundância e acotovelamento. Não existe obstrução ao fluxo sanguíneo e, conseqüentemente, não há gradiente de pressão nem circulação colateral.

46. Quais são as vias colaterais comumente resultantes da coarctação da aorta?

- Artéria subclávia > > artéria mamária interna > > artérias intercostais > > aorta torácica descendente.
- Artéria subclávia > > troncos tireocervical e costocervical > > artérias toracoacromial e escapular descendente > > aorta torácica descendente.
- Artéria subclávia > > artéria vertebral > > artéria espinhal anterior > > artérias intercostais > > aorta torácica descendente.

47. Quais são algumas das anomalias das artérias pulmonares?

- Ausência da artéria pulmonar principal.
- Interrupção (ausência) da artéria pulmonar direita ou esquerda.
- Origem anômala da artéria pulmonar esquerda a partir da direita.
- Estenose ou coarctação da artéria pulmonar.
- Aneurismas congênitos das artérias pulmonares.
- Comunicação direta da artéria pulmonar direita com o átrio esquerdo.

48. Quais são as características à TC da ausência ou agenesia da artéria pulmonar?

Hemitórax pequeno, deslocamento ipsolateral do mediastino, artérias principal e interlobar ausentes e artérias e veias pulmonares contralaterais aumentadas de tamanho são as características à TC.

49. Agenesia de uma artéria pulmonar é um evento isolado?

A agenesia de uma artéria pulmonar pode ser um evento isolado ou estar associada à doença cardíaca congênita, mais comumente tetralogia de Fallot.

50. O que é a síndrome da cimitarra?

Síndrome da cimitarra é uma anomalia da artéria pulmonar direita associada à hipoplasia do pulmão direito com retorno venoso pulmonar parcial anômalo para a VCI.

51. O que é a alça da artéria pulmonar?

Esta é uma artéria pulmonar esquerda anômala originando-se da artéria pulmonar direita. Este vaso cursa posteriormente e para o lado direito da traquéia distal ou brônquio principal direito cruzando, então, para a esquerda e passando entre o esôfago e traquéia ao se dirigir para o hilo esquerdo. Isto pode resultar em compressão do brônquio principal direito e/ou da traquéia.

52. O que é um seqüestro pulmonar?

Seqüestro pulmonar é tecido pulmonar não-funcionante que obtém seu suprimento sanguíneo de vasos sistêmicos e não está associado aos brônquios.

53. Quais são os dois tipos de seqüestros? Em que eles diferem?

Intralobar e extralobar. **Seqüestros intralobares** são contíguos ao pulmão normal e recobertos por pleura. As artérias que os alimentam originam-se mais comumente da aorta torácica, aorta abdominal ou artéria celíaca e, menos comumente, de uma artéria intercostal. Geralmente drenam para veias pulmonares normais. Seqüestros intralobares nem sempre estão associados a outras anomalias e, em geral, são descobertos, incidentalmente, na idade adulta.

Seqüestros extralobares são externos à pleura. Geralmente recebem sangue arterial de múltiplos vasos pequenos. A drenagem venosa é para veias sistêmicas como a ázigos, hemiázigos, VCI e veia porta. Freqüentemente estão associados a outras anomalias congênitas e, conseqüentemente, são identificados no período neonatal ou no início da infância.

54. Qual é a anomalia de desenvolvimento responsável pela persistência da VCS esquerda?

A anomalia é a falha na regressão embrionária de uma parte das veias cardinais comum esquerda e anterior.

55. Qual é a prevalência de uma VCS esquerda persistente?
Ela ocorre em menos de 0,5% da população.

56. Qual é o aspecto à TC em uma VCS esquerda persistente?
A VCS esquerda é uma estrutura vascular localizada lateralmente à artéria carótida comum esquerda e anterior ao hilo esquerdo à medida que ela cursa caudalmente para drenar para o átrio direito, via um seio coronário dilatado. A VCS direita pode ou não estar presente (Figs. 18-8 e 18-9).

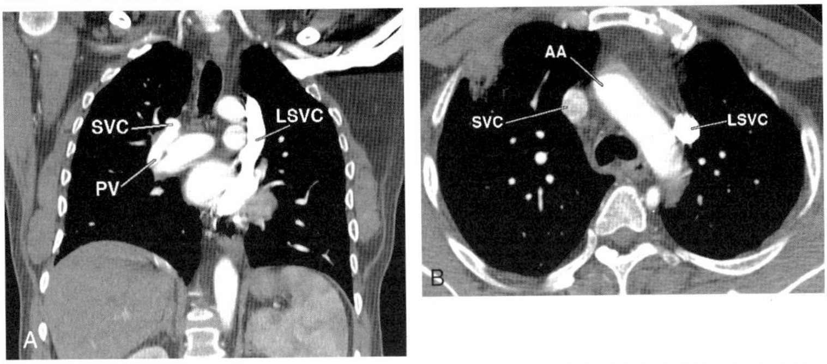

Figura 18-8. ***A***, Reformatação coronal demonstrando veia cava superior esquerda persistente (VCSE). Observe também retorno venoso pulmonar anômalo parcial com veia pulmonar direita (VP) drenando para a veia cava superior (VCS) à direita. ***B***, Corte axial ao nível do arco aórtico (AA). Observe que a VCS esquerda não vai para a veia hemiázigos acessória.

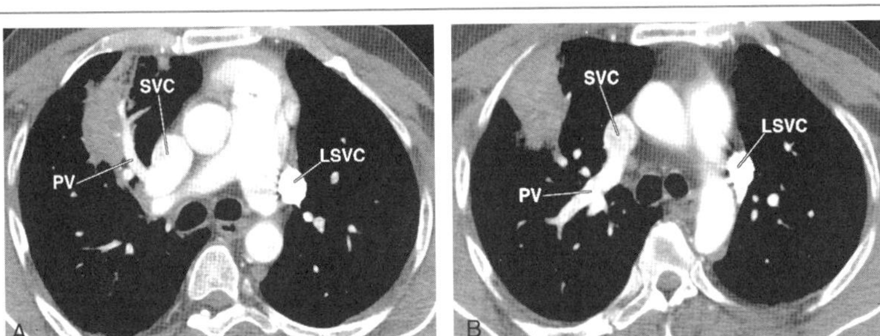

Figura 18-9. ***A***, Drenagem parcial de veias pulmonares anômalas. Veia pulmonar superior direita (VP) drenando para a veia cava superior (VCS). Observe veia cava superior esquerda persistente (VCSE). ***B***, VP inferior direita drenando para a VCS.

57. Qual a importância clínica de uma VCS esquerda persistente?
A importância clínica é pouca, a não ser que exista associado um defeito do septo atrial com um *shunt* da esquerda para a direita. É significativa para o planejamento cirúrgico em receptores de transplantes cardíacos.

PONTOS-CHAVE: QUATRO PRINCIPAIS VIAS COLATERAIS ENTRE A VEIA CAVA SUPERIOR E A VEIA CAVA INFERIOR ✔

1. Via veias ázigos e hemiázigos.
2. Via plexo venoso vertebral.
3. Via veias mamária interna/epigástrica superior.
4. Via veias torácicas laterais.

58. Qual é a continuação ázigos da VCI?
Com falha no desenvolvimento da porção hepática ou infra-hepática da VCI, o sangue retorna para o coração via veias ázigos e hemiázigos.

59. Quais são os achados à TC na continuação da ázigos?
Aumento do arco da ázigos, aumento das porções paravertebrais das veias ázigos e hemiázigos, aumento das porções retrocrurais destas veias e ausência da VCI.

60. O que está associado à continuação da ázigos?
Ela está associada às síndromes de asplenia e poliesplenia.

61. Quais são os 4 grupos de drenagem na drenagem venosa pulmonar anômala?
- Supracardíaco, geralmente para VCS esquerda persistente, 55% dos casos.
- Cardíaco, conexão direta com átrio direito ou seio coronário, 30% dos casos.
- Infradiafragmático, veia comum que se estende abaixo do diafragma para a veia porta ou um de seus ramos, 15% dos casos.
- Misto, 5% dos casos (veja Figs. 18-4 A e 18-5).

PONTOS-CHAVE: VARIANTES VASCULARES QUE PODEM APRESENTAR-SE COMO MASSAS MEDIASTINAIS ✔

1. Artéria subclávia direita aberrante.
2. VCS esquerda persistente.
3. Aorco aórtico à direita.
4. Duplo arco aórtico.
5. Continuaçao da ázigos.

62. Por que uma estrutura vascular é um aspecto importante no diagnóstico diferencial de uma massa mediastinal?
Uma estrutura vascular precisa ser excluída antes de uma biópsia.

BIBLIOGRAFIA

1. Dahnert W: Chest. In Dahnert W (ed): Radiology Review Manual. Baltimore, Lippincott, Williams & Wilkins, 1991, pp 191-256.
2. Fraser RS, Pare, Peter JA: Pulmonary abnormalities of developmental origin. In Fraser RS, Pare Peter JA, Fraser RG, Pared PD (eds): Synopsis of Diseases of the Chest, 2nd ed. Philadelphia, W.B. Saunders, 1994, pp 256-283.
3. Gamsu G: The mediastinum. In Moss AA, Gamsu G, Gerart HK (eds): Computed Tomography of the Body with Magnetic Resonance Imaging. 2nd ed. Philadelphia, W.B. Saunders, 1992, pp 43-118.
4. Gutierrez FR, Woodard PK, Fleishman MJ, et al: Thorax: Techniques and normal anatomy. In Lee JKT, Sagel SS, Stanley RJ (eds): Computed Body Tomography with MRI Correlation, 3rd ed. Philadelphia, Lippincott-Raven, 1998, pp 183-259.
5. Hague C, Andrews, G. Forster B: TCMD of a malignant right coronary artery. AJR 182:617-618, 2004.
6. Naidich DP, Webb WR, Muller NL, et al: Aorta, arch vessels, and great veins. In Naidich DP, Webb WR, Muller NL, et al (eds): Computed Tomography and Magnetic Resonance of the Thorax, 3rd ed. Philadelphia, Lippincott-Raven, 1998, pp 505-602.
7. Webb WR, Bran WE, Helms CA: Techniques of thoracic CT. In Webb WR, Bran WE, Helms CA (eds): Fundamentals of Body CT. Philadelphia, W.B. Saunders, 1991, pp 1-4.
8. Webb WR, Bran WE, Helms CA: Mediastinum—vascular abnormalities. In Webb WR, Bran WE, Helms CA (eds): Fundamentals of Body CT. Philadelphia, W.B. Saunders, 1991, pp 5-16.
9. www.emedicine.com/med/topic445.htm (Quick general review of coronary artery anomalies).

CAPÍTULO 19

TC VENOSA DO TÓRAX

Nael E. A. Saad, MBBCh, Wael E. A. Saad, MBBCh e Deborah Rubens, MD

1. Quais são os achados à TC na trombose venosa?

Trombos parciais são identificados como coágulos não realçados (Fig. 19-1) dentro de um lúmen preenchido por contraste. Podem ser centrais ou marginais e são freqüentemente alongados dentro do trajeto do vaso. Geralmente apresentam margens lisas (Fig. 19-2). Trombos obstrutivos possuem aspecto variado, dependendo da idade. Na fase aguda a veia está aumentada de tamanho, algumas vezes com realce periférico visível na fase crônica, a veia perde seu realce periférico, torna-se menor e, eventualmente, calcificada.

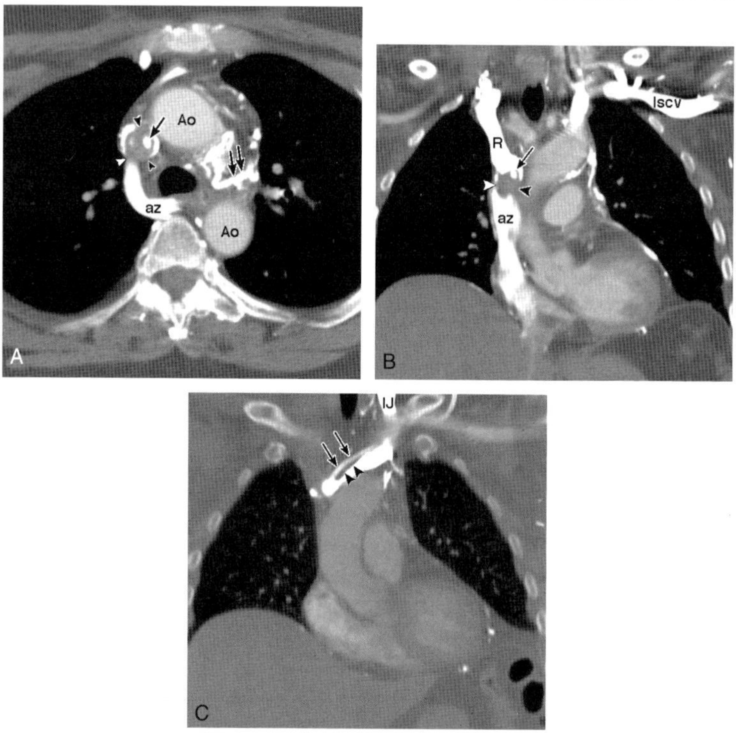

Figura 19-1. ***A***, Imagem axial ao nível do arco aórtico (Ao) mostra um trombo de margens lisas *(cabeças das setas)* circundando um cateter central *(seta)* na VCS. A ázigos (az) está densamente opacificada, de modo que isto não é um artefato de "mistura". Colaterais *(pares de setas)* junto ao arco aórtico estão desviando sangue para o sistema ázigos. ***B***, Reformatação coronal mostra a veia braquiocefálica bastante realçada (R) e a ázigos (az) preenchida por colaterais devido à obstrução da veia subclávia esquerda (lscv). O cateter *(setas)* é a causa do coágulo *(cabeças das setas)*. ***C***, Reconstrução coronal mais anterior mostra um outro trombo *(cabeças de seta)*, que se formou no cateter *(setas)*. Isto é extremamente difícil de discernir em imagens axiais, já que é paralelo ao plano da imagem. Observe o fluxo retrógrado anormal na veia jugular interna esquerda (IJ).

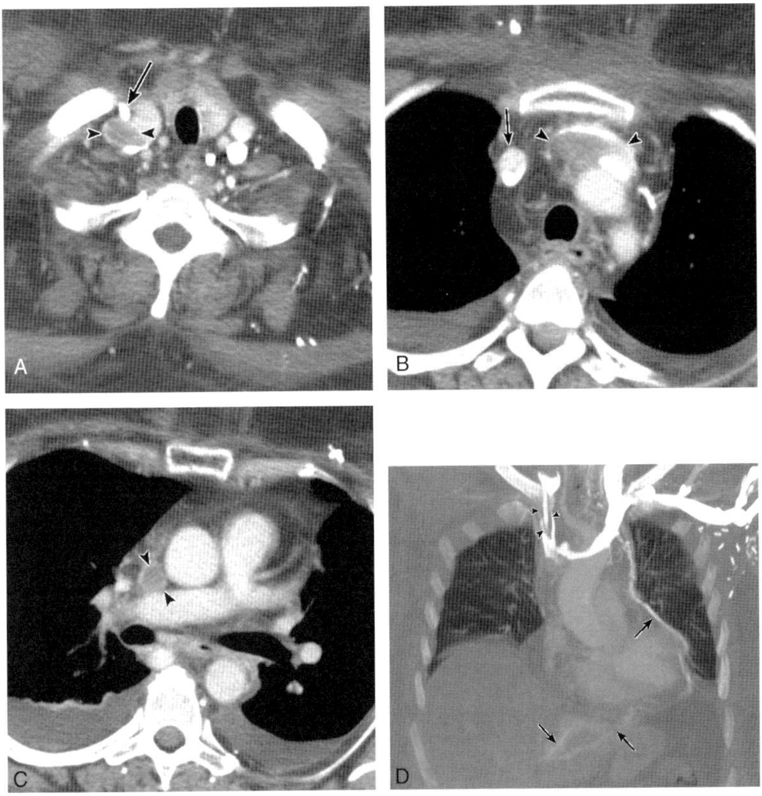

Figura 19-2. ***A***, Imagem axial no nível onde o cateter *(seta)* entra na veia jugular direita. Diretamente posterior ao cateter existe um grande trombo não-obstrutivo *(cabeças das setas)*. ***B***, Na região dos grandes vasos existe um outro trombo não-obstrutivo *(cabeça das setas)* na veia braquiocefálica esquerda. Este trombo pode ser diferenciado de um artefato de mistura porque a veia braquiocefálica direita *(seta)* já está opacificada. Observe que o contraste ao redor do coágulo é mais brilhante que na veia braquiocefálica direita ou na aorta. O paciente foi injetado a partir do braço esquerdo e o trânsito do contraste está atrasado devido a outros trombos distalmente. ***C***, Abaixo da carina o trombo *(cabeças das setas)* oclui a VCS, enquanto a parede da VCS está realçada. ***D***, Reformatação coronal demonstra o trombo *(cabeça das setas)* circundando o cateter e as colaterais junto ao coração e abaixo do diafragma *(setas)*, que desviam o sangue da VCI para o coração.

2. Quais são as causas de trombose venosa?

A causa mais comum de trombose venosa da extremidade superior e trombose venosa torácica nos dias de hoje é a formação de trombos devido a cateteres venosos de longa permanência ou fios de marca-passos (veja Fig. 19-2). Outras causas incluem estados de hipercoagulação, como deficiência de proteína S ou proteína C, processos malignos, traumas e irritantes venosos, como quimioterapia ou abuso de drogas intravenosas (IV). Trombose primária ou induzida por esforço das extremidades superiores (síndrome de Paget-Schroetter) é rara.

3. Qual é a patogênese do realce periférico na trombose venosa aguda?

Ela não está claramente compreendida. O realce periférico pode representar a *vasa vasorum* na parede da veia e reflete a "ite" da tromboflebite (veja Fig. 19-1C).

4. Qual é uma armadilha comum no diagnóstico da trombose?

Um artefato de "mistura" freqüentemente causa uma área de baixa atenuação na veia cava superior (VCS), o que simula trombose. Isto se deve ao sangue não-realçado da veia braquiocefálica contralateral misturando-se com sangue realçado do lado da injeção. Sangue não-realçado da veia ázigos ao entrar na VCS também é um local comum de "pseudotrombose" (Fig. 19-3).

5. Como você pode diferenciar entre artefatos de fluxo e trombose verdadeira?

A observação em múltiplas imagens contíguas geralmente leva a pensar em artefatos porque a forma da área não-opacificada afila-se sucessivamente. O conhecimento destes locais de confluência venosa e da direção do fluxo sanguíneo permite que seja possível predizer os locais comuns de mistura incompleta e onde deve ocorrer a resolução distal.

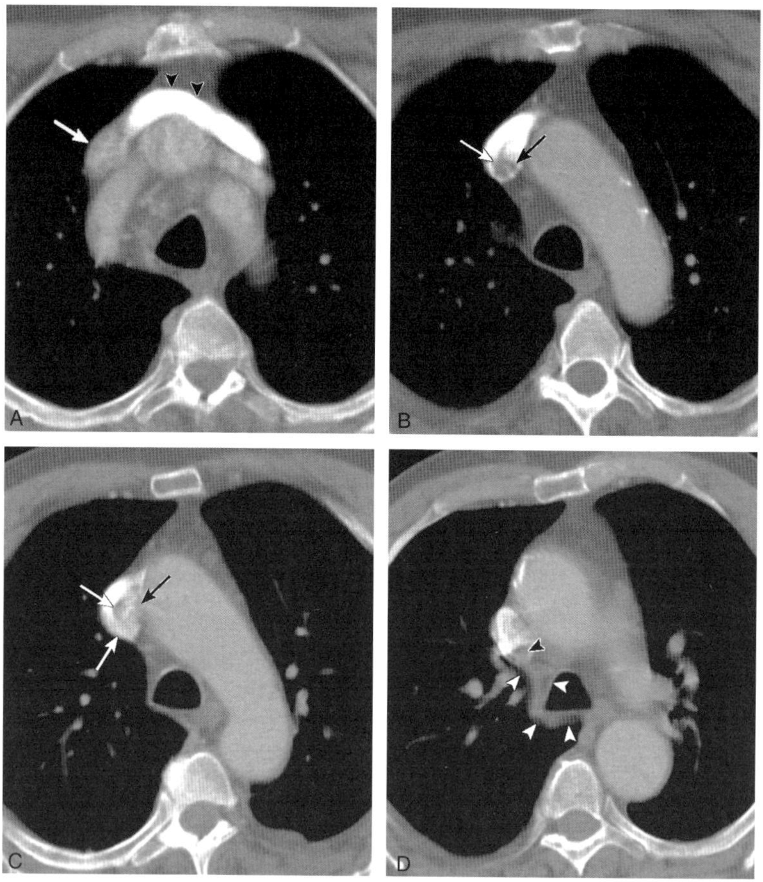

Figura 19-3. ***A***, Sangue não-opacificado *(seta)* a partir da veia braquiocefálica direita encontra o sangue opacificado da veia braquiocefálica esquerda *(cabeças das setas)* para formar a VCS. ***B***, Dez milímetros caudalmente ao nível do arco aórtico, o sangue da direita forma um pseudocoágulo *(setas)* na VCS. ***C***, Quando o sangue se mistura, o pseudocoágulo *(setas)* aumenta de tamanho e torna-se mais heterogêneo. ***D***, Ao nível da ázigos mais sangue não-opacificado *(cabeças das setas)* chega à VCS.

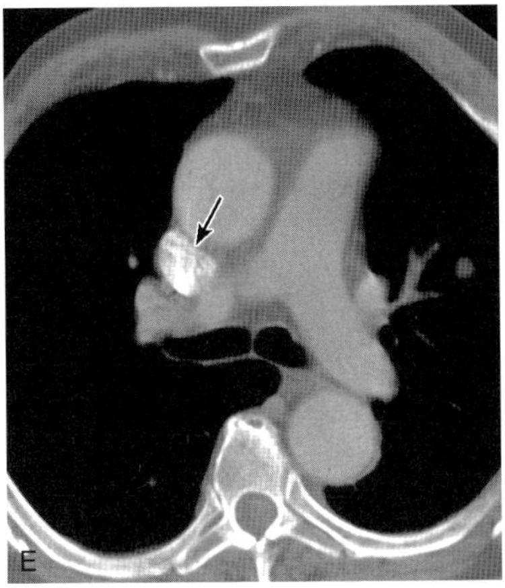

Figura 19-3. *Cont.* ***E***, Exatamente acima do átrio direito, o sangue não opacificado dispersou-se e encontra-se mais uniformemente misturado por todo o lúmen da VCS *(seta).*

6. O que é a síndrome da VCS?

Esta é a obstrução da VCS ou de ambas as veias braquiocefálicas com ingurgitamento das veias proximais do pescoço. A obstrução extrínseca é causada por tumores ou outras massas. A obstrução intrínseca deve-se à trombose.

7. Quais são as causas da síndrome da VCS por ordem de freqüência?

- Compressão extrínseca por carcinoma broncogênico (causa mais comum).
- Cateteres intravenosos de demora ou fios de marca-passo com trombose (veja Figs. 19-1 e 19-2).
- Outros tumores mediastinais (linfoma, timoma, tumores de células germinativas) ou doença metastática (Fig. 19-4).
- Mediastinite granulomatosa/fibrosante (histoplasmose, sarcoidose, tuberculose).

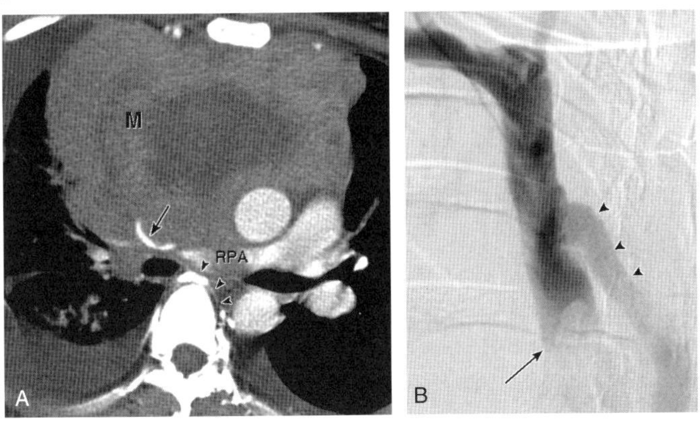

Figura 19-4. ***A***, TC axial mostra uma grande massa tumoral mediastinal anterior (M) em um paciente com linfoma. Existe compressão grave e deslocamento da VCS *(seta).* A artéria pulmonar direita adjacente (APD) também está muito comprimida. Estão presentes múltiplas colaterais paravertebrais *(cabeças das setas).* ***B***, O efeito fisiológico é mais bem demonstrado pela venografia, na qual o contraste é desviado retrogradamente na ázigos *(cabeças das setas)* e a VCS aparece completamente obstruída *(seta).*

- Aneurismas arteriais (aorta torácica ou artéria inominada).
- Bócio subesternal.
- Pericardite constritiva.

8. Por que a síndrome da VCS deve ser avaliada à TC?

A TC determina o nível, extensão e comprimento da obstrução, podendo determinar a causa, particularmente se for extramural (p. ex., massa pulmonar ou fibrose mediastinal). A TC pode demonstrar concomitante encarceramento ou obstrução de outros vasos e/ou estruturas (vasos pulmonares, esôfago ou vias aéreas) (veja Fig. 19-4).

9. Quais são as vias colaterais comuns em pacientes com síndrome da VCS?

- Varizes mamárias internas/parede torácica (Fig. 19-5).
- Veias ázigos e hemiázigos (Fig. 19-6).
- Veias hemiázigos acessória e intercostal superior.
- Veias torácicas laterais e umbilicais (Fig. 19-7).
- Plexos venosos paravertebrais (Fig. 19-8).

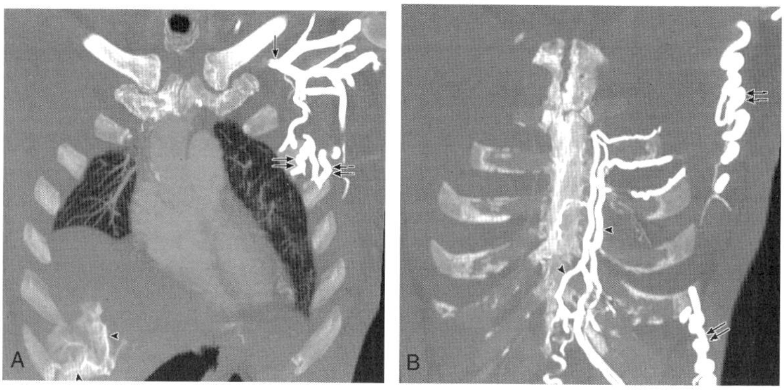

Figura 19-5. ***A***, Reformatação coronal mostra a veia braquiocefálica esquerda obstruída *(seta)*, as colaterais da parede torácica *(setas duplas)* e o realce venoso retrógrado focal anormal do fígado *(cabeça das setas)* no lobo direito. ***B***, O sangue alcança o fígado via veias colaterais mamárias internas *(cabeças das setas)* anteriormente. (As *setas duplas* indicam colaterais da parede torácica.)

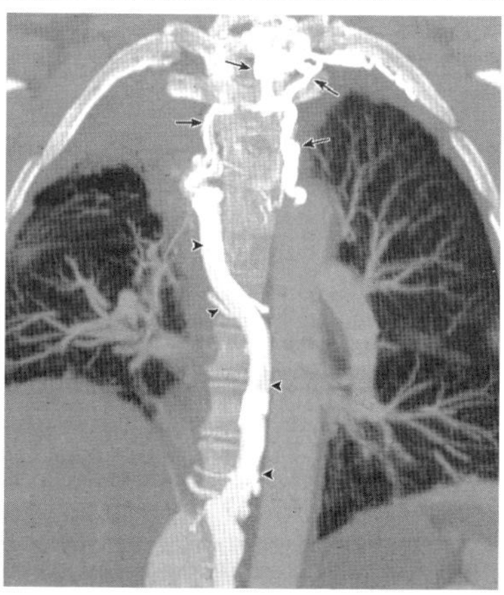

Figura 19-6. Reformatação coronal mostra a veia ázigos dilatada e preenchida por contraste *(cabeças das setas)*, assim como as veias paravertebrais superiores *(setas)*.

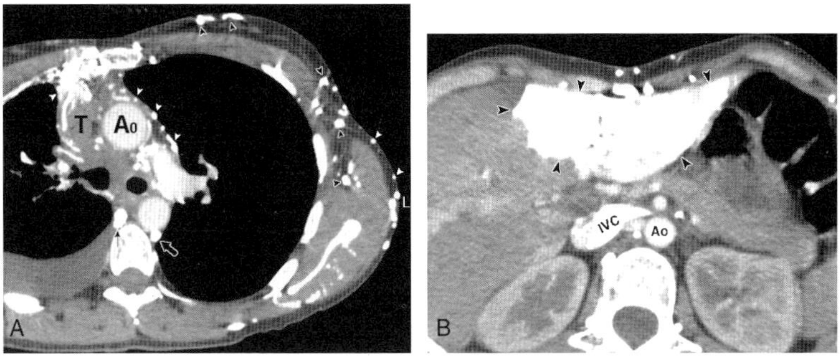

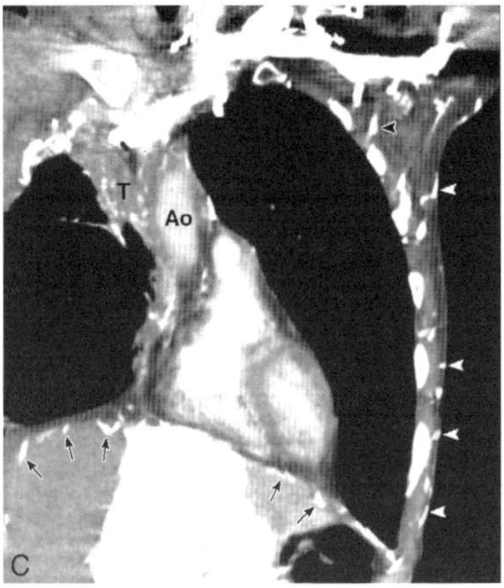

Figura 19-7. ***A***, TC axial logo abaixo da carina mostrando uma massa com densidade de partes moles (T) à direita da aorta. Existem numerosas colaterais *(cabeças das setas)* no mediastino e na parede torácica anterior. A ázigos *(seta)* e a hemiázigos *(seta aberta)* também estão opacificadas. Todas as veias são mais brilhantes que a aorta adjacente (Ao), indicando refluxo da injeção e não sangue opacificado retornando. ***B***, A imagem axial ao nível do fígado mostra o clássico "fígado quente" *(cabeças de setas)* com intenso realce do parênquima do lobo esquerdo devido à via colateral até o fígado a partir das veias diafragmáticas e parede torácica para a VCI. A veia cava inferior (VCI) é mais brilhante que a aorta (Ao) devido ao contraste que refluiu. ***C***, A reconstrução coronal demonstra as colaterais diafragmáticas *(setas)* e as colaterais da parede torácica esquerda *(cabeças das setas)*.

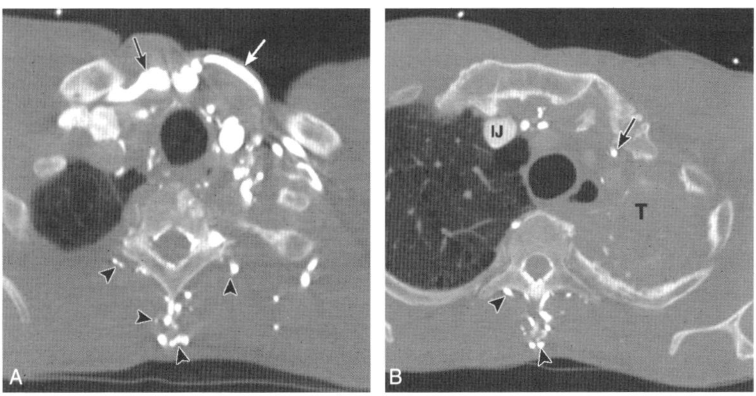

Figura 19-8. ***A***, Imagem axial de uma injeção à esquerda mostra múltiplas colaterais anteriores *(setas)*, que cruzam a linha média e colaterais paravertebrais posteriores *(cabeças de setas)*. ***B***, Mais caudalmente, a subclávia esquerda está focalmente estenosada *(seta)* e difícil de identificar. A jugular interna direita (IJ) está opacificada mais intensamente que os vasos do arco aórtico devido ao refluxo de contraste através da linha média. Observe a massa tumoral tratada e parcialmente calcificada (T) no ápice pulmonar esquerdo. (As *cabeças das setas* indicam colaterais paravertebrais posteriores.)

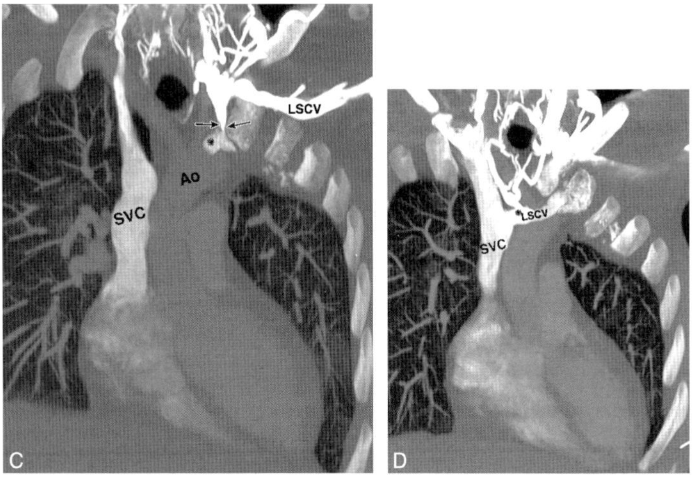

Figura 19-8. *Cont.* ***C,*** Reconstrução coronal demonstra estenose focal extremamente importante *(setas)* e as inúmeras colaterais do pescoço *(cabeças das setas)*, que preenchem a veia jugular interna (direita) contralateral e a VCS. Observe a opacificação relativamente mínima da aorta (Ao) e dos ramos arteriais. A veia braquiocefálica esquerda proximal *(asteriscos)* está menos opacificada que a subclávia esquerda, que deveria supri-la. ***D,*** Mais anteriormente vemos que a veia braquiocefálica esquerda *(asterisco)* realmente apresenta preenchimento retrógrado a partir da VCS e não a partir da subclávia esquerda. LSVC = veia subclávia esquerda.

Vias venosas colaterais preenchidas por contraste também incluem muitas pequenas veias inominadas no ombro, parede torácica e mediastino superior. Ocasionalmente também estão presentes lagos de sangue realçado no esôfago superior (varizes esofágicas superiores).

10. O que é o sinal do "fígado quente"?

Originalmente descrito nos exames de cintilografia da medicina nuclear como uma área de captação aumentada no lobo anterior esquerdo, esta é uma área de parênquima hepático que comunica as colaterais venosas da parede torácica anterior com as veias hepáticas drenando para a veia cava inferior (VCI). É uma área poligonal bem delimitada de alta atenuação no fígado anterior, tanto no lobo direito quanto no esquerdo. É praticamente patognomônico de obstrução da VCS (veja Fig. 19-7).

11. As pequenas veias preenchidas por contraste em ombro, axila e mediastino superior são diagnósticas da síndrome VCS?

Não. Uma veia braquiocefálica, subclávia ou axilar ipsolateral ocluída também pode apresentar estes achados. Além disto, colaterais nem sempre são anormais porque podem preencher-se devido à obstrução relativa secundária à posição do braço durante a injeção. Fluxos de injeção maiores (ou seja, > 3 cm^3/s) podem causar preenchimento retrógrado das veias sem uma estenose (Fig. 19-9).

12. Quais são as causas de estenose ou oclusão das veias braquiocefálicas por ordem de freqüência?

- Cateteres venosos de demora ou fios de marca-passos (mais comum de todas).
- Síndrome do opérculo torácico/trombose por esforço (mais comum em indivíduos jovens e sadios).
- Tumores do opérculo torácico/radioterapia.
- Causas menos comuns de síndrome da VCS.

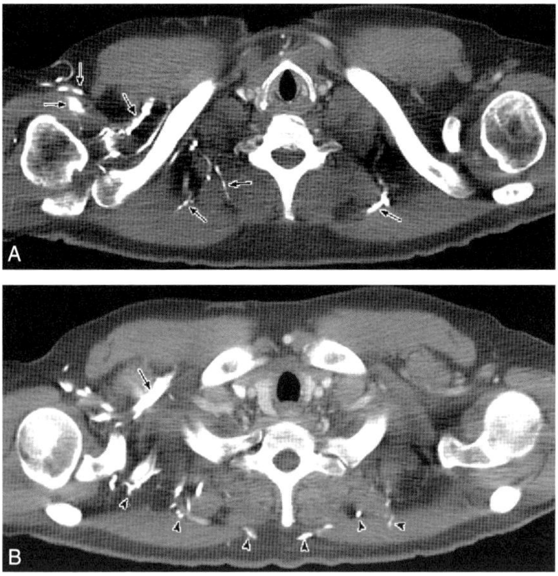

Figura 19-9. Imagens axiais de uma injeção à direita em um paciente normal com os braços acima da cabeça. ***A***, Observe o preenchimento de veias normais *(setas)* no braço, ao redor do ombro direito e posterior à clavícula. ***B***, Mais caudalmente ao nível das cabeças claviculares e costelas, a veia subclávia está opacificada *(seta)* e numerosas colaterais da parede torácica posterior *(cabeças de setas)* estendem-se através da linha média para o lado esquerdo. Estas vias colaterais preenchem-se retrogradamente devido à alta pressão da injeção dentro de um vaso relativamente obstruído devido à posição do braço acima da cabeça do paciente.

13. Qual é o diagnóstico diferencial de colaterais venosas dilatadas e tortuosas do tecido subcutâneo da parede torácica?

Elas podem ser devidas à síndrome da VCS (fluxo movendo-se do tórax para o abdome para a VCI), obstrução da VCI (fluxo movendo do abdome para o tórax para a VCS) ou, ocasionalmente, insuficiência cardíaca congestiva severa.

14. Quais são as características à TC das varizes esofágicas?

Estes lagos de sangue repletos de contraste na parede do esôfago são observados nas aquisições na fase venosa tardia (geralmente 70-90 segundos após a injeção). Podem situar-se nos 2/3 superiores do esôfago (varizes descendentes) ou no terço inferior do esôfago (varizes ascendentes) (Fig. 19-10).

15. Quais são as causas de varizes esofágicas superiores?

Além da síndrome da VCS, estas podem resultar de tumores altamente vascularizados no mediastino (p. ex., carcinoma medular da tireóide) ou de uma anomalia vascular de alto volume no mediastino (malformação arteriovenosa [MAV]).

16. O que causa varizes esofágicas inferiores?

A causa mais comum é cirrose com hipertensão portal (veja Fig. 19-10). Síndrome de Budd-Chiari também pode causar varizes esofágicas devidas à obstrução da VCI com hipertensão portal resultante.

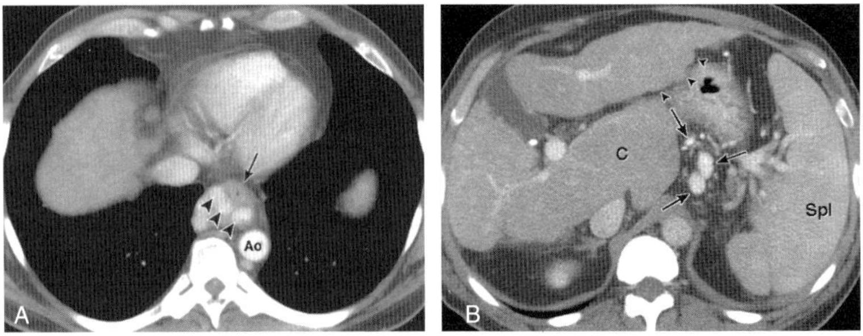

Figura 19-10. ***A***, Varizes esofágicas *(cabeças de setas)* ao redor do esôfago *(seta)* adjacentes à aorta (Ao). ***B***, Mais caudalmente no abdome superior observe o fígado cirrótico nodular *(cabeças das setas)* com um grande lobo caudado (C), baço grande (Spl) e veias colaterais coronárias dilatadas e preenchidas de contraste *(setas)*, que desviam o sangue venoso portal do sistema portal para o sistêmico.

17. O que é a síndrome de Lemierre?

É uma infecção da faringe que se estende ao espaço parafaríngeo e de lá até a veia jugular, causando trombose da veia jugular. Os pacientes geralmente são adultos jovens que apresentam febre, tosse e hemoptise.

18. Quais são os achados à TC na síndrome de Lemierre?

O achado-chave é a associação de trombose da veia jugular com embolia pulmonar séptica (linfonodos múltiplos, freqüentemente cavitados com realce anelar periférico, geralmente localizados nas terminações dos vasos) (Fig. 19-11).

19. Quais são os dois achados vasculares torácicos extracardíacos que sugerem função cardíaca prejudicada?

- Refluxo de contraste IV de um braço injetado através da VCS, átrio direito e VCI e o preenchimento das veias hepáticas sempre é anormal (Fig. 19-12).
- Um nível líquido contraste-sangue na aorta com o contraste (gravidade específica mais alta) situado na porção dependente da aorta é um sinal de ausência de atividade cardíaca. Cheque o pulso e chame a emergência!!

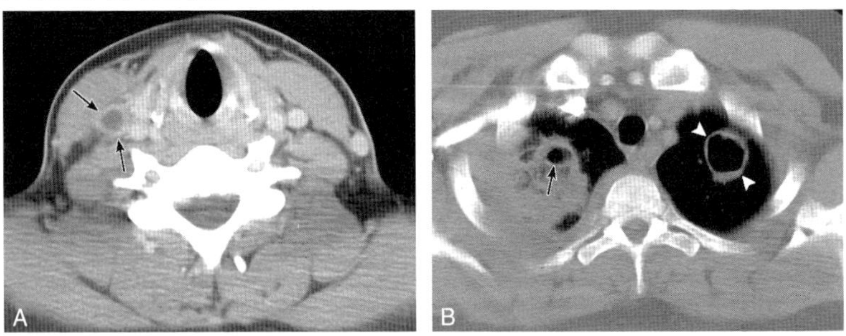

Figura 19-11. ***A***, Imagem axial do opérculo torácico mostrando a clássica trombose da veia jugular *(setas)*, que deve sugerir infecção faríngea como etiologia dos êmbolos pulmonares sépticos mostrados em B. ***B***, Imagem no nível dos ápices pulmonares mostra consolidação no lobo superior direito com uma pequena cavidade *(seta)* em formação. Uma lesão cavitada mais madura *(cabeça das setas)* pode ser observada no ápice esquerdo.

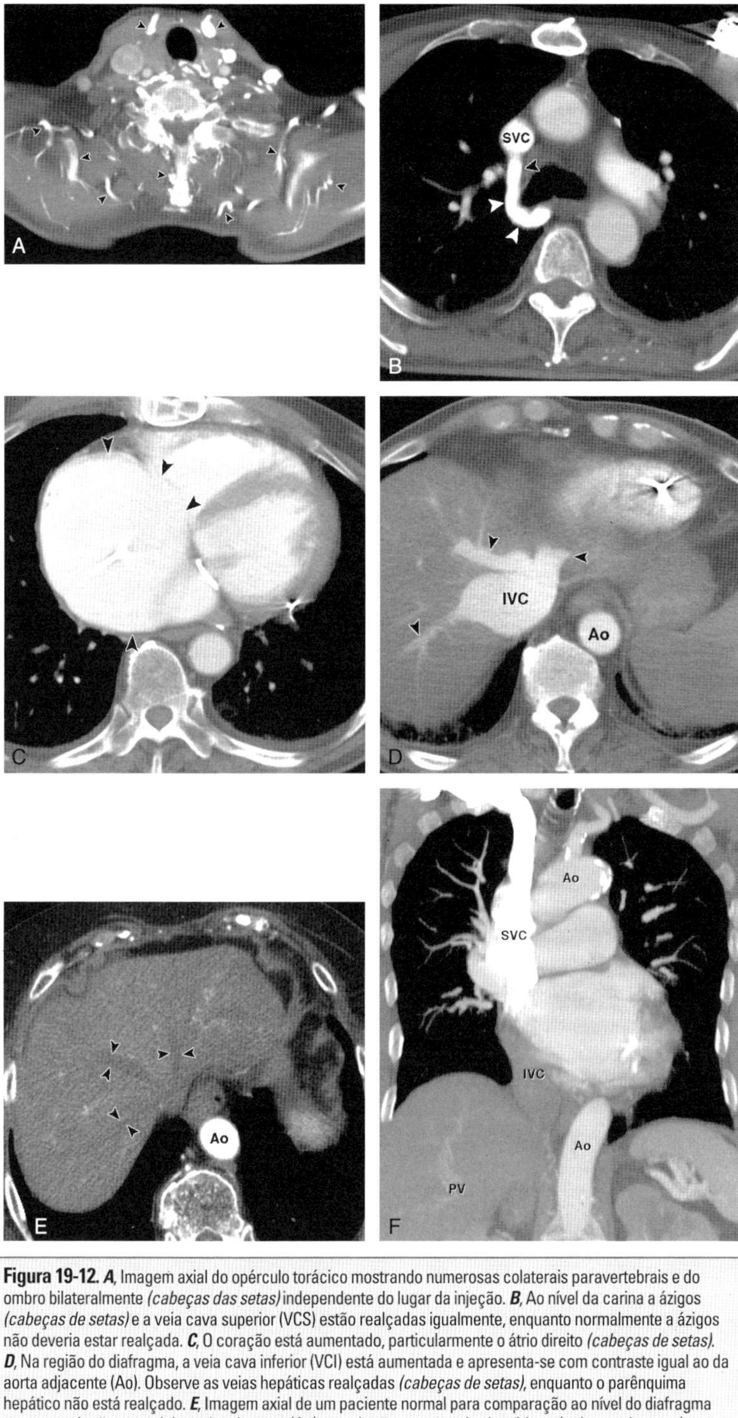

Figura 19-12. ***A***, Imagem axial do opérculo torácico mostrando numerosas colaterais paravertebrais e do ombro bilateralmente *(cabeças das setas)* independente do lugar da injeção. ***B***, Ao nível da carina a ázigos *(cabeças de setas)* e a veia cava superior (VCS) estão realçadas igualmente, enquanto normalmente a ázigos não deveria estar realçada. ***C***, O coração está aumentado, particularmente o átrio direito *(cabeças de setas)*. ***D***, Na região do diafragma, a veia cava inferior (VCI) está aumentada e apresenta-se com contraste igual ao da aorta adjacente (Ao). Observe as veias hepáticas realçadas *(cabeças de setas)*, enquanto o parênquima hepático não está realçado. ***E***, Imagem axial de um paciente normal para comparação ao nível do diafragma mostra a relação normal de realce da aorta (Ao) em relação com as veias hepáticas *(cabeças de setas)*. ***F***, Reformatação coronal do mesmo paciente mostra a relação normal de contraste entre a VCS mais densa, aorta menos densa (Ao) seguida pela veia porta (VP). Observe que a VCI está relativamente não-realçada.

20. Como você decide se o contraste nas veias hepáticas é devido a refluxo VCS-VCI e não a um preenchimento normal anterógrado das veias hepáticas?
Com refluxo, o nível de contraste de alta atenuação da veia hepática é o mesmo que na VCI e VCS. Não existe realce do parênquima hepático e a aquisição é obtida mais precocemente (fase arterial: 25-30 segundos após a injeção). Os rins podem mostrar realce cortical precoce. Normalmente, em pacientes sem refluxo, VCS mostra o maior realce, seguida pela aorta e então pela veia porta. A VCI e as veias hepáticas não realçam na fase arterial precoce do exame (veja Fig. 19-12).

21. O que causa aneurismas venosos no tórax?
Estes podem ser congênitos ou adquiridos devido à interrupção da drenagem venosa torácica. Podem estar associados a anomalias do desenvolvimento vascular, como linfangiomas. Aneurismas por enxertos de *bypass* venoso (veia safena) podem ser devidos a infecções (Fig. 19-13).

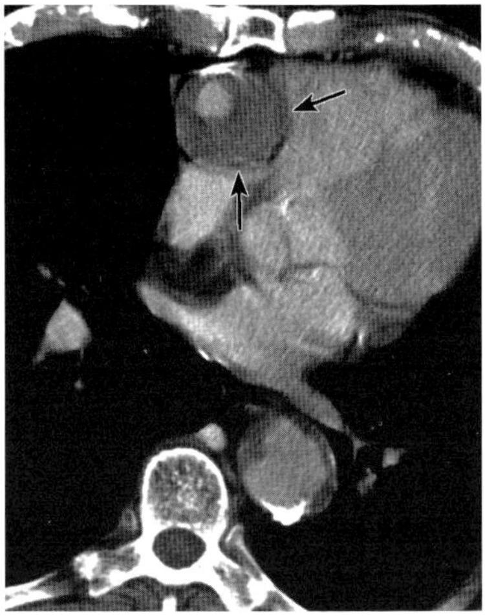

Figura 19-13. Um homem de 83 anos de idade após cirurgia de *bypass* arterial coronário de três vasos apresenta dispnéia. A imagem axial ao nível da região atrioventricular direita revela uma massa redonda de 3 cm *(setas)* com um lúmen central de alta atenuação. Esta é a localização característica de um enxerto de *bypass* coronário com veia safena. Este aneurisma requer tratamento.

22. O que é uma variz pulmonar?
É uma dilatação assintomática de uma veia pulmonar, muitas vezes encontrada incidentalmente em radiografias de tórax como um linfonodo pulmonar. Pode ser distinguida de uma fístula arteriovenosa (AV) por sua ausência de realce durante a fase arterial da administração do contraste.

23. O que são MAVs pulmonares?
São comunicações vasculares anormais entre artérias pulmonares e veias pulmonares. Variam em tamanho de microscópicas a vários centímetros. Noventa por cento são simples com uma única artéria nutridora e veia de drenagem única e 10% são complexas com duas ou mais artérias nutridoras e veias de drenagem. Estes vasos anormais podem comunicar-se com segmentos pulmonares ou com a parede torácica.

PONTOS-CHAVE: TC VENOSA DO TÓRAX ✔

1. Mistura incompleta de sangue opacificado a partir do local da injeção com sangue não-opacificado do lado contralateral e/ou da veia ázigos simula trombose da VCS.
2. Colaterais venosas geralmente indicam obstrução, mas o preenchimento retrógrado das veias periféricas pode ocorrer com altas taxas de injeção e função cardíaca ruim e dependentemente da gravidade.

24. MAVs pulmonares estão associadas a outras malformações?
Aproximadamente 70% dos pacientes apresentam MAVs associadas na pele, membranas mucosas ou outros órgãos.

25. Qual é a denominação da síndrome de múltiplas MAVs envolvendo o pulmão e outros locais?

Esta é conhecida como telangiectasia hemorrágica hereditária ou doença de Rendu-Osler-Weber. Possui um padrão de hereditariedade autossômica dominante e os pacientes geralmente se apresentam na idade adulta com hemoptise.

26. Quais são as características à TC de uma MAV pulmonar?

Existe uma massa redonda ou oval bem circunscrita, geralmente nos lobos inferiores, múltipla em 30%. A massa está ligada a vasos sanguíneos serpiginosos aumentados, com realce similar ao da artéria pulmonar e uma veia de drenagem aumentada de tamanho e que aparece precocemente e se dirige para o átrio esquerdo (Fig. 19-14).

27. Quais são algumas causas tratáveis de hemoptise?

A maior parte das hemoptises origina-se de processos patológicos crônicos ou recorrentes, incluindo os seguintes:

Inflamação

- Bronquite crônica (causa mais comum de hemoptise, variando de raias de sangue a sangramento importante).
- Tuberculose (mais comum nos países em desenvolvimento).
- Bronquiectasias (a fonte mais comum de sangramento arterial brônquico).

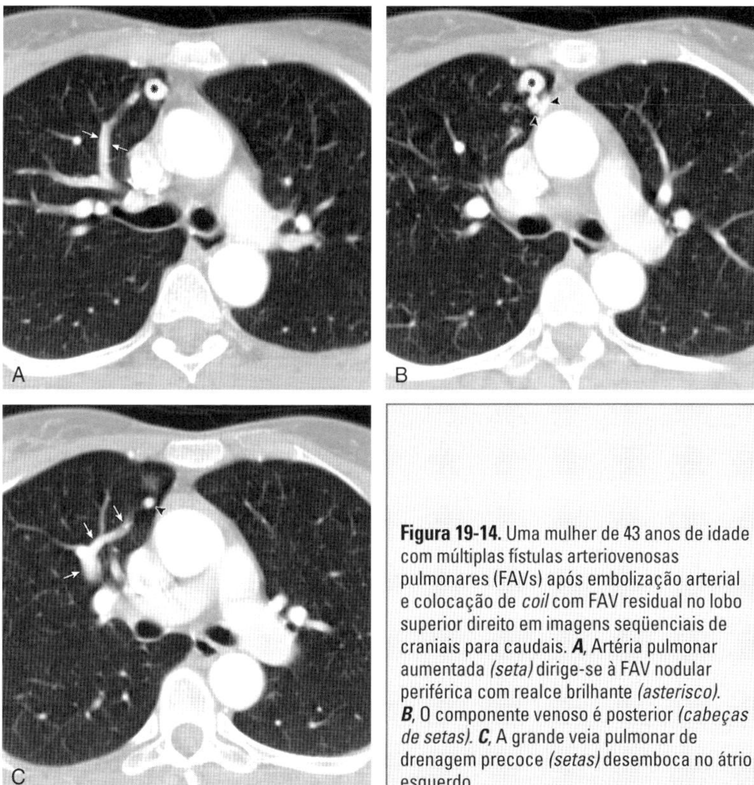

Figura 19-14. Uma mulher de 43 anos de idade com múltiplas fístulas arteriovenosas pulmonares (FAVs) após embolização arterial e colocação de *coil* com FAV residual no lobo superior direito em imagens seqüenciais de craniais para caudais. ***A***, Artéria pulmonar aumentada *(seta)* dirige-se à FAV nodular periférica com realce brilhante *(asterisco)*. ***B***, O componente venoso é posterior *(cabeças de setas)*. ***C***, A grande veia pulmonar de drenagem precoce *(setas)* desemboca no átrio esquerdo.

- Fibrose cística.
- Sarcoidose complicada por aspergiloma.
- Abscesso pulmonar/êmbolos pulmonares sépticos.
- Pneumonia (particularmente *Klebsiella*).

Neoplasia
- Carcinoma broncogênico.
- Adenoma brônquico.

Vasculite (rara)
- Granulomatose de Wegener.
- Síndrome de Goodpasture.
- Distúrbios do tecido conectivo.

28. Por que a hemoptise deve ser avaliada à TC com contraste?

TC identifica a patologia pulmonar (achados parenquimatosos e/ou artérias brônquicas dilatadas) que pode causar a hemoptise. TC localiza a lesão, permitindo uma biópsia broncoscópica direcionada (evitando artérias dilatadas adjacentes). TC permite uma avaliação angiográfica direcionada para o diagnóstico e/ou embolização, ganhando tempo e reduzindo a morbidade.

29. Como artérias brônquicas anormais aparecem à TC?

- Artérias brônquicas dilatadas (> 2 mm). Podem receber mais de 30% da ejeção cardíaca!
- Tortuosidade da artéria brônquica.
- Artérias brônquicas levando à patologia da via aérea e/ou do parênquima, tal como bronquiectasias, lesões cavitadas e processos pulmonares malignos.

(Observe que artérias brônquicas normais são visíveis nos cortes finos à TC com multidetectores.)

30. Qual é a importância de aneurismas de artérias pulmonares?

Estes são relativamente raros e geralmente adquiridos devido à infecção ou associados à necrose cística da média, aterosclerose, telangiectasia hereditária (síndrome de Rendu-Osler-Weber), trauma ou vasculite (doença de Behçet) (Fig. 19-15).

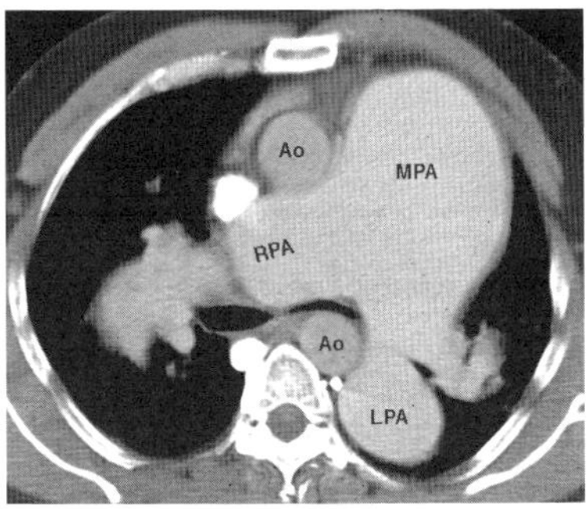

Figura 19-15. Aneurismas das artérias pulmonares principal, esquerda e direita. MPA = artéria pulmonar principal, RPA = artéria pulmonar direita, LPA = artéria pulmonar esquerda, Ao = aorta.

31. O que é a doença de Behçet?

Uma doença sistêmica que causa oclusões venosas e arteriais, assim como aneurismas arteriais. Envolvimento vascular ("doença vásculo-Behçet") é observado somente em 25% dos casos; no entanto, é a causa mais comum de mortalidade na doença de Behçet. Doença vásculo-Behçet é venosa em 88% dos casos, arterial em 12% dos casos. Lesões arteriais desenvolvem-se na aorta, artéria pulmonar ou seus ramos principais. Sessenta e cinco por cento dessas lesões são aneurismas; 35% são oclusivas.

32. Quais são as vantagens de avaliar pacientes com Behçet por TC em comparação com angiografia convencional?

Diferente da angiografia convencional, a TC helicoidal é útil na demonstração de todo o espectro de manifestações torácicas da doença de Behçet, que inclui patologia arterial e venosa. TC helicoidal é não-invasiva e permite estudo excelente do lúmen e parede vascular, tecidos perivasculares, assim como informação detalhada sobre o parênquima pulmonar, pleura e estruturas mediastinais.

33. Qual a importância de um aneurisma de artéria pulmonar em pacientes com doença de Behçet?

Doença de Behçet é a causa mais comum de aneurismas de artéria pulmonar e indica um mau prognóstico: 30% de mortalidade em 2 anos. Hemoptise é o sintoma mais comum de apresentação, sendo a principal causa dos óbitos. Possíveis causas para hemoptise incluem ruptura de um aneurisma com erosão para o interior de um brônquio e trombose de vasos pulmonares.

BIBLIOGRAFIA

1. Chasen MH, Charnsangavej C: Venous chest anatomy: clinical implications. In Green R, Muhm JR (eds): Syllabus: A Categorical Course in Diagnostic Radiology–Chest Radiology. Oak Brook, IL, Radiological Society of North America, 1992, pp 121-134.
2. Chiles C, Davis KW, Williams DW III: Navigating the thoracic inlet. Radiographics 19:1161-1176, 1999.
3. Do KH, Goo JM, Im JG, et al: Systemic arterial supply to the lungs in adults: Spiral CT findings. Radiographics 21:387-402, 2001.
4. Fraser RS, Pare, Peter JA: Pulmonary abnormalities of developmental origin. In Fraser RS, Pare Peter JA, Fraser RG, Pared PD (eds): Synopsis of Diseases of the Chest, 2nd ed. Philadelphia, W.B. Saunders, 1994, pp 256-283.
5. Gilkeson RC, Goodman PC, McAdams HP: Anomalous azygous-hemiazygous anastomosis: Radiographic findings. Am J Roentgenol 168:285-286, 1997.
6. Glazer HS, Semenkovich JW, Guitierrez FR: Medistinum. In Lee JKT, Sagel SS, Stanley RJ, Heiken JP (eds): Computed Body Tomography with MRI Correlation, 3rd ed. Philadelphia, Lippincott-Raven, 1998, pp 261-349.
7. Haramati LB, Glickstein JS, Issenberg HJ, et al: MR imaging and CT of vascular anomalies and connections in patients with congenital heart disease: Significance in surgical planning. Radiographics 22:337-349, 2002.
8. Naidich DP, Webb WR, Muller NL, et al: Aorta, arch vessels, and great veins. In Naidich DP, Webb WR, Muller NL, et al (eds): Computed Tomography and Magnetic Resonance of the Thorax, 3rd ed. Philadelphia, Lippincott-Raven, 1999, pp 505-602.
9. Naidich DP, Webb WR, Muller NL, et al: Hilum and pulmonary arteries. In Naidich DP, Webb WR, Muller NL, et al (eds): Computed Tomography and Magnetic Resonance of the Thorax, 3rd ed. Philadelphia, Lippincott-Raven, 1999, pp 603-656.
10. Parikh SR, Prasad K, Lyer RN, et al: Prospective angiographic study of systemic venous connections in congenital and acquired heart disease. Cathet Cardiovasc Diagn 38:379-386, 1996.
11. Rossi SE, McAdams HP, Rosado-de-Christenson ML, et al: Fibrosing mediastinitis. Radiographics 21:737-757, 2001.
12. Seline TH, Gross BH, Francis IR: CT and MR imaging of mediastinal hemangiomas. J Comput Assist Tomogr 14:766-768, 1990.
13. Shaffer K, Rosado-de-Christenson ML, Patz EF Jr, et al: Thoracic lymphangioma in adults: CT and MR imaging features. Am J Roentgenol 162:283-289, 1994.
14. Trigaux J-P, Van Beers B: Thoracic collateral venous channels: Normal and pathologic CT findings. J Comput Assist Tomogr 14:769-773, 1990.

CAPÍTULO 20

TC DA DOENÇA TORÁCICA ARTERIAL

Nael E. A. Saad, MBBCh, Wael E. A. Saad, MBBCh e Deborah Rubens, MD

1. Quais as emergências médicas que envolvem a aorta torácica?

As emergências médicas agudas da aorta são dissecção, hematoma intramural (HIM), úlceras aórticas penetrantes e extravasamento ("leaking") ou aneurismas rotos. Apesar destes diagnósticos poderem ser feitos na TC de rotina, angiografia por TC (ATC) é mais sensível e os descreve melhor para o planejamento cirúrgico.

PONTOS-CHAVE: CINCO INGREDIENTES PARA UMA BOA ANGIOGRAFIA POR TOMOGRAFIA COMPUTADORIZADA ✔

1. **Boa opacificação arterial:** utilize um fluxo de injeção grande.
2. **Abranja a região de interesse:** algumas vezes não é tão fácil quanto parece.
3. **Adquira a imagem enquanto o bolo de contraste está lá:** ajuste a imagem corretamente ao bolo.
4. **Minimize o movimento do paciente:** adquira a imagem durante uma curta apnéia e compre um tomógrafo com multidetectores moderno.
5. **Adquirda fatias finas:** compre um aparelho *multislice* moderno.

2. O que determina o grau de opacificação vascular na ATC: o volume de contraste injetado ou a taxa de injeção (fluxo)?

A taxa de injeção. Meios de contraste iodados são agentes extracelulares. A ATC adquire imagens na primeira passagem, enquanto o contraste é intra-arterial antes de ser diluído nos leitos capilares. Conseqüentemente, a densidade é determinada pela taxa de injeção do contraste, relacionada à ejeção cardíaca do paciente. Caso você injete a 5 cm^3/s e a ejeção cardíaca do paciente seja de 3 l/minuto (50 cm^3/s), o sangue arterial terá, aproximadamente, 10% de contraste durante a primeira passagem do bolo.

3. Mas eu acreditava que quanto mais contraste você administra, mais você consegue realçar as coisas!

Esta regra é verdadeira para a TC de rotina, mas não para a ATC. O estudo de rotina não avalia a primeira passagem do bolo. O contraste equilibra-se no espaço extracelular, de forma que a opacificação é determinada pela quantidade de contraste dividida pelo tamanho do espaço extracelular. A ATC é o estudo por imagem da primeira passagem e a opacificação é determinada pela taxa de injeção dividida pela ejeção cardíaca.

4. Se a quantidade de contraste injetada não determina a opacificação, o que a quantidade injetada determina?

A quantidade de contraste injetada, dividida pela taxa de injeção, determina a extensão de tempo da primeira passagem do bolo. Por exemplo, se você injeta 150 cm^3 a 5 cm^3/s, existe um bolo de contraste de aproximadamente 30 segundos de duração. Você deve estudar as artérias durante a janela de tempo da primeira passagem, enquanto o bolo passa pela região de interesse.

5. Eu tenho um paciente com insuficiência renal e vou dividir a dose de contraste pela metade. O que mais eu devo considerar?

Reduzir o fluxo de contraste e/ou planejar cuidadosamente o tempo do bolo. Se você reduzir a quantidade administrada, mas não reduzir o fluxo da injeção, você irá encurtar a extensão do tempo do bolo. Realmente, reduzir o fluxo dará a você menor opacificação. Isto geralmente é bom no paciente pequeno, mais idoso, mas é inadequado no paciente jovem, de maior tamanho (com maior ejeção cardíaca). Esta é outra vantagem dos aparelhos de tomografia mais rápidos.

6. Como você programa o tempo para iniciar o exame visando obter um realce arterial?

Existem três métodos: retardo fixo do tempo de início, detecção automática do bolo e teste com bolo de contraste. Cada um tem suas vantagens.

- Um **retardo fixo**, pré-definido é o mais simples, mas pode levar a início do exame antes que o bolo tenha chegado, caso exista um tempo de trânsito lento (exs., oclusão da veia cava superior ou insuficiência cardíaca congestiva).
- Detecção **automática do bolo** (adquirir imagem com pequena quantidade de contraste, visualizando a aorta até que o bolo chegue, e, então, iniciar o exame diagnóstico) demora mais tempo e tem-se o risco de errar a localização da imagem com a pequena dose de contraste, mas você não corre o risco de começar o exame muito precocemente. Também existe um retardo entre a detecção do bolo e o início do exame, resultando no uso de mais contraste.
- Um **teste com bolo de constraste** (injetar uma pequena quantidade de contraste, adquirir imagens repetidamente sobre a região de interesse, determinar o tempo de chegada, então injetar o restante do contraste e realizar o exame com o retardo determinado) é muito preciso, mas demanda muito trabalho.

Nós utilizamos a detecção automática do bolo.

7. Em qual paciente é mais difícil obter opacificação arterial: paciente pós-trauma, 20 anos de idade, taquicárdico, e pesando 180 libras (uma libra equivale a 454 gramas, N. da T.) ou paciente de 90 anos de idade, pesando 90 libras, betabloqueado com estenose aórtica?

O paciente jovem, grande e saudável. Quanto mais baixa a ejeção cardíaca, maior a opacificação. Baixa ejeção cardíaca é muitas vezes associada com longos tempos de trânsito. Assim, demora mais tempo para que o bolo do contraste chegue, mas quando ele chega, parecerá giz. Alta ejeção cardíaca dilui o contraste. O paciente mais velho é mais difícil de programar, mas mais fácil de se obter maior opacificação.

8. Quais são as vantagens da TC *multislice* quando se realiza ATC torácica?

Novos aparelhos, mais rápidos realizam o exame em um tempo mais curto, que cobre maior território com menos artefatos de movimentos respiratórios durante a aquisição de cortes mais finos. Cortes mais finos com *voxels* quase isotrópicos dão origem a melhores imagens coronais ou sagitais reconstruídas.

9. Quais são as limitações da TC na avaliação da aorta?

A avaliação da raiz aórtica pode ser limitada pelo movimento, especialmente artefatos de movimento próximos à raiz aórtica, próximo às cúspides valvares nas posições de 12-1 hora e 6-7 horas. Contudo, os aparelhos *multislice* mais modernos possibilitam técnicas com acoplamento cardíaco, o que reduz este problema. Para estudo por imagem da maior parte da aorta torácica, no entanto, o acoplamento não é necessário.

10. Como o acoplamento eletrocardiográfico atua para reduzir artefatos de movimento?

O coração e a aorta rodam, distendem e contraem a cada batimento cardíaco. TC com multidetectores assistida com eletrocardiograma prospectivo é capaz de adquirir cada imagem durante diástole, que eficazmente coloca a imagem da aorta e coração em uma posição constante no tórax, com um grau uniforme de enchimento das câmaras. Acoplamento retrospectivo adquire durante todo o ciclo cardíaco, então os dados são divididos em fases. O preço a ser pago por fases múltiplas é o aumento da dose de radiação.

11. Como você realiza o estudo por imagem de uma aorta aguda?

Nós iniciamos com imagens não-contrastadas do arco até o diafragma. Então, injetamos contraste hiposmolar com 300 mg de iodo/ml a um fluxo de injeção de 3,5-5 cm^3/s para um total de 150 cm^3 para opacificar toda a aorta torácica e abdominal. Nós utilizamos um *flush* de solução salina de 30 cm^3 no final da injeção para lavar o contraste do acesso intravenoso (IV) e do braço do paciente. Utilizamos um rastreador do bolo para disparar o início do exame.

12. Qual é o benefício da TC não-contrastada?

Uma TC não-contrastada torna mais fácil a detecção de um HIM ou calcificações da íntima deslocadas, que podem ser obscurecidas pelo contraste brilhante dentro do lúmen. O hematoma pré-contraste é mais brilhante que o lúmen adjacente (Fig. 20-1). Depois do contraste pode ser muito difícil diferenciar o hematoma do ateroma ou de um falso lúmen trombosado (Fig. 20-2). Um HIM não realça após administração de contraste, enquanto um falso lúmen, caso patente realçará.

13. O que é uma dissecção aórtica?

Uma dissecção lacera a parede aórtica longitudinalmente e divide o lúmen aórtico em 2 ou mais lumens (Fig. 20-3). A parede aórtica normal (do lúmen à periferia) é composta de 3 camadas, a íntima, a média e a adventícia. Dissecção separa a média. Dissecções geralmente iniciam-se em uma ruptura focal da íntima. O sangue dissecante cria um falso lúmen que continua, anterógrada e/ou retrogradamente, podendo ou não trombosar.

14. O que é HIM?

De forma simples, trata-se de uma dissecção aórtica que não exibe um retalho médio-intimal. Hemorragia localizada dentro da parede é causada por hipertensão ou por uma descontinuida-

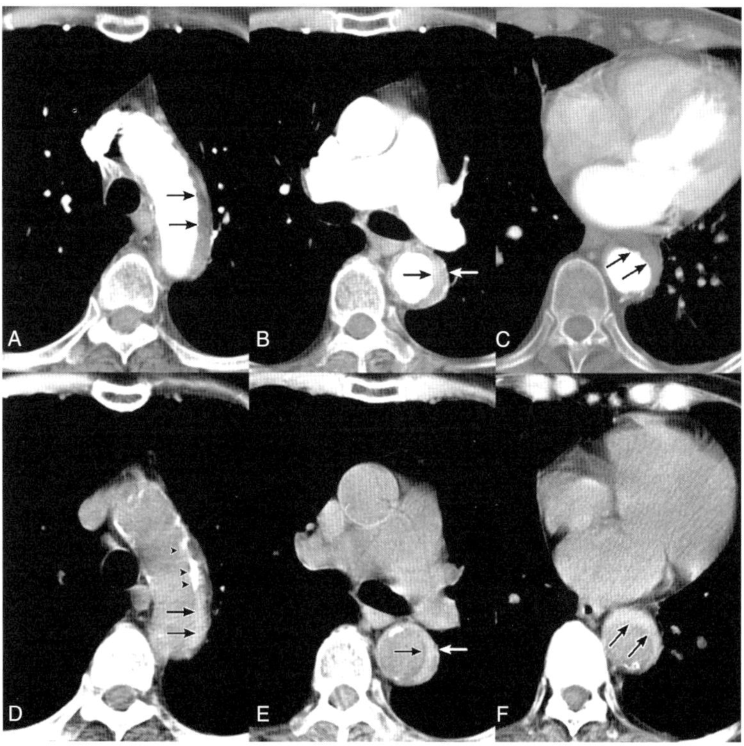

Figura 20-1. Paciente idoso apresentando dor torácica que irradia para as costas. ***A-C***, Imagens contrastadas da aorta descendente do arco até a metade da aorta descendente mostram ateroma aparente *(setas)* na face lateral esquerda da aorta. A elevada atenuação à TC deste hematoma intramural não é aparente após o contraste, mas é facilmente observada nas imagens pré-contraste correspondentes *(D-F)*. As calcificações deslocadas da íntima *(cabeças das setas* em *D)* também são mais aparentes pré-contraste.

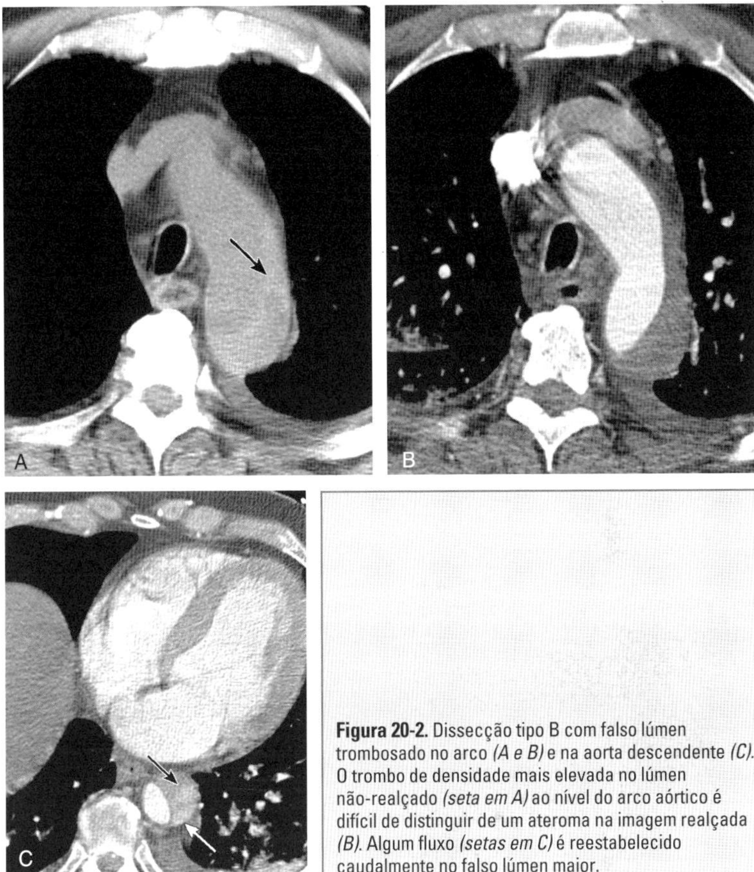

Figura 20-2. Dissecção tipo B com falso lúmen trombosado no arco *(A e B)* e na aorta descendente *(C)*. O trombo de densidade mais elevada no lúmen não-realçado *(seta em A)* ao nível do arco aórtico é difícil de distinguir de um ateroma na imagem realçada *(B)*. Algum fluxo *(setas em C)* é reestabelecido caudalmente no falso lúmen maior.

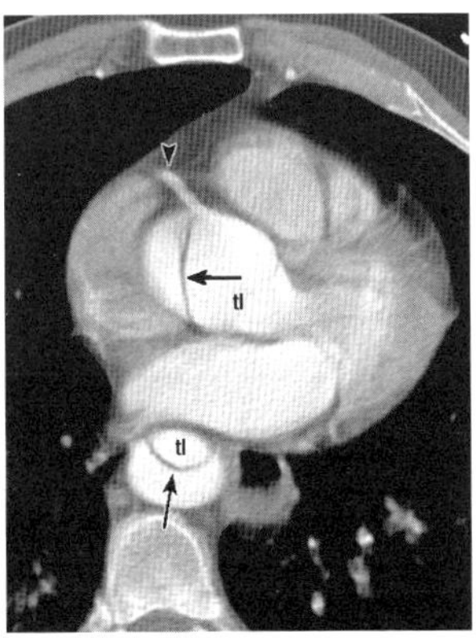

Figura 20-3. Dissecção aórtica tipo A com retalho médio-intimal *(setas)* na aorta ascendente e descendente com completa opacificação dos lumens verdadeiro e falso. Note a posição da artéria coronária direita *(cabeça das seta)* que se origina do lúmen verdadeiro (tl) neste exemplo, mas que poderia ser facilmente ocluída ou comprometida pelo retalho.

de da íntima. O sangramento está confinado à média e resulta de ruptura da *vasa vasorum*, os vasos sanguíneos que se originam fora da aorta e penetram na metade externa da média para suprir a parede aórtica.

15. Quais são as potenciais conseqüências de um HIM?
HIM enfraquece a aorta, podendo resultar em aneurisma com risco de ruptura ou pode romper a íntima, permitindo dissecção aórtica com o desenvolvimento de um falso lúmen.

16. Como detectar HIM na TC?
Nas imagens não-realçadas, o hematoma apresenta atenuação elevada devido à atenuação aumentada do ferro no trombo, freqüentemente mais brilhante que o lúmen adjacente. Após a administração do contraste, o hematoma não realça (diferente da dissecção), mas isso pode ser muito difícil de se perceber próximo ao contraste brilhante no lúmen aórtico (veja Fig. 20-1).

17. Como eu diagnostico uma dissecção aórtica?
Através da visualização de um retalho médio-intimal, uma faixa não-realçada, fina e curvilínea dentro de um lúmen preenchido por contraste (Figs. 20-3 e 20-4). O retalho pode ser sugerido pela TC não-contrastada caso você observe calcificações da íntima deslocadas (Fig. 20-5). Outros achados incluem retardo do realce do falso lúmen (veja Fig. 20-2), alargamento da aorta (veja Fig. 20-4) e hematoma mediastinal, pleural ou pericárdico (veja Fig. 20-5).

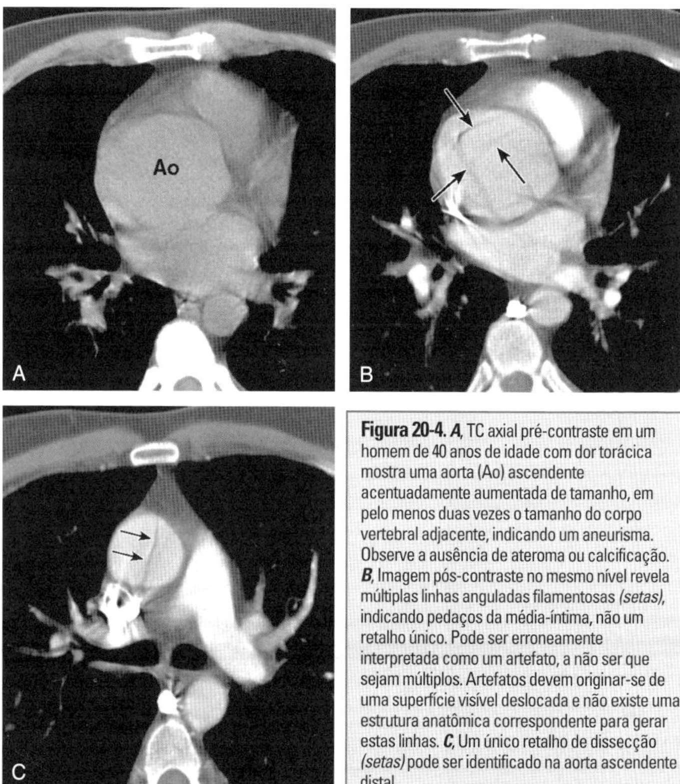

Figura 20-4. ***A***, TC axial pré-contraste em um homem de 40 anos de idade com dor torácica mostra uma aorta (Ao) ascendente acentuadamente aumentada de tamanho, em pelo menos duas vezes o tamanho do corpo vertebral adjacente, indicando um aneurisma. Observe a ausência de ateroma ou calcificação. ***B***, Imagem pós-contraste no mesmo nível revela múltiplas linhas anguladas filamentosas *(setas)*, indicando pedaços da média-íntima, não um retalho único. Pode ser erroneamente interpretada como um artefato, a não ser que sejam múltiplos. Artefatos devem originar-se de uma superfície visível deslocada e não existe uma estrutura anatômica correspondente para gerar estas linhas. ***C***, Um único retalho de dissecção *(setas)* pode ser identificado na aorta ascendente distal.

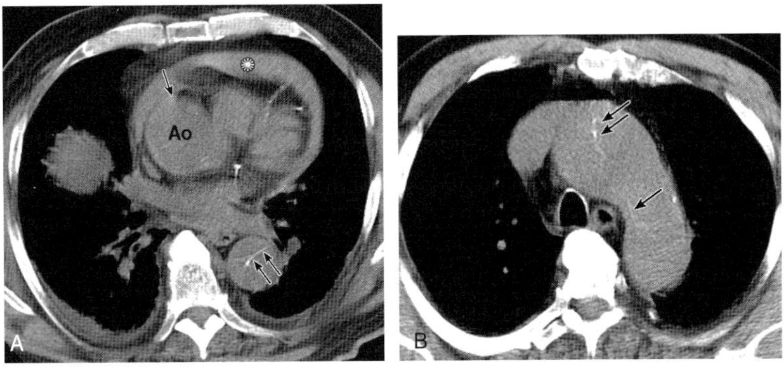

Figura 20-5. ***A***, Imagens iniciais de uma TC abdominal não-contrastada realizada em um paciente hipotenso com suspeita de aneurisma de aorta abdominal mostrando líquido de atenuação elevada no pericárdio *(asterisco)*, indicando hemopericárdio com potencial tamponamento cardíaco. Observe a raiz aórtica dilatada (Ao) com contorno anormal anteriormente *(seta)* e calcificação da íntima deslocada na aorta descendente *(par de setas)*. ***B***, TC torácica subseqüente confirma o retalho da íntima irregularmente calcificado *(setas)* envolvendo o arco aórtico. Calcificação deslocada da íntima é o achado-chave da dissecção na aorta não-opacificada.

18. O que é o "retalho da íntima" da dissecção aórtica?

O termo antigo "retalho da íntima" leva à interpretação errada porque o plano de clivagem realmente situa-se entre o terço interno (lado luminal) da média e os dois terços externos da média (ou seja, o retalho consiste de íntima + um terço da média). A terminologia correta é retalho médio-intimal.

PONTOS-CHAVE: DOENÇAS ASSOCIADAS À DISSECÇÃO AÓRTICA ✔

1. Hipertensão.
2. Distúrbios do tecido conjuntivo, como síndrome de Marfan, necrose cística da média e síndrome de Ehlers-Danlos.
3. Síndrome de Turner.
4. Outras anormalidades aórticas, como estenose aórtica, valva aórtica bicúspide e coarctação da aorta.
5. Abuso de cocaína.

19. Qual é a classificação de Stanford das dissecções aórticas?

- Stanford tipo A é qualquer retalho de dissecção envolvendo a aorta ascendente e/ou arco aórtico (logo proximal à emergência normal da artéria subclávia esquerda) (veja Figs. 20-3, 20-4 e 20-5). Aproximadamente 60% a 75% dos casos são do tipo A. Dissecção do tipo A pode estender-se aos grandes vasos do pescoço (Fig. 20-6).
- **Stanford tipo B** é um retalho de dissecção envolvendo somente a aorta descendente, iniciando-se tipicamente no istmo aórtico (imediatamente distal à emergência normal da artéria subclávia esquerda) (Fig. 20-7).

20. Por que a classificação de Stanford é clinicamente importante?

Tipo A requer tratamento cirúrgico (um enxerto aórtico com substituição da valva aórtica e raramente substituição do próprio arco), enquanto a dissecção do tipo B geralmente pode ser tratada com medicação anti-hipertensiva.

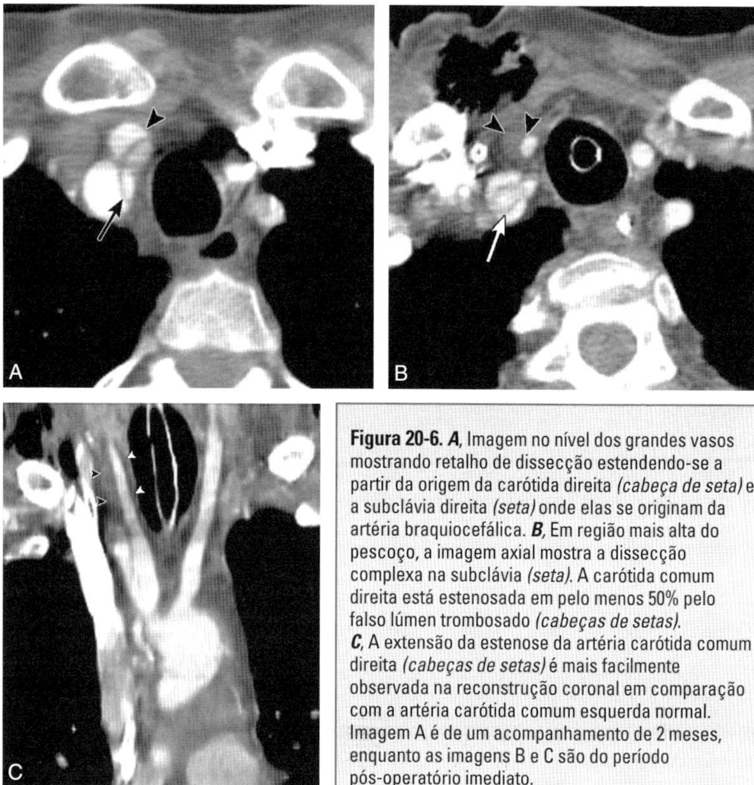

Figura 20-6. ***A***, Imagem no nível dos grandes vasos mostrando retalho de dissecção estendendo-se a partir da origem da carótida direita *(cabeça de seta)* e a subclávia direita *(seta)* onde elas se originam da artéria braquiocefálica. ***B***, Em região mais alta do pescoço, a imagem axial mostra a dissecção complexa na subclávia *(seta)*. A carótida comum direita está estenosada em pelo menos 50% pelo falso lúmen trombosado *(cabeças de setas)*. ***C***, A extensão da estenose da artéria carótida comum direita *(cabeças de setas)* é mais facilmente observada na reconstrução coronal em comparação com a artéria carótida comum esquerda normal. Imagem A é de um acompanhamento de 2 meses, enquanto as imagens B e C são do período pós-operatório imediato.

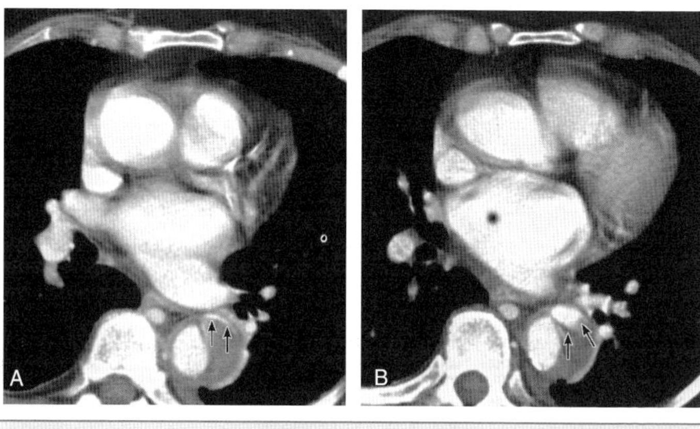

Figura 20-7. Imagens seqüenciais de proximal para distal através da aorta descendente mostram a dissecção começando anteriormente como uma fenda *(A)*, com o falso lúmen *(setas)* aumentando gradualmente *(B)* até que se torna maior em diâmetro que o lúmen verdadeiro.

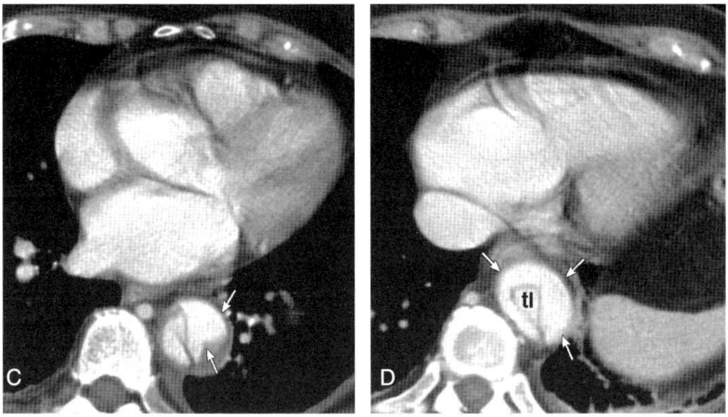

Figura 20-7. *Cont. (C)* e eventualmente circundando o lúmen verdadeiro (tl) *(D)*. Observe que existe uma grande quantidade de trombos no lúmen falso proximalmente e que o trombo diminui em imagens seqüenciais.

21. Por que a dissecção Stanford tipo A requer tratamento cirúrgico?

Dissecção tipo A pode propagar-se proximalmente em direção à raiz aórtica, dissecando as artérias coronárias (resultando em isquemia cardíaca e possível infarto miocárdico). Pode causar insuficiência valvar aórtica e levar à ruptura intrapericárdica, tamponamento e óbito (veja Fig. 20-5).

22. Quão efetiva é a TC na detecção de dissecção aórtica tipo A e seus achados associados?

A sensibilidade, especificidade e precisão da TC helicoidal são relatadas como sendo de 100%. A sensibilidade, especificidade e precisão são as seguintes:

- **Uma laceração de entrada:** 82%, 100% e 84%, respectivamente.
- **Envolvimento de um ramo vascular do arco:** 95%, 100% e 98%, respectivamente.
- **Derrame pericárdico:** 83%, 100% e 91%, respectivamente.

23. Quão comumente os ramos estão envolvidos na dissecção tipo A? Qual é a importância da dissecção de um ramo vascular?

Em um estudo, o envolvimento de ramos vasculares foi encontrado em 19 de 45 pacientes (42%) e 63% (*n* = 12) destes pacientes apresentavam mais de um vaso envolvido. A freqüência de envolvimento particular foi a seguinte:

- **Artéria braquiocefálica:** 89%.
- **Artéria carótida comum esquerda:** 53%.
- **Artéria subclávia esquerda:** 63%.

Felizmente, apesar da freqüência da extensão, déficits neurológicos agudos são raros, afetando somente 5% dos pacientes (veja Fig. 20-6).

24. Qual artéria coronária é usualmente suprida pelo falso lúmen de uma dissecção aórtica tipo A?

A artéria coronária direita (veja Fig. 20-3) geralmente é suprida por este tipo de dissecção.

25. Qual é o prognóstico para pacientes com dissecção aórtica tipo A que não são submetidos à cirurgia?

A taxa de mortalidade é relatada como sendo de 38%, 50% e 70% dentro de 1, 2 e 7 dias respectivamente.

26. Qual é o prognóstico pós-operatório da dissecção aórtica tipo A?

A taxa de sobrevida em 5 anos é a seguinte:

- 95% quando o falso lúmen está trombosado.
- 76% quando o falso lúmen está patente.

Aos 10 anos, 15-30% dos pacientes requerem cirurgia para tratamento de condições que colocam a vida em risco, como dilatação da região dissecada com risco de ruptura. Ressecção eletiva é aconselhável caso um aneurisma de falso lúmen exceda 5-6 cm de diâmetro ou se existirem sintomas.

PONTOS-CHAVE: INDICAÇÕES PARA CIRURGIA NA DISSECÇÃO TIPO B ✓

1. Propagação da dissecção no arco aórtico (torna-se dissecção tipo A).
2. Comprometimento arterial visceral.
3. Ruptura de aorta.
4. Aorta descendente com um diâmetro maior do que 6 cm.
5. Síndrome da pseudocoarctação com hipertensão incontrolável.

27. Quais são as armadilhas técnicas no diagnóstico da dissecção aórtica?

- **Pouco realce aórtico** pode ser insuficiente para visualização do retalho médio-intimal, levando a um diagnóstico falso-negativo. Níveis insuficientes de contraste aórtico resultam da obtenção de imagens muito precoce ou muito tardiamente (nos quais se perde o pico do realce) ou de uma baixa taxa de injeção do contraste IV.
- **Artefatos em faixa** criam linhas na imagem que podem simular um retalho de dissecção. Estes artefatos são gerados por material de alta atenuação, como clipes cirúrgicos, calcificações e marca-passos, assim como contraste proveniente de sangue venoso adjacente (injeção) na veia braquiocefálica esquerda ou na veia cava superior.
- **Movimento fisiológico da raiz aórtica e artéria pulmonar** comumente resulta em um artefato na aorta ascendente proximal (Figs. 20-8 e 20-9).

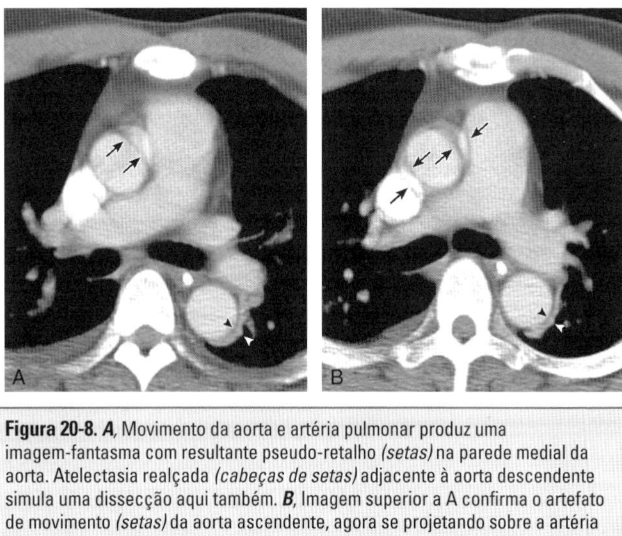

Figura 20-8. ***A***, Movimento da aorta e artéria pulmonar produz uma imagem-fantasma com resultante pseudo-retalho *(setas)* na parede medial da aorta. Atelectasia realçada *(cabeças de setas)* adjacente à aorta descendente simula uma dissecção aqui também. ***B***, Imagem superior a A confirma o artefato de movimento *(setas)* da aorta ascendente, agora se projetando sobre a artéria pulmonar e veia cava superior. Novamente nota-se atelectasia *(cabeças de setas)*.

28. Como artefatos em faixa/feixe podem ser diferenciados da dissecção aórtica verdadeira? Como podem ser reduzidos?

Faixas são linhas retas, variando tipicamente de corte para corte e estendendo-se para além dos limites da parede aórtica. Além disto, eles geralmente apresentam uma orientação atípica. Retalhos da íntima são contínuos de corte para corte. Podem ser curvos, especialmente se a íntima estiver fragmentada (Fig. 20-10).

29. Quais estruturas aórticas podem simular dissecção?

- **Estruturas vasculares periaórticas**, tais como a origem dos vasos do arco aórtico e as veias braquiocefálica esquerda, intercostal superior e pulmonar podem ser confundidas com duplo lúmen ou retalhos da íntima (Fig. 20-11).
- **Estruturas periaórticas não-vasculares**, como remanescentes tímicos, atelectasias (Fig. 20-12), espessamento pleural, derrame pleural ou recesso pericárdico superior (Fig. 20-13) também podem ser confundidos com dissecção aórtica.

30. Onde se situa o recesso pericárdico superior? Qual o tipo de dissecção aórtica que ele simula?

A porção retroaórtica de um recesso pericárdico superior forma uma área semilunar junto à parede posterior direita da aorta torácica ascendente, enquanto a porção pré-aórtica é observada anterior à aorta ascendente. Estes recessos ocorrem exatamente acima ou no nível da artéria pulmonar esquerda e podem ser reconhecidos pela atenuação da água, natureza focal e localização anatômica típica. O recesso pericárdico superior pode ser confundido com uma dissecção tipo A de Stanford (veja Fig. 20-13).

31. Quais são os benefícios da TC na avaliação da dissecção aórtica?

- A TC faz a triagem do paciente para o tratamento cirúrgico (tipo A) *versus* medicamentoso (tipo B).
- TC identifica complicações da dissecção, incluindo ruptura pericárdica, ruptura da dissecção tipo B ou isquemia dos ramos vasculares (especialmente abdominais).
- Acompanhamento com TC identifica a progressão ou regressão de um retalho, desenvolvimento de aneurisma e estado perfusional do falso lúmen (Fig. 20-14).

32. É importante diferenciar entre lúmen falso e verdadeiro?

A diferenciação entre um lúmen verdadeiro e outro falso foi relativamente pouco importante porque a cirurgia era o tratamento mais importante. Contudo, com o recente avanço da endoprótese, esta distinção tornou-se particularmente importante, uma vez que a endoprótese precisa ser posicionada no interior do lúmen verdadeiro.

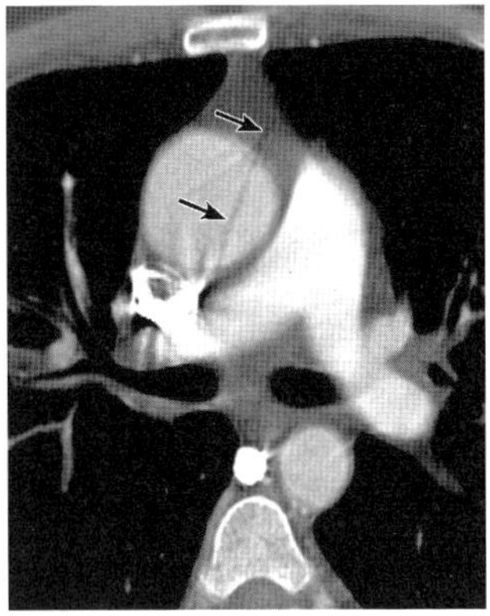

Figura 20-9. Observe a fina linha dentro da aorta, estendendo-se além da margem aórtica para o interior do mediastino anterior *(setas)*. Isto se origina, provavelmente, do movimento da artéria pulmonar adjacente.

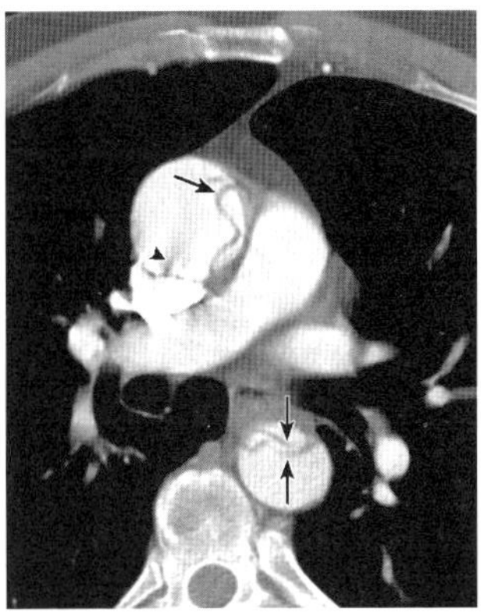

Figura 20-10. Pequeno artefato linear em faixa *(cabeça de seta)* origina-se do contraste proveniente da veia cava superior (VCS) e projeta-se na aorta ascendente, não devendo ser confundido com verdadeiros retalhos médio-intimais ondulados *(setas)* na aorta ascedente e descendente. Observe múltiplos retalhos na aorta descendente. Isto não é incomum e reflete múltiplas fragmentações da média.

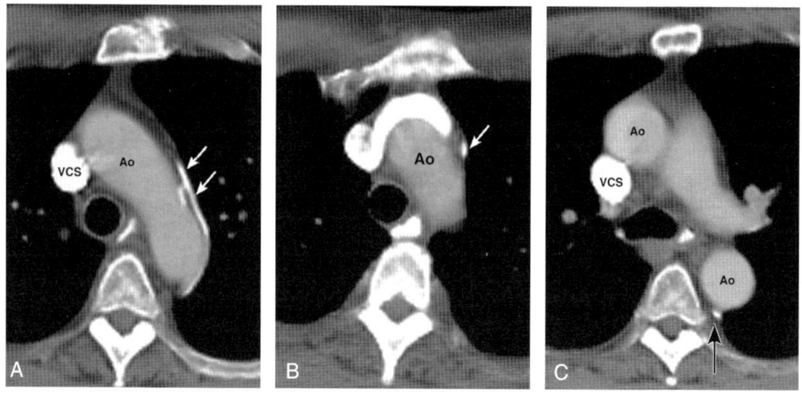

Figura 20-11. ***A***, Estrutura vascular linear (a veia intercostal superior esquerda) à esquerda e paralela ao arco aórtico *(setas)* simula dissecção aórtica. Ao = aorta, VCS = veia cava superior. ***B***, Uma dica desta variante do normal é sua origem *(seta)* acima da aorta junto à veia braquiocefálica esquerda. ***C***, Outra dica é sua continuação *(seta)* caudal e posterior à aorta. Observe também que o nível de realce é venoso e coincide com o da VCS, maior do que o da aorta adjacente.

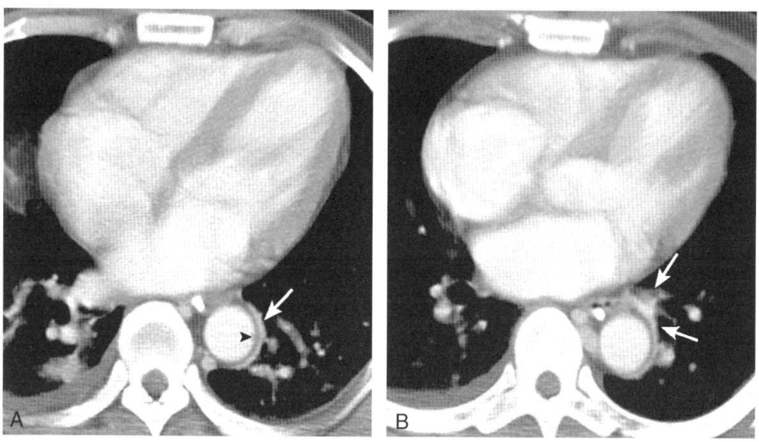

Figura 20-12. ***A***, Fenda pulmonar brilhantemente realçada *(seta)* lateral à aorta descendente faz com que a parede aórtica *(cabeça de seta)* simule um retalho de dissecção. ***B***, Imagem adjacente mais proximal confirma a atelectasia triangular do pulmão com seus vasos *(setas)* estendendo-se para fora do hilo.

33. Quais fatores ajudam a distinguir entre o lúmen falso e o verdadeiro?

- O lúmen verdadeiro é contínuo com uma porção não-dissecada da aorta (veja Fig. 20-3).
- Quando a dissecção envolve toda a aorta, o lúmen falso geralmente situa-se do lado direito da aorta ascendente e, então, se espirala no arco para envolver o lado esquerdo da aorta descendente (veja Fig. 20-3).
- O lúmen falso geralmente é maior na área seccional (veja Fig. 20-14).
- Caso a média esteja fragmentada e incompletamente separada durante a dissecção, isto resulta em múltiplos fragmentos lineares finos. Este processo é relativamente específico do falso lúmen e foi denominado de sinal da "teia de aranha" (veja Fig. 20-10).

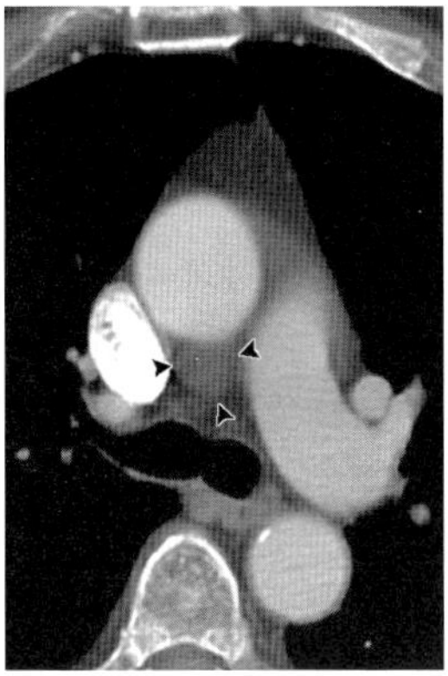

Figura 20-13. Imagem de TC axial mostra o recesso pericárdico superior normal cheio de líquido *(cabeças de setas)*, não devendo ser erroneamente confundido com uma dissecção aórtica ou linfonodo anormal. Neste caso, a quantidade de líquido é normal.

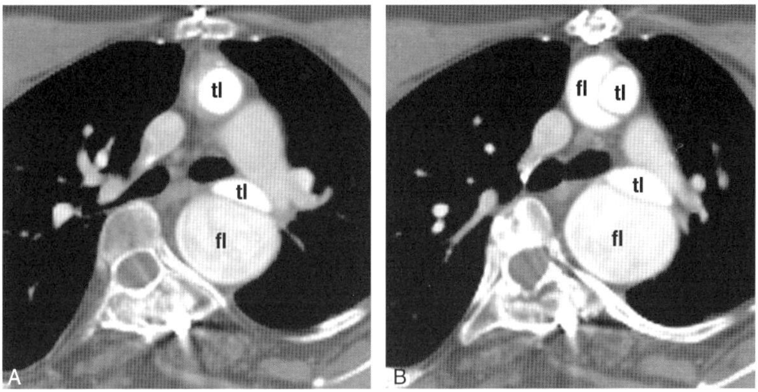

Figura 20-14. Paciente com dissecção tipo A após reparo com enxerto na aorta ascendente. ***A***, Na região da aorta ascendente o enxerto está intacto (lúmen verdadeiro, tl). A aorta descendente é aneurismática, com um falso lúmen aumentado (fl), que apresenta opacificação diminuída em comparação com o lúmen verdadeiro. ***B***, Corte levemente mais cranial, logo além do fim do enxerto mostra a dissecção persistente do arco. Neste caso o falso lúmen proximal está bem opacificado.

- O falso lúmen pode trombosar perifericamente (veja Fig. 20-6C) ou pode estar trombosado em uma porção da dissecção e estar patente em outra (veja Fig. 20-2).

  Mesmo com tudo isso, algumas vezes é difícil ter certeza.

34. Quando há o perigo de isquemia?

Quando o retalho da íntima tem um formato de "C" (muito curvilíneo), côncavo em direção ao falso lúmen (o falso lúmen é redondo e o lúmen verdadeiro é um crescente adjacente). Este aspecto está associado com um maior risco de isquemia dos vasos ramificados (muitas vezes no abdome envolvendo artérias renais ou mesentéricas) (Fig. 20-15).

35. O que é uma úlcera aórtica penetrante? Como ela é diferenciada de um ateroma ulcerado?

Uma úlcera aterosclerótica penetrante é uma lesão ateromatosa que penetra a lâmina elástica interna e estende-se para o interior da média. Comumente resulta em hemorragia intramural e tem um hematoma associado, que indica sua natureza agressiva. Freqüentemente resulta em um abaulamento focal do contorno aórtico (Fig. 20-16).

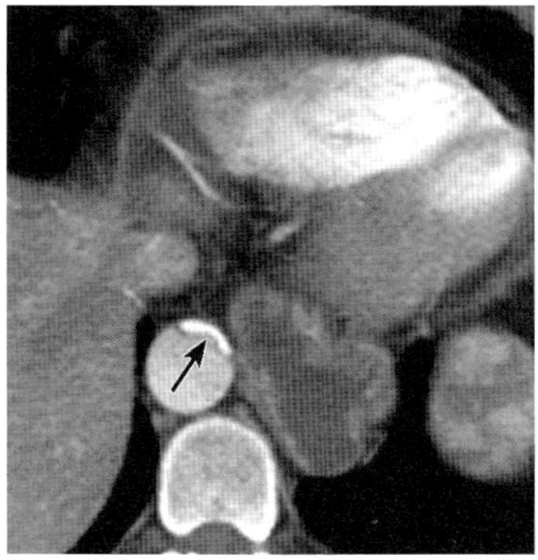

Figura 20-15. Imagem axial da aorta descendente de um paciente com dissecção tipo A. O lúmen verdadeiro está comprimido anteriormente *(seta)* com uma margem côncava para o lúmen falso, indicando que o lúmen falso potencialmente apresenta uma pressão mais alta que o lúmen verdadeiro. Mais baixo, no abdome, o lúmen verdadeiro comprimido dá origem às artérias celíaca e mesentérica superior, que tem um risco potencial de isquemia caso o fluxo sanguíneo no lúmen verdadeiro torne-se inadequado. Observe que o falso lúmen apresenta atenuação de contraste diminuída, em parte em virtude da diluição por sangue mais estagnado.

Ulceração ateromatosa é uma erosão superficial de uma placa ateromatosa. Ela não se estende à média e geralmente não se estende por múltiplos cortes axiais. Caso exista calcificação na íntima, a úlcera ateromatosa não se estende além dela. A diferença é apenas o grau. Eles são parte de uma mesma doença (Fig. 20-17).

36. Com que freqüência uma úlcera penetrante progride?

- Trinta por cento progride em 18 meses.
- A maioria (70%) das lesões cresce eventualmente, sendo incorporada em uma aorta dilatada.
- Quase todas levam a um certo grau de dilatação aórtica.
- Vinte a 30% das úlceras desenvolvem aneurismas aórticos saculares.

Em geral, a história natural é a de um aumento do tamanho da aorta com desenvolvimento de aneurismas saculares ou fusiformes ou pseudo-aneurismas. Conseqüentemente, estes pacientes requerem acompanhamento (veja Fig. 20-16).

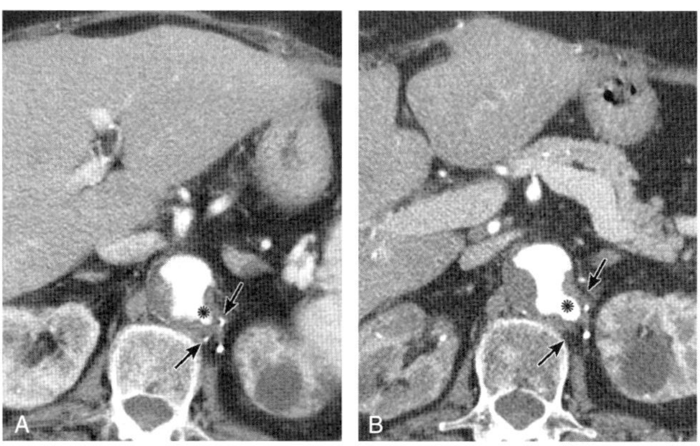

Figura 20-16. ***A***, Estudo inicial de um hipertenso idoso, mas assintomático sob outros pontos de vista, apresenta extensão focal do contraste dentro da parede aórtica *(asterisco)*, associada à deformidade do contorno da parede aórtica *(setas)*. ***B***, Estudo subseqüente 2 anos mais tarde, com imagem ao mesmo nível que A, mostra aumento do tamanho da úlcera *(asterisco)* e maior abaulamento da parede aórtica adjacente *(setas)*.

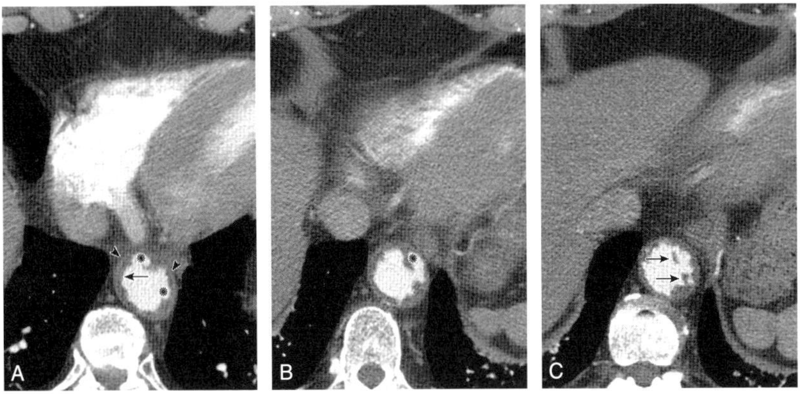

Figura 20-17. *A*, Paciente assintomático com múltiplas úlceras ateromatosas *(asteriscos)*. Observe o ateroma de colesterol de baixa atenuação *(seta)*. A espessura da parede é relativamente regular *(cabeças de setas)* e o contorno de parede intacto, o que ajuda a diferenciar a úlcera ateromatosa de uma úlcera penetrante. As bordas da úlcera projetam-se sobre a cratera *(B)* e simulam retalhos de dissecção *(setas)* na imagem mais caudal *(C)*. Contudo, a aorta não está dilatada, como seria de se esperar numa dissecção.

37. Quais úlceras penetrantes são mais perigosas?

Lesões na aorta ascendente e no arco aórtico têm maior probabilidade de progredir do que aquelas localizadas na aorta torácica descendente. Isto se deve às pressões mais elevadas na parede e ao estresse mecânico (hidráulico nesta porção da aorta). Por esta razão, o tratamento cirúrgico é recomendado para aqueles pacientes com úlceras e hematoma na aorta ascendente, enquanto úlceras descendentes são tratadas com medicação anti-hipertensiva.

38. Como você diferencia entre uma úlcera aterosclerótica penetrante e uma dissecção aórtica clássica (verdadeira)?

Aterosclerose extensa está associada à úlcera e não existe compressão do lúmen aórtico (uma característica da dissecção). Úlceras penetrantes são comuns em pacientes mais idosos e, apesar dos pacientes poderem apresentar dor torácica ou no dorso, muitas úlceras são descobertas incidentalmente em pacientes assintomáticos.

39. Quais são as características comuns da aterosclerose aórtica?

- Espessamento da parede aórtica.
- Ateroma (ou placa) na parede aórtica com atenuação de gordura; pode haver irregularidade da superfície incluindo ulceração no ateroma.
- Dilatação/ectasia aórtica (alongamento e tortuosidade da aorta).
- Aneurismas.
- Úlceras penetrantes.
- Calcificações da parede (veja Fig. 20-18).

40. Uma calcificação endoluminal pode diferenciar entre dissecção e formação de aneurisma?

Infelizmente não. Apesar da calcificação no retalho médio-intimal deslocado ser comum na dissecção aórtica (75% dos casos), aproximadamente 25% dos aneurismas apresentam calcificação distrófica que pode simular dissecção com um falso lúmen trombosado.

41. Calcificações da aorta torácica são ativas à tomografia por emissão de pósitrons (PET)?
Algumas vezes. Calcificações na aorta torácica geralmente não se correlacionam com áreas de atividade aumentada na fluoro-2-deoxi-D-glicose (FDG) PET. Quatorze por cento dos pacientes com calcificações à TC apresentam captação de FDG no mesmo local. Aumento da captação de FDG mais provavelmente representa áreas de doença aterosclerótica ativa.

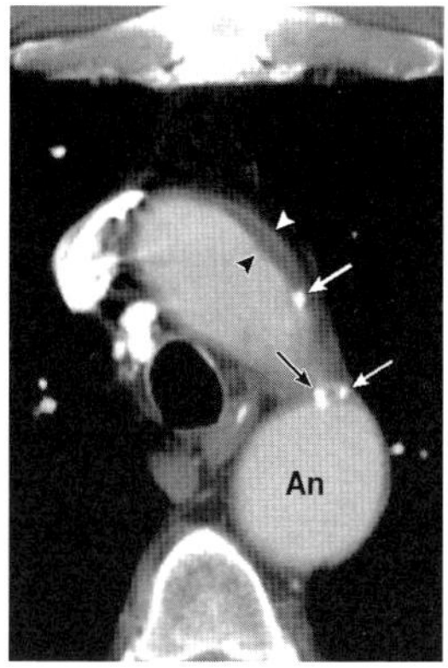

Figura 20-18. Imagem de TC axial ao nível do arco aórtico mostra uma aorta ascendente de calibre normal e uma aorta descendente dilatada com aneurisma (An) originando-se exatamente após o arco. Observe o ateroma associado *(cabeças de setas)* e calcificações *(setas)*, indicativos de aterosclerose.

42. O que é um aneurisma?
Um aneurisma da aorta torácica é definido como dilatação da aorta em duas vezes seu diâmetro normal com todas as três camadas da parede (íntima, média e adventícia) presentes. A aorta ascendente e o arco geralmente são 1 cm maiores em diâmetro que a aorta descendente. A aorta normal deve afilar-se continuamente (veja Fig. 20-18).

43. O que é ectasia aórtica?
Com a idade e doença aterosclerótica avançada, a aorta dilata mas também se alonga, causando tortuosidade aórtica ou mesmo acotovelamentos aparentes. Ela não dilata focalmente. Isto diferencia ectasia de aneurisma. Quando a aorta descendente atinge 4 cm de diâmetro, ela é considerada ectasiada. Com o alongamento da aorta, a aorta torácica descendente pode desviar-se da região paravertebral esquerda para a região paravertebral direita e, então, retornar próximo à linha média no hiato diafragmático. O termo ectasia freqüentemente é utilizado para aortas dilatadas que não chegam a ser aneurismáticas.

44. O que é um pseudo-aneurisma?
É uma dilatação focal (sacular) da aorta e não contém todas as três camadas da parede. Geralmente é causado por uma úlcera penetrante, infecção, trauma ou cirurgia (Figs. 20-19 e 20-20).

45. O que causa um aneurisma aórtico?
Aterosclerose é a causa mais comum, seguida por degeneração (incluindo síndromes de Marfan e Ehlers-Danlos e necrose cística da média), infecção, inflamação (arterite de Takayasu) e trauma.

Figura 20-19. Grande pseudo-aneurisma sacular originando-se da aorta anterior (Ao) em um paciente 6 meses após substituição da válvula aórtica. Este paciente desenvolveu insuficiência cardíaca direita devida à obstrução do fluxo da artéria pulmonar adjacente (PA) por compressão por uma massa amplamente trombosada *(setas)*. Na ecocardiografia esta massa parecia originar-se da artéria pulmonar; no entanto, à TC o epicentro da massa situava-se entre a aorta e a artéria pulmonar e o lúmen residual realçado *(asterisco)* ligava-se à aorta.

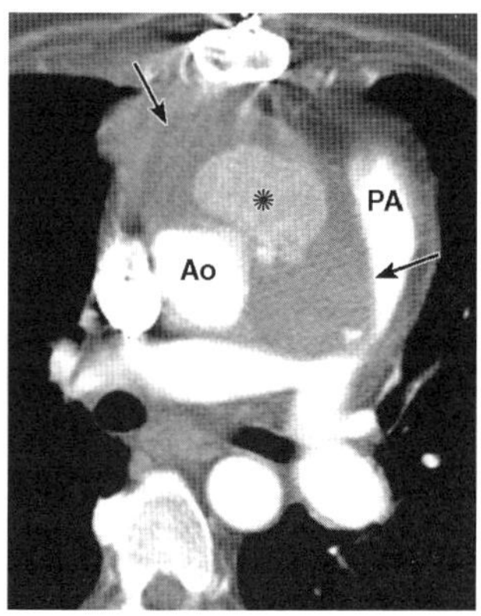

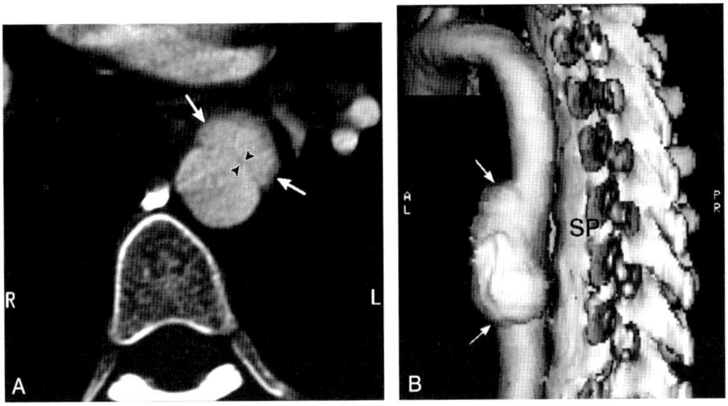

Figura 20-20. Um paciente jovem passou por uma cirurgia da coluna vários meses atrás e apresenta dor recorrente no dorso. ***A***, Imagem de TC transversal mostra uma sutil deformidade de contorno da margem aórtica ântero-lateral esquerda *(setas)*. A borda ressaltada do pseudo-aneurisma *(cabeça das setas)* pode ser erroneamente interpretada como sendo uma dissecção. ***B***, A reconstrução sagital define claramente o formato sacular do pseudo-aneurisma *(setas)* e sua proximidade com a coluna (SP) posteriormente.

46. Quais são as características primárias de aneurismas ateroscleróticos?

Eles são fusiformes e contêm ateroma mural. Cerca de 85% apresentam calcificação na parede ou no próprio ateroma. O ateroma (ou trombo) pode ser em forma de crescente ou circunferencial (veja Fig. 20-18). *Ateroma* (termo que vem da palavra grega para mingau ou papa) é um termo melhor para a mistura de colesterol, fibroblastos, calcificação e hemorragia do que *trombo*.

47. Como as causas e locais se relacionam com a morfologia de aneurismas torácicos?

Veja Tabela 20-1.

48. Qual é a porcentagem de pacientes com aneurismas torácicos não-traumáticos que apresenta doenças em outras localizações?

Até 28% dos pacientes com aneurismas aórticos torácicos também apresentam aneurismas aórticos abdominais. Conseqüentemente, o rastreamento completo e acompanhamento são importantes.

TABELA 20-1. RELAÇÃO DA CAUSA E LOCAL COM A MORFOLOGIA DOS ANEURISMAS AÓRTICOS TORÁCICOS

Etiologia	Local	Morfologia
Aterosclerótica	Descendente proximal	Fusiforme
Aterosclerótica	Descendente médio a distal	Sacular
Degenerativa	Ascendente	Fusiforme
Micótica	Ascendente	Sacular
Aortite	Ascendente	Sacular
Traumática	Istmo aórtico	Sacular

49. O que cresce mais rapidamente: aneurisma torácico ou abdominal?
Em geral, quanto mais proximal o aneurisma aórtico, mais rápido crescerá. Isto pode ser devido à maior pressão intraluminal. A seguir encontram-se as taxas médias de crescimento em diferentes porções da aorta:
- Arco aórtico: 0,56 cm/ano.
- Aorta torácica: 0,42 cm/ano.
- Aorta abdominal: 0,28 cm/ano.

50. Quando as aortas torácicas são consideradas como aortas com risco de ruptura?
O tamanho médio para ruptura ou dissecção da aorta ascendente é 6 cm; o tamanho médio para ruptura ou dissecção da aorta descendente é 7,2 cm. Conseqüentemente, aneurismas ascendentes geralmente são tratados cirurgicamente aos 5-5,5 cm e os aneurismas descendentes aos 5,5-6,5 cm.

51. Quais são os sinais de ruptura?
Estes incluem hematoma mediastinal e/ou derrame pleural de alta atenuação (Fig. 20-21).

52. Em quais compartimentos torácicos os aneurismas da aorta torácica se rompem?
O hemitórax esquerdo é o mais comum (especialmente o espaço pleural esquerdo). O mediastino e o hemitórax direito são menos freqüentemente envolvidos (veja Fig. 20-21).

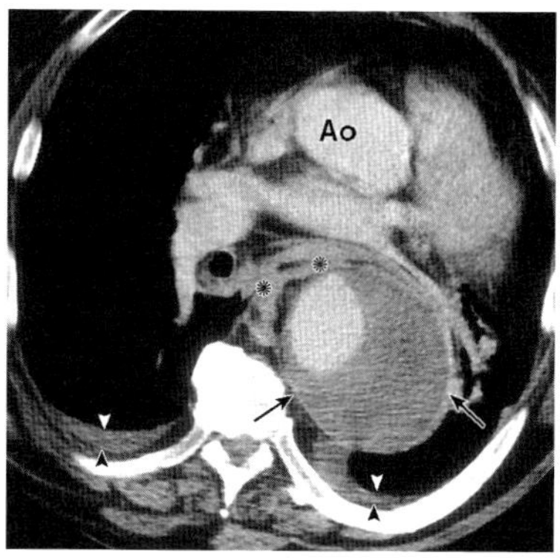

Figura 20-21. Imagem axial ao nível da raiz aórtica (Ao) mostra aneurisma aórtico descendente acentuadamente aumentado de tamanho *(setas)* com grande ateroma em seu lúmen. A ruptura está indicada pela hemorragia mediastinal anteriormente e à direita *(asteriscos)*. Derrames pleurais bilaterais de alta atenuação (densidade maior que a água) *(cabeças de setas)* também confirmam a ruptura.

53. Quais são os achados que indicam ruptura iminente de aneurisma?

Estes incluem um rápido aumento do diâmetro aórtico, uma alta atenuação em forma de crescente no trombo aórtico (sangramento agudo no trombo aórtico), um hematoma periaórtico de alta atenuação [extravasamento *(leak)* aórtico] e o "sinal da ornamentação aórtica" (Fig. 20-22).

54. O que é o sinal "da ornamentação aórtica"? (*aortic drape sign*)
A parede aórtica posterior torna-se indistinta e não pode mais ser diferenciada das estruturas adjacentes. A aorta posterior "colga" sobre a coluna e segue o contorno da vértebra em pelo menos um lado. Este achado sugere um extravasamento aórtico contido.

55. Como a TC é utilizada no planejamento cirúrgico?
A TC define a localização e extensão do aneurisma, seu diâmetro e o grau de doença mural. A extensão proximal determina o tipo de procedimento (incluindo valva aórtica).
Aneurismas toracoabdominais necessitam de avaliação completa da aorta abdominal e podem requerer uma cirurgia em dois estágios.

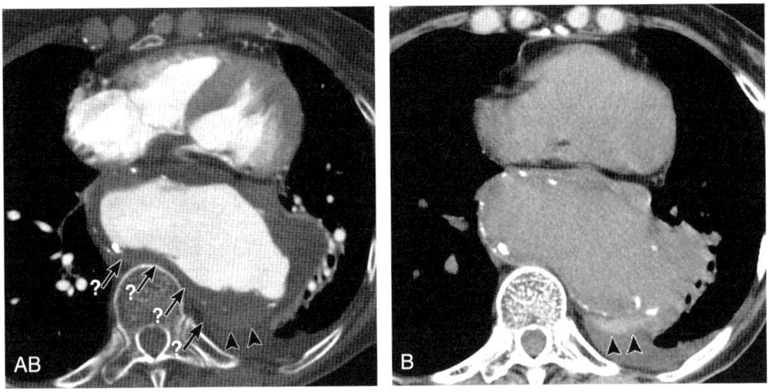

Figura 20-22. ***A***, Imagem pós-contraste de grande aneurisma torácico com perda da parede posterior *(setas e pontos de interrogação)*. O hematoma *(cabeças de setas)* é difícil de discernir dentro do pequeno derrame pleural esquerdo na imagem pós-contraste. ***B***, A imagem pré-contraste demonstra claramente o hematoma contido *(cabeças de setas)*, que pode situar-se dentro da parede ou fora da aorta.

56. Que tipos de aortites causam aneurismas?

Sífilis é a clássica causa infecciosa de aortite, resultando em aneurismas. Aortite inflamatória é muito mais comum no mundo ocidental e inclui a arterite de Takayasu, doença de Behçet, espondilite anquilosante e arterite de células gigantes.

57. Quais doenças causam aneurismas micóticos?

Estes são resultado de infecções disseminadas por via hematogênica. As causas comuns incluem abuso de drogas IV *(Candida, Streptococcus viridans, Staphylococcus aureus)*, endocardite e iatrogênicas (cateter, cirurgia).

58. Quais os achados à imagem sugestivos de um aneurisma infectado?

Cerca de 93% dos aneurismas infectados apresentam um formato sacular *versus* o formato fusiforme dos aneurismas ateroscleróticos ou degenerativos. Características específicas incluem uma massa de tecido mole, densificação e/ou líquido paraaórtico (48% dos casos), rápida progressão do aneurisma (aproximadamente 100% dos casos), destruição do corpo vertebral adjacente (4%) e gás periaórtico (7%).

59. Quais são os tipos de reparo aórtico a céu aberto realizados?

O segmento doente pode ser retirado, sendo costurada uma prótese de interposição às extremidades aórticas remanescentes, com uma anastomose de toda a espessura. Caso o segmento doente não seja removido, é colocada uma prótese de inclusão no lúmen, fixada às camadas internas da aorta. Isto deixa um espaço potencial entre a prótese e a aorta nativa para fluxo sanguíneo persistente, o que pode exacerbar a dissecção remanescente ou a formação de um pseudo-aneurisma, o que ocorre em 4% dos pacientes.

60. Qual a importância de coleções de baixa atenuação adjacentes à aorta pós-operatória?

De 52 a 82% das aortas pós-operatórias apresentam coleções associadas com atenuação de tecidos moles, que diminuem em tamanho com o passar do tempo. Aproximadamente 50-60% dos pacientes apresentam coleções persistentes de baixa atenuação mais de 1 ano após a cirurgia.

61. Quais são as indicações para colocação de prótese intraluminal em aneurismas de aorta torácica?

Pacientes com aneurismas ateroscleróticos, pseudo-aneurismas traumáticos e dissecções (tipo B) que apresentem contra-indicações para cirurgia a céu aberto podem ser considerados candidatos à colocação de prótese em aorta torácica, desde que esta não esteja infectada. (Você não pode colocar uma prótese em um sítio infectado.) Os resultados a longo prazo – redução do tamanho do aneurisma e prevenção de ruptura – são menos bem estabelecidos que para os procedimentos abdominais. O critério para o sucesso é a redução do tamanho do saco aneurismático (Fig. 20-23).

62. Quais são os achados mais comumente observados à TC após introdução de uma prótese intraluminal?

- **Derrame pleural:** 73%.
- **Alterações periaórticas:** 33% (veja Fig. 20-23).
- **Extravasamento periprótese:** 3-21%.
- **Atelectasias:** 10%.
- **Trombo mural no interior da prótese implantada:** 3%.
- **Nova dissecção aórtica:** 2%.
- **Ruptura aórtica:** 3%.

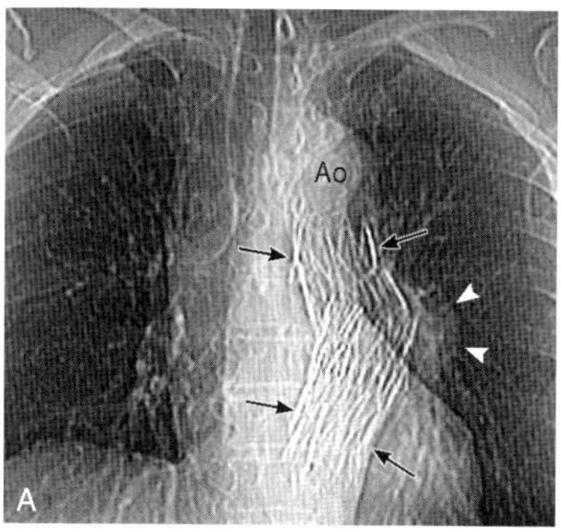

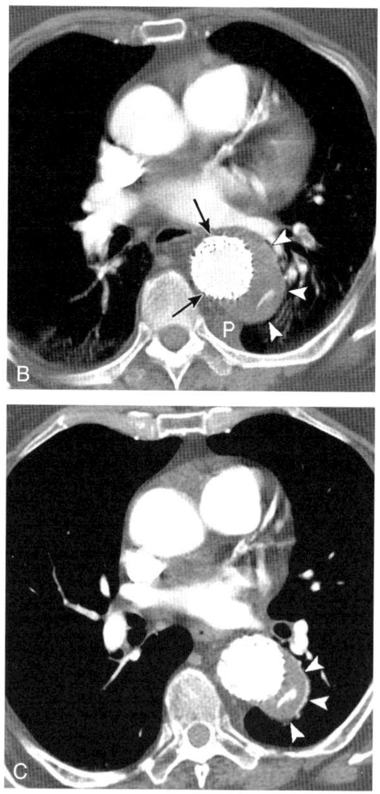

Figura 20-23. ***A***, Imagem de um topograma à TC em um paciente após reparação recente por meio de endoprótese. Observe os dois componentes de tramas de metal da endoprótese *(setas)* iniciando exatamente abaixo do arco aórtico (Ao) e terminando acima do diafragma. O contorno do saco aneurismático residual *(cabeças de setas)* é visível. ***B***, TC axial no nível do saco aneurismático mostra endoprótese *(setas)* com contraste no lúmen. Percebe-se uma calcificação linear no saco aneurismático residual *(cabeças das setas)* e um pequeno derrame pleural (P). ***C***, Um ano mais tarde o tamanho do saco *(cabeças de setas)* é menor, indicando uma boa reparação. A calcificação não se modificou e o derrame pleural se resolveu.

63. O que é a classificação de extravasamentos das próteses? Como podem ser identificados?

Extravasamentos ("endoleaks") são identificados como uma área de preenchimento pelo contraste dentro do saco aneurismático residual e fora do lúmen da endoprótese. Podem ser observados na fase arterial precoce do realce ou ocasionalmente como realce tardio do saco (pico lento). Calcificação persistente dentro do saco simula um extravasamento; conseqüentemente, uma imagem pré-contraste é útil para distinguir calcificação de extravasamento. A classificação a seguir foi desenvolvida para aneurismas aórticos abdominais; no entanto, pode ser utilizada para os aneurismas torácicos.

- **Tipo I:** extravasamento a partir de cada extremidade da prótese.
- **Tipo II:** preenchimento a partir da circulação colateral (ramos colaterais).
- **Tipo III:** extravamento a partir de um orifício no material da prótese (problema estrutural da prótese).
- **Tipo IV:** extravasamento devido a maior porosidade da prótese sem problema estrutural da mesma.
- **Tipo V:** também conhecido como "endotensão"; o saco aneurismático continua a crescer apesar de não haver extravasamento demonstrável ou insuficiência estrutural da prótese.

64. Qual é a importância da artéria de Adamkiewicz em cirurgias a céu aberto da aorta torácica?

Este vaso é o vaso que nutre a artéria espinhal anterior e origina-se a nível de T9-T10. Pacientes submetidos a reparo cirúrgico da aorta descendente apresentam risco de lesão isquêmica da medula espinhal e paraplegia. Estas complicações são causadas por isquemia durante o clampeamento e ocorrem em 5-10% dos pacientes.

65. Qual a importância da artéria de Adamkiewicz em pacientes submetidos a tratamento endoluminal (introdução de prótese)?

Avaliação da artéria de Adamkiewicz para tratamento endoluminal per se não é muito importante, porque a paraplegia é quase desconhecida após colocação de prótese. Contudo, se o procedimento intraluminal falhar e for necessário revertê-lo em um procedimento cirúrgico a céu aberto, então o *status* da artéria de Adamkiewicz torna-se importante.

66. Quais são os processos patológicos restritivos (estenóticos) que envolvem a aorta?

Estes incluem coarctação verdadeira, pseudocoarctação, síndrome da displasia médio-aórtica, doença aterosclerótica aórtica oclusiva, vasculite crônica, dissecção aórtica (devida à compressão do lúmen verdadeiro), estenose pós-operatória e estenose por doença periaórtica (extrínseca ou mural).

67. O que causa estenose periaórtica?

Compressão extrínseca pode ser causada por neurofibromatose e tumores mediastinais agressivos. (Linfomas que envolvem a aorta geralmente não obstruem a aorta.) Tumores murais, tais como histiocitoma fibroso, fibrossarcoma, sarcoma de células gigantes, leiomiossarcoma e angiossarcoma, envolvem a parede aórtica resultando em estreitamento ou obstrução do fluxo.

68. O que é a arterite de Takayasu?

Também conhecida como arterite sem pulso, esta é a aortite mais comum, geralmente afetando mulheres jovens.

69. Como a arterite de Takayasu afeta a aorta?

Takayasu envolve a parede vascular, causando estenose, oclusão, dilatação e/ou aneurisma. Um ou todos os itens podem ocorrer em um paciente (Fig. 20-24).

70. Quais os outros vasos afetados pela arterite de Takayasu?

Além da aorta, a arterite de Takayasu pode envolver os vasos do arco aórtico, as artérias pulmonares ou qualquer dos ramos aórticos viscerais no abdome.

71. Como a arterite de Takayasu se apresenta clinicamente?

Agudamente, os pacientes apresentam febre, sudorese noturna, artralgia, mialgia, anemia e aumento da taxa de hemossedimentação. À TC, as paredes vasculares estão espessadas devido à inflamação.

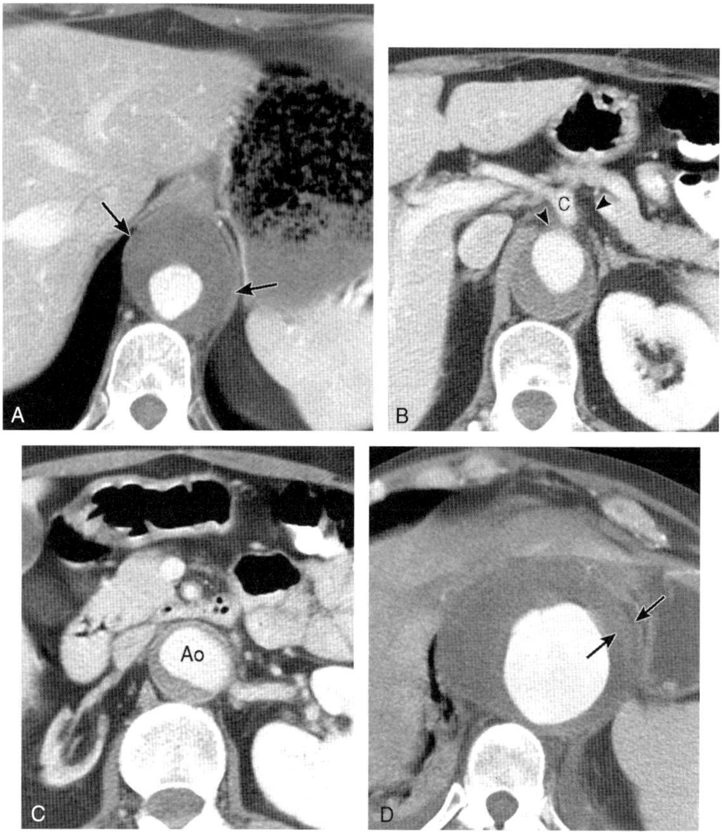

Figura 20-24. ***A***, Aneurisma de aorta torácica descendente *(setas)* em uma mulher de 33 anos de idade começando no terço médio do tórax e estendendo-se de forma fusiforme pelo hiato e ao abdome. ***B***, Observe o tecido mole anormal *(cabeças de setas)* adjacente ao tronco celíaco, estenosando-o (C). ***C***, Observe, também, a importante atrofia do rim direito devida à estenose prévia da artéria renal direita. Ao = aorta. ***D***, Três meses mais tarde o aneurisma aumentou acentuadamente. Observe o realce da parede *(setas)* indicando doença inflamatória. O aneurisma e a estenose concomitante em uma paciente jovem sugerem arterite de Takayasu, como neste caso.

72. Quais são as vantagens da avaliação por TC na arterite de Takayasu?

A TC mostra as alterações murais (espessamento, trombose e calcificações) mais do que a angiografia convencional, sendo especialmente útil na avaliação não-invasiva da árvore vascular toracoabdominal nesta doença sistêmica.

73. Quais são os achados murais na doença de Takayasu à TC?

Espessamento da parede aórtica com alta atenuação na TC pré-contraste (variação: 47-82 UH) é observado em até 80-85% dos pacientes com doença de Takayasu, independente da atividade da doença. Realce heterogêneo da parede na fase arterial foi considerado como um achado com 75% de sensibilidade e 100% de especificidade para atividade da doença (veja Fig. 20-24). Retardo de realce da parede é 88% sensível e 75% específico para atividade da doença. Calcificações murais são observadas em 75% dos pacientes. A determinação do realce da parede nem sempre é clara, no entanto.

74. Quão comum é o envolvimento da artéria pulmonar em pacientes com doença de Takayasu?

Dezessete por cento dos pacientes apresentam achados murais da artéria pulmonar, incluindo espessamento da parede e realce precoce ou tardio da parede.

75. Qual é a classificação anatômica da arterite sem pulso (Takayasu)?

A classificação de Numano é a seguinte:

- **Tipo I:** envolve somente os ramos do arco aórtico.
- **Tipo II a:** envolve a aorta ascendente e/ou o arco aórtico. Os ramos do arco aórtico também podem estar envolvidos. O resto da aorta não está afetado.
- **Tipo II b:** afeta a aorta torácica descendente com ou sem envolvimento da aorta ascendente ou do arco aórtico e seus ramos. A aorta abdominal não está envolvida.
- **Tipo III:** envolve a aorta torácica descendente, a aorta abdominal e/ou as artérias renais. A aorta ascendente e o arco aórtico e seus ramos não estão envolvidos.
- **Tipo IV:** envolve somente a aorta abdominal e/ou as artérias renais.
- **Tipo V:** é o tipo generalizado, com características combinadas dos demais tipos.

Observe que o envolvimento das artérias coronárias e pulmonares deve ser indicado como C(+) ou P(+), respectivamente.

76. Quais anormalidades vasculares da síndrome Ehlers-Danlos são detectáveis à TC?

Estas incluem aneurismas dos grandes vasos ou do arco aórtico, dissecção aórtica, tortuosidade e ectasia do arco aórtico e ectasia das artérias pulmonares.

77. Quais são os achados vasculares da síndrome de Marfan no tórax?

A síndrome de Marfan pode resultar em dilatação do ânulo aórtico ou seios de Valsalva (sinal do "bulbo de tulipa" na angiografia ou ATC reconstruída, dando origem à insuficiência da valva aórtica). Também pode causar aneurisma aórtico e/ou dissecção e/ou aneurisma da artéria pulmonar.

78. Como a síndrome de Turner afeta a aorta?

Cerca de 15% das pacientes com síndrome de Turner apresentam coarctação da aorta. Também podem apresentar aneurismas dissecantes da aorta e/ou uma valva aórtica bicúspide (não-detectável à TC).

BIBLIOGRAFIA

1. Macura KJ, Cori FM, Fishman EK, et al: Pathogenesis in acute aortic syndromes: Aortic dissection, intramural hematoma, and penetrating atherosclerotic aortic ulcer. Am J Roentgenol 181:309-316, 2003. Available at http://www.ajronline.org/cgi/content/full/181/2/309.
2. Anagnostopoulos CE, Prabhakar MJ, Kittle CF: Aortic dissections and dissecting aneurysms. Am J Cardiol 30:263-273, 1972.
3. Batra P, Bigoni B, Manning J, et al: Pitfalls in the diagnosis of thoracic aortic dissection at CT angiography. Radiographics 20:309-320, 2000.
4. Castañer E, Andreu M, Gallardo X, et al: CT in nontraumatic acute thoracic aortic disease: Typical and atypical features and complications. Radiographics 23:93-110, 2003.
5. Ergin MA, Phillipps RA, Galla JD, et al: Significance of distal false lumen after type A dissection repair. Ann Thorac Surg 57:820-825, 1994.
6. Fattori R, Napoli G, Lovato L, et al: Descending thoracic aortic diseases: Stent-graft repair. Radiology 229:176-183, 2003.
7. Halliday KE, Al-Kutoubi A: Draped aorta: CT sign of contained leak of aortic aneurysms. Radiology 199:41-43, 1996.
8. Harris J, Bis K, Glover J, et al: Penetrating atherosclerotic ulcers of the aorta. J Vasc Surg 19:90-99, 1994.
9. Hayashi H, Matsuoka Y, Sakamoto I, et al: Penetrating atherosclerotic ulcer of the aorta: Imaging features and disease concept. Radiographics 20:995-1005, 2000.
10. Heiberg E, Wolverson MK, Sundaram M, et al: Characteristics of aortic atherosclerotic aneurysm versus aortic dissection. J Comput Assist Tomogr 9:78-83, 1985.

11. Hiller N, Lieberman S, Chajek-Shaul T, et al: Thoracic manifestations of Behçet disease at CT. Radiographics 24:801-808, 2004.
12. Kouchoukos NT, Dougenis D: Surgery of the thoracic aorta. N Engl J Med 336:1876-1886, 1997.
13. Ledbetter S, Stuk JL, Kaufman JA: Helical (spiral) CT in the evaluation of emergent thoracic aortic syndromes: Traumatic aortic rupture, aortic aneurysm, aortic dissection, intramural hematoma, and penetrating atherosclerotic ulcer. Radiol Clin North Am 37:575-589, 1999.
14. Macedo TA, Stanson AW, Oderich GS, et al: Infected aortic aneurysms: Imaging findings. Radiology 231:250-257, 2004.
15. Morgan-Hughes GJ, Owens PE, Marshall AJ, et al: Thoracic aorta at multi-detector row CT: Motion artifact with various reconstruction windows. Radiology 228:583-588, 2003.
16. Naidich DP, Webb WR, Muller NL, et al: Aorta, arch vessels, and great veins. In Naidich DP, Webb WR, Muller NL, et al (eds): Computed Tomography and Magnetic Resonance of the Thorax, 3rd ed. Philadelphia, Lippincott-Raven, pp 505-602.
17. Park JH, Chung JW, Im JG, et al: Takayasu arteritis: Evaluation of mural changes in the aorta and pulmonary artery with CT angiography. Radiology 196:89-93, 1995.
18. Quint LE, Williams DM, Francis IR, et al: Ulcerlike lesions of the aorta: Imaging features and natural history. Radiology 218:719-723, 2001.
19. Roos J, Willmann J, Weishaupt D, et al: Thoracic aorta: motion artifact reduction with retrospective and prospective electrocardiography-assisted multi-detector row CT. Radiology 222:271-277, 2002.
20. Rubin GD, Shiau MC, Leung AN, et al: Aorta and iliac arteries: Single versus multiple detector-row helical CT angiography. Radiology 215:670-676, 2000.
21. Sakai T, Dake MD, Semba CP, et al: Descending thoracic aortic aneurysm: Thoracic CT findings after endovascular stent-graft placement. Radiology 212:169-174, 1999.
22. Sebastià C, Pallisa E, Quiroga S, et al: Aortic dissection: Diagnosis and follow-up with helical CT. Radiographics 19:45-60, 1999.
23. Sebastià C, Quiroga S, Boyd R, et al: Aortic stenosis: Spectrum of diseases depicted at multisection CT. Radiographics 23:79-91, 2003.
24. Sueyoshi E, Matsuoka Y, Imada T, et al: New development of an ulcerlike projection in aortic intramural hematoma: CT evaluation. Radiology 224:536-541, 2002.
25. Tatsumi M, Cohade C, Nakamoto Y, et al: Fluorodeoxyglucose uptake in the aortic wall at PET/CT: Possible finding for active atherosclerosis. Radiology 229:831-837, 2003.
26. Ugolini P, Mousseaux E, Hernigou A, et al: Infectious pseudoaneurysms suspected at echocardiography: Electron-beam CT findings. Radiology 217:263-269, 2000.
27. Williams DM, Lee DY, Hamilton BH, et al: The dissected aorta: Percutaneous treatment of ischemic complications–principles and results. J Vast Intery Radiol 8:605-625, 1997.
28. Yamada I, Nakagawa T, Himeno Y, et al: Takayasu arteritis: Evaluation of the thoracic aorta with CT angiography. Radiology 209:103-109, 1998.
29. Yoshida S, Akiba H, Tamakawa M, et al: Thoracic involvement of type A aortic dissection and intramural hematoma: Diagnostic accuracy–Comparison of emergency helical CT and surgical findings. Radiology 228: 430-435, 2003.
30. Yoshioka K, Niinuma H, Ohira A, et al: MR angiography and CT angiography of the artery of Adamkiewicz: Noninvasive preoperative assessment of thoracoabdominal aortic aneurysm. Radiographics 23: 1215-1225, 2003.

RIM

Shweta Bhatt, MD, Suleman Merchant, MD e Vikram Dogra, MD

1. Descreva as características anatômicas dos rins na TC *multislice* sem contraste.

Na TC, o contorno transverso do rim é liso e oval, com uma angulação ântero-medial deste contorno no hilo, onde entra o pedículo vascular (Fig. 21-1). O seio renal é um espaço potencial contido pelo parênquima renal, preenchido por tecido adiposo e contendo as artérias, veias, linfáticos renais e os cálices pélvicos.

Na TC sem contraste, o parênquima renal normal tem um valor de atenuação de 30-40 unidades Hounsfield (UH) dependendo da hidratação do paciente. O córtex e a medula não mostram diferenças visíveis de densidade.

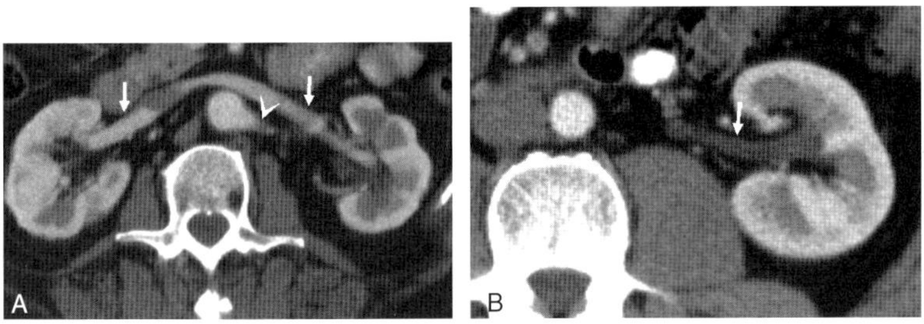

Figura 21-1. Rim normal. ***A***, Hilo renal normal. Veias renais são observadas *(setas)* drenando para a veia cava inferior (VCI). Origem da artéria renal esquerda a partir da aorta também está demonstrada *(cabeça de seta)*. ***B***, Hilo renal esquerdo mostrando a origem do ureter *(seta)*.

2. Descreva a técnica de TC para estudo dos rins.

- A técnica deve ser direcionada de acordo com o problema clínico específico envolvido. Contudo, existem alguns aspectos comuns a todos os estudos renais à TC.
- Pacientes submetidos à TC renal devem receber meio de contraste por via oral, porque alças intestinais não-opacificadas podem simular massas perirrenais e linfonodomegalia retroperitoneal.
- Os exames devem ser realizados em apnéia.
- Devem ser utilizados o mesmo kVp, ajustes de mAs, espessura de corte e campo de visão (FOV) para os estudos pré e pós-contraste.

Os parâmetros na Tabela 21-1 são utilizados para o estudo dos rins com um aparelho de TC *multislice* Philips 16 canais. Estes parâmetros variam com os diversos fabricantes.

3. Qual é o protocolo utilizado para TC trifásica na avaliação do rim?

- Os pacientes devem receber contraste por via oral para opacificar o intestino.
- A área examinada inicia-se na abóbada do fígado até o nível da crista ilíaca.
- É obtida uma imagem sem contraste antes da injeção do contraste intravenoso (IV).
- Contraste IV (90 ml) é injetado com fluxo de 1,5-2,0 ml/segundo.
- A fase corticomedular tem um *delay* (retardo) de 20 a 30 segundos.
- A fase nefrográfica tem um *delay* (retardo) de 75 a 85 segundos.

TABELA 21-1. PARÂMETROS PARA ESTUDO POR IMAGEM DOS RINS COM UM TOMÓGRAFO PHILIPS *MULTISLICE* TC COM 16 CANAIS

Resolução	Ultra-Rápida
Colimação	16 × 1,5
Espessura da fatia (mm)	5,0
Incremento (mm)	5,0
Pitch	0,5
Tempo de rotação (segundos)	0,5
kV	120
mAs/fatia	250

- A fase excretora tem um *delay* (retardo) de 180 segundos.
- A espessura da fatia é de 3 mm a um intervalo entre as fatias de 1,5 mm.

4. Qual é a vantagem da TC helicoidal com multidetectores em relação a uma TC com detector único nos estudos renais?

Aparelhos com multidetectores permitem fatias de 1 a 2,5 mm na região de interesse em uma única apnéia, permitindo uma rápida aquisição da imagem com praticamente nenhum artefato de movimento.

5. Qual é a importância de se realizar imagens sem contraste juntamente com imagens com contraste venoso para estudo renal?

- Exames sem contraste permitem que o realce por contraste de uma lesão renal seja mensurado.
- Eles asseguram que calcificações renais, cálculos renais e hemorragia renal e perirrenal, gordura e calcificação em uma massa renal não sejam obscurecidos pelo meio de contraste.
- Eles ajudam a diferenciar um cisto hiperdenso de um tumor renal sólido.

6. Descreva as diversas fases de estudo renal com contraste.

Para os exames renais com contraste existem 3 fases:

- **Fase corticomedular** (Fig. 21-2A): esta fase ocorre entre 25 a 70 segundos após o início da administração IV do contraste, quando o contraste entra nos capilares corticais e espaços peritubulares, sendo filtrado para o interior dos túbulos corticais proximais. Neste estágio, o córtex renal pode ser diferenciado da medula, devido à maior vascularização do córtex em comparação à medula.
- **Fase nefrográfica** (Fig. 21-2B): esta fase inicia-se por volta de 80 segundos e dura até 180 segundos após o início da injeção, quando o meio de contraste entra nas alças de Henle e túbulos coletores. Resulta em um nefrograma homogêneo, no qual se perde a diferenciação corticomedular.
- **Fase excretora** (Fig. 21-2C): esta fase inicia-se aproximadamente 180 segundos após o início da injeção do contraste. Depois que o contraste foi excretado para o interior do sistema coletor, a atenuação do nefrograma se reduz progressivamente.

7. Descreva a importância clínica de cada uma destas fases em um exame renal com contraste.

- A **fase corticomedular** é importante na avaliação da vascularização renal. Esta fase é importante na detecção de estenose de artéria renal, aneurisma de artéria renal, malformação arteriovenosa ou de uma fístula. Também permite diagnóstico bastante confiável de extensão tumoral para a veia renal. Esta é a fase mais importante na avaliação da estenose da artéria renal.

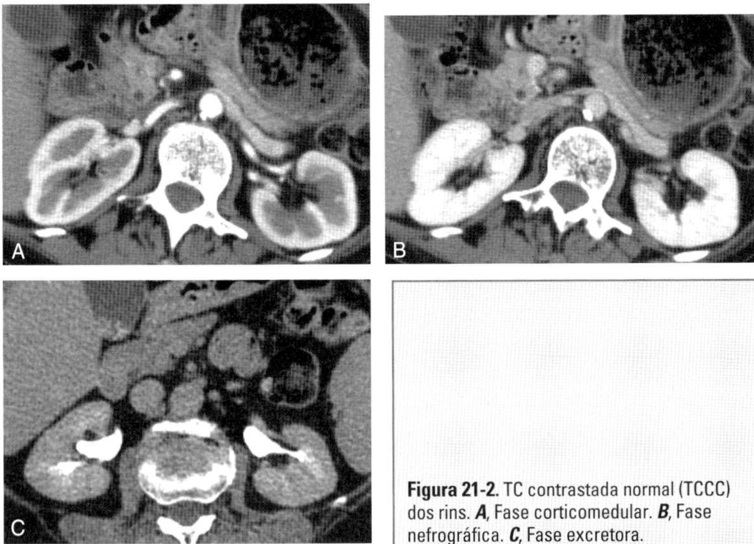

Figura 21-2. TC contrastada normal (TCCC) dos rins. ***A***, Fase corticomedular. ***B***, Fase nefrográfica. ***C***, Fase excretora.

- A **fase nefrográfica** é a melhor fase para discriminação entre a medula renal normal e uma massa renal. Esta fase é mais útil para detecção de massas renais e na caracterização de lesões indeterminadas.
- A **fase excretora** é útil para delinear a relação de uma massa centralmente localizada dentro do sistema coletor. Esta fase também é útil para a avaliação de massas uroteliais.

8. Quais são os critérios à TC para o diagnóstico de um cisto renal simples?

- Margens bem definidas e diferenciação do parênquima renal circundante.
- Parede lisa e fina.
- Conteúdo homogêneo, com densidade da água, com um valor de atenuação de 0-20 UH.
- Não-realce após administração IV do meio de contraste (veja Fig. 21-3).

PONTOS-CHAVE: TC RENAL ✔

1. Pacientes submetidos à TC renal devem receber meio de contraste por via oral, porque as alças intestinais não-opacificadas podem simular massas perirrenais e linfonodomegalia retroperitoneal.
2. Devem ser utilizados os mesmos pico kVp, ajustes de mAs, espessura de fatia e FOV para o exame pré e pós-contraste.
3. Existem 3 fases dos estudos renais com contraste: fase corticomedular (entre 25 e 70 segundos após iniciar administração IV do contraste); fase nefrográfica (inicia-se por volta dos 80 segundos e dura até 180 segundos depois do início da injeção) e fase excretora (inicia-se aproximadamente 180 segundos após o início da injeção do contraste).

9. O que é a classificação Bosniak para cistos renais?

Veja Tabela 21-2 e Figuras 21-3 e 21-4.

TABELA 21-2. CLASSIFICAÇÃO DE BOSNIAK PARA CISTOS RENAIS	
Categoria I (benignos)	Cisto clássico simples (veja Fig. 21-3) Margem e interface bem delimitadas Parede lisa e fina Densidade de água homogênea (0-20 UH) Sem realce
Categoria II (provavelmente benignos)	Cistos minimamente complicados (Fig. 21-4A) Septo fino < 1 mm Calcificação linear fina na parede ou septo Cistos de alta densidade (40-100 UH) em imagens sem contraste (Fig. 21-4B) Critérios na TC: liso, redondo, bem delimitado, homogêneo < 3 cm Sem realce No mínimo um quarto da circunferência estende-se para fora do rim
Categoria II F (F para acompanhamento – *follow-up*)	Cistos complexos (Fig. 21-4C) > 3 cm Aumento do número de septos Aumento de calcificação, mais espessa e nodular
Categoria III (provavelmente malignos)	Massas císticas verdadeiramente indeterminadas, requerendo avaliação cirúrgica (Fig. 21-4D) Espessamento uniforme da parede e nodularidade Calcificação periférica espessa ou irregular Multilocular com múltiplos septos > 1 mm de espessura realçados
Categoria IV (malignos)	Lesões claramente malignas (Fig. 21-4E) Parede espessada não uniforme e realçada Linfonodos grandes e realçados na parede Componentes nitidamente sólidos na lesão cística

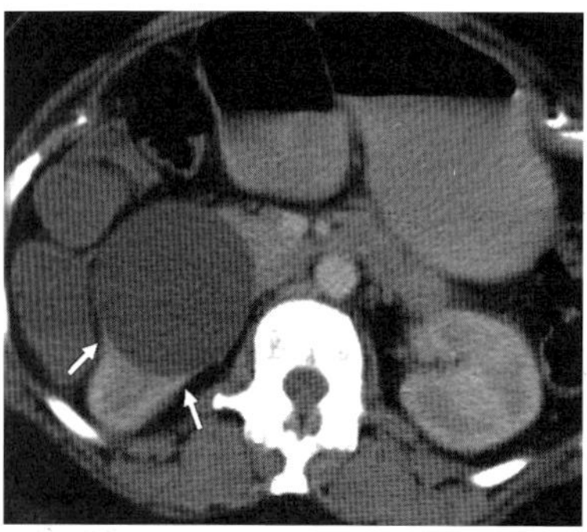

Figura 21-3. Cisto renal simples (cisto Bosniak I). TC com contraste demonstrando características de um cisto renal simples como uma parede imperceptível, ausência de septos ou calcificações e conteúdo não-realçado do cisto com uma densidade líquida (15 UH). Sinal da garra *(setas)* confirma a origem do cisto a partir do rim direito.

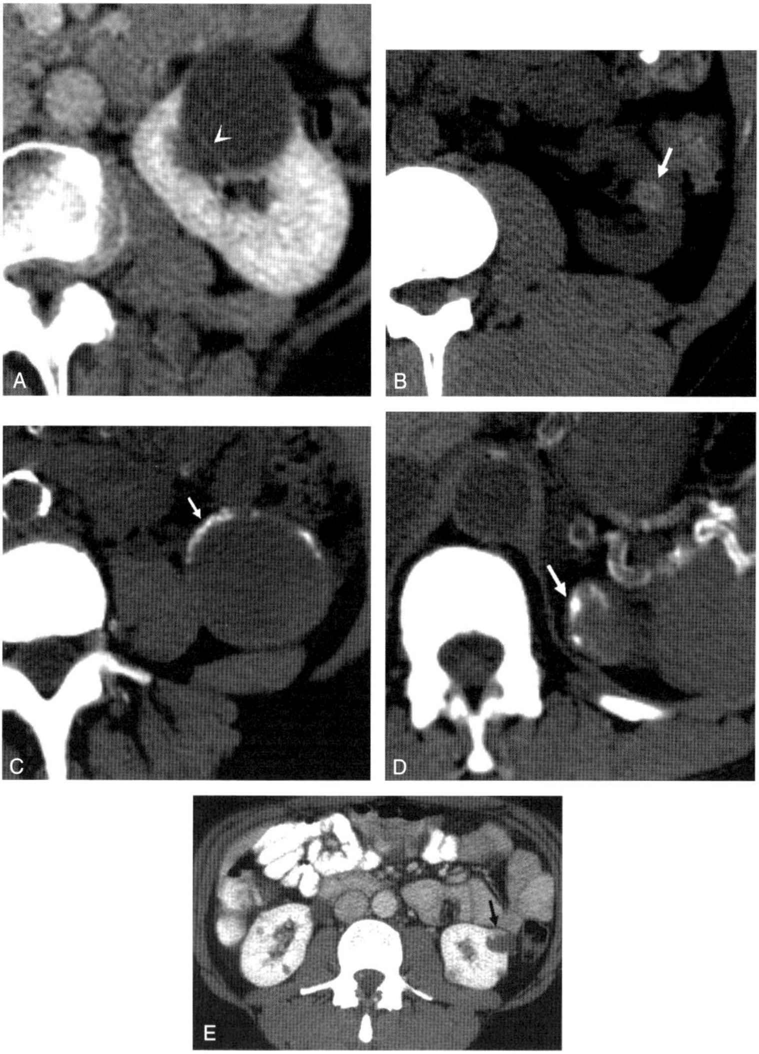

Figura 21-4. ***A***, Cisto Bosniak II com um septo fino (< 1 mm) *(cabeça de seta).* ***B***, Cisto Bosniak II. Um cisto hiperdenso (hemorrágico) *(seta)* no rim esquerdo em uma TC sem contraste (TCSC). ***C***, Cisto Bosniak II F. Imagem de TCSC do rim esquerdo revela uma lesão cística de 4,8 cm com calcificação periférica espessa *(seta).* Tamanho > 3 cm e presença de calcificação periférica espessa descarta a categoria Bosniak II. ***D***, Cisto Bosniak III. Lesão cística originando-se do pólo superior do rim esquerdo com calcificação nodular mais espessa *(seta).* ***E***, cisto Bosniak IV. Um paciente com história conhecida de doença de Von Hippel-Lindau, com múltiplas lesões renais bilaterais. Uma lesão cística na região médio-polar renal esquerda, com um linfonodo mural realçado *(seta)* é sugestiva de carcinoma de células renais.

10. Descreva as lesões da categoria IIF.

A categoria IIF consiste de cistos minimamente complicados que necessitam seguimento. Este é um grupo não bem definido por Bosniak, mas consiste de lesões que não se enquadram nas categorias II ou III. Estas lesões apresentam as mesmas características suspeitas que requerem acompanhamento para detectar qualquer alteração em seu caráter. Estes cistos diferem dos cistos tipo II por terem > 3 cm. Estes cistos podem conter um número aumentado de septos e um aumento da calcificação, que pode ser mais espessa e nodular (veja Fig. 21-4C). Assim como nos cistos da categoria II, estas lesões podem demonstrar realce mínimo de um septo muito fino e liso e da parede, mas sem realce dos tecidos nos quais a calcificação está presente.

11. O que são cistos dos seios renais?

Cistos dos seios renais (parapélvicos) são cistos extraparenquimatosos benignos, localizados no seio renal (Fig. 21-5). Não são cistos renais verdadeiros, e provavelmente apresentam origem linfática. Podem ser uniloculares ou multiloculares e muitas vezes são bilaterais. Eles não se comunicam com o sistema coletor renal. Na TC, a apresentação característica de um cisto do seio renal é um halo circundante de gordura do seio renal, indicando sua origem não-parenquimatosa.

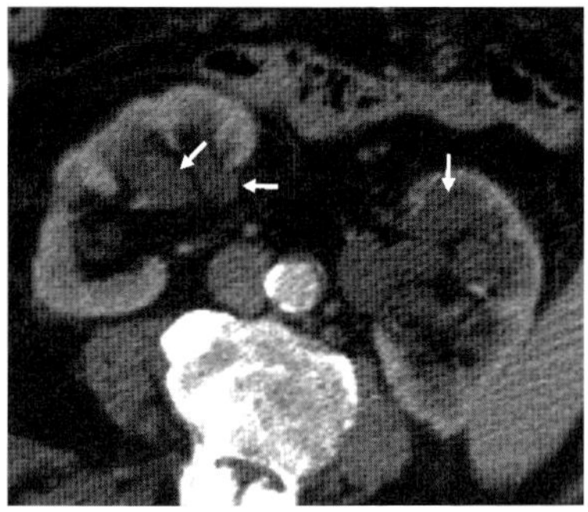

Figura 21-5. Cistos parapélvicos. Imagem TCCC dos rins em uma mulher de 80 anos de idade demonstra múltiplas estruturas císticas na pelve renal em ambos os lados *(setas)*.

12. O que é um rim multicístico displásico (RMD)?

RMD é a forma mais comum de doença cística em lactentes, geralmente apresentando-se como uma massa assintomática no flanco, associada à obstrução ou atresia ureteral intra-uterina. A artéria renal também pode ser hipoplásica ou atrésica. Anomalias renais contralaterais são detectadas em 41% dos pacientes com RMD e incluem obstrução da junção ureteropélvica (JVP), agenesia renal, hipoplasia renal, refluxo vesicoureteral e RMD bilateral. RMD é observada em 19% dos pacientes e agenesia contralateral em 11% dos pacientes.

13. Quais são os tipos de RMD?

Existem 2 tipos:

- O **tipo clássico (atresia pélvico-infundibular)** não apresenta pelve discernível à imagem. O rim pode ser pequeno, normal em tamanho ou aumentado e contém múltiplos cistos renais de tamanhos variáveis e não-comunicantes. Não existe perfusão do rim afetado na cintilografia renal e a TC com contraste (TCCC) não mostra excreção de contraste pelo rim afetado.
- A **forma hidronefrótica** do RMD caracteriza-se pela dilatação da pelve renal e dos cálices (identificação de cistos parenquimatosos que não se comunicam com o sistema coletor auxilia a diferenciar de hidronefrose simples).

14. O que é o nefroma cístico multilocular?

Ele tem uma distribuição bimodal e afeta mulheres com menos de 20 anos ou após a quinta década de vida. O tamanho médio da lesão, que é única e unilateral e envolve somente parte do rim, é de 8-10 cm. A lesão freqüentemente hernia para a pelve renal, causando uma falha de enchimento. Septos na lesão podem realçar.

15. Descreva os achados à TC da doença renal policística recessiva (DRPR).

DRPR caracteriza-se por ectasia de ductos coletores renais, fibrose intersticial e graus variáveis de fibrose hepática portal (fibrose hepática congênita), causando hipertensão portal com freqüência. Na TC sem contraste, os rins são lisos, aumentados de tamanho e com retardo de sua atenuação, provavelmente um reflexo do grande volume líquido nos ductos dilatados. Com administração de contraste, observa-se um nefrograma estriado, representando acúmulo de contraste nos túbulos dilatados. A ectasia tubular é confinada principalmente à medula renal com macrocistos observados somente ocasionalmente. O córtex renal é menos gravemente afetado. TC pode mostrar evidência de fibrose hepática congênita e hipertensão portal associadas.

16. Descreva as características da doença renal policística autossômica dominante (DRPAD).

A doença DRPAD é uma das doenças hereditárias mais freqüentes nos Estados Unidos, sendo responsável por 5-10% dos pacientes com doença renal em estágio final (DREF). DRPAD é uma doença sistêmica; os cistos aparecem com freqüência decrescente (Fig. 21-6A) nos rins, pâncreas, cérebro, baço, ovários e testículos. Distúrbios cardíacos valvares, hérnias abdominais e inguinais e aneurismas das artérias cerebrais (*berry,* aneurismas) e artérias coronárias e aorta também estão associados à DRPAD. Cerca de 70% dos pacientes com DRPAD apresentam cistos hepáticos (Fig. 21-6B). Divertículos colônicos ocorrem em aproximadamente 80% dos pacientes com DRPAD.

17. Quais são os critérios de Bear para o diagnóstico de DRPAD?

- História familiar de DRPAD.
- Três ou mais cistos renais.
- Dos três cistos, pelo menos um cisto em cada rim.

18. Quais são as causas mais comuns de dor na DRPAD? Qual é o papel da TC em sua identificação?

Dor no flanco e hematúria são os sintomas mais comuns de DRPAD. Cistos hemorrágicos, a causa mais comum de dor na DRPAD, apresentam valores de atenuação de 40-100 UH em exames não-contrastados (veja Fig. 21-6A), não realçam após administração IV de contraste e são homogeneamente hiperdensos e bem definidos. Pseudo-realce de 10 UH pode ser observado em cistos menores do que 2 cm. Cálculos renais são outra causa de dor no flanco na DRPAD,

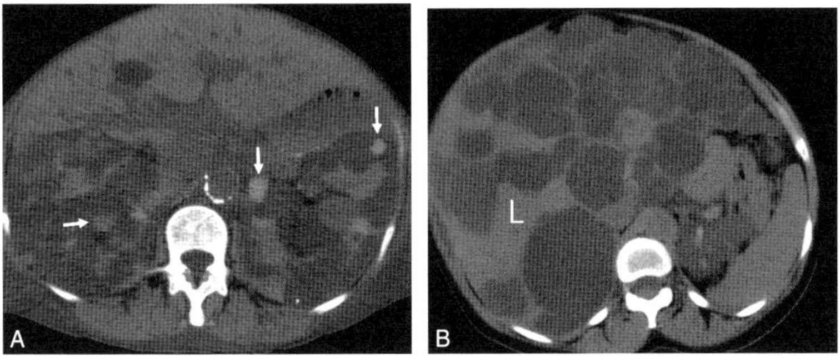

Figura 21-6. Doença renal policística autossômica dominante (DRPAD). ***A***, TC não-contrastada (TCSC) dos rins demonstra aumento de tamanho bilateral dos rins com múltiplos cistos. Alguns cistos são hiperdensos *(setas)*, sugestivos de hemorragia. ***B***, TCSC em outro paciente com DRPAD demonstra múltiplos cistos no fígado (L). Cistos hepáticos são observados em 70% dos pacientes com DRPAD.

ocorrendo em 20-36% dos pacientes com DRPAD; 57% dos cálculos na DRPAD são compostos, predominantemente, de ácido úrico, que é radiotransparente na tomografia convencional e, conseqüentemente, tais cálculos são mais bem avaliados através da TC.

19. O que é pseudo-realce? Quais as suas causas?

Pseudo-realce de cistos renais refere-se ao aumento artefatual do valor de atenuação à TC de um cisto simples após administração de meio de contraste iodado. É comumente observado em cistos pequenos (menores do que 2 cm). O realce de 10 UH tem sido amplamente aceito como o valor limiar. Um aumento na atenuação de menos de 10 UH é considerado como dentro dos limites de um pseudo-realce artefatual. Muitos fatores técnicos, incluindo endurecimento do feixe e efeito de volume parcial, possivelmente podem levar a pseudo-realce. Além disto, um aumento na atenuação de fundo pelo meio de contraste possivelmente pode causar pseudo-realce.

20. Quais são as complicações associadas à DRPAD?

A complicação mais comum é a doença renal em estágio final (DREF) observada em cerca de 35-48% dos pacientes. A média de idade na DREF é de 55 anos. Dor e hematúria resultando de hemorragia dentro do cisto (veja Fig. 21-6A) ou, menos comumente, de cálculos renais, são complicações menos freqüentes da DRPAD. Os cistos podem romper para o interior do espaço perirrenal, causando grandes hematomas. Cistos hemorrágicos muitas vezes desenvolvem calcificação mural ao longo de um período de tempo.

A infecção do cisto é difícil de se diagnosticar na TC. Sua presença é sugerida por um cisto maior que os cistos circundantes, com espessamento e irregularidade de sua parede, aumento no valor de atenuação de seu conteúdo e espessamento localizado da fáscia renal adjacente.

21. Qual é o risco de carcinoma de células renais (CCR) em pacientes com DRPAD?

O risco de câncer renal em pacientes com DRPAD que não estão em diálise provavelmente não está aumentado; no entanto, quando em diálise prolongada (mais de 3 anos) eles apresentam um risco aumentado de desenvolvimento de doenças renais malignas em comparação com a população geral.

22. Como é diagnosticada a doença renal cística adquirida (DRCA)?

O diagnóstico radiológico da DRCA é mais bem estabelecido pela TCCC. O diagnóstico baseia-se na detecção de pelos menos três a cinco cistos em cada rim em um paciente com insuficiência renal crônica, não-devida à doença renal cística hereditária (Fig. 21-7). Os rins afetados geralmente são pequenos; pode desenvolver-se nefromegalia.

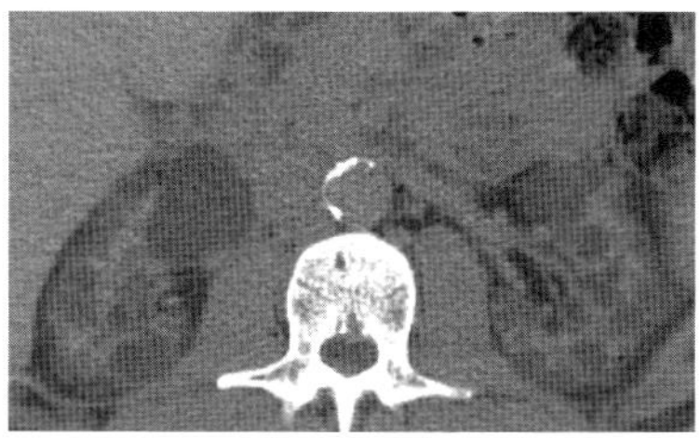

Figura 21-7. Doença renal cística adquirida (DRCA) em fase final. Imagem de TCSC demonstra rins reduzidos de tamanho bilateralmente com múltiplos cistos.

23. Por que é importante se identificar DRCA?

A importância de se diagnosticar DRCA deve-se ao aumento da incidência de carcinoma de células renais (CCR). A incidência é de aproximadamente 12-18 vezes mais alta que na população geral e estes cânceres podem ser assintomáticos.

24. Quais são as diversas síndromes hereditárias associadas ao envolvimento cístico dos rins?

- Doença de von Hippel-Lindau (DVHL).
- Complexo da esclerose tuberosa (ET).
- Linfangiectasia renal.

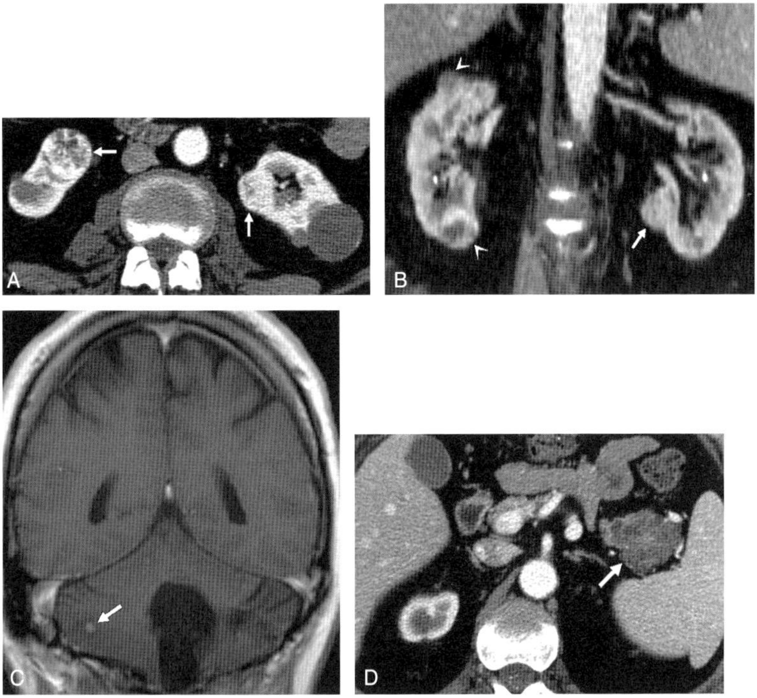

Figura 21-8. Doença de von Hippel-Lindau. ***A***, Imagem de TCCC dos rins mostrando múltiplos cistos em ambos os rins com duas massas renais sólidas realçadas *(setas)*, compatíveis com CCR. ***B***, Imagem coronal correspondente demonstra neoplasia renal cística *(cabeças de setas)* e sólida *(seta)*. ***C***, Tumores associados na doença de Hippel-Lindau. Imagem cerebral pós-gadolínio através da fossa posterior revela uma massa realçada no hemisfério cerebelar direito *(seta)*, compatível com hemangioblastoma. ***D***, Imagem de TCCC através do pâncreas mostrando uma neoplasia cístico-sólida associada da cauda do pâncreas *(seta)*.

25. Descreva as características renais na DVHL.

Cistos renais bilaterais múltiplos e neoplasias císticas e sólidas são as manifestações mais comuns de DVHL (Fig. 21-8). Lesões predominantemente císticas com componentes sólidos são lesões características de DVHL. O componente cístico geralmente representa CCR. Relata-se que CCR desenvolve-se em 24-45% dos pacientes com DVHL, sendo muitas vezes multifocal e bilateral.

26. Descreva as características renais na ET.

Lesões renais são observadas em 50% dos pacientes com ET. Estas incluem cistos múltiplos, angiomiolipomas (AMLs) e coleções císticas perirrenais ou linfangiomas. AMLs renais múltiplos são um sinal inequívoco de ET, sendo geralmente bilaterais e ocorrem em cerca de 15% dos pacientes, geralmente do sexo feminino. Doença renal cística na ET pode, algumas vezes, ser a mais precoce e única manifestação da doença na tenra idade e na infância. A combinação de cistos renais e AMLs é fortemente sugestiva de esclerose tuberosa. Pacientes com ET apresentam uma alta incidência de CCR.

27. Descreva os achados à TC da linfangiectasia renal.

Existe nefromegalia bilateral, com grandes cistos linfáticos nos seios renais, espaços perirrenais e retroperitônio central, assim como linfangiectasia intra-renal difusa. Linfangiectasia renal pode complicar durante a gestação com grandes coleções linfáticas perirrenais e ascite, geralmente secundárias à ruptura linfática devido ao aumento do fluxo linfático renal durante a gestação, na presença de obstrução linfática.

PONTOS-CHAVE: DOENÇA CÍSTICA ✔

1. Rim displásico multicístico é a forma mais comum de doença cística em latentes, geralmente apresentando-se como uma massa assintomática no flanco, associada à obstrução ureteral intra-uterina ou atresia ureteral.
2. A doença renal policística autossômica recessiva caracteriza-se por ectasia dos ductos coletores renais, fibrose intersticial e graus variáveis de fibrose hepática portal (fibrose hepática congênita), muitas vezes causando hipertensão portal.
3. Doença renal policística autossômica dominante é uma das doenças hereditárias mais comuns nos Estados Unidos, sendo responsável por 5-10% dos pacientes com doença renal em estágio final.
4. O diagnóstico radiológico da doença renal cística adquirida é mais bem estabelecido através da TC contrastada.
5. Síndromes hereditárias associadas a envolvimento renal cístico incluem a doença de Von Hippel-Lindau, complexo da esclerose tuberosa e linfangiectasia renal.

28. Qual é o melhor método de imagem para o diagnóstico de cálculos do trato urinário?

A TC helicoidal sem contraste é superior aos demais métodos de imagem no diagnóstico de cálculos do trato urinário (Fig. 21-9). Os parâmetros de TC abaixo geralmente são utilizados para o tomógrafo Philips 16 detector multidetectores. Estes parâmetros variam com os diferentes fabricantes.

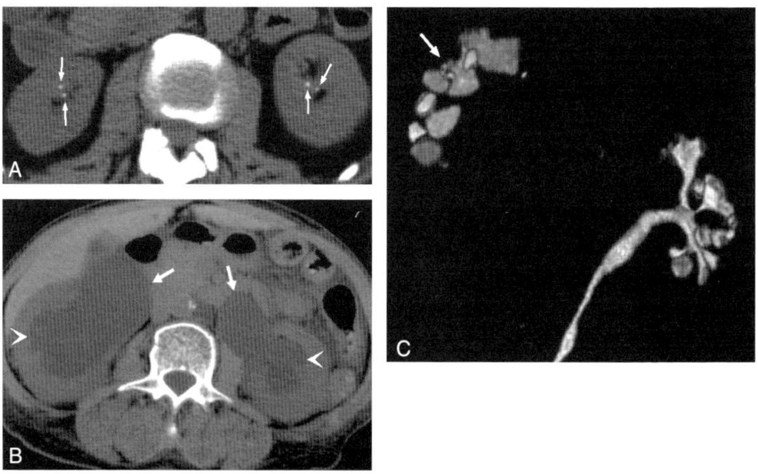

Figura 21-9. Cálculos renais. ***A***, TC multidetectores sem contraste dos rins demonstra presença de pequenos cálculos não-obstrutivos *(setas)*. ***B***, TC sem contraste (TCSC) dos rins em outro paciente demonstra a presença bilateral de hidronefrose *(cabeças de setas)* e hidroureter *(setas)*. ***C***, Urografia por TC com reconstrução volumétrica demonstra hidronefrose à direita *(seta)*. Pelve renal direita e ureter não estão opacificados. O sistema pielocaliciano esquerdo é normal.

- **Resolução:** ultra-rápida.
- **Colimação:** 16 x 1,5 mm.
- **Espessura da fatia:** 3,0 mm.
- **Incremento:** 3,0 mm.
- ***Pitch*:** 0,74
- **Tempo de rotação:** 0,5 segundo.
- **kV:** 120.
- **mAs/slice:** 245.

29. Quais os cálculos que podem não ser visualizados à TC?

Virtualmente todos os cálculos (incluindo os cálculos de ácido úrico) apresentam suficiente atenuação dos raios X para serem facilmente visualizados na TC, exceto os cálculos associados com inibidor da protease (indinavir), utilizado para o tratamento do vírus da imunodeficiência humana (HIV) e cálculos de matriz, que são agregados de muco que podem formar-se dentro do trato urinário tanto de indivíduos sadios quanto imunocomprometidos (estes tendem a apresentar uma atenuação de tecido mole na TC não-contrastada, a não ser que estejam misturados a impurezas calcificadas).

30. Quais são as características à TC da obstrução do trato urinário?

A presença de um cálculo é o sinal mais definitivo da presença de obstrução do trato urinário. Outras características associadas que podem ser visualizadas à TC incluem dilatação ureteral, estriação perirrenal (Fig. 21-10) e ausência unilateral de pirâmides brancas.

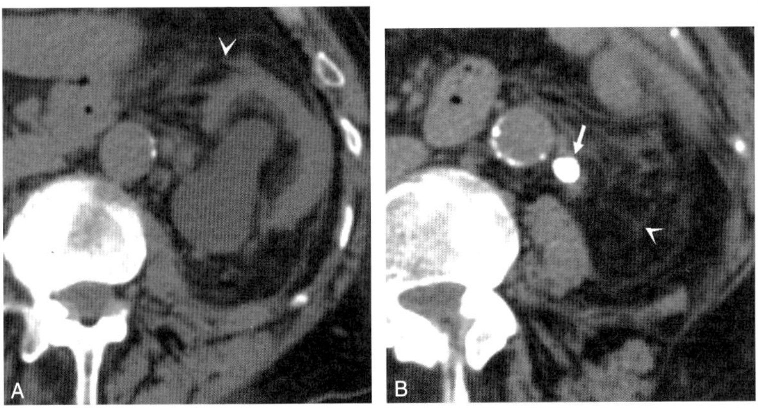

Figura 21-10. Obstrução do trato urinário. ***A***, Imagem não-contrastada (TCSC) do rim esquerdo revela hidronefrose, hidroureter e estriação perirrenal *(cabeça de seta)*. ***B***, Um cálculo de 5 mm *(seta)* é observado no ureter médio esquerdo, resultando nas alterações descritas em A. A *cabeça de seta* indica estriação perirrenal.

31. O que é um cálculo coraliforme?

Um cálculo coraliforme é um cálculo que ocorre na pelve renal, com ramos que se estendem para os infundíbulos e cálices (Fig. 21-11). Também é denominado cálculo dendrítico por causa de aparência. Cálculos coraliformes geralmente são formados por compostos de amônio-fosfato triplo.

32. O que é o sinal das "pirâmides brancas"?

Pirâmides renais bilaterais com alta atenuação são um achado incidental ocasional. A presença de pirâmides brancas bilaterais exclui a presença de uma obstrução, sendo chamada sinal das pirâmides brancas (Fig. 21-12). Obstrução ureteral unilateral pode resultar em atenuação diminuída da pirâmide medular no lado obstruído, de modo que as pirâmides apresentam alta atenuação somente no lado não-obstruído. Esta ausência unilateral de pirâmides brancas foi descrita como um sinal secundário adicional de obstrução do trato urinário.

33. Quais são os locais comuns de impactação de cálculos do trato urinário?

Os locais mais comuns de impactação incluem a junção ureteropélvica (JUP) (35%), o ureter médio (7%), o ureter distal (33%) e a junção ureterovesical (18%) (Fig. 21-13).

34. O que é nefrocalcinose?

Nefrocalcinose é definida como a presença de calcificação dentro do rim. Existem duas formas: cortical (5%) e medular (95%).

- **Nefrocalcinose cortical** pode originar-se como resultado de uma lesão vascular, glomerulonefrite e hiperoxalúria. Também é observada em pacientes portadores da síndrome de Alport (nefrite hereditária e surdez).
- **Nefrocalcinose medular** (Fig. 21-14) é a presença de calcificações dentro da região medular do rim, sendo freqüentemente observada no rim esponjoso medular, hiperparatireoidismo e acidose tubular renal (tipo I).

35. O que é o "sinal do halo de partes moles"?

O "sinal do halo de partes moles" representa edema da parede ureteral no nível da impactação do cálculo (Fig. 21-15). Um sinal do halo positivo é específico para o diagnóstico de ureterolitíase. No entanto, um sinal do halo negativo não exclui tal diagnóstico. O sinal do halo de partes moles pode estar ausente no caso de cálculos maiores do que 4 mm (veja Fig. 21-10 A) ou quando um cálculo está impactado na junção ureterovesical.

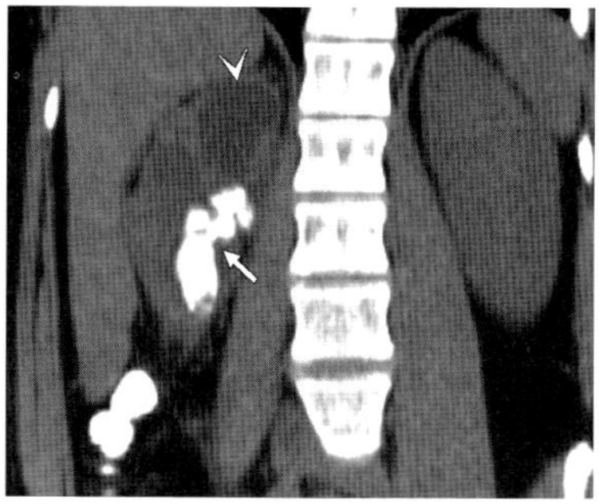

Figura 21-11. Cálculo coraliforme. Imagem coronal de TC sem contraste (TCSC) dos rins demonstra um grande cálculo *(seta)* ocupando a pelve renal direita. É observada hidronefrose associada *(cabeça de seta)*.

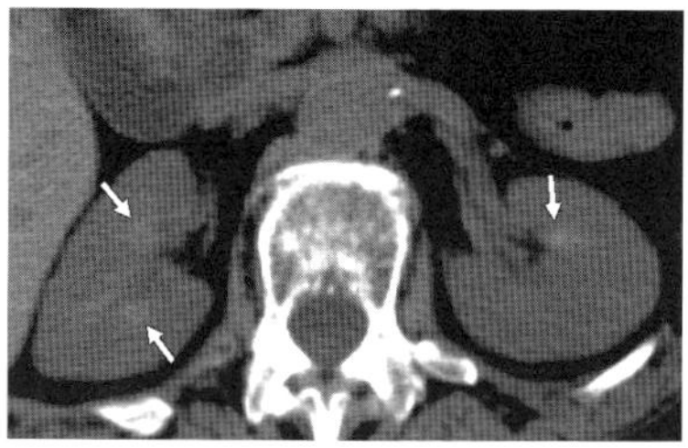

Figura 21-12. Sinal das pirâmides brancas. TC não-contrastada (TCSC) dos rins demonstra a presença de pirâmides renais com alta atenuação *(setas)* bilateralmente. Ausência unilateral das pirâmides brancas é um sinal secundário de obstrução do trato urinário.

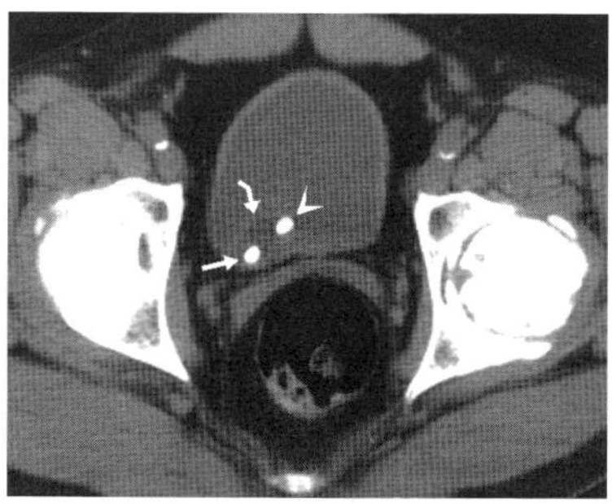

Figura 21-13. Cálculos na junção ureterovesical. TC não-contrastada (TCSC) da pelve renal demonstra dois cálculos. O cálculo proximal situa-se na junção ureterovesical direita *(seta)*, enquanto o cálculo distal *(cabeça de seta)* parece situar-se dentro da ureterocele direita *(seta curva)*.

36. Quais são as causas que simulam cólica renal e que devem ser consideradas na TC sem contraste na ausência de cálculos do trato urinário?

- **Doença do trato urinário não-relacionada com cálculos:** pielonefrite, carcinomas renal e transicional em pacientes mais idosos, obstrução congênita da JUP e obstrução ureteral devida à linfonodomegalia compressiva e cistite.
- **Extra-urinária/ginecológica:** cistos ovarianos hemorrágicos, abscessos tubovarianos, cistos dermóides, endometriomas, neoplasias de ovário, fibróides degenerados ou torcidos e gravidez ectópica.
- **Gastrointestinal:** apendicite, diverticulite; menos comumente: hérnias abdominais, obstrução do intestino delgado, intussuscepções e doença inflamatória intestinal.
- **Hepatobiliar:** cálculos dentro da vesícula biliar e dentro do ducto biliar.
- **Vascular:** aneurismas rotos da aorta abdominal e dissecção aórtica.
- **Musculoesquelética:** metástases ósseas, hematomas do psoas.
- **Miscelânea:** infartos gordurosos intraperitoneais focais, como uma apendicite epiplóica e infartos omentais focais.

37. Como se diferencia um flebólito de um cálculo ureteral?

Um flebólito apresenta o "sinal da cauda de cometa". O sinal da cauda de cometa é a presença de uma densidade de tecido mole adjacente, excêntrica, afilada, correspondendo à porção não-calcificada de uma veia pélvica. Isto auxilia a diferenciar entre um cálculo ureteral e um flebólito (Fig. 21-16). Em uma radiografia simples, a presença de uma lucência central também pode ajudar na identificação de um flebólito.

38. O que é o sinal do cálculo crescente?

O sinal do cálculo crescente refere-se ao aumento de tamanho aparente de cálculos entre a imagem inicial e a imagem obtida após administração do contraste, quando o meio de contraste preenche os túbulos ectasiados que abrigam os cálculos.

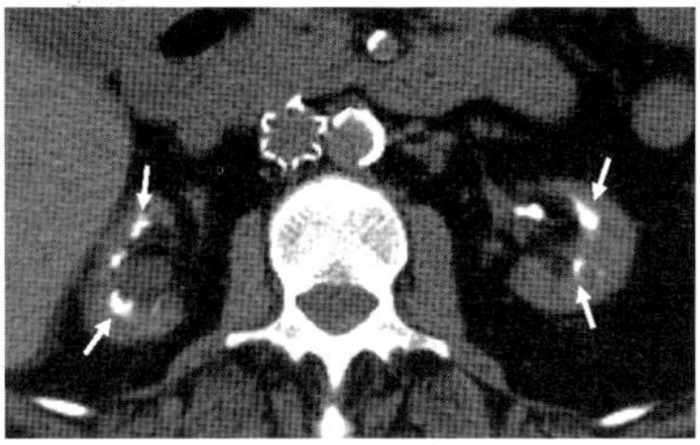

Figura 21-14. Nefrocalcinose medular. TC não-contrastada (TCSC) dos rins demonstrando múltiplas calcificações na região medular *(setas)*.

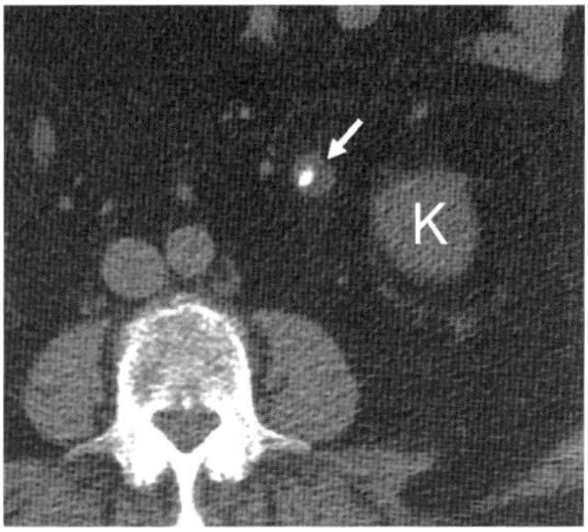

Figura 21-15. Sinal do halo com atenuação de partes moles. TC não-contrastada (TCSC) do ureter demonstrando um cálculo ureteral impactado com parede ureteral edematosa *(seta)*. K = pólo inferior do rim esquerdo.

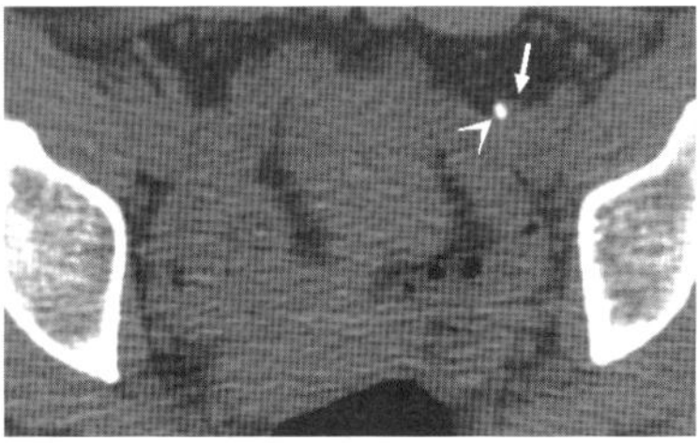

Figura 21-16. Sinal da cauda de cometa. TC não-contrastada (TCSC) da pelve demonstra um flebólito (foco cálcico) *(cabeça de seta)* com uma densidade de tecido mole associada *(seta)* representando uma porção não-calcificada da veia.

39. O que sugerem as "teias" perirrenais à TC?

"Teias" perirrenais referem-se à visualização de septos perirrenais. Elas são mais freqüentemente encontradas durante a avaliação à TC de obstrução do trato urinário por cálculos renais (Fig. 21-17).

40. Descreva obstrução congênita da JUP.

Estenose congênita da JUP é mais freqüentemente secundária à musculatura anormal que impede o relaxamento e preenchimento do ureter (Fig. 21-18). É mais comum em indivíduos do sexo masculino. Tem uma alta associação com anormalidades no rim contralateral em 27% dos pacientes. Anomalias associadas incluem agenesia renal, refluxo vesicoureteral, duplicação ureteral e rim não-funcionante. Em 11-39% dos pacientes com estenose da JUP, uma artéria renal acessória cruza a JUP e este achado pode ser considerado uma causa secundária de obstrução.

41. Quais são os principais agentes etiológicos da infecção bacteriana aguda?

Escherichia coli geralmente causa infecção renal aguda ascendente, enquanto a doença hematogênica muitas vezes é causada por *Staphylococcus aureus*.

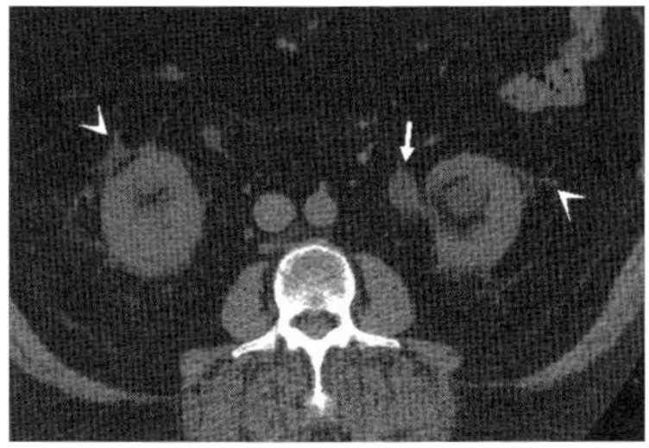

Figura 21-17. Sinal da "teia" perirrenal (estriação perirrenal) *(cabeças de setas)*. Observa-se hidronefrose esquerda associada e hidroureter *(seta)*.

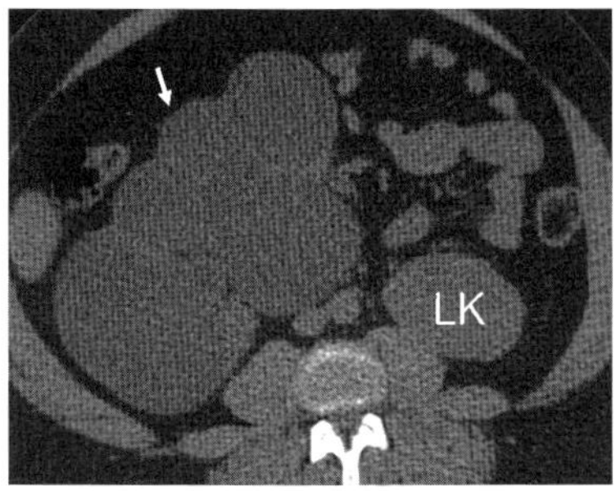

Figura 21-18. Estenose congênita da junção ureteropélvica (JUP). Imagem de TC não-contrastada (TCSC) dos rins demonstra um rim direito muito aumentado de tamanho, secundário à hidronefrose acentuada *(seta)*, resultante da obstrução da JUP à direita. O rim esquerdo (LK) é normal.

PONTOS-CHAVE: CÁLCULOS RENAIS ✔

1. TC helicoidal sem contraste é superior a todos os demais métodos de imagem no diagnóstico de cálculos do trato urinário.
2. Um cálculo coraliforme é um cálculo que ocorre na pelve renal, com ramos que se estendem para dentro dos infundíbulos e cálices.
3. Os locais mais comuns de impactação de cálculos urinários incluem a junção ureteropélvica (35%), o ureter médio (7%), o ureter distal (33%) e a junção ureterovesical (18%).
4. O sinal do halo de partes moles representa edema da parede ureteral no nível de impactação do cálculo.
5. "Teias" perirrenais referem-se à visualização de septos perirrenais, que são mais freqüentemente encontrados durante avaliação por TC de obstrução do trato urinário por doença litiásica.

42. Descreva as características à TC da pielonefrite.

Um nefrograma estriado pode ser observado em pacientes com pielonefrite (Fig. 21-19A). Alguns pacientes apresentam alterações renais unifocais ou multifocais, com extensas áreas de parênquima renal aparentemente não-envolvido; isto é observado em imagens de TCCC como zonas em forma de cunha com atenuação reduzida (Fig. 21-19B).

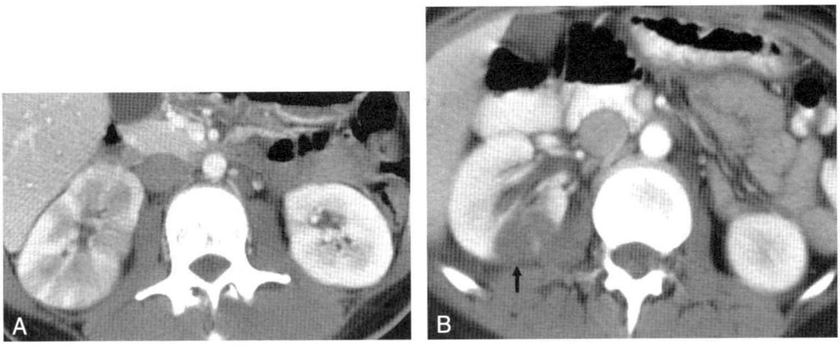

Figura 21-19. ***A***, Pielonefrite aguda (nefrograma estriado). A fase nefrográfica demonstra um rim direito aumentado de tamanho com um nefrograma estriado. ***B***, Pielonefrite focal. A fase nefrográfica em outro paciente revela uma área focal em forma de cunha com atenuação reduzida *(seta)*.

43. Como os abscessos renais são diferenciados de cistos renais?

Nas imagens com contraste, os abscessos renais geralmente apresentam valores de atenuação de cerca de 30 UH; isto os distingue de cistos renais com densidade da água. Seu conteúdo não exibe realce. Podem ter margens distintas, arredondadas e paredes espessas realçadas (Fig. 21-20, comparada com Fig. 21-3). Ocasionalmente encontra-se gás nos abscessos renais. O espessamento focal da fáscia renal adjacente e a densificação da gordura perirrenal adjacente também estão associados a um abscesso.

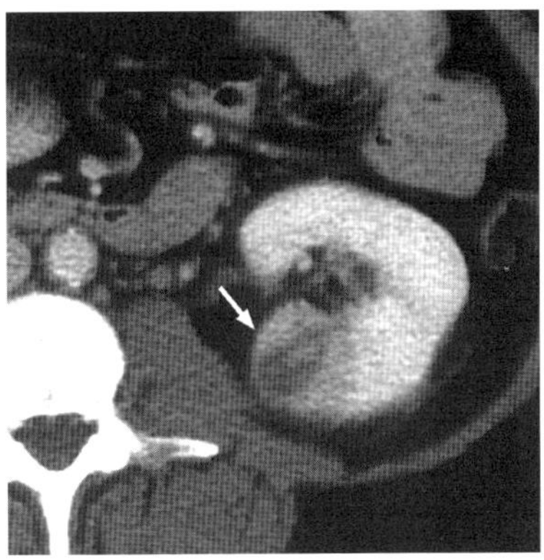

Figura 21-20. Abscesso renal. Fase nefrográfica do rim esquerdo demonstra uma lesão cística de parede espessada e realçada *(seta)*.

44. Quais são os agentes etiológicos da pielonefrite enfisematosa (PNE)?

E. coli é a bactéria mais comum associada à nefrite enfisematosa. *Klebsiella, Pseudomonas* e *Proteus* spp. são as outras bactérias associadas a esta entidade.

45. Qual é o fator predisponente mais comum da PNE?

Diabetes melito é o fator predisponente mais comum da PNE. Cerca de 90% dos pacientes com PNE apresentam diabetes melito.

46. Quais são as características à TC da PNE?

PNE é uma grave infecção necrotizante do parênquima renal, com formação de gás no interior do parênquima renal, podendo estender-se para o sistema coletor e espaços perirrenais (Fig. 21-21A). TC é o método mais sensível e definitivo para o diagnóstico de PNE. Foram descritos diversos padrões, incluindo estriado, estriado e moteado, e estriado e bolhoso. O gás pode ser semelhante a um halo ou em forma de crescente na área perirrenal. Gás também pode ser observado na veia renal ou veia cava inferior. Também pode ser observado junto ao músculo psoas. Gás na pelve renal, isoladamente, sem presença de gás parenquimatoso, muitas vezes é interpretado como pielite enfisematosa (Fig. 21-21B).

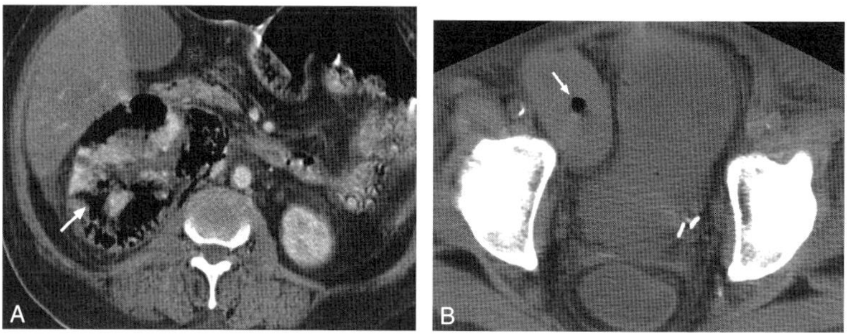

Figura 21-21. ***A***, Pielonefrite enfisematosa. Fase nefrográfica demonstra um rim direito aumentado de tamanho, com ar no interior do parênquima renal *(seta)*. ***B***, Ar no interior da pelve renal direita *(seta)* de um rim transplantado, compatível com uma pielite enfisematosa.

47. O que é pionefrose? Como é diagnosticada?

Pionefrose é o acúmulo de pus em um sistema pielocaliciano obstruído. Representa uma verdadeira emergência urológica, requerendo nefrostomia percutânea urgente ou passagem de um *stent* ureteral para realizar *bypass* da obstrução. Aumento da espessura da parede pélvica, alterações inflamatórias na gordura perirrenal, em casos raros, deposição do meio de contraste injetado intravenosamente anterior ao pus na pelve renal dilatada, são os achados observados na TC contrastada (conhecidos como sinal de inversão). Contudo, a presença de sinais clínicos de infecção na presença de hidronefrose é um indicador mais sensível que os achados à TC de pionefrose.

48. Qual é a patogênese da pielonefrite xantogranulomatosa?

Pielonefrite xantogranulomatosa é uma seqüela de infecção crônica ocorrida em um rim obstruído. É um processo inflamatório que começa na pelve renal e, mais tarde, estende-se à medula e ao córtex, que são gradualmente destruídos e substituídos por macrófagos carregados de lipídios (células de xantoma).

49. Quais são os achados à TC de pielonefrite xantogranulomatosa?

Achados à TC de aumento difuso reniforme, com áreas de baixa atenuação central mal definidas (Fig. 21-22), afilamento cortical aparente e um cálculo coraliforme (em 70%), associado à redução ou ausência unilateral de excreção renal são patognomônicos na maioria dos casos.

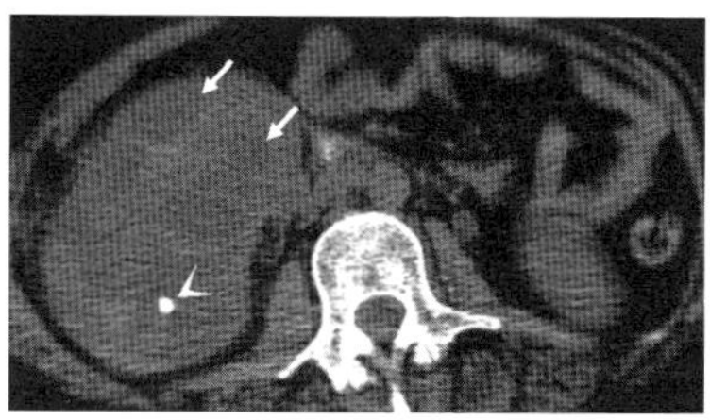

Figura 21-22. Pielonefrite xantogranulomatosa. TC não-contrastada (TCSC) dos rins demonstra um rim direito aumentado de tamanho, com áreas de baixa atenuação *(setas)* e um cálculo *(cabeça de seta)*.

50. Qual é a tríade à imagem da pielonefrite xantogranulomatosa?

- Aumento do tamanho renal.
- Presença de um cálculo obstrutivo.
- Rim não-funcionante.

51. O que é o sinal da "pata de urso"?

A substituição do parênquima renal pelo processo infeccioso indolente na forma difusa da pielonefrite xantogranulomatosa produz massas de hipoatenuação distribuídas em um "padrão hidronefrótico", que substitui o parênquima renal, com realce das margens dessas massas após administração do contraste. O aspecto à TC é denominado sinal da pata de urso.

52. Descreva as características à TC da tuberculose renal (TR).

A TB renal apresenta-se como a seguir:

- Caliectasia focal, caliectasia difusa sem dilatação pélvica e hidronefrose generalizada, dependendo do local da cicatriz ou estenose.
- Lesões parenquimatosas de baixa densidade, provavelmente representando áreas de necrose caseosa (Fig. 21-23A).

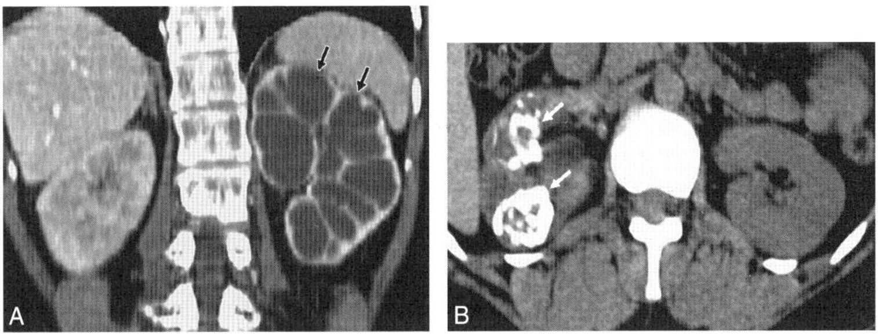

Figura 21-23. Tuberculose renal. ***A***, Imagem de TCCC coronal dos rins demonstra um rim esquerdo aumentado de tamanho, com áreas de baixa atenuação *(setas)*, representando necrose caseosa. ***B***, TC não-contrastada (TCSC) dos rins de outro paciente demonstra calcificações do tipo lobar *(setas)* dentro do parênquima renal, sugestivo de rim "em massa de vidraceiro".

53. Quais são as causas da autonefrectomia na TR?

1. Obstrutiva: estenoses densas (geralmente da pelve renal ou ureter), causando hidronefrose.
2. Substituição do parênquima por tecido caseoso.
3. Uma combinação de 1 e 2.

54. O que é um rim "em massa de vidraceiro"?

Rim "em massa de vidraceiro" refere-se ao rim tuberculoso em estágio final, que é substituído por áreas caseosas (semelhantes à argila úmida). Tal tipo de rim pode apresentar calcificações disseminadas e um aspecto geral em vidro fosco no topograma e/ou pode subseqüentemente revelar um tipo de calcificação periférica "lobar", que é patognomônica de TB (Fig. 21-23B). É observado na TB renal em estágio terminal e representa um rim autonefrectomizado.

PONTOS-CHAVE: INFECÇÕES RENAIS ✔

1. *Escherichia coli* tipicamente leva à infecção renal aguda ascendente, enquanto a doença hematogênica freqüentemente é causada por *Staphylococcus aureus*.
2. *E. coli* é a bactéria mais comumente associada à nefrite enfisematosa. Outras incluem *Klebsiella, Pseudomonas* e *Proteus* spp.
3. Pionefrose – acúmulo de pus em um sistema pielocaliciano obstruído – representa uma verdadeira emergência urológica, requerendo nefrostomia percutânea urgente ou a passagem de um *stent* ureteral para vencer a obstrução.
4. Pielonefrite xantogranulomatosa, uma seqüela de infecção crônica em um rim obstruído, é um processo inflamatório que se inicia na pelve renal e mais tarde estende-se à medula e ao córtex, que são gradualmente destruídos e substituídos por macrófagos carregados de lipídios (células xantoma).
5. Rim "em massa de vidraceiro" refere-se à tuberculose renal em estágio final, que é substituído por áreas caseosas (semelhantes à argila úmida).

55. O que é uma bexiga em dedal?

O envolvimento tuberculoso crônico da bexiga pode ser acompanhado de acentuada cicatrização na parede, que pode tornar-se espessada, reduzindo a capacidade da bexiga. A pequena bexiga resultante tem sido denominada de bexiga em dedal. Pode ser notada calcificação, mas esta é uma característica mais comum na esquistossomose.

56. Descreva os aspectos radiológicos de um cisto hidático renal.

Envolvimento renal ocorre em 3% dos casos. Geralmente permanece assintomático por muitos anos. Os sinais e sintomas mais comuns são uma massa no flanco, dor e disúria. Cistos freqüentemente são solitários e localizados no córtex, podendo chegar a 10 cm antes de surgirem os sintomas clínicos.

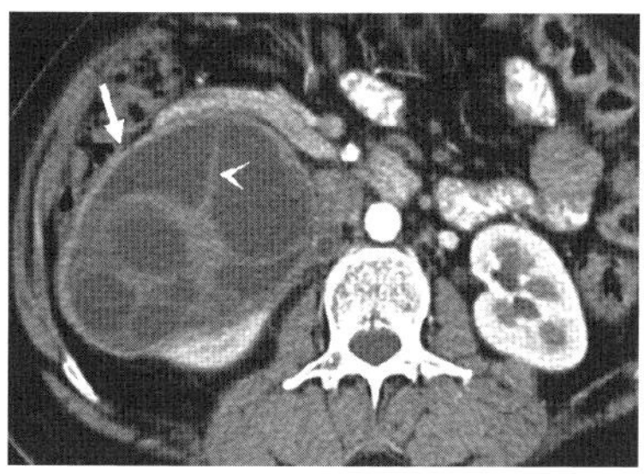

Figura 21-24. Cisto hidático renal. TCCC dos rins demonstra uma grande massa septada, multilocular dentro do rim direito *(seta)*. A *cabeça da seta* aponta para o septo.

Cistos hidáticos são classificados em quatro tipos, com base em seu aspecto:

- **Tipo I:** cisto simples sem arquitetura interna, com aspecto de uma massa bem definida com atenuação da água.
- **Tipo II:** cisto com cisto(s)-filhote e matriz. Na TC, os cistos hidáticos tipo II podem ser visualizados em 3 estágios:
  1. **Tipo II A:** cistos-filhote redondos, localizados na periferia. A atenuação média à TC do cisto-mãe é maior que a dos cistos-filhote.
  2. **Tipo II B:** grandes cistos-filhote irregulares que ocupam quase todo o volume do cisto-mãe, criando um aspecto de roseta (Fig. 21-24).
  3. **Tipo II C:** massas redondas ou ovais de atenuação relativamente alta, com calcificações disseminadas e, ocasionalmente, cistos-filhote.
- **Tipo III:** cistos mortos com calcificação.
- **Tipo IV:** cistos complicados incluindo ruptura e superinfecção.

57. Quais são os tipos de neoplasias renais e suas respectivas incidências?
CCR é o câncer renal primário mais comum, sendo responsável por cerca de 86% de todas as neoplasias malignas parenquimatosas renais primárias. Dos restantes, 12% são tumores de Wilms e 2% são sarcomas renais. Neoplasias secundárias do parênquima renal incluem linfomas malignos e metástases. A neoplasia renal mais comum de todas são as metástases.

58. Quais são os fatores predisponentes do CCR?
Tabagismo, exposição a produtos derivados do petróleo, obesidade, DRCA, VHL, ET e câncer papilar renal hereditário (CPRH) são fatores de risco comuns para o desenvolvimento de CCR.

59. Onde o CCR se origina nos rins?
O CCR origina-se dos túbulos proximais.

60. Quais são os subtipos patológicos de CCR?
- **Convencional (mais comum):** 70-80%.
- **Papilar (multicentricidade):** 10-15%.
- **Cromófobo:** 4-5%.
- **Oncocitoma (benigno):** 3-5%.
- **Ducto coletor (mau prognóstico):** < 1%.
- **Células medulares (mau prognóstico):** < 1%.

61. Descreva os achados à TC de um caso de CCR.
O aspecto à TC não-contrastada (TCSC) varia e pode ser hipodenso, isodenso ou hiperdenso em comparação com o parênquima renal normal. A maioria dos CCRs são lesões sólidas com valores de atenuação de 20 UH ou mais à TC não-contrastada. Após administração de contraste IV, CCRs realçam menos que o parênquima renal circundante na fase nefrográfica.

62. Qual fase do estudo contrastado é melhor para a detecção da extensão venosa do CCR?
Extensão venosa do CCR é mais bem detectada na fase corticomedular (Fig. 21-25).

63. Qual é a característica do CCR no estudo contrastado?
A fase nefrográfica é a melhor fase para a detecção de CCR. O CCR realça menos que o parênquima circundante nesta fase (Fig. 21-26).

64. O que é o estadiamento de Robson para CCRs?
Veja Tabela 21-3.

65. Qual tumor está associado à anemia falciforme?
Carcinoma medular renal é um tumor renal raro, ocorrendo exclusivamente em pacientes jovens, negros e portadores de anemia falciforme.

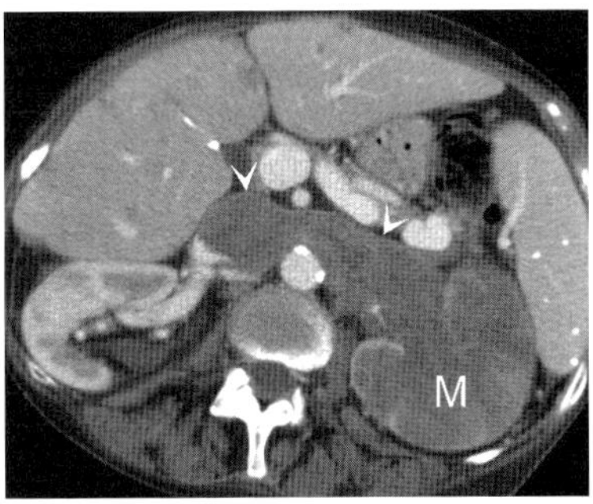

Figura 21-25. CCR estendendo-se para o interior da veia renal (estágio III). A fase corticomedular demonstra uma massa renal esquerda (M), com extensão para o interior da veia renal esquerda *(cabeças de seta)* até a veia cava inferior (VCI). A veia renal direita está normal.

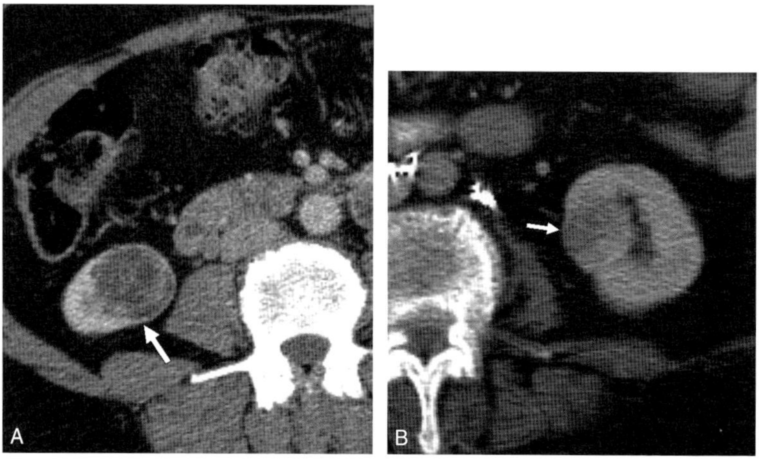

Figura 21-26. CCR. Fase nefrográfica em dois pacientes distintos demonstra CCR *(setas)* no rim direito *(A)* e CCR no rim esquerdo *(B)*, demonstrando realce reduzido do CCR em relação ao parênquima renal normal.

TABELA 21-3. ESTADIAMENTO DE ROBSON DO CARCINOMA DE CÉLULAS RENAIS

Estágio I	Tumor confinado à cápsula renal
Estágio II	Extensão perirrenal incluindo glândula supra-renal ipsolateral
Estágio III A	Invasão venosa (veia renal que pode estender para o interior da veia cava inferior)
Estágio III B	Metástases para linfonodos regionais
Estágio III C	Extensão venosa do tumor e metástases para linfonodos regionais
Estágio IV A	Extensão através da fáscia Gerota para envolver órgãos adjacentes
Estágio IV B	Metástases a distância

66. Qual é o aspecto radiológico do carcinoma medular renal?

O aspecto radiológico do carcinoma medular renal é protótipo de uma lesão infiltrativa. Uma massa mal definida, centrada na medula renal, com extensão para o interior do seio renal e córtex é característica; podem ser observadas caliectasias, o formato reniforme estando mantido. O aspecto heterogêneo é tipicamente observado, devido à necrose tumoral característica.

67. Qual é o aspecto à TC do tumor de Wilms típico?

O tumor de Wilms geralmente se apresenta como um grande tumor intra-renal esférico, muitas vezes com uma borda bem definida de parênquima renal comprimido ou pseudocápsula que o circunda. O tumor é menos denso que o parênquima renal normal nas imagens de TCCC, com áreas de baixa atenuação, que coincidem com necrose tumoral e/ou deposição adiposa. Extensão tumoral para a veia renal e veia cava inferior pode ser observada como falha de enchimento intraluminal de baixa densidade.

68. O que é nefroblastomatose?

Focos persistentes de blastoma metanéfrico são denominados de restos nefrogênicos. A presença de múltiplos restos nefrogênicos é denominada nefroblastomatose. Pode ser do tipo "superficial" (multifocal perilobar ou difuso perilobar, com focos subcapsulares), "profundo" (geralmente intralobar, comumente com foco solitário) ou do tipo "generalizado" (panlobar, todo o rim encontra-se afetado). É amplamente aceita como uma lesão pré-maligna e um precursor do tumor de Wilms.

69. Quais são os tipos de sarcomas renais?

Subtipos de sarcoma renal incluem leiomiossarcomas, angiossarcomas, hemangiopericitoma, rabdomiossarcoma, fibrossarcoma e osteossarcoma. Leiomiossarcoma é o sarcoma renal mais comum, sendo responsável por cerca de 58% de todos os sarcomas. Localização capsular é uma característica de mais de 50% destes tumores.

70. Quais são os padrões à TC do linfoma renal?

Cinco padrões à TC de linfoma renal incluem os seguintes:

- Massas renais múltiplas.
- Massa solitária.
- Invasão renal a partir de doença retroperitoneal contígua.
- Doença perirrenal.
- Infiltração renal difusa (Fig. 21-27).

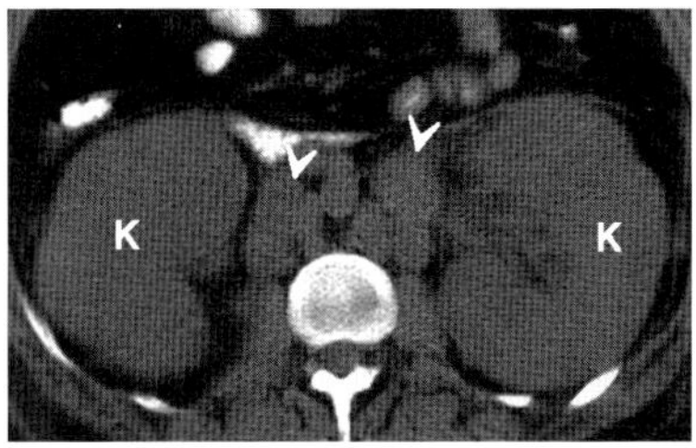

Figura 21-27. Linfoma renal. TC não-contrastada (TCSC) demonstra rins bilateralmente aumentados de tamanho (K) com linfonodomegalia retroperitoneal associada *(cabeças de seta).*

71. Qual é a manifestação à TC mais comum do linfoma renal?

Linfonodos renais múltiplos são a manifestação à TC mais comum de linfoma renal, ocorrendo em cerca de 59% dos casos. Os linfonodos variam de 1-3 cm, são menos densos que o parênquima renal normal nas imagens de TCCC e, tipicamente, apresentam um aspecto homogêneo.

72. Quais são os sítios primários da metástase renal?

O rim é o quinto local mais comum de metástases no corpo depois do pulmão, fígado, osso e supra-renais. As três neoplasias com maior freqüência de metástases renais são o carcinoma pulmonar, carcinoma de mama e carcinoma do rim oposto.

73. Enumere as neoplasias benignas que envolvem o rim.

Os tumores benignos do rim incluem adenoma, oncocitoma, reninoma (neoplasia justaglomerular), tumor renal cístico multilocular e AML.

74. Descreva as características à TC de um oncocitoma.

À TC, oncocitomas são tipicamente massas bem definidas com margens lisas, arredondadas. Uma cicatriz central bem definida está presente em 25-33% dos grandes oncocitomas e sugere fortemente o diagnóstico. Os achados angiográficos clássicos de um oncocitoma incluem um padrão radiado, um nefrograma homogêneo e uma borda lisa bem delimitada. Calcificação também tem sido descrita em oncocitomas.

75. Como se diagnostica AML na TC?

A presença de gordura intratumoral é quase sempre diagnóstica de AML. A presença de gordura é mais bem demonstrada por TC (preferivelmente usando a técnica de corte fino [3-5 mm]) (Fig. 21-28). Tecido adiposo é considerado presente em um tumor caso a medida da região de interesse de – 10 UH ou menos seja encontrada dentro do tumor.

76. A presença de gordura em um tumor renal sempre implica em AML?
Falando em termos gerais, gordura num tumor renal geralmente indica AML. Contudo, gordura também pode ser observada ocasionalmente (apesar de uma quantidade bem menor) em CCRs. Tumores renais que infreqüentemente contêm gordura incluem oncocitomas, lipossarcomas e outras lesões mais raras, como teratomas/dermóides intra-renais.

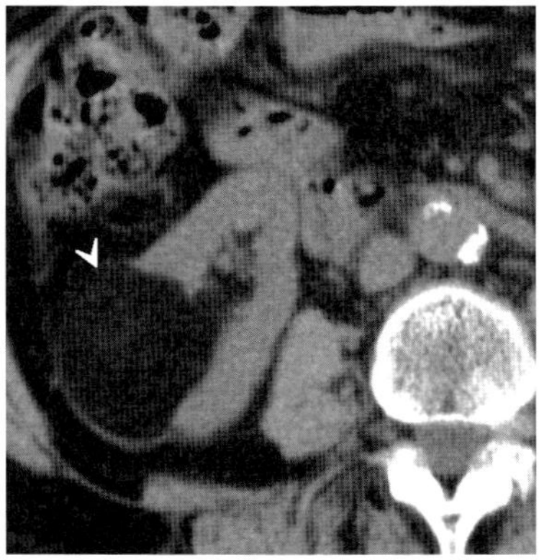

Figura 21-28. Angiomiolipoma. TC não-contrastada (TCSC) demonstra uma lesão com densidade de gordura (– 60 UH) *(cabeça de seta)* originando-se do rim direito.

PONTOS-CHAVE: NEOPLASIAS RENAIS ✔

1. O carcinoma de célula renal (CCR) é o câncer renal primário mais comum, responsável por cerca de 86% de todas as neoplasias parenquimatosas renais malignas primárias. Dos restantes, 12% são tumores de Wilms e 2% sarcomas renais.
2. Neoplasias secundárias do parênquima renal incluem linfoma maligno e metástases. De todas as neoplasias renais, as mais comuns são as metástases.
3. Carcinoma medular renal é um tumor raro do rim, ocorrendo exclusivamente em pacientes negros, jovens, portadores de anemia falciforme.
4. Os tumores renais benignos incluem adenoma, oncocitoma, reninoma (neoplasia justaglomerular), tumor renal cístico multilocular e angiomiolipoma.

77. Quais são os diversos cânceres renais hereditários?
- DVHL.
- Esclerose tuberosa.
- Câncer renal papilar hereditário (CRPH).
- Carcinoma hereditário leiomioma de células renais (CHLCR).
- Síndrome Birt-Hogg-Dube (BHD).
- Oncocitoma renal familiar.

78. O que é CRPH?
CRPH é herdado de maneira autossômica dominante e afeta pacientes na quinta década. Geralmente é bilateral e um câncer renal papilar múltiplo tipo I. O tumor geralmente é hipovascular.

79. O que é a síndrome BHD?
BHD é um distúrbio autossômico dominante com as seguintes características:
- Fibrofoliculomas na face e tronco.
- Cistos pulmonares, geralmente nos lobos inferiores.

- Pneumotórax que pode ser assintomático e resistente à pleurodese.
- CCR – cromófobo ou oncocitomas – em 15-30% dos pacientes com BHD.
- Alta taxa de pólipos colônicos em algumas famílias.

80. O que é CHLCR?

CHLCR é uma genodermatose autossômica dominante, associada a leiomiomas cutâneos, leiomiomas uterinos e tumores renais papilares tipo II. Síndrome de Reed consiste de leiomioma cutâneo e leiomiomas uterinos. CHLCR foi inicialmente descrito na Finlândia, mas desde então vem sendo descrito nos Estados Unidos e outras partes da Europa. Cerca de 17% dos pacientes com CHLCR apresentam câncer papilar. Fibróides uterinos ocorrem em mais de 90% das mulheres com CHLCR.

81. Qual é o tipo mais comum de tumor pielocaliciano?

Carcinoma de células transicionais é o tumor pielocaliciano mais comum (praticamente 90%) (Fig. 21-29). Dos restantes, 9% são carcinomas de células escamosas (Fig. 21-30) e menos de 1% são adenocarcinomas.

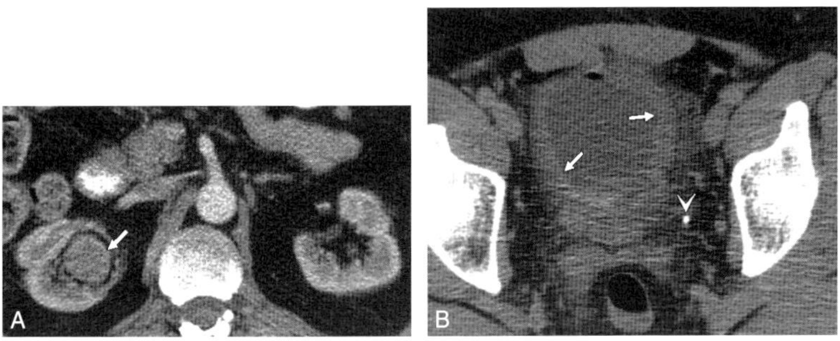

Figura 21-29. Carcinoma de células transicionais do rim e da bexiga. ***A***, Fase nefrográfica revela uma massa realçada *(seta)* na pelve renal direita. ***B***, TCCC da bexiga no mesmo paciente revela uma parede vesical significativamente espessada e irregular *(setas)*, compatível com carcinoma de células transicionais. Incidentalmente observado um flebólito do lado esquerdo *(cabeça de seta)*.

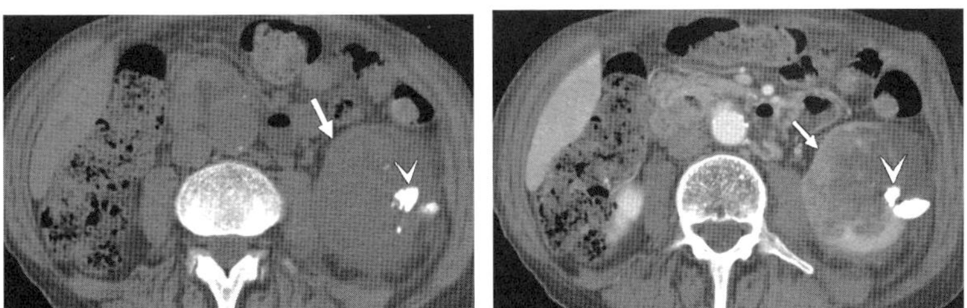

Figura 21-30. Carcinoma de células escamosas. ***A***, TC sem contraste (TCSC) do rim esquerdo mostra uma massa renal esquerda *(seta)* com calcificação maciça *(cabeça de seta)*. ***B***, TCCC correspondente mostrando realce heterogêneo.

82. Quais são os fatores predisponentes para o desenvolvimento de carcinomas transicionais?

Exposição ocupacional a corantes industriais, abuso de fenacetina, tabagismo, tratamento prévio com ciclofosfamida e estase urinária com rins em ferradura predispõem um indivíduo ao desenvolvimento de carcinomas de células transicionais.

83. Descreva o papel da TC nas neoplasias ureterais.

Neoplasias ureterais apresentam-se à TC como falha de enchimento intraluminal com densidade de partes moles, muitas vezes com dilatação ureteral ou espessamento da parede ureteral. TC ajuda a confirmar que a falha de enchimento ureteral observada à urografia representa uma neoplasia e não um cálculo radiolucente ou coágulo de sangue. A TC também auxilia a determinar se uma neoplasia ureteral se estendeu para fora da camada muscular para envolver a gordura retroperitoneal e estruturas circundantes, ou se metastatizou para linfonodos regionais. A TC é importante para determinar se a obstrução ureteral é devida a uma neoplasia intrínseca ou doença extrínseca, quando a urografia excretora e a pielografia retrógrada são indeterminadas. A TC é particularmente útil na detecção destas causas de obstrução ureteral extrínseca como idiopática ou fibrose retroperitoneal maligna, aneurismas aórticos inflamatórios e linfonodomegalia retroperitoneal linfomatosa ou metastática.

84. Como são classificados os traumas renais nos exames de imagem?

Veja Tabela 21-4.

TABELA 21-4. CLASSIFICAÇÃO À TC DOS TRAUMAS RENAIS	
Categoria I	Contusões e pequenas lacerações corticomedulares sem comunicação com o sistema coletor
Categoria II	Lacerações importantes através do córtex, estendendo-se para a medula ou sistemas coletores, com ou sem extravasamento urinário
Categoria III	Fragmentação renal (múltiplas lacerações profundas) e lesão do pedículo renal
Categoria IV	Avulsão da junção ureteropélvica e laceração da pelve renal

85. Qual é o melhor método de estudo por imagem em casos de trauma abdominal?

TCCC trifásica é o método preferido para avaliação de pacientes com trauma abdominal contuso ou penetrante (Fig. 21-31). TCCC é obtida 70 segundos e 3 minutos após iniciar administração de meio de contraste. Geralmente são injetados 125-150 ml de contraste de baixa osmolaridade a um fluxo de 2-4 ml/segundo.

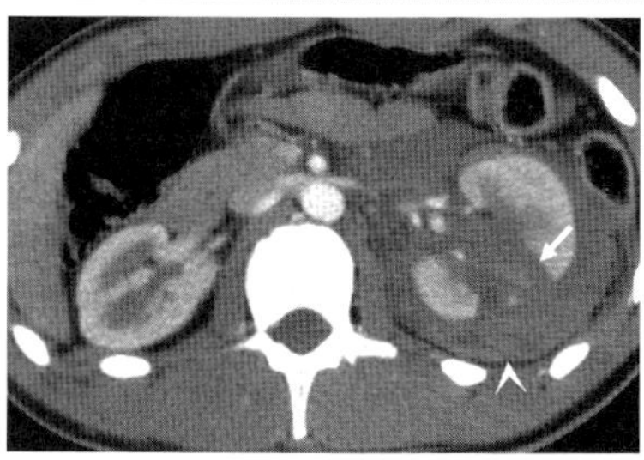

Figura 21-31. Rim fragmentado. Fase corticomedular neste paciente com trauma abdominal contuso demonstra laceração completa *(seta)* do rim esquerdo. Observa-se hematoma perirrenal associado *(cabeça de seta).*

86. Quais são as causas de hemorragia renal?

A causa mais comum de hemorragia renal é o trauma, seja contuso ou penetrante. Hemorragia renal espontânea (não-traumática) pode ser causada por anticoagulação, discrasias sanguíneas, infarto renal, poliarterite nodosa, aneurismas renais e malformações arteriovenosas, CCR, AML renal, abscessos renais, trombose de veia renal e ruptura de cistos hemorrágicos solitários ou hemorragia de cistos na doença cística renal. Hematomas perirrenais também podem originar-se iatrogenicamente, após uma biópsia renal (Fig. 21-32).

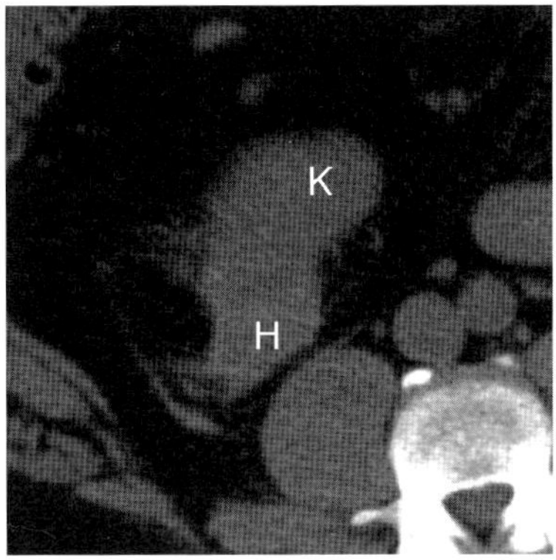

Figura 21-32. Hematoma perirrenal. TC não-contrastada (TCSC) do rim direito demonstra um pequeno hematoma (H) próximo ao pólo inferior do rim (K). Este hematoma é secundário a uma biópsia renal.

87. O que é um rim pagético?

Rim pagético é uma entidade clínica causada por hematomas subcapsulares crônicos que comprimem o parênquima renal. Isto, por sua vez, pode causar hipertensão pela redução do fluxo sanguíneo renal; a isquemia desencadeia o mecanismo renina-angiotensina-aldosterona.

88. Quais são as causas de infarto renal? Como ele é diagnosticado?

Infarto renal pode ser devido à trombose ou embolismo da artéria renal, vasculite (como na poliarterite nodosa), trauma, anemia falciforme e dissecção aórtica. A causa mais comum é o tromboembolismo devido à doença cardiovascular. Nas imagens de TCCC, o rim afetado apresenta ausência de realce, com exceção de uma borda cortical de alta densidade, refletindo perfusão da borda cortical externa preservada por vasos colaterais (sinal do "halo" cortical).

89. Qual é o principal diagnóstico diferencial à TC do infarto renal?

O principal diagnóstico diferencial à TC do infarto renal agudo é a pielonefrite aguda, porque ambas as condições muitas vezes apresentam lesões renais em forma de cunha, e de baixa atenuação na TC e porque ambas se apresentam com início agudo de dor no flanco e febre. Um sinal do halo cortical, como descrito previamente, deve sugerir fortemente o diagnóstico de infarto renal, porque geralmente não é observado na pielonefrite aguda (veja Fig. 21-19B).

90. Descreva o protocolo utilizado para a angiografia por TC da artéria renal.

Angiografia por TC das artérias renais é realizado utilizando-se acompanhamento do *bolus* para aquisição das imagens na fase arterial; imagens da fase venosa são adquiridas após um retardo *(delay)* de 75 segundos após a injeção IV de contraste. Os parâmetros a seguir são utilizados para aquisição de ambas as fases com um tomógrafo Philips 16 detector TC multidetectores. Estes parâmetros variam conforme o fabricante.

- **Resolução:** ultra-rápida.
- **Colimação:** 16 x 1,5.
- **Espessura da fatia:** 2,0 mm.
- **Incremento:** 1,0 mm.
- ***Pitch*:** 0,5.
- **Tempo de rotação:** 0,5 segundo.
- **kV:** 120.
- **mAs/fatia:** 250.

91. Quais são as indicações para realização de uma angiografia por TC da artéria renal?

- Suspeita de estenose da artéria renal.
- Planejamento de *stent* e acompanhamento.
- Avaliação de doador renal e acompanhamento de transplante renal.
- Estagiamento pré-operatório do CCR.
- Avaliação de estenose da JUP.

92. Quais são os princípios utilizados na reconstrução de imagens da angiografia por TC das artérias renais?

As imagens devem ser reconstruídas com 50% de sobreposição para facilitar a detecção de estenoses da artéria renal e reconstrução tridimensional (3D). Técnicas de visualização 3D comumente utilizadas incluem reconstruções de superfície *(surface rendering),* projeção de intensidade máxima (MIP) e reconstruções volumétricas *(volume rendering). Volume rendering* é superior à MIP e ao *surface rendering* porque utiliza os dados de volume, podendo fornecer imagens semelhantes ao vivo (Fig. 21-33). Isto permite reconstrução multiplanar (MPR) em qualquer plano. Esta técnica é muito útil na avaliação de doador renal pré-transplante e no planejamento cirúrgico.

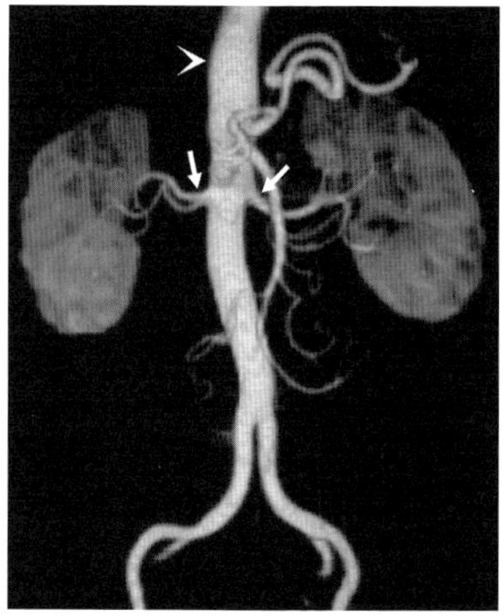

Figura 21-33. Angiografia por TC normal. Angiografia por TC tridimensional mostra a origem das artérias renais *(setas)* a partir da aorta *(cabeça de seta).*

93. Quais são as causas de aneurismas da artéria renal?

Aterosclerose é a causa mais comum de aneurismas de artéria renal. Outras causas incluem fibrodisplasia da média, gravidez, neurofibromatose e síndrome de Ehlers-Danlos. Múltiplos aneurismas intra-renais pequenos geralmente estão associados à poliarterite nodosa, granulomatose de Wegener e infecções fúngicas (aneurismas micóticos em usuários de drogas IV).

94. Descreva as características à TC da trombose da veia renal.

Em casos agudos e subagudos, observa-se um rim aumentado de tamanho e edemaciado na TC. O nefrograma é tardio e persistente. Estriação da gordura perirrenal e aumento das veias perirrenais colaterais são observados; a veia renal muitas vezes está aumentada de tamanho e pode mostrar uma falha de enchimento devido a um trombo (veja Fig. 21-25). Trombose da veia cava inferior nos ou próximo aos orifícios da veia renal ocorre em cerca de 40-50% dos pacientes com trombose da veia renal.

95. Descreva o sinal do halo no comprometimento vascular.

Este sinal é mais comumente observado na obstrução da artéria renal devido à trombose, êmbolo ou dissecção (também observado na trombose da veia renal ou necrose tubular aguda), causando um halo de 1 a 3 mm de realce subcapsular na imagem de TCCC, paralela à margem renal; isto é observado como resultado de perfusão preservada do córtex renal externo por vasos perfurantes capsulares.

96. Qual é o método de escolha na avaliação de um transplante renal?

A avaliação radiológica de um rim transplantado e suas complicações, tais como coleções líquidas peritransplante, incluindo hematomas, linfoceles, abscessos e urinomas e a avaliação da função renal é mais bem realizada pela cintilografia e ultra-sonografia renal. TCSC é utilizada nos casos em que a ultra-sonografia falha. TCSC deve ser evitada devido ao seu potencial de nefrotoxicidade.

97. O que é a urografia por TC?

A aplicação de TC com multidetectores na avaliação do trato urinário tem sido denominada urografia por TC (Fig. 21-34).

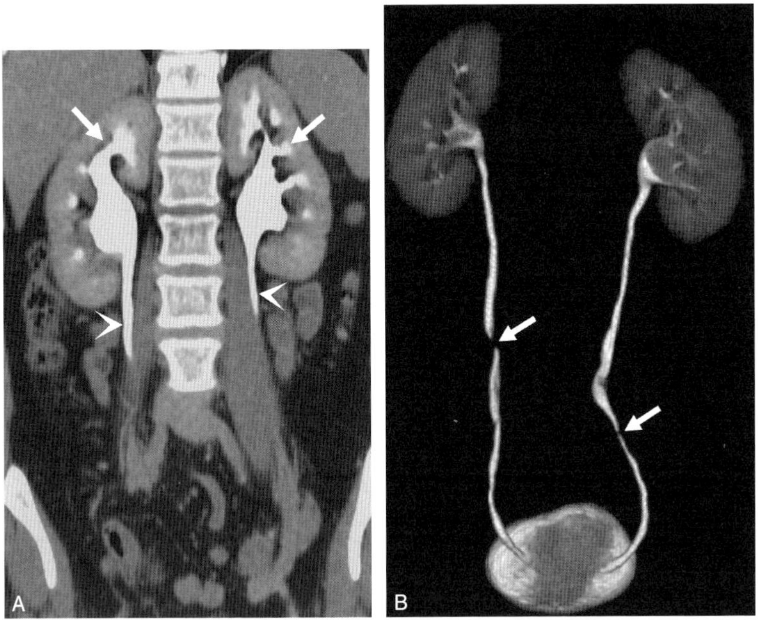

Figura 21-34. Urografia por TC. ***A***, Imagem coronal da fase excretora demonstra sistema pielocaliciano normal *(setas)* e ureteres proximais normais *(cabeças de seta)*. ***B***, Urografia por TC tridimensional normal (incidência posterior) mostra o sistema pielocaliciano normal com inserções normais dos ureteres na bexiga. Áreas focais de estenose dos ureteres *(setas)* devem-se à peristalse normal.

98. Quais são as vantagens da urografia por TC sobre a urografia excretora convencional?

- Tanto o parênquima renal como o urotélio podem ser avaliados através de um único exame abrangente.
- O tempo total necessário para a avaliação diagnóstica do paciente pode ser consideravelmente encurtado.
- A caracterização de uma massa renal pode ser realizada em um único exame.

99. Descreva o protocolo de uma urografia por TC.

O seguinte protocolo é utilizado em nossa instituição para a urografia por TC:

1. **Imagens de TC sem contraste dos rins até a bexiga:** espessura do corte de 3 mm.
2. **Contraste IV:** 100 ml (300 mg/ml) com um fluxo de 3 ml/segundo, imediatamente seguidos de infusão IV rápida de 250 ml de solução salina normal.
3. **Imagens de TC adquiridas dos rins à bexiga 100 segundos após contraste IV (fase nefrográfica):** espessura do corte de 3 mm.
4. **Imagens de TC adquiridas dos rins à bexiga 10 minutos após contraste IV (fase excretora):** espessura do corte de 1 a 2 mm.
5. **Reconstrução tridimensional das imagens da fase excretora com *volume rendering* ou MIP.**
6. **Características opcionais:**
   - Posição prona para melhor visualização do ureter distal
   - Dispositivo de compressão para visualização do sistema coletor renal e ureter proximal. Imagens pós-descompressão do ureter distal e bexiga
   - Repetição do topograma após fase excretora

100. O que é o sinal do halo reverso?

O sinal do halo reverso refere-se a uma córtex renal hipoatenuado visualizado à TC, contra um fundo de perfusão medular intacta após a administração de meio de contraste. Este sinal implica em distúrbio grave do fluxo sanguíneo cortical com desenvolvimento de necrose cortical.

101. O que causa um nefrograma "manchado"?

Um nefrograma "manchado" refere-se a um realce irregular, salteado do parênquima renal, que ocorre como resultado de oclusão de vaso pequeno, observado na vasculite necrotizante (periarterite nodosa), esclerodermia e nefrosclerose hipertensiva.

102. O que é um rim "sem face"?

Rim "sem face" inclui qualquer processo que oblitere o aspecto normal do seio renal. Assim, edema devido a condições inflamatórias ou um processo infiltrativo mais "sinistro", tais como um linfoma ou carcinoma de células transicionais, pode tornar o rim "sem face".

103. Quais são os tipos de nefrograma à TC?

- **Ausência global** é quase sempre unilateral e mais freqüentemente observada no trauma abdominal contuso com lesão do pedículo renal.
- **Ausência segmentar** é atribuída a infarto renal focal, mais provavelmente devido à embolia arterial.
- **Persistência global** pode ser unilateral (causada por estenose de artéria renal, trombose de veia renal ou obstrução do trato urinário) (Fig. 21-35), ou bilateral (devida à hipotensão sistêmica, obstrução intratubular ou alterações na função tubular).
- **Nefrograma estriado** pode ser unilateral ou bilateral, sendo causado por obstrução ureteral, pielonefrite aguda (veja Fig. 21-19A), contusão, trombose de veia renal, obstrução tubular, hipotensão e DRPAR.
- O **padrão do halo** freqüentemente está associado a infarto renal e, ocasionalmente, à necrose tubular aguda e trombose de veia renal.

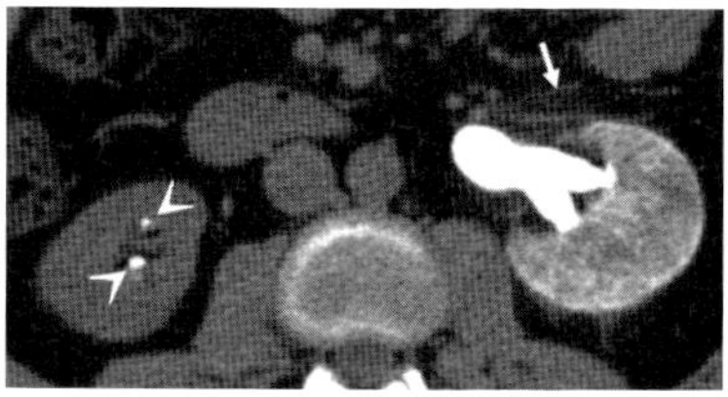

Figura 21-35. Nefrograma persistente unilateral. TCCC dos rins realizada 25 minutos após injeção IV do contraste demonstra um caso de obstrução distal da JUP, com persistência do nefrograma no rim esquerdo e contraste no sistema pielocaliciano dilatado. Observa-se estriação perirrenal associada *(seta)*. Em contraste com o rim esquerdo, existe excreção completa de contraste radiográfico pelo rim direito. Observam-se dois cálculos não-obstrutivos *(cabeças de setas)*.

104. Quais são os conceitos futuros no estudo por TC dos rins?

O conceito futuro do estudo por imagem dos rins inclui a tecnologia de detectores em plano na TC. Pode melhorar em muito a resolução espacial da TC para a identificação de estruturas muito pequenas.

A caracterização de menores vasos nutridores pode ser possível. Menos efeito de volume parcial e pixels menores nas imagens resultarão em melhora da qualidade da imagem.

BIBLIOGRAFIA

1. Bae KT, Heiken JP, Siegel CL, Bennett HF: Renal cysts: Is attenuation artifactually increased on contrast-enhanced CT images? Radiology 216:792-796, 2000.
2. Dogra VS, Levine E: The kidney. In Haaga JR, Lanzieri CF, Gilkeson RC (eds): Computed Tomography and Magnetic Resonance Imaging of the Whole body, 4th ed. St. Louis, Mosby, 2003, pp 1537-1610.
3. Dyer RB, Chen MY, Zagoria RJ: Classic signs in uroradiology. Radiographics 24(Suppl 1):S247-S280, 2004.

4. Helenon O, Merran S, Paraf F, et al: Unusual fat-containing tumors of the kidney: A diagnostic dilemma. Radiographics 17:129-144, 1997.
5. Israel GM, Bosniak MA: Follow-up CT of moderately complex cystic lesions of the kidney (Bosniak category IF). AJR 181:627-633, 2003.
6. Kawashima A, Vrtiska TJ, LeRoy AJ, et al: CT urography. Radiographics 24(Suppl 1):S35-S54; discussion, S55-S58, 2004.
7. Polat P, Kantarci M, Alper F, et al: Hydatid disease from head to toe. Radiographics 23:475-494, 2004.
8. Rucker CM, Menias CO, Bhalla S: Mimics of renal colic: Alternative diagnoses at unenhanced helical CT. Radiographics 24(Suppl 1):S11-28; discussion, S28-S33, 2004.
9. Saunders HS, Dyer RB, Shifrin RY, et al: The CT nephrogram: Implications for evaluation of urinary tract disease. Radiographics 15:1069-1085; discussion, 1086-1088, 1995.

CAPÍTULO 22

GLÂNDULAS SUPRA-RENAIS

Sherif G. Nour, MD e Shweta Bhatt, MD

1. Descreva a anatomia das glândulas supra-renais.

- A **glândula supra-renal direita** pode ter o formato de uma vírgula ou da letra V ou Y. Situa-se superiormente ao rim direito, medial ao lobo direito do fígado, lateral ao pilar diafragmático direito e posterior à veia cava inferior (VCI) (Fig. 22-1A).
- A **glândula supra-renal esquerda** pode ter o formato de um V invertido ou de um Y ou de uma letra L invertida. Localiza-se superiormente ao rim esquerdo em um triângulo formado pela margem lateral da aorta, superfície posterior do corpo e cauda do pâncreas e superfície medial ântero-superior do pólo superior do rim esquerdo (veja Fig. 22-1B).

2. Descreva o suprimento arterial e a drenagem venosa das glândulas supra-renais.

Cada glândula supra-renal é suprida por 3 artérias e drena através de uma veia.

Suprimento arterial

- **Artéria supra-renal superior:** da artéria frênica inferior ipsolateral.
- **Artéria supra-renal média:** da aorta abdominal.
- **Artéria supra-renal inferior:** da artéria renal ipsolateral.

Drenagem venosa

- **Veia supra-renal única drena:**
  - À direita para a VCI.
  - À esquerda para a veia renal esquerda.

3. Quais os hormônios que são secretados pelas glândulas supra-renais?

A glândula supra-renal consiste de um córtex externo e uma medula interna. O **córtex supra-renal** consiste de 3 zonas histológicas separadas. Da superfície para a profundidade, estas zonas são as seguintes:

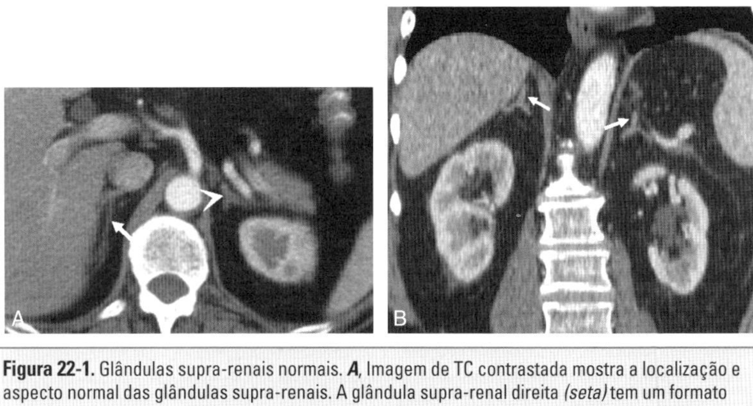

Figura 22-1. Glândulas supra-renais normais. ***A***, Imagem de TC contrastada mostra a localização e aspecto normal das glândulas supra-renais. A glândula supra-renal direita *(seta)* tem um formato semelhante a um Y invertido e a glândula supra-renal esquerda *(cabeça de seta)* tem um formato semelhante a um V invertido. ***B***, Imagem TC coronal mostra as glândulas supra-renais normais com melhor visualização de ambos os ramos das supra-renais *(setas)* de ambos os lados.

- **Zona glomerular:** secreta aldosterona.
- **Zona fasciculada:** secreta cortisol.
- **Zona reticular:** secreta hormônios sexuais.

A **medula supra-renal** secreta epinefrina e norepinefrina.

4. **Descreva o protocolo da tomografia computadorizada (TC) *multislice* para as glândulas supra-renais.**
   - São obtidas imagens em apnéia com largura do feixe de 3 mm, 4,5 de *pitch* e espessura do corte de 3 mm (podem ser realizadas imagens de 5 mm para massas maiores).
   - Inicialmente é realizada uma fase não-contrastada. Caso não se observe uma massa supra-renal, não se realiza outra fase. Caso seja visualizada uma massa, é medida a densidade à TC. Se ela for inferior a 10 UH, é diagnosticado um adenoma supra-renal e não há necessidade de mais imagens. Caso a densidade seja de 10 UH ou mais, a massa é indeterminada. Realizar uma fase contrastada.
   - É administrado um contraste não-iônico (150 ml) intravenosamente (IV) a 2-3 cm^3/s e a imagem é obtida 70 segundos após a injeção.
   - Caso exista dúvida sobre um adenoma pobre em gordura, é realizada uma terceira fase (*washout*) adquirida 10 minutos após a injeção do contraste.
5. **O que é um incidentaloma?**
   É qualquer massa supra-renal detectada em um paciente outro que não aqueles submetidos a procedimentos de imagem para estadiamento de câncer conhecido.
6. **Quais são os critérios diagnósticos à TC de adenomas supra-renais benignos?**
   Na TC não-contrastada: uma massa supra-renal com densidade à TC inferior a 10 UH é diagnóstica de adenoma supra-renal benigno (Fig. 22-2).
   Na TC pós-contraste: foram descritos diversos métodos:
   - Caso a densidade absoluta à TC após 15 minutos seja < 30 UH, é diagnosticado adenoma supra-renal benigno.
   - Avaliação do *washout*: adenomas supra-renais benignos realçam moderadamente e exibem *washout* rapidamente. Por outro lado, lesões supra-renais malignas demonstram realce intenso persistente.

     A porcentagem de *washout* pode ser calculada utilizando-se 150 cm^3 de contraste a 2-3 cm^3/s.

   As imagens são obtidas 70 segundos e 10 minutos após a injeção do contraste.
   A fórmula é a seguinte:

   % *washout* = 1 – (valor em UH do realce tardio em 10 min/valor em UH em 70 segundos) × 100

   Usando esta equação:
   - Um *washout* de 50% ou mais é um adenoma benigno (Fig. 22-3).
   - Um *washout* < 50% é sugestivo de malignidade (Fig. 22-4).

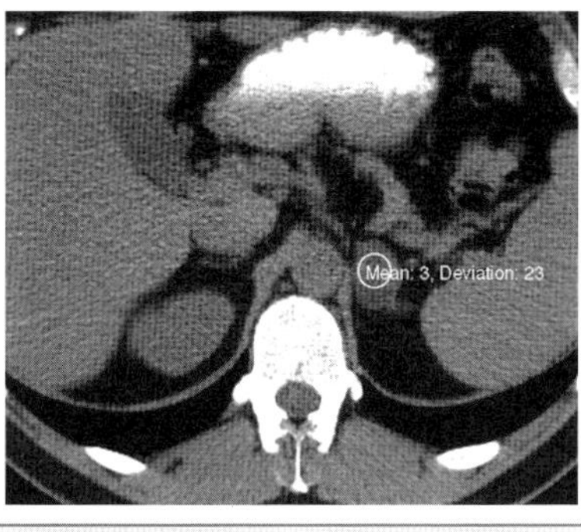

Figura 22-2. Adenoma supra-renal. Imagem de TC não-contrastada mostrando uma massa supra-renal esquerda de baixa atenuação (3 UH) compatível com adenoma.

7. **Descreva a sensibilidade e especificidade da TC não-contrastada no diagnóstico de adenomas supra-renais.**
   TC tem uma sensibilidade de 73% e especificidade de 96% para o diagnóstico de adenoma supra-renal, utilizando um valor limiar de 10 UH.
8. **Quais são os principais tipos de adenomas supra-renais?**
   1. **Adenomas funcionantes:** originam-se do córtex supra-renal e podem ter uma apresentação clínica variável, dependendo da zona histológica de origem:

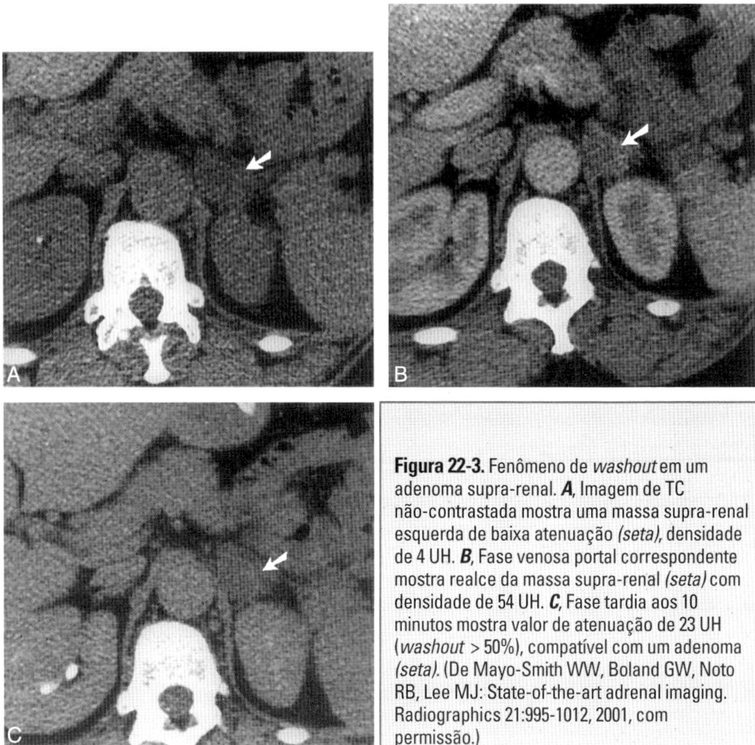

Figura 22-3. Fenômeno de *washout* em um adenoma supra-renal. ***A***, Imagem de TC não-contrastada mostra uma massa supra-renal esquerda de baixa atenuação *(seta)*, densidade de 4 UH. ***B***, Fase venosa portal correspondente mostra realce da massa supra-renal *(seta)* com densidade de 54 UH. ***C***, Fase tardia aos 10 minutos mostra valor de atenuação de 23 UH (*washout* > 50%), compatível com um adenoma *(seta)*. (De Mayo-Smith WW, Boland GW, Noto RB, Lee MJ: State-of-the-art adrenal imaging. Radiographics 21:995-1012, 2001, com permissão.)

- **Zona glomerular:** adenoma de Conn → hiperaldosteronismo primário (Fig. 22-5).
- **Zona fasciculada:** síndrome de Cushing.
- **Zona reticular:** síndrome adrenogenital.

2. **Adenomas não-funcionantes:** estes são observados como achados incidentais em aproximadamente 1% dos pacientes submetidos a exames de TC abdominais (e em aproximadamente 3% das necrópsias). A incidência de adenomas aumenta em pacientes com diabetes melito e hipertensão e nos mais idosos. Adenomas não-funcionantes caracterizam-se por suas células ricas em lipídio, apesar de aproximadamente 10% dos adenomas benignos serem pobres em lipídios. Nas imagens de TC, adenomas supra-renais aparecem como massas bem definidas redondas ou ovóides, variando de diâmetro entre 1 e 5 cm. Calcificação e aspecto cístico são raros, mas possíveis. Densidade à TC e critérios de *washout* do contraste são utilizados para confirmar o diagnóstico, como foi previamente exposto.

9. O que é hiperplasia macronodular?

A patogênese da hiperplasia macronodular é obscura e várias teorias foram propostas para explicar o desenvolvimento de aumento maciço da supra-renal (Fig. 22-6). Estas supra-renais apresentam gordura intracelular e possuem valores Hounsfield iguais aos do adenoma supra-renal. Pacientes afetados podem apresentar doença de Cushing secundária ao aumento da secreção de cortisol, que independe do hormônio adrenocorticotrópico (ACTH).

10. Qual é o diagnóstico diferencial de uma massa supra-renal associada com distúrbios da função supra-renal?

1. **Massas associadas à hiperfunção:**
   - **Do córtex supra-renal:** adenomas funcionantes, carcinoma (50% funcionante).
   - **Da medula supra-renal:** feocromocitoma.

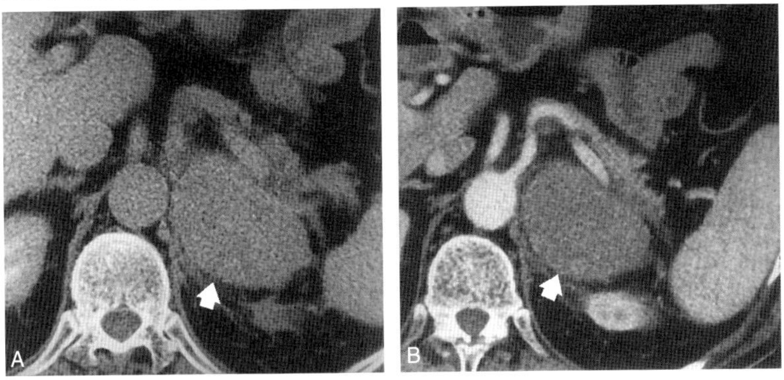

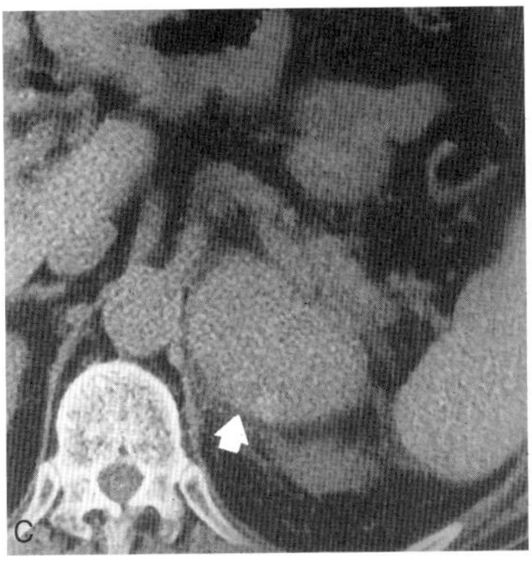

Figura 22-4. Metástase supra-renal. ***A***, TC não-contrastada mostra uma massa supra-renal *(seta)* com valor de atenuação de 40 UH. ***B***, Fase venosa portal correspondente mostra um realce *(seta)* da massa com valor de atenuação de 53 UH. ***C***, Fase tardia aos 10 minutos mostra realce persistente (56 UH) na massa *(seta)* com *washout* < 50%, compatível com processo maligno. (De Mayo-Smith WW, Boland GW, Noto RB, Lee MJ: State-of-the-art adrenal imaging. Radiographics 21:995-1012, 2001, com permissão.)

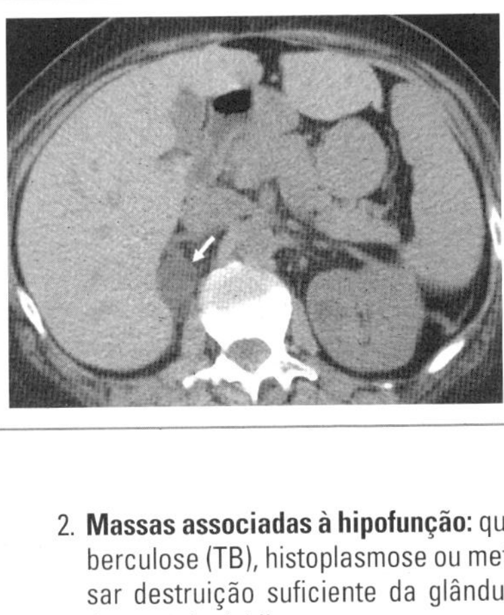

Figura 22-5. Adenoma produtor de aldosterona. Imagem de TC não-contrastada mostra uma massa supra-renal direita de 1,5 cm com baixa atenuação (4 UH) *(seta)*, compatível com adenoma. Adenomas funcionantes e não-funcionantes não podem ser diferenciados radiologicamente.

2. **Massas associadas à hipofunção:** qualquer lesão supra-renal não-funcionante tal como tuberculose (TB), histoplasmose ou metástases que se tornam grandes o suficiente para causar destruição suficiente da glândula resultarão em hipofunção e manifestam-se como doença de Addison.

11. Qual é o diagnóstico diferencial de uma massa supra-renal que *não* está associada a distúrbios da função supra-renal?

Do córtex supra-renal

- Hiperplasia.
- Adenoma não-funcionante.
- Carcinoma (50% não-funcionante).
- Metástases.
- Mielolipoma.
- Outras causas como linfoma, hemorragia, cisto e infecção.

Da medula supra-renal

- Neuroblastoma.
- Ganglioneuroblastoma.
- Ganglioneuroma (raramente funcionante).

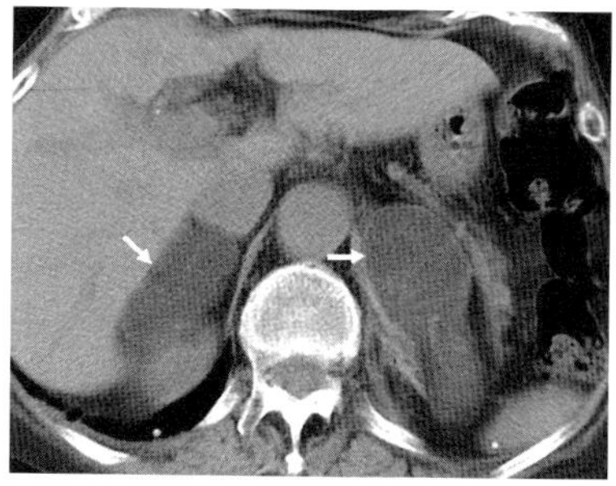

Figura 22-6. Hiperplasia macronodular. Imagem de TC não-contrastada demonstra bilateralmente glândulas supra-renais aumentadas de tamanho com baixa atenuação (6 UH) *(setas)*. RM (não apresentada) revelou uma queda no sinal na imagem fora de fase, confirmando um conteúdo lipídico e não mostrando realce à injeção de gadolínio.

12. Qual é o diagnóstico diferencial de massas supra-renais bilaterais?

- Hiperplasia supra-renal bilateral.
- Adenomas bilaterais.
- Metástases.
- Linfoma.
- Hemorragia.
- Infecção (TB, histoplasmose).
- Feocromocitoma (bilateral em 10%).

13. Você pode administrar meio de contraste iodado IV em um paciente com suspeita de feocromocitoma?

Dados de literatura abordando esta questão são esparsos e controvertidos. Pequenas séries demonstraram a elevação dos níveis de catecolaminas em pacientes com feocromocitoma após administração de contraste iônico. Um estudo mais recente demonstrou a aplicação segura de meio de contraste não-iônico em outro pequeno grupamento de pacientes com feocromocitoma, no qual nenhum dos indivíduos apresentou níveis elevados de catecolaminas após o contraste. Para eliminar qualquer risco potencial para o paciente em relação à precipitação de uma crise hipertensiva, a recomendação atual é, conseqüentemente, realizar um exame não-contrastado, medicar previamente os pacientes com um alfa-bloqueador, como fentolamina e fenoxibenzamina, antes de injetar o contraste não-iônico ou realizar exame de ressonância magnética (RM), que é considerado superior para a avaliação de feocromocitoma. Profilaxia farmacológica também deve ser feita antes de se tentar uma biópsia percutânea na suspeita de feocromocitoma.

14. Descreva os achados à TC do feocromocitoma.

Feocromocitomas (paragangliomas supra-renais) são tumores raros de tecido cromafim. São tipicamente demonstrados à imagem quando alcançam um diâmetro de 2-5 cm, aparecendo como massas redondas ou ovais com atenuação similar à do fígado (Fig. 22-7). Lesões maiores são heterogêneas devido à necrose freqüente e hemorragia, podendo apresentar níveis líquido-líquido. Também têm sido relatados feocromocitomas císticos. Grandes feocromocitomas necróticos podem imitar carcinomas supra-renais corticais ou metástases. A calcificação é rara (< 5%). Realce intenso pelo contraste tem sido notado quando este é administrado. TC tem sensibilidade superior a 93% para detecção e especificidade de 95% no diagnóstico de feocromocitomas.

15. Qual é a "regra dos 10" em relação ao feocromocitoma?

- 10% são múltiplos ou bilaterais.
- 10% são malignos.

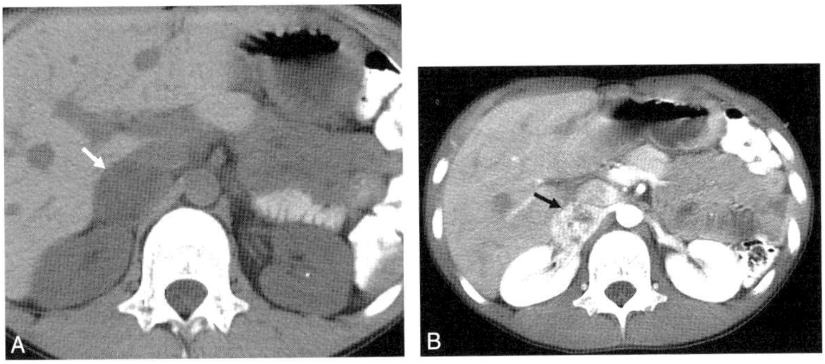

Figura 22-7. Feocromocitoma. ***A***, TC não-contrastada mostra uma massa supra-renal direita de baixa atenuação (37 UH) *(seta)*. ***B***, Imagem de TC correspondente com contraste não-iônico demonstra intenso realce heterogêneo da massa supra-renal direita *(seta)*.

- 10% têm incidência familiar (feocromocitomas familiares).
- 10% se apresentam como incidentalomas supra-renais.
- 10% recorrem após remoção cirúrgica.
- 10% ocorrem em crianças.
- 10% são extra-supra-renais.

16. De onde se originam os feocromocitomas extra-supra-renais?

Feocromocitomas extra-supra-renais são subdiafragmáticos em 98% dos casos e geralmente se originam do órgão de Zuckerkandl (Fig. 22-8), que está localizado ao redor da bifurcação aórtica ou na origem da artéria mamária interna. Outras origens possíveis dos feocromocitomas extra-supra-renais situam-se em qualquer lugar ao longo da cadeia simpática do pescoço até o sacro, tal como a região paraórtica. Feocromocitomas também se originam na bexiga e nas gônadas.

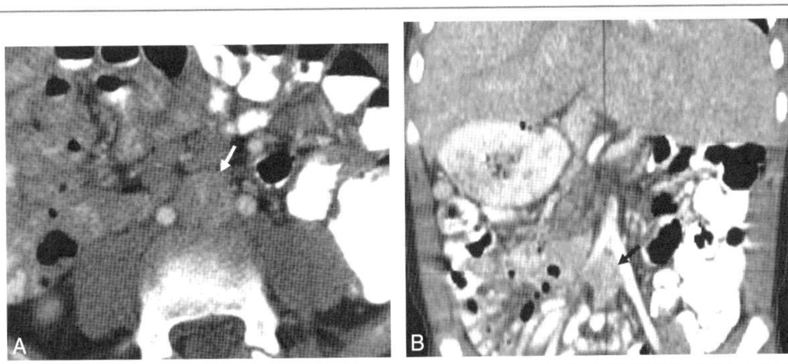

Figura 22-8. Feocromocitoma extra-supra-renal. Imagens de TC contrastada nos planos axial *(A)* e coronal *(B)* demonstram uma lesão de 4,4 cm realçada *(seta)* abaixo da bifurcação aórtica, na vizinhança do órgão de Zuckerkandl. Tomografia por emissão de pósitrons (PET) (não mostrada) mostra um aumento de captação, compatível com um feocromocitoma extra-supra-renal.

17. Quais as patologias que podem estar associadas aos feocromocitomas?

- Neoplasia endócrina múltipla (MEN tipo IIa ou IIb). Pacientes com síndromes MEN podem apresentar achados atípicos, como glândulas supra-renais espessadas e nodulares, sem a presença de grandes massas.
- São observados em 10% dos pacientes com neurofibromatose e 10% dos pacientes com von Hippel-Lindau (VHL).
- Feocromocitomas também são encontrados na síndrome de Carney (paraganglioma, leiomiossarcoma epitelióide gástrico, condroma pulmonar).

18. O que são paragangliomas? Você conhece tumores que façam parte desta entidade que não sejam feocromocitomas?

Paragangliomas são tumores neuroendócrinos raros, que se originam de tecido paraganglionar em qualquer local situado entre a base do crânio e assoalho pélvico. Células de paraganglioma pertencem ao sistema de captação e decarboxilação dos precursores de aminas *(APUD)*, caracterizando-se pelas vesículas citoplasmáticas contendo catecolaminas. Existem 3 tipos de paragangliomas:

- **Paraganglioma supra-renal (80%) = feocromocitoma:** hormonalmente ativos; secretam epinefrina e norepinefrina.
- **Paraganglioma aórtico-simpático (15%):** originam-se da cadeia simpática e dos gânglios retroperitoneais sendo intermediariamente ativos hormonalmente, secretando norepinefrina mas não epinefrina. Alguns paragangliomas também secretam dopamina.
- **Paraganglioma parassimpático (5%) = quimiodectomas = paraganglioma não-cromafim:** geralmente são hormonalmente inativos. Exemplos incluem glomo jugular, glomo timpânico, glomo vagal e tumor do corpo carotídeo.

19. Qual é a causa mais comum de calcificação supra-renal?

Calcificação supra-renal é mais comumente uma seqüela de hemorragia supra-renal. Outras causas em **crianças** incluem as seguintes:

- Cistos supra-renais.
- Neuroblastoma.
- Ganglioneuroma.
- Doença de Wolman.

Outras causas em **adultos** incluem as seguintes:

- Cistos supra-renais.
- TB e histoplasmose.
- Carcinoma.
- Feocromocitoma.
- Ganglioneuroma.

20. Como são classificados os cistos supra-renais?

- **Pseudocistos (40%):** estes são secundários à hemorragia ou infarto supra-renal, revestidos por tecido fibroso, unilocular e podem apresentar calcificação de parede.
- **Cistos verdadeiros:** estes são multiloculares, podem apresentar calcificação septal e são revestidos por endotélio (40%; linfangioma ou hemangioma) ou epitélio (10%; adenoma cístico, cisto de retenção, cisto embrionário). Cistos por parasitas geralmente são de origem equinocócica. Degeneração cística pode afetar vários tumores, como carcinoma, metástases, feocromocitoma, schwannoma e tumor adenomatóide cístico (veja Fig. 22-9).

21. O que é a doença de Wolman (xantomatose familiar primária)?

Esta deficiência enzimática fatal, autossômica recessiva, resulta no acúmulo de ésteres de colesterol e triglicerídeos no fígado, baço, linfonodos, córtex supra-renal e intestino delgado. Apresenta-se em recém-nascidos com má-absorção, incapacidade de desenvolvimento e esteatorréia. Os achados radiológicos incluem calcificação supra-renal puntiforme extensa e bilateral (diagnóstica), hepatosplenomegalia, linfonodos aumentados de tamanho e contendo gordura, espessamento da parede do intestino delgado e osteoporose.

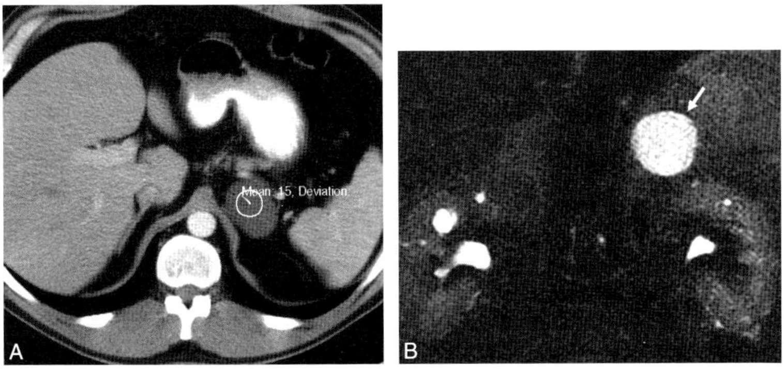

Figura 22-9. Cisto supra-renal. ***A***, TC contrastada demonstra uma lesão supra-renal esquerda não-realçada com 15 UH. ***B***, Haste coronal (RM) correspondente da glândula supra-renal esquerda confirma a lesão *(seta)* como sendo um cisto.

22. Quais são as causas mais comuns de hemorragia supra-renal em crianças?

Em crianças a hemorragia supra-renal geralmente é bilateral e observada mais comumente na primeira semana de vida. As causas mais comuns são hipóxia, especialmente em lactentes prematuros, trauma no parto e septicemia. Hemorragia supra-renal também pode ocorrer em lactentes de mães diabéticas, lactentes com distúrbios hemorrágicos e vítimas de abuso infantil.

23. Quais são as causas mais comuns de hemorragia supra-renal em adultos?

Em adultos a hemorragia supra-renal geralmente é unilateral. As causas mais comuns são situações de estresse (como sepse e queimaduras) e trauma abdominal contuso. Outras causas incluem tratamento com anticoagulantes (com hemorragia supra-renal ocorrendo no primeiro mês de tratamento), transplante hepático ortotópico, venografia supra-renal e coleta de amostras venosas supra-renais (a hemorragia ocorre em até 10% dos casos) e hemorragia no interior de um tumor supra-renal.

24. Descreva os achados à TC do hematoma supra-renal.

Hematoma supra-renal agudo demonstra alta atenuação (+ 30 UH) na TC não-contrastada (Fig. 22-10). Nas imagens pós-contraste, ele aparece hipodenso quando comparado ao fígado e baço. Com o envelhecimento do hematoma, a atenuação nas imagens não-contrastadas gradualmente se reduz, podendo ocorrer liquefação e o nível líquido-líquido pode ser observado. No decorrer de uma semana pode ser observada calcificação no hematoma supra-renal . O hematoma crônico eventualmente pode evoluir para um pseudocisto. Outros achados que podem ser observados com hematomas supra-renais incluem deslocamento caudal do rim ipsolateral, densificação da gordura adjacente e espessamento da fáscia pararrenal (Gerota).

25. O que é a síndrome de Waterhouse-Friderichsen?

Esta é uma variedade fulminante da infecção meningocócica, onde os microrganismos colonizam o sistema nervoso central, pele, glândulas supra-renais e superfícies serosas. A coagulopatia intravascular disseminada (CID) associada resulta em sangramento difuso em múltiplos órgãos. Tem sido postulado que a hemorragia supra-renal em pacientes com a síndrome de Waterhouse-Friderichsen ocorra porque a sepse, como um estado de estresse, está associada ao aumento do fluxo sanguíneo para as glândulas supra-renais numa tentativa de produzir mais cortisol. Com seu rico suprimento arterial (três artérias) e limitada drenagem venosa (uma veia), a glândula fica sobrecarregada pelo fluxo sanguíneo e a hemorragia intraglandular ocorre.

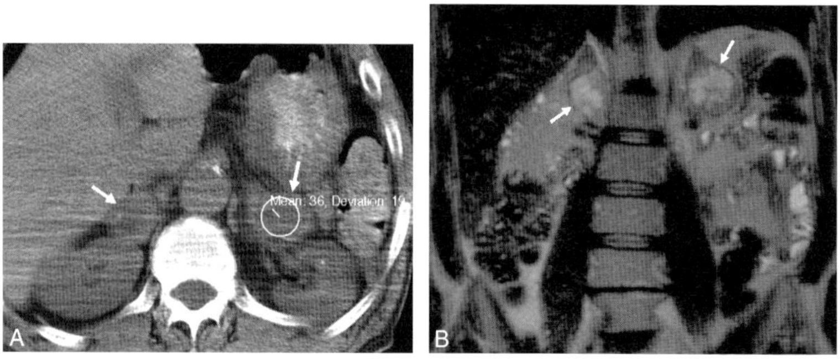

Figura 22-10. Hemorragia supra-renal. ***A***, Imagem de TC não-contrastada demonstrando glândulas supra-renais bilateralmente aumentadas em tamanho *(setas)* com um valor médio de atenuação de 36 UH, sugestivo de hemorragia. ***B***, RM correspondente (seqüência T1 no plano coronal) revela sinal hiperintenso *(setas)* no interior de ambas as glândulas supra-renais, confirmando hemorragia supra-renal.

26. Quais são os tumores que se originam da medula supra-renal?

Estes incluem neuroblastoma, ganglioneuroma e ganglioneuroblastoma. Ganglioneuroma pode ser considerado a entidade tumoral mais benigna e madura de todo um espectro de tumores neurogênicos que se originam de gânglios simpáticos. Do outro lado deste espectro situam-se os neuroblastomas como a entidade mais maligna e imatura. Ganglioneuroblastoma ocupa uma localização intermediária neste espectro. Apesar de geralmente não-funcionante, em raros casos os ganglioneuromas podem demonstrar atividade hormonal e estão associados à diarréia, sudorese, hipertensão, virilização ou miastenia grave.

27. O quanto freqüentemente o ganglioneuroma se origina das glândulas supra-renais?

O ganglioneuroma origina-se da medula supra-renal (mais freqüentemente do lado esquerdo) em somente 20% dos casos. Demonstra uma atenuação à TC inferior à dos músculos adjacentes e é uma causa de calcificação supra-renal em crianças e adultos. Possui uma tendência a englobar vasos sanguíneos sem comprometer seus lumens.

Geralmente as localizações comuns são o abdome (50%) e mediastino posterior (40%), onde ele pode aumentar em tamanho e causar pressão local e sintomas respiratórios. Outras localizações incluem a pelve e o pescoço. A ganglioneuromatose oral e intestinal está associada a MEN IIb (paciente marfanóide com carcinoma medular da tireóide, feocromocitoma supra-renal e neuromas mucosos múltiplos, incluindo ganglioneuromatose oral e intestinal).

28. Com que freqüência o neuroblastoma se origina das glândulas supra-renais?

Aproximadamente 40% dos neuroblastomas ocorrem na medula supra-renal. Fora das supra-renais, o neuroblastoma pode originar-se ao longo das cadeias simpáticas no pescoço (5%), mediastino posterior (15%), abdome (25%) ou pelve (5%). Raras entidades incluem neuroblastomas cerebrais, olfatórios e da parede torácica.

29. Descreva as características à TC do neuroblastoma.

Neuroblastoma (Fig. 22-11) geralmente se apresenta como uma grande massa retroperitoneal de tecido mole, que demonstra calcificação granular fina ou pontilhada em aproximadamente 90% dos casos em imagens de TC (50% nas radiografias simples). Isto contrasta com o tumor de Wilms, que calcifica infreqüentemente (5% ou menos). O neuroblastoma tende a cruzar a linha média, onde se torna inseparável da linfonodomegalia associada, podendo obstruir o hilo renal contralateral, resultando em hidronefrose. O rim ipsolateral é classicamente deslocado lateralmente, sem distorção do sistema coletor renal (o sistema coletor geralmente está deformado no tumor de Wilms).

O neuroblastoma também tende a encarcerar mais do que deslocar os vasos principais (o oposto ocorre em caso de tumor de Wilms). O neuroblastoma também tende a estender-se ao interior do canal espinhal. Metástases ósseas e para linfonodos são comuns no neuroblastoma, enquanto implantes hepáticos e pulmonares são comuns no tumor de Wilms.

30. O que é o estágio IVs do neuroblastoma? Ele tem um prognóstico diferente em comparação com o estágio IV?

Neuroblastomas são classificados como estágio IVs quando um neuroblastoma indetectável primário ou um neuroblastoma primário do estágio I ou II está associado a envolvimento da pele, do fígado e/ou da medula óssea (< 10% de envolvimento da medula óssea). O prognóstico é mais favorável em comparação com o estágio IV: a taxa de sobrevida para pacientes com estágio IVs é equivalente à do estágio I ou II, a não ser que exista um envolvimento extenso da medula óssea.

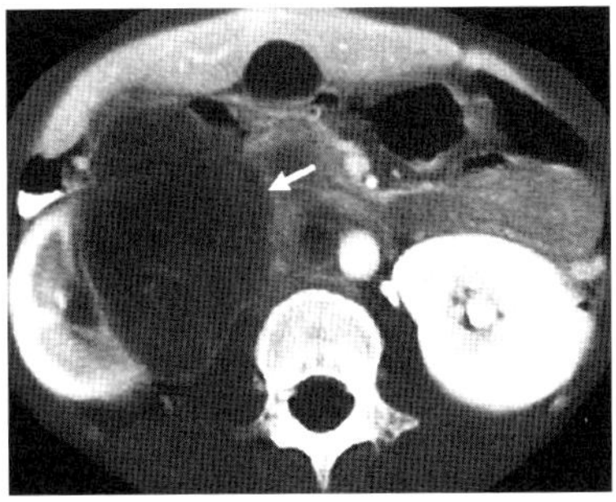

Figura 22-11. Neuroblastoma cirurgicamente confirmado. Imagem de TC contrastada demonstrando uma massa supra-renal direita *(seta)* que desloca o rim direito lateralmente.

31. De qual parte da glândula supra-renal o carcinoma se origina?

Carcinoma supra-renal é um tumor raro, porém letal, que se origina do córtex supra-renal.

32. Qual é o tamanho usual do carcinoma supra-renal quando de seu diagnóstico à TC?

Carcinoma supra-renal (Fig. 22-12) geralmente se apresenta como uma grande massa heterogênea, medindo tipicamente 5-20 cm em diâmetro. Exame de TC demonstra áreas de hemorragia e necrose. A calcificação é rara. Metástases hepáticas e para linfonodos são comuns. É importante procurar por trombose tumoral associada na veia renal ou VCI.

33. Resuma os critérios de tamanho para o diagnóstico de carcinoma supra-renal.

- **< 4 cm:** 2% são malignos.
- **4,1-6 cm:** 6% são malignos.
- **> 6 cm:** 25% são malignos.

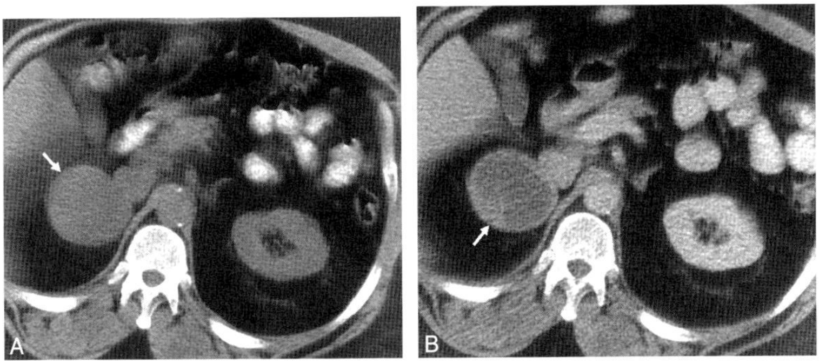

Figura 22-12. Carcinoma supra-renal cortical. ***A***, TC não-contrastada demonstra uma massa supra-renal direita de 6 cm *(seta)*. ***B***, TC contrastada correspondente mostra realce periférico pelo contraste *(seta)*.

Devem ser realizadas 60 adrenalectomias para se encontrar um carcinoma supra-renal caso o tamanho > 6 cm seja considerado diagnóstico para carcinoma supra-renal.

34. O carcinoma supra-renal pode se apresentar como um tumor funcionante?

Cerca de 50% dos carcinomas supra-renais se apresentam como tumores funcionantes, geralmente secretando cortisol e se apresentando com síndrome de Cushing. Menos comumente, apresentam-se com sintomas de virilização ou feminização. Em crianças, o carcinoma supra-renal pode estar associado à hemi-hipertrofia, síndrome de Beckwith-Wiedemann ou astrocitoma.

35. Liste os indicadores de mau prognóstico do carcinoma supra-renal.

- Massa maior que 12 cm.
- Alta contagem mitótica.
- Hemorragia intramural.

36. Descreva os achados à TC do mielolipoma supra-renal.

Mielolipoma supra-renal é um tumor benigno raro que se origina de elementos da medula óssea nas glândulas supra-renais. Geralmente é unilateral (10:1) e usualmente alcança um grande tamanho, de até 30 cm, no momento do diagnóstico. A avaliação por TC demonstra aspecto heterogêneo com grandes áreas de baixa atenuação devidas à gordura (Fig. 22-13). O diagnóstico diferencial deste aspecto é o lipossarcoma, apesar do mielolipoma em si não apresentar qualquer potencial maligno. Cerca de 22% dos mielolipomas demonstram evidências de calcificação, 15% estão associados a adenoma supra-renal não-funcionante e 7% estão associados a distúrbios endócrinos como a síndrome de Cushing ou deficiência de 21-hidroxilase. Em 12% dos casos, ocorre hemorragia aguda, podendo aumentar o tamanho do tumor.

37. Qual o nível de renina plasmática que você espera em pacientes com hiperaldosteronismo?

Hiperaldosteronismo divide-se em 2 categorias: primário e secundário:

- No **hiperaldosteronismo primário** a origem do excesso de aldosterona é primariamente uma hiperfunção supra-renal, causada por um adenoma cortical (adenoma de Conn) em aproximadamente 70% dos casos, hiperplasia supra-renal em aproximadamente 30% ou um carcinoma adrenocortical funcionante em menos de 1%. Em todos estes casos, o nível aumentado de aldosterona exerce um mecanismo de *feedback* negativo, resultando em diminuição do nível plasmático de renina.

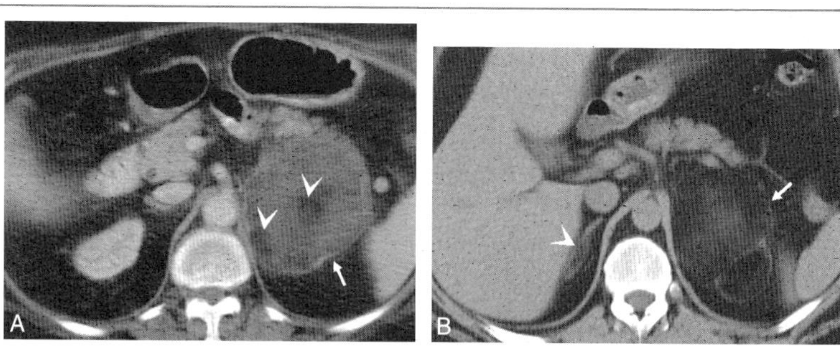

Figura 22-13. Mielolipoma supra-renal. ***A***, Imagem de TC contrastada em um paciente com mielolipoma cirurgicamente confirmado demonstra uma massa heterogênea da glândula supra-renal esquerda *(seta)*, com áreas de densidade de gordura (*cabeças de setas)* dentro da massa. ***B***, Imagem de TC não-contrastada mostra uma massa supra-renal esquerda, bilobulada *(seta)* com densidade de gordura predominante. Um pequeno mielolipoma *(cabeça de seta)* também está presente na glândula supra-renal direita.

- No **hiperaldosteronismo secundário** o excesso de aldosterona é um reflexo do aumento do nível plasmático de renina, que pode ser causado por um tumor que secreta renina, isquemia renal (p. ex., devida à estenose da artéria renal), insuficiência renal, insuficiência cardíaca congestiva (ICC) ou síndrome de Barter.

38. Descreva os achados à TC do adenoma de Conn.

Adenomas de Conn geralmente são tumores pequenos, com menos de 2 cm e que raramente excedem 4 cm em diâmetro (veja Fig. 22-5). A acurácia da TC em detectar estes pequenos adenomas é superior a 80%. Na imagem de TC não-contrastada o adenoma tem aspecto homogêneo e é geralmente isodenso em relação aos órgãos sólidos adjacentes. Menos freqüentemente seu aspecto é hipodenso, devido ao baixo conteúdo lipídico (até 5% de conteúdo lipídico). Raramente os adenomas de Conn podem apresentar-se hiperdensos na TC não-contrastada, devido ao seu conteúdo de cálcio. Em imagens contrastadas, um adenoma produtor de aldosterona demonstra menos realce quando comparado com o tecido supra-renal adjacente normal.

PONTOS-CHAVE: GLÂNDULAS SUPRA-RENAIS ✔

1. Na TC não-contrastada, uma massa supra-renal homogênea com densidade inferior a 10 UH é benigna.
2. Um *washout* do contraste de 50% ou mais nos na TC 10 minutos após contraste é sugestivo de adenoma supra-renal benigno.
3. Pacientes com suspeita de feocromocitoma devem ser pré-medicados com um alfa-bloqueador antes da injeção do meio de contraste iodado e antes de se proceder a uma biópsia percutânea. Feocromocitoma com evidência bioquímica deve ser tratado cirurgicamente.
4. Tumores maiores que 6 cm são tratados com cirurgia, enquanto tumores < 4 cm podem ser acompanhados.
5. A calcificação supra-renal é mais comumente uma seqüela de hemorragia supra-renal.

39. Qual o aspecto que você espera que apresentem as glândulas supra-renais de pacientes com síndrome de Cushing?

Exames de imagem de glândulas supra-renais de pacientes com síndrome de Cushing demonstram hiperplasia supra-renal em aproximadamente 70%, adenoma supra-renal em aproximadamente 20% ou carcinoma supra-renal em aproximadamente 10% dos casos. Adenoma supra-renal funcionante ou carcinoma representam a causa da síndrome de Cushing primária, com o aumento associado da secreção de cortisol sendo responsável pelo mecanismo de *feedback* de inibição do ACTH pituitário. Hiperplasia supra-renal representa a resposta glandular ao ACTH elevado em casos de síndrome de Cushing secundária. Nestes casos, o ACTH elevado é mais comumente iatrogênico. ACTH intrinsecamente elevado resulta de adenoma pituitário (90%) ou tem uma origem ectópica (10%). A origem mais comum para produção ectópica de ACTH é o carcinoma pulmonar de pequenas células, apesar de diversas outras neoplasias, como tumores carcinóides e tumores das células das ilhotas pancreáticas, também produzirem ACTH, causando a síndrome de Cushing.

40. O que é displasia adrenocortical nodular pigmentada primária?

Esta é uma causa rara de síndrome de Cushing supra-renal ACTH-independente em lactentes, crianças e adultos jovens. Existe como uma anormalidade isolada ou como parte de uma síndrome familiar denominada **complexo Carney**, que consiste de hiperplasia supra-renal associada à pigmentação cutânea em manchas, tumor calcificado de células de Sertoli do testículo e mixomas cardíaco e de partes moles. O aumento nodular das glândulas supra-renais pode simular doença metastática ou infecção granulomatosa, tal como TB ou histoplasmose.

41. Quais são as causas da síndrome adrenogenital? Como elas afetam o aspecto tomográfico das glândulas supra-renais?

- **Síndrome adrenogenital congênita** é causada por deficiência enzimática e resulta no bloqueio da síntese de glicocorticóides e mineralocorticóides. O resultante decréscimo nos níveis de cortisol e aldosterona resulta em hiperplasia bilateral e simétrica por *feedback* das glândulas supra-renais e o acúmulo associado de precursores androgênicos leva a sintomas de virilização em pacientes tipicamente femininos. Os pacientes também podem ser pseudo-hermafroditas ou homens que se apresentam com puberdade precoce por volta de 2-3 anos de idade.

- **Síndrome adrenogenital adquirida** resulta de um tumor virilizante, que pode ser um adenoma supra-renal, carcinoma ou hiperplasia resultando em aumento difuso ou local da glândula, um tumor ovariano ou testicular ou um tumor produtor de gonadotrofina, tal como neoplasias pineais ou hipotalâmicas ou coriocarcinoma.

42. Descreva as causas e achados à TC da doença de Addison.

A doença de Addison é uma insuficiência adrenocortical primária que resulta quando um processo destrutivo envolve pelo menos 90% do córtex supra-renal. Destruição auto-imune, como uma patologia isolada ou como parte de síndrome de deficiência poliendócrina, é a etiologia em aproximadamente 70% dos casos. Outras causas incluem processos granulomatosos (p. ex., TB, histoplasmose, sarcoidose), infecção fúngica (p. ex., blastomicose, coccidioidomicose), amiloidose, metástases supra-renais bilaterais e, em casos raros, hemorragia supra-renal (p. ex., secundária a trauma, sepse, anticoagulação ou distúrbios de sangramento). O aspecto à TC depende da etiologia. Glândulas supra-renais pequenas são observadas em casos de atrofia auto-imune e inflamação crônica, enquanto glândulas aumentadas de tamanho são esperadas em caso de massa tumoral, hemorragia ou inflamação aguda. Adicionalmente, são observadas calcificações supra-renais em até 25% dos pacientes com doença de Addison crônica.

43. Qual é a origem mais comum das metástases supra-renais?

Carcinoma pulmonar é a origem mais comum de doença metastática supra-renal. Outras fontes primárias incluem a mama, rim, intestino, ovário e melanoma. Observa-se que mesmo em pacientes com processo maligno primário conhecido, até 50% das pequenas massas supra-renais são mais provavelmente adenomas benignos que implantes metastáticos.

44. Descreva o aspecto à TC de metástases supra-renais.

Pequenas lesões metastáticas nas glândulas supra-renais têm aspecto homogêneo e bem-definido. Lesões maiores, especialmente quando > 4 cm (Fig. 22-14), apresentam características de massas malignas (p. ex., densidade heterogênea e realce, contorno irregular, borda irregular espessa e até mesmo invasão de estruturas adjacentes). Após administração de contraste nota-se realce intenso e *washout* lento.

45. O que é um tumor de colisão?

É a ocorrência de metástases em uma glândula supra-renal, juntamente com um adenoma supra-renal preexistente.

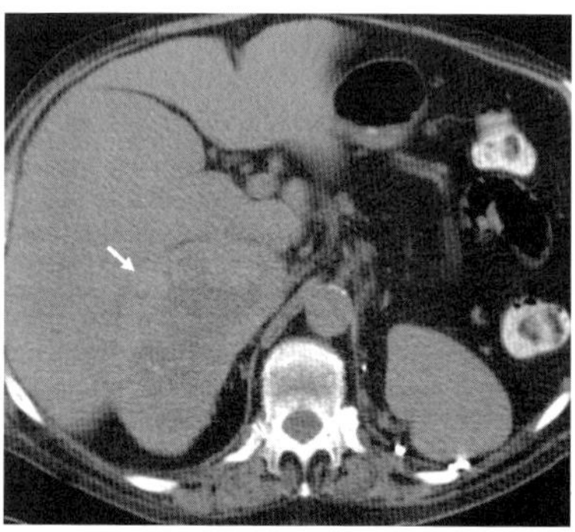

Figura 22-14. Metástase supra-renal. Imagem de TC não-contrastada demonstra uma massa supra-renal direita heterogênea *(seta)* com áreas de baixa atenuação no centro da massa.

46. Por quanto tempo você deve acompanhar uma massa supra-renal?

Para tumores que permanecem estáveis em 2 estudos por imagem realizados com 6 meses de intervalo e que não exibam hipersecreção hormonal durante 4 anos, um acompanhamento posterior pode não ser necessário.

BIBLIOGRAFIA

1. Caoili EM, Korobkin M, Francis IR, et al: Delayed enhanced CT of lipid-poor adrenal adenomas. AJR 175:1411-1415, 2000.
2. Gold RE, Wisinger BM, Geraci AR, et al: Hypertensive crisis as a result of adrenal urography in a patient with pheochromocytoma. Radiology 102:597-580, 1972.
3. Korobkin M, Brodeur FJ, Francis IR, et al: CT time-attenuation washout curves of adrenal adenomas and non-adenomas. AJR 170:747-752, 1998.
4. Mayo-Smith WW, Boland GW, Noto RB, Lee MJ: State-of-the-art adrenal imaging. Radiographics 21:995-1012, 2001.
5. Mukherjee JJ, Peppercorn PD, Reznek RH, et al: Pheochromocytoma: Effect of nonionic contrast medium in CT on circulating catecholamine levels. Radiology 202:227-231, 1997.
6. National Institutes of Health Consensus Conference on Adrenal Glands, Bethesda, MD, 2004.
7. Raisanen J, Shapiro B, Glazer GM, et al: Plasma catecholamines in pheochromocytoma: Effect of urographic contrast media. AJR 143:43-46, 1984.
8. Welch TJ, Patrik F, Sheedy PF II: The adrenal glands. In Haaga JR, Lanzieri CF, Gilkeson RC (eds): Computed Tomography and Magnetic Resonance Imaging of the Whole Body, 4th ed. St. Louis, Mosby, 2003, pp 1511-1536.

CAPÍTULO 23

ESTÔMAGO E INTESTINO

Baz Debaz, MD

1. **Quando é utilizado um meio de contraste oral hidrossolúvel? Como ele é preparado?**
O contraste oral hidrossolúvel é utilizado para opacificar o trato gastrointestinal (GI) quando há suspeita de perfuração, tal como na presença de ar livre e para avaliar locais de anastomose. Agentes hidrossolúveis fáceis de fazer estão disponíveis no comércio. Caso necessário, podem ser preparados misturando-se 20 ml de Gastrografin com 600 ml de água. Adicionar um sabor especial, tal como um pacote de refresco em pó.

2. **Qual é o protocolo para um exame de TC com multidetectores de alta resolução do estômago?**
Para obter um exame de boa qualidade, devem ser preenchidos três critérios:
   - Distensão gástrica apropriada.
   - Ajustar a administração de contraste intravenoso (IV).
   - Exame de alta resolução.

   Os pacientes devem estar em jejum por, no mínimo, 6 horas e os seguintes parâmetros devem ser observados:
   - **Contraste oral:** use 1.500 ml de água ou 3 garrafas de 450 ml de Volumen (E-Z-EM), administrados por 1 hora.
   - **Glucagon:** use 1 mg IV antes do exame.
   - **Posição:** supina para lesões do fundo e do corpo gástrico. Realize o estudo na posição prona para avaliar lesões no antro e piloro.
   - **Contraste IV:** 120 ml com um fluxo de 4 ml/segundo. Use solução salina caso disponível.
   - **Retardo da aquisição das imagens:** realize 2 fases (arterial e venosa portal) aos 30 e 60 segundos. Escaneie próximo à resolução isotrópica e visualize em MPR, tridimensional (3D) e reconstrução de superfície *surface rendering*, de acordo com o *software* disponível.

3. **Quais são as indicações e vantagens de exames de alta resolução do estômago por TC com multidetectores?**
São utilizados como adjuntos à endoscopia, mas diferente da endoscopia e dos estudos GI com duplo-contraste, a TC gástrica de alta resolução fornece informação sobre a parede gástrica e a extensão extragástrica da doença, assim como sobre o *status* de outros órgãos e linfonodos adjacentes. A indicação mais comum é a suspeita de um carcinoma gástrico. Outras indicações incluem linfoma, carcinóide, metástases e tumor do estroma gastrointestinal (GIST) e outros tumores benignos. Também é útil para varizes gástricas e obstrução da saída gástrica.

4. **Cite os tumores gástricos benignos.**
Pólipos epiteliais podem ser hiperplásicos ou adenomatosos. Os **pólipos hiperplásicos** representam mais que 85% de todos os processos gástricos benignos, mas não são tumores verdadeiros. Acredita-se que se desenvolvam a partir de regeneração excessiva do epitélio superficial. Muitas vezes são múltiplos e a maioria mede menos do que 1,5 cm de diâmetro.

   A maioria dos **pólipos adenomatosos (adenomas)** são maiores em tamanho. O aspecto à TC melhora com melhor distensão gástrica por contraste, água ou ar. Não existem características à TC confiáveis para distinguir entre lesões benignas e malignas.

   Lipomas são raros, sua localização é submucosa e ocorrem no antro. Podem ulcerar, resultando em hemorragia. Na TC caracterizam-se pelos seus baixos valores de atenuação.

Hemangiomas são tumores submucosos raros. Podem conter flebólitos calcificados, que sugerem o diagnóstico à TC.

Outros tumores são **GIST benigno, pólipos juvenis** e **remanescentes pancreáticos.**

5. O que é GIST?

GIST é a neoplasia não-epitelial mais comum do estômago e intestino delgado. Ela é rara no cólon e no reto. GISTs são tumores mesenquimais do TGI, derivados das células intersticiais de Cajal ou de uma célula-tronco mais primitiva. Em tumores previamente classificados como leiomioma, leiomioblastoma e leiomiossarcoma foram encontrados CD-117 e atualmente eles foram classificados como sendo GIST. GISTs podem ser benignos ou malignos, dependendo do tipo celular, podendo calcificar.

Linfonodomegalia é incomum. GISTs apresentam um realce heterogêneo à TC (Fig. 23-1).

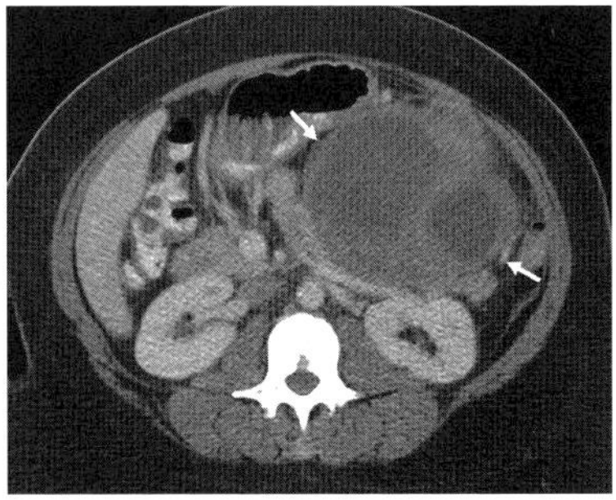

Figura 23-1. GIST maligno do estômago *(setas)*. Observe paredes espessas realçadas com invasão do tecido adiposo circundante.

6. Como o GIST envolve o estômago?

- **Submucoso:** 60%.
- **Subseroso:** 30%.
- **Intramural:** 10%.

Cerca de 90% dos GISTs situam-se no fundo e corpo do estômago.

7. Cite algumas estatísticas e fatos importantes sobre o adenocarcinoma gástrico.

- Existem 24.000 novos casos diagnosticados a cada ano nos Estados Unidos. Em todo o mundo são diagnosticados cerca de 700.000 novos casos.
- A incidência é mais alta no Japão, África do Sul e no oeste europeu. Nos Estados Unidos, é 1,5-2,5 vezes mais comum em afro-americanos, hispânicos e americanos nativos.
- A proporção homem:mulher é de 2:1.
- Nos últimos anos, tornou-se menos comum no corpo do estômago e no estômago distal e mais prevalente na junção esofagogástrica.
- Fatores de risco incluem infecção pelo *Helicobacter pylori*, pólipos adenomatosos, gastrite atrófica crônica, anemia perniciosa e gastrectomia parcial devida à doença benigna como úlceras pépticas (15-20 anos de período de latência).

8. Quais são as vias de disseminação do adenocarcinoma gástrico?

- **Extensão direta:** depende da localização no estômago; para o ligamento gastroepático, fígado, baço, omento menor, pâncreas e esôfago (Fig. 23-2).
- **Disseminação linfática:** linfonodos regionais, linfonodo de Virchow (supraclavicular esquerdo) em 15% dos casos.
- **Disseminação hematogênica:** fígado, pulmão e glândulas supra-renais; ovários em 10% dos casos (tumor de Krukenberg, que muitas vezes se apresenta antes do tumor gástrico primário).
- **Disseminação peritoneal:** em 40% dos pacientes – omento, peritônio e a serosa ao longo da borda mesentérica do intestino.

9. Quais são os achados à TC no carcinoma gástrico?

TC convencional não é sensível para o diagnóstico do câncer gástrico precoce, com uma sensibilidade relatada de aproximadamente 50%. Pode aparecer como um espessamento focal da parede, com realce da mucosa na fase arteriovenosa precoce do contraste. Casos avançados

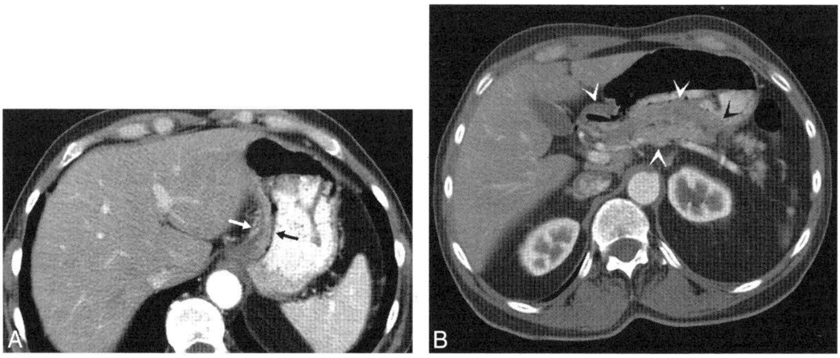

Figura 23-2. Carcinoma gástrico. ***A***, Invasão do ligamento gastro-hepático *(setas)*. ***B***, Invasão do pâncreas *(cabeças de setas)*.

aparecem como parede gástrica espessada e realçada ou como uma massa polipóide. Pode ser detectada ulceração. Carcinoma cirroso freqüentemente envolve a metade distal do estômago e dissemina-se, predominantemente, na submucosa, causando espessamento difuso da parede gástrica.

TC de alta resolução do estômago é mais sensível na detecção precoce do câncer devido à sua capacidade 3D e de gastroscopia virtual. As lesões que se protruem mais que 5 mm para o interior do lúmen gástrico são mais bem detectadas que aquelas planas ou deprimidas.

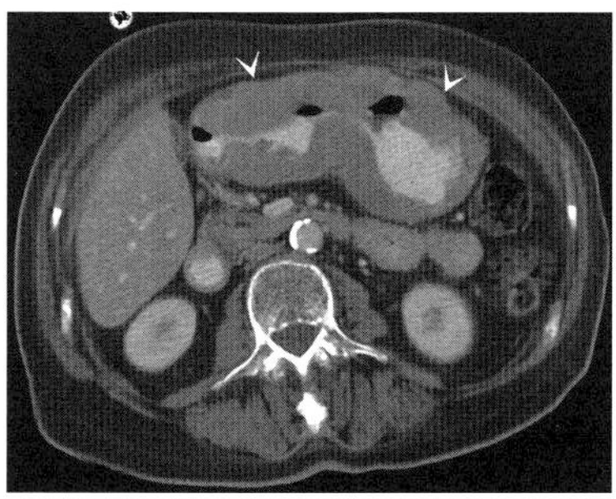

Figura 23-3. Linfoma gástrico com espessamento mural generalizado acentuado *(cabeças de seta)*. Observe a preservação da gordura perigástrica.

10. Cite as características à TC que podem ajudar a diferenciar carcinoma gástrico de linfoma.

- A espessura da parede gástrica é mais acentuada no linfoma (média = 4 cm) que no carcinoma (média = 0,8 cm) (Fig. 23-3).
- Espessamento mural é mais homogêneo e a gordura perigástrica é mais preservada em caso de linfonodomegalia.
- No linfoma a linfonodomegalia é mais pronunciada e, diferente do carcinoma, pode estender-se abaixo do nível das veias renais.
- No linfoma, os linfonodos são maiores que aqueles encontrados no adenocarcinoma.

11. O que é o volvo gástrico? Como ele é classificado?

Volvo gástrico é a torção do estômago ao redor de seu próprio eixo. Pode ser transitório com poucos sintomas ou causar obstrução, isquemia e necrose. É classificado de acordo com o tipo de torção e pela localização no estômago:

- **Organoaxial:** o estômago roda ao longo de seu eixo longo. Volvo organoaxial geralmente está associado a uma hérnia diafragmática e produz sintomas agudos. A freqüência do comprometimento vascular está relatada como sendo de 5% a 28%.
- **Mesenteroaxial:** o estômago dobra-se ao longo de seu eixo curto, dirigindo-se da curvatura menor para a curvatura maior. Antro e piloro passam a situar-se em um nível mais alto que o fundo e o corpo do estômago (estômago de "cabeça para baixo") (Fig. 23-4). A condição geralmente é intermitente, com sintomas crônicos.

Volvo gástrico também tem sido classificado de acordo com a localização do estômago:

- **Volvo gástrico primário (subdiafragmático):** um terço dos casos; ocorre abaixo do diafragma quando os ligamentos estabilizadores são muito frouxos como resultado de causas congênitas ou adquiridas.
- **Volvo gástrico secundário (intratorácico):** 2/3 dos casos; ocorre acima do diafragma e geralmente é do tipo organoaxial. Associado a hérnias paraesofágicas ou outras hérnias diafragmáticas congênitas ou adquiridas. Não associado a hérnias hiatais por escorregamento. TC multiplanar é útil para determinar o tipo de volvo.

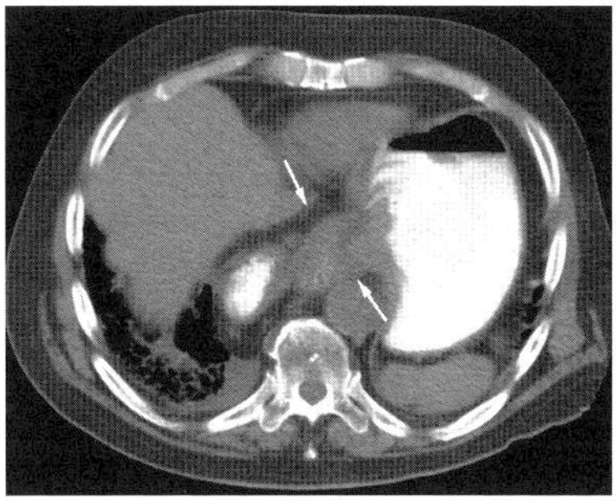

Figura 23-4. Volvo gástrico mesenteroaxial. O estômago está rodado sobre si mesmo (entre *setas*) com o antro e duodeno estendendo-se em direção cefálica para um nível mais alto que o fundo.

12. Descreva ruptura gástrica e seus achados à TC.

Ruptura gástrica provocada por trauma contuso é rara e ocorre quando o estômago encontra-se distendido por alimentos. A parede anterior do estômago é a mais comumente afetada, seguida da curvatura maior. A TC demonstra pneumoperitônio e extravasamento de contraste ou líquido para o interior da cavidade peritoneal. Perfuração gástrica é mais comum em recém-natos, sendo geralmente espontânea ou devida à enterocolite necrotizante (ECN). Outras causas incluem instrumentação, tal como a colocação de um tubo nasogástrico ou endoscopia, perfuração de úlceras pépticas e câncer (Fig. 23-5).

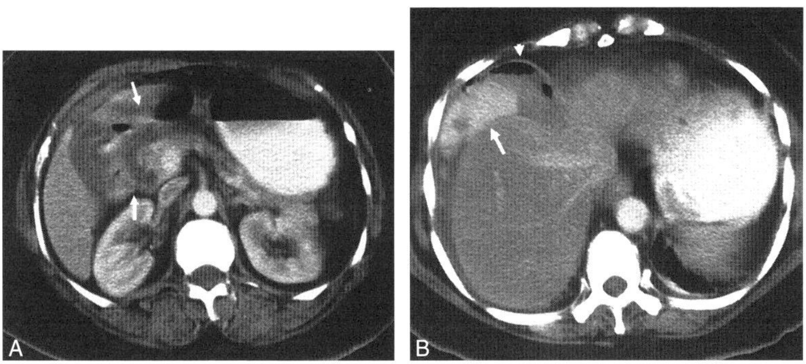

Figura 23-5. Úlcera gástrica perfurada. ***A***, Edema difuso circundando o antro gástrico e duodeno *(setas)*. ***B***, Acúmulo periférico de contraste oral *(setas)* e ar livre *(cabeça de seta)*.

13. O que é a gastrite flegmonosa?

É uma infecção estreptocócica purulenta do estômago que afeta primariamente a submucosa e pode levar à gangrena. Perfuração é comum com peritonite e ascite purulenta. A taxa de mortalidade é elevada. O diagnóstico é feito por meio de endoscopia e cultura bacteriana. A TC demonstra parede gástrica espessada com inflamação difusa e ausência de ar intramural.

14. Descreva gastrite enfisematosa e seus achados à TC.

Gastrite enfisematosa é uma condição rara, com risco de vida, caracterizada por infecção generalizada da parede gástrica, causada por organismos que produzem gás, tais como *Clostridium,*

Escherichia coli e infecção estreptocócica. Fatores predisponentes são ingestão de substâncias corrosivas, abuso de álcool, gastroenterite, cirurgia abdominal recente, infarto GI, oclusão arterial e venosa e pancreatite aguda. Os pacientes apresentam-se com um abdome agudo, febre, calafrios e, algumas vezes, hematêmese. A principal complicação é perfuração aguda. A taxa de mortalidade é superior a 60%. A TC demonstra gás intramural e espessamento da parede gástrica.

15. Qual é o diagnóstico diferencial de ar na parede gástrica?

Além da gastrite enfisematosa, gás intramural pode ser encontrado no enfisema gástrico benigno, que pode ser secundário a:

- Distensão gástrica grave.
- Trauma tal como após uma endoscopia.
- Etiologia pulmonar (doença pulmonar obstrutiva crônica [DPOC], enfisema).

Trata-se de uma condição benigna e pode ser diferenciada da gastrite enfisematosa por sua evolução clínica benigna e o menor grau de espessamento da parede gástrica.

PONTOS-CHAVE: DIAGNÓSTICO DIFERENCIAL DE AR NA PAREDE GÁSTRICA ✓

1. Distensão gástrica grave.
2. Trauma tal como após uma endoscopia.
3. Etiologia pulmonar (DPOC, enfisema).
4. Gastrite enfisematosa (condição rara com risco de vida).

16. Descreva o protocolo da enterografia por TC com multidetectores.

- Os pacientes devem evitar alimentos sólidos por 8 horas.
- Uma hora antes do exame, administrar uma dose única de 10 mg de metoclopramida por via oral, juntamente com 450 ml de água. Administrar 10 mg de metoclopramida por via oral, seguida de três garrafas de 450 ml de Volumen (E-Z-EM) por um período de uma hora; ao invés disso, podem ser utilizados 1.200–1.500 ml de água. (Metoclopramida ajuda a reduzir a náusea e o refluxo gastroesofágico.)
- Utilize 120 ml de contraste IV com um fluxo de 3 ml/segundo.
- Realize um exame de TC bifásico aos 40 e 70 segundos com uma espessura de fatia de 2 a 3 mm. Imagens nos planos axial ou coronal.
- Encoraje o paciente e explique a ele a necessidade de beber a quantidade de líquidos necessária.

A enterografia por TC com contraste negativo administrado por via oral é tão precisa quanto a "enteróclise por TC" realizada com metilcelulose administrada através de um tubo nasojejunal, para avaliação da doença de Crohn (Fig. 23-6).

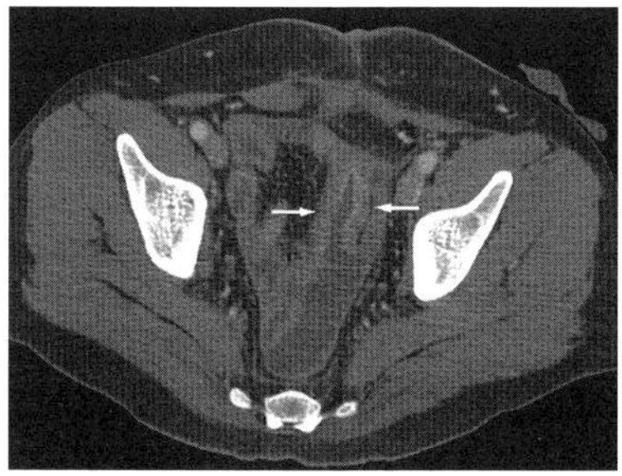

Figura 23-6. Enterografia por TC em um paciente com doença de Crohn. Observe a parede espessada de uma alça intestinal com realce mucoso *(setas)* indicando doença ativa.

17. O que é um divertículo de Meckel?

Divertículo de Meckel é a anomalia congênita mais comum do trato GI e ocorre em 2-3% da população. Resulta do não-fechamento do ducto onfalomesentérico, e está localizado na borda antimesentérica do íleo a 100 cm da válvula ileocecal. Mede até 15 cm de comprimento; 60% dos pacientes descobrem o divertículo antes dos 10 anos de idade. Mucosa gástrica heterotópica e mucosa pancreática muitas vezes são encontradas em pacientes sintomáticos. Complicações comuns incluem hemorragia, obstrução intestinal, diverticulite e intussuscepção.

18. Qual é o papel da TC no diagnóstico do divertículo de Meckel?

A avaliação radiológica do divertículo de Meckel geralmente é orientada pelos sinais e sintomas do paciente. TC desempenha um papel na avaliação de pacientes com dor ou obstrução intestinal (Fig. 23-7). Em pacientes com obstrução, procurar por um divertículo invertido dentro do lúmen intestinal, intussuscepção, volvo ou presença de divertículo em uma hérnia (hérnia de Littre).

Em pacientes com uma apresentação clínica inflamatória e apêndice normal, lembre-se de procurar por um divertículo de Meckel. A parede do divertículo pode ser espessa, com densificação local. O divertículo pode conter um nível líquido, enterolitos ou material tipo fecal. Caso você prove estar certo, você será um astro!

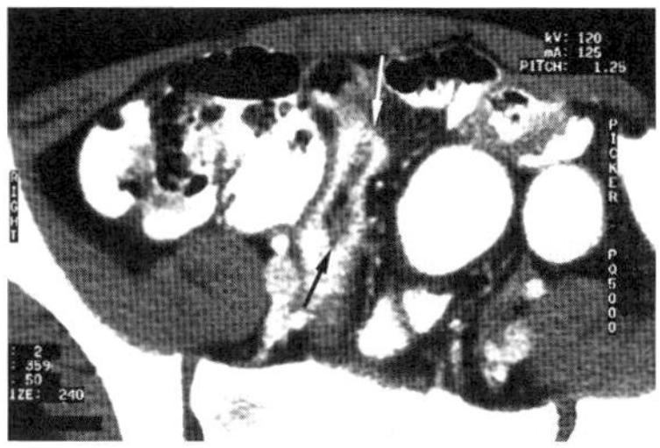

Figura 23-7. Divertículo de Meckel invertido com uma alça ileal *(setas)* sem sinais de obstrução.

19. Qual é a espessura normal do intestino delgado?

Inferior a 3 mm. Quando o intestino está distendido, a parede pode não ser perceptível. A parede intestinal pode parecer anormalmente espessa durante a peristalse ou se o conteúdo intestinal for isodenso à parede intestinal. Em caso de dúvida, solicite um trânsito de delgado.

20. Cite os tumores benignos do intestino delgado e suas complicações.

Tumores benignos do intestino delgado são raros. Incluem adenoma, tumor benigno do estroma e lipoma. Complicações são sangramento, intussuscepção e obstrução.

21. Quais são os tumores primários malignos do intestino delgado? Qual é sua distribuição diferencial?

Tumores malignos do intestino delgado são incomuns, sendo responsáveis por menos de 3% dos processos malignos GI. O mais comum é o adenocarcinoma, seguido por carcinóide maligno, linfoma e sarcomas. Adenocarcinoma é mais comum no duodeno (Fig. 23-8). Carcinóide e linfoma são mais comuns no íleo terminal. Sarcomas são um pouco mais freqüentes no jejuno.

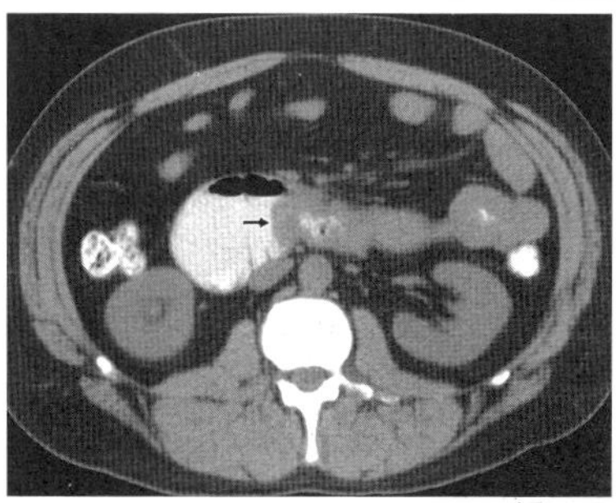

Figura 23-8. Carcinoma duodenal originando-se da terceira porção causando obstrução *(seta)*.

22. Descreva os processos malignos GI na síndrome da imunodeficiência adquirida (AIDS) e seu aspecto à TC.

- **Sarcoma de Kaposi:** mais comum; relacionado com herpes vírus. O trato GI é o terceiro em freqüência após a pele e linfonodos. É mais comum no duodeno e reto. A TC demonstra grandes massas focais ou espessamento nodular da parede.
- **Linfoma não-Hodgkin:** relacionado com o vírus Epstein-Barr; geralmente mais agressivo e menos responsivo à terapia que o linfoma não-AIDS. Também envolve o trato GI mais freqüentemente que em pacientes não-AIDS. Complicações incluem obstrução, intussuscepção e perfuração. Os mais envolvidos são o íleo distal e o reto.

Os achados à TC incluem o seguinte:

- **Estômago:** espessamento mural circunferencial ou focal.
- **Intestino delgado:** dilatação aneurismática, espessamento parietal nodular ou difuso.

23. Qual é o aspecto à TC de tumores carcinóides?

Massa mal-definida no quadrante inferior direito (QID). Calcificações ocorrem em 70% dos casos. Massa com densidade de partes moles no mesentério num padrão "em estrela", deslocando alças intestinais (Fig. 23-9) também é observado.

24. Quais são as características à TC do linfoma primário do intestino delgado?

Linfoma não-Hodgkin do intestino delgado tornou-se mais freqüente com a AIDS. É mais comum distal que proximalmente.

- A forma mais comum caracteriza-se por linfonodos múltiplos (geralmente maiores que a hiperplasia linfóide) de tamanhos variados, levando a um espessamento simétrico da parede intestinal, associado à linfonodomegalia retroperitoneal.
- Uma massa polipóide que pode ser grande e causar intussuscepção. A junção do tumor com o intestino delgado normal é mais gradual e difícil de definir, estendendo-se ao longo de um segmento maior que o adenocarcinoma.
- Pode apresentar-se como uma dilatação aneurismática do segmento envolvido do intestino delgado (Fig. 23-10).
- Outra forma é uma grande massa exocêntrica que se estende além da parede intestinal.

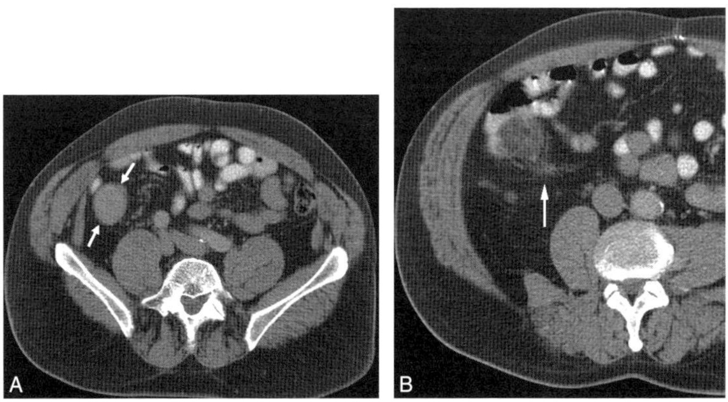

Figura 23-9. Tumor carcinóide maligno do íleo distal em um homem de 61 anos de idade com dor intermitente no quadrante inferior direito. ***A,*** A TC da pelve mostra uma massa submucosa bem definida no íleo distal *(setas)*. ***B,*** A TC a um nível levemente mais cefálico mostra uma leve reação desmoplásica no mesentério adjacente *(seta)*.

25. O que é o sinal do alvo?

Implica na presença de edema submucoso (Fig. 23-11) e pode ser observado como uma parede intestinal com 2 ou 3 camadas. Acredita-se que os círculos interno e externo realçados pelo contraste representem hiperemia da mucosa e da muscular própria/serosa, respectivamente. O círculo intermediário não-realçado representa edema submucoso. O bário no lúmen obscurece o realce da mucosa. É melhor observado na fase arteriovenosa do contraste IV. Em casos graves de edema submucoso ele também pode ser observado no exame não-contrastado.

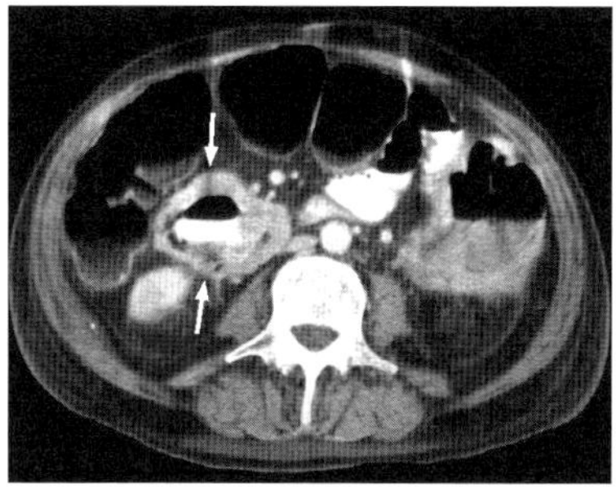

Figura 23-10. Linfoma duodenal apresentando-se como dilatação aneurismática com paredes espessadas *(setas)*.

PONTOS-CHAVE: TUMORES DO ESTÔMAGO E INTESTINO DELGADO ✔

1. Tumor de estroma gastrointestinal (GIST) é a neoplasia não-epitelial mais comum do estômago e intestino delgado. É raro no cólon e reto.
2. Nos últimos anos, o adenocarcinoma gástrico tornou-se menos comum no corpo gástrico e estômago distal e mais prevalente na junção esofagogástrica.
3. A TC convencional não é sensível ao câncer gástrico inicial (sensibilidade relatada de aproximadamente 50%).
4. Tumores malignos do intestino delgado são incomuns e responsáveis por menos de 3% dos processos malignos GI. O mais comum é o adenocarcinoma, seguido pelo carcinóide maligno, linfoma e sarcomas.
5. Processos malignos GI na AIDS incluem sarcoma de Kaposi (mais comum) e linfoma não-Hodgkin.

26. Qual é o diagnóstico diferencial de um sinal do alvo?

O sinal do alvo é encontrado no intestino delgado e grosso. Está associado à doença de Crohn, isquemia intestinal, púrpura de Henoch-Schönlein, lesão por radiação do intestino delgado e grosso, colite pseudomembranosa e edema intestinal provocado por hipertensão portal.

27. A presença do sinal do alvo exclui um processo maligno?

Sim, porque o sinal do alvo está associado a condições inflamatórias e não a condições malignas. Uma exceção é o carcinoma cirroso infiltrante do estômago e cólon, que é muito raro e geralmente associado à rigidez, estenose e linfonodomegalia regional.

28. Caso você observe deposição de gordura na submucosa do intestino delgado ou grosso, o que isto significa?

Deposição de gordura na submucosa intestinal é encontrada na doença inflamatória intestinal crônica, tal como a doença de Crohn e colite ulcerativa (Fig. 23-12). Pode ser uma resposta à inflamação crônica ou à terapia com esteróide. Também tem sido relatada como se desenvolvendo em poucas semanas durante quimioterapia devida à leucemia ou linfoma.

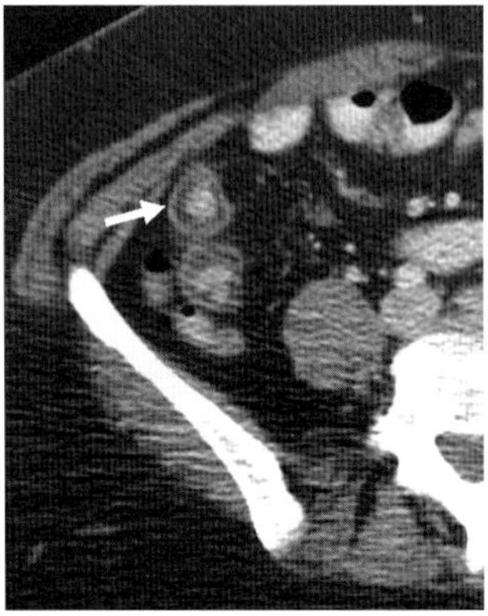

Figura 23-11. Sinal do alvo *(seta)*. TC de um paciente com doença de Crohn mostrando edema mesentérico e realce da muscular própria/serosa. O realce da mucosa está obscurecido pela presença de bário no lúmen.

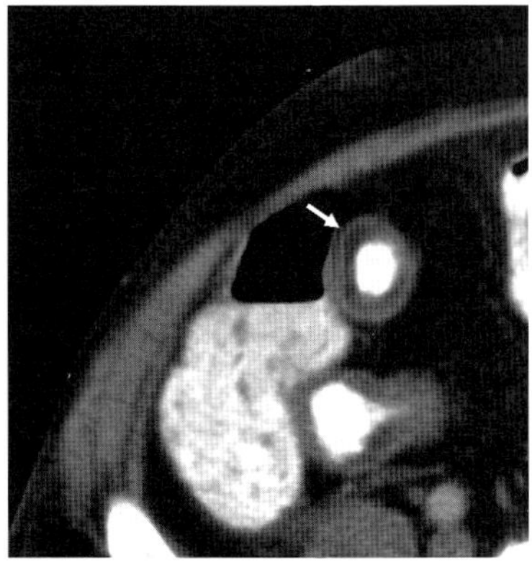

Figura 23-12. Infiltração da gordura submucosa no íleo distal de um paciente com doença de Crohn *(seta)*.

29. O que é o sinal de Comb?

Realce da *vasa recta* engurgitada no íleo terminal devido à hiperemia (Fig. 23-13). Não está presente no jejuno. Geralmente é encontrado na doença de Crohn, mas também pode ser observado na vasculite, como no caso de lúpus, tromboembolismo mesentérico, alça estrangulada e colite ulcerativa.

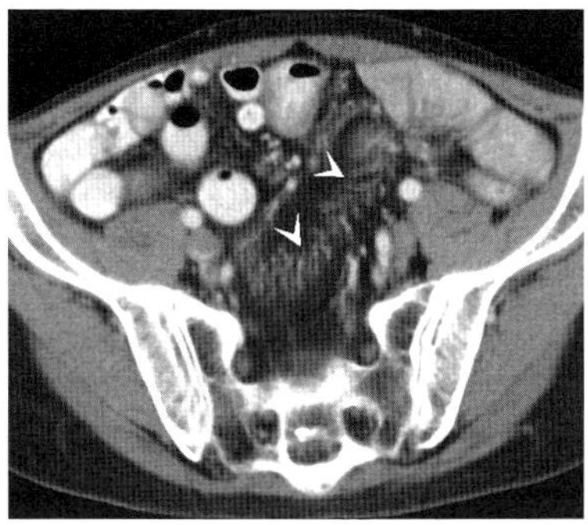

Figura 23-13. Sinal de Comb *(cabeças de seta)*. TC de um paciente com doença de Crohn mostrando realce da *vasa recta* ingurgitada em uma alça distal do íleo.

30. Quais são as complicações da doença de Crohn?

- Perfuração intestinal, abscesso, obstrução intestinal, formação de fístula (bexiga, pele e vagina), fissuras e fístulas perianais (Fig. 23-14) podem ser observadas.
- Existe um risco maior de câncer de cólon e intestino delgado, assim como de linfoma de intestino delgado.
- Má absorção, colelitíase, nefrolitíase, abscesso hepático, pancreatite e megacólon tóxico podem ser observados.
- Colangite esclerosante primária (CEP). Cerca de 1% dos pacientes portadores de Crohn desenvolve CEP e 10% dos pacientes com CEP apresentam doença de Crohn.
- Sacroileíte pode manifestar-se antes da forma entérica.

31. Por que pacientes com doença de Crohn desenvolvem cálculos biliares e renais? Qual é a freqüência destes?

- **Cálculos biliares** são relatados em até 30% dos pacientes com doença de Crohn.

A formação de cálculos biliares deve-se a diversos fatores:

- Uso de nutrição parenteral total (NPT) causa a formação de lama biliar.
- Hipomobilidade da vesícula biliar encontrada na DII.
- Déficit de absorção de sais biliares no íleo terminal resulta em diminuição da quantidade de ácidos biliares e supersaturação de colesterol na bile (cálculos de colesterol).
- Íleo doente é incapaz de absorver os sais biliares que passam para o cólon, onde se combinam com bilirrubina não-conjugada e promovem sua absorção. Aumento da concentração de bilirrubina na bile está associado à formação de cálculos.

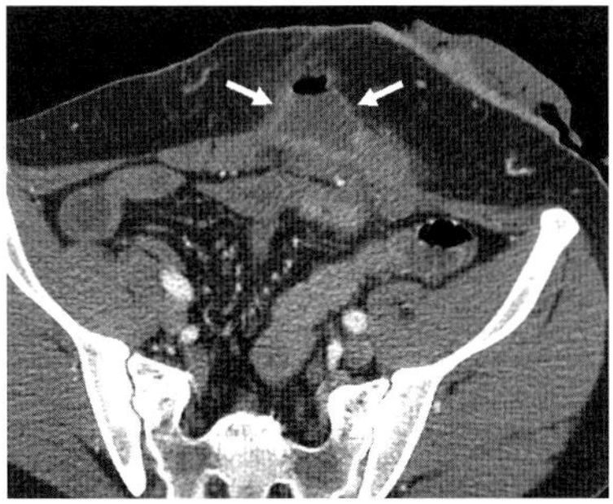

Figura 23-14. Abscesso na parede abdominal anterior complicando uma doença de Crohn *(setas)*.

- **Cálculos renais** são relatados em até 19% dos pacientes e são mais comuns naqueles com uma ileostomia. Cálculos renais geralmente são do tipo oxalato de cálcio. São causados por má absorção de ácidos graxos, que se combinam com cálcio e são perdidos nas fezes como "sabões" de cálcio. Normalmente o cálcio se liga a oxalatos e, juntos, podem ser expelidos pelo cólon. A falta de cálcio livre suficiente no cólon leva à reabsorção de oxalatos, resultando em hiperoxalúria e formação de cálculos.

32. Descreva os achados à TC da doença de Crohn.

Os locais mais comuns são o intestino delgado distal e o cólon proximal (ileocólico). Procure por lesões salteadas. Os achados à TC incluem espessamento da parede intestinal (1-2 cm), sinal do alvo (causado por edema submucoso e encontrado na fase aguda da doença), sinal de Comb, infiltração gordurosa da submucosa, formação de abscesso, fleimão, proliferação fibrogordurosa no mesentério (gordura "rastejante") e linfonodomegalia mesentérica (menor que 1 cm). Caso existam linfonodos maiores, suspeite de linfoma.

33. Quais são os achados à TC na enterite por *Mycobacterium avium-intracellulare* (MAI)?

O MAI afeta o trato GI e o sistema hepatobiliar em pacientes com AIDS. A condição é diagnosticada à hemocultura. Achados clínicos, histológicos e radiológicos são similares àqueles da doença de Whipple e a doença freqüentemente é denominada pseudodoença de Whipple. Achados à TC incluem espessamento da parede intestinal, especialmente no jejuno (Fig. 23-15A), com volumosa linfonodomegalia mesentérica e retroperitoneal de baixa atenuação, similar à encontrada no linfoma (Fig. 23-15B).

34. O que é a síndrome de Henoch-Schönlein? Como ela afeta o trato GI?

Também conhecida como púrpura anafilactóide, a síndrome de Henoch-Schönlein é uma vasculite alérgica sistêmica que afeta capilares, pequenas arteríolas e vênulas, e envolve a pele, articulações e rins. Imunizações, picadas de insetos, medicação, infecções e determinados alimentos estão implicados em sua etiologia. Ela causa um *rash* cutâneo característico, artrite envolvendo as grandes articulações e hematúria. Achados GI incluem cólica, náusea, vômito, diarréia e sangramento GI. Perfuração GI e obstrução são raras. *Nota importante:* sintomas GI podem se apresentar como um abdome cirúrgico e preceder o *rash* cutâneo.

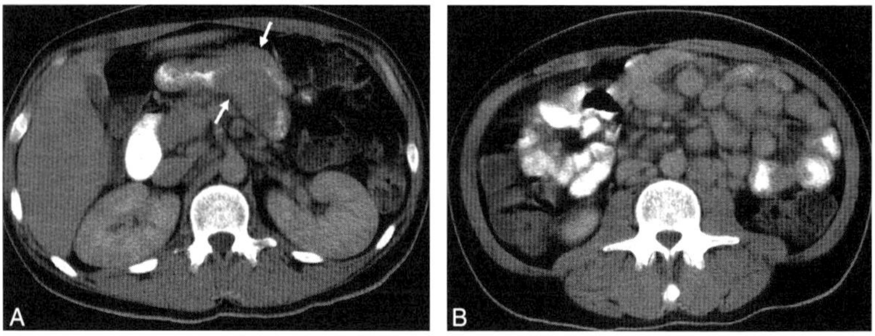

Figura 23-15. Infecção por MAI comprovada por biópsia de linfonodo em um homem de 35 anos de idade HIV positivo, com AIDS. ***A***, A TC mostra espessamento de uma alça jejunal *(setas)*. ***B***, Exame realizado em um nível inferior mostra importante linfonodomegalia mesentérica.

35. Quais são os achados à TC da síndrome de Henoch-Schönlein?

Os achados à TC são espessamento da parede intestinal com segmentos multifocais e salteados. O jejuno e o íleo são mais freqüentemente envolvidos (Fig. 23-16). Envolvimento GI ocorre em 29-62% dos pacientes adultos. Outros achados incluem linfonodomegalia regional (menos de 1,5 cm de diâmetro), ingurgitamento dos vasos mesentéricos, edema na gordura mesentérica e líquido peritoneal livre.

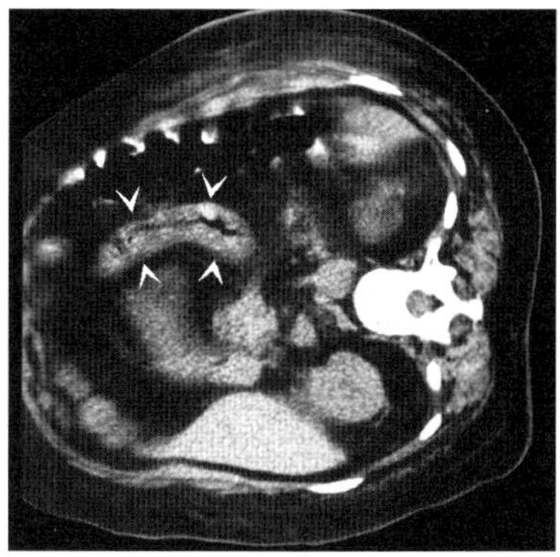

Figura 23-16. Púrpura de Henoch-Schönlein. TC de uma mulher de 72 anos de idade apresentando uma história de 1 semana de diarréia líquida e insuficiência renal progressiva. Três dias antes ela desenvolveu *rash* cutâneo generalizado após um episódio de faringite. TC demonstra uma alça jejunal espessada *(cabeças de seta)*.

36. O que é a doença enxerto-*versus*-hospedeiro (DEVH)?

DEVH é a principal complicação observada em receptores de transplante alogênico de medula óssea. Células-tronco imunocompetentes introduzidas em um paciente com sistema imunológico destruído por quimioterapia reconhecem o organismo como estranho (rejeição reversa). Existem diversos graus de gravidade (I-IV). O risco de desenvolvimento de DHVH aumenta com a idade. A **forma aguda** ocorre nos 3 primeiros meses após o transplante (*rash* cutâneo e descamação, espasmos, febre, diarréia e insuficiência hepática). A **forma crônica** ocorre mais tarde e apresenta sintomas similares. O prognóstico depende do diagnóstico precoce e terapia imunossupressora.

37. Quais são os achados à TC na DEVH?

- Espessamento da parede intestinal (mais comum no intestino delgado que no grosso).
- Dilatação intestinal (pode ocorrer proximalmente aos segmentos de parede espessados).
- Realce da mucosa intestinal.
- Ingurgitamento da *vasa recta* (comum).
- Estriação do mesentério, ascite e colecistite (linfonodomegalia mesentérica está ausente). Nas formas graves, espessamento esofágico.

38. Qual é a patogênese da enterite por radiação? Quais são os achados à TC?

Enterite por radiação ocorre 6-24 meses após tratamento. Contudo, o período latente pode ser de até 20 anos. Doses acima de 45 Gy podem predispor à doença. A radiação causa serosite e aderências. Também causa estreitamento das arteríolas na submucosa, resultando em isquemia e necrose intestinal. Isto pode levar à perfuração e desenvolvimento de um trato fistuloso para a vagina ou bexiga. A estenose intestinal e aderências são responsáveis por obstrução intestinal.

A TC demonstra alças intestinais agrupadas, espessamento da parede intestinal e mesentério adjacente e um sinal do alvo. Pode estar presente atenuação aumentada da gordura mesentérica (Fig. 23-17).

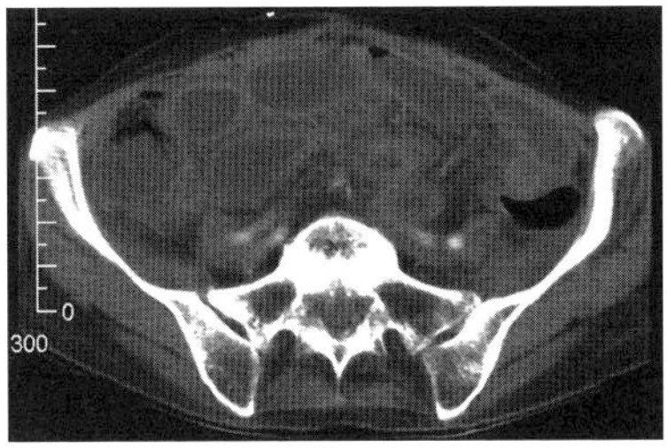

Figura 23-17. Enterite por radiação. TC de um paciente após radioterapia em decorrência de um câncer retal. Observe a obstrução do intestino delgado com parede intestinal espessada.

39. Descreva hematoma duodenal e seus achados à TC.

A segunda e terceira porções do duodeno são vulneráveis a trauma contuso devido à sua localização retroperitoneal. A terceira porção do duodeno pode ser facilmente comprimida contra a coluna durante um evento traumático.

Trauma contuso resulta em ruptura duodenal ou hematoma duodenal. É importante diferenciar entre essas duas condições para determinar o tratamento clínico. A perfuração requer cirurgia de emergência, enquanto o hematoma duodenal é tratado de forma conservadora.

A TC desempenha um papel importante na avaliação da lesão abdominal. O extravasamento de ar e ou contraste oral ao redor do duodeno ou no espaço pararrenal direito do peritônio é uma indicação de ruptura. Na TC o hematoma duodenal aparece como espessamento parietal circunferencial ou excêntrico, com uma alta atenuação indicando sangramento agudo causando estreitamento do lúmen. Devido à proximidade anatômica do pâncreas, deve ser dada atenção especial a este órgão, para avaliar quaisquer sinais de pancreatite traumática.

40. Quais são as causas de ar periduodenal?

A perfuração de uma úlcera duodenal, corpo estranho, colangiopancreatografia retrógrada endoscópica (CPRE) ou trauma. À TC, procure por ar, meio de contraste oral e estriação da gordura (estriação pode não estar presente num estágio inicial). A perfuração deve ser diferenciada de divertículos duodenais, que são comuns mas não associados a estriação da gordura local. Úlcera péptica perfurada é uma ocorrência comum e deve ser dada atenção especial ao duodeno e estômago distal em todos os casos de dor abdominal (Figs. 23-18 e 23-19).

41. Com relação à parede intestinal, qual é o aspecto de uma hemorragia intramural à TC?

Parede intestinal espessada, com alta atenuação, e homogênea. Hemorragia intramural não exibe realce pelo contraste IV.

42. Quais são as causas de isquemia intestinal?

- **Comprometimento arterial:** oclusão tromboembólica da artéria mesentérica superior (AMS) ou seus ramos, vasculite (incomum) e compressão extrínseca de artérias por volvo, hérnia, aderências e intussuscepção.
- **Hipotensão:** hipovolemia, sepse e insuficiência cardíaca congestiva.
- **Drogas vasoconstritoras:** norepinefrina.
- **Drenagem venosa prejudicada:** trombose de veias mesentéricas ou porta, distensão intestinal grave ocorrendo proximalmente a uma lesão estenótica e compressão de veias mesentéricas por tumor, aderência, volvo, hérnia e intussuscepção.

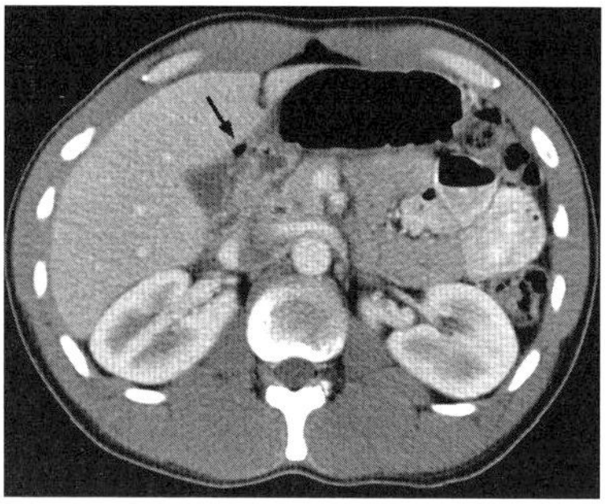

Figura 23-18. Úlcera duodenal perfurada. Observe a pequena quantidade de ar extraluminal *(seta)* com um grau mínimo de edema, difícil de visualizar devido à pouca gordura.

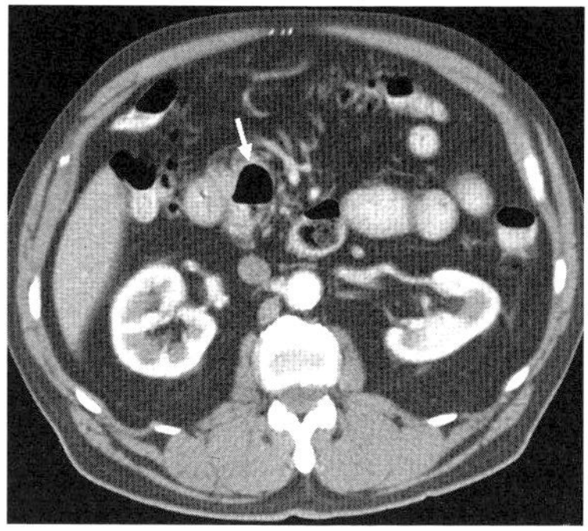

Figura 23-19. Divertículo originando-se da terceira porção do duodeno *(seta)*.

43. O que é o intestino de choque? Qual é seu aspecto à TC?

Intestino de choque é definido como anormalidades difusas no intestino delgado, causadas por hipoperfusão prolongada devido ao choque hipovolêmico. Os achados à TC incluem espessamento difuso da parede do intestino delgado, associado a forte realce após contraste IV. Também se observa realce denso da aorta e veia cava inferior, que é achatada e aumento do realce dos rins (Fig. 23-20).

44. Quais são os achados à TC da isquemia intestinal aguda?

- **Achados à TC específicos:** tromboembolismo dos vasos mesentéricos, gás intramural, gás venoso portal, ausência de realce da parede intestinal e isquemia de outros órgãos.
- **Sinais inespecíficos:** dilatação intestinal, edema submucoso (sinal do alvo), espessamento da parede abdominal (mais grave na trombose venosa que na oclusão arterial), realce da parede intestinal, edema mesentérico, ingurgitamento vascular e ascite (Figs. 23-21 e 23-22).

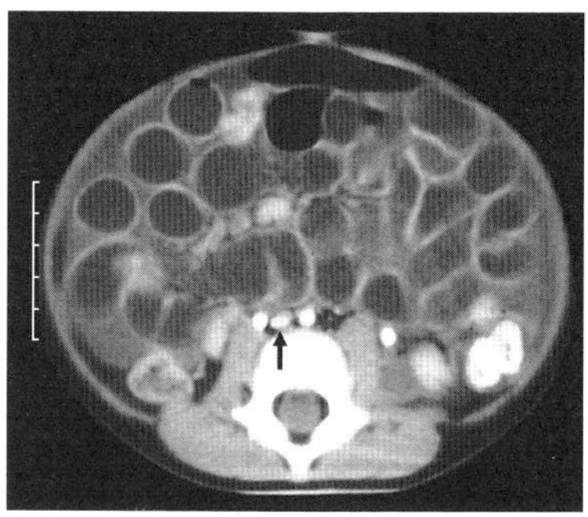

Figura 23-20. Intestino de choque. TC de uma criança com hipovolemia após um acidente com veículo motorizado. Observe o grau acentuado de realce da parede intestinal e uma veia cava inferior (VCI) de pequeno calibre *(seta)*.

Atenção: o grau de realce da parede intestinal depende da fisiopatologia do processo isquêmico. Na oclusão arterial completa existe pouco ou nenhum realce da parede. Na isquemia arterial transitória, o grau de realce aumenta com o grau de lesão que afeta o endotélio microvascular e o epitélio mucoso. Na isquemia extrema existe hemorragia intramural com graus variáveis de realce. Na drenagem venosa prejudicada, o grau de realce pode ser leve a grave e está associado ao ingurgitamento venoso mesentérico e espessamento da parede.

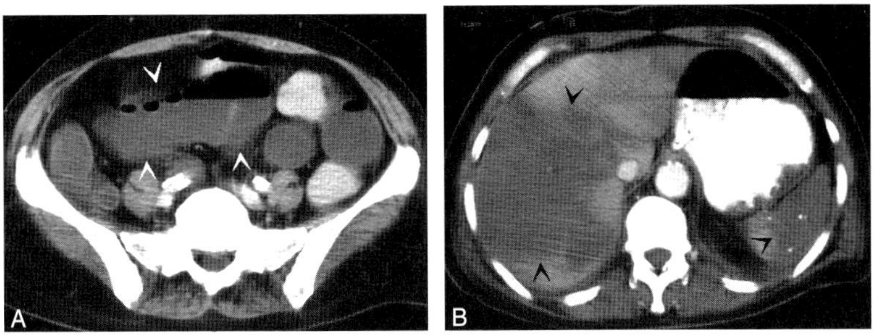

Figura 23-21. Infarto intestinal. ***A***, TC de um paciente idoso mostrando alças intestinais dilatadas, repletas de líquido, sem realce da parede *(cabeça de setas)*. ***B***, TC mostrando extensos infartos hepáticos e do baço *(cabeças de seta)*. AMS (não demonstrada) estava calcificada e trombosada.

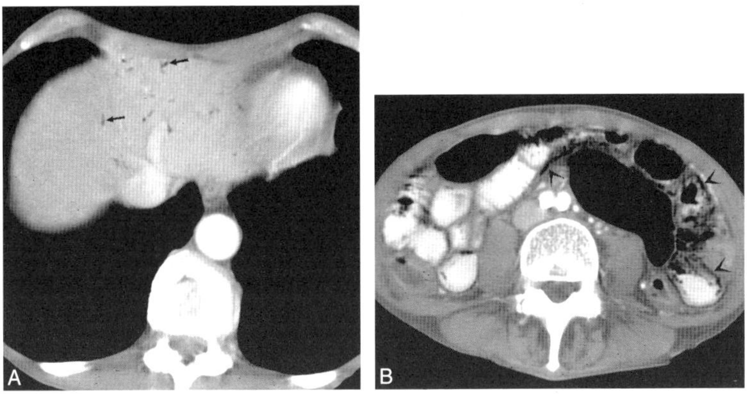

Figura 23-22. ***A***, Infarto intestinal com gás venoso portal *(setas)*. ***B***, TC na região do mesoabdome, mostrando pneumatose intestinal *(cabeças de seta)* e ausência de realce da parede intestinal.

45. Na isquemia intestinal aguda, os pacientes com parede intestinal espessada possuem um prognóstico pior que aqueles com parede fina?

Não. A parede do intestino afetado é geralmente fina em comparação à isquemia transitória reversível, que geralmente está associada a paredes espessas. Como resultado, pacientes com isquemia intestinal e paredes intestinais espessas geralmente possuem um melhor prognóstico que aqueles com parede intestinal fina.

46. Descreva pneumatose intestinal.

Esta é uma condição incomum caracterizada pela presença de cistos de paredes finas, repletos de gás, localizados na subserosa ou submucosa. É melhor diagnosticada à TC (Fig. 23-23). Existem duas formas: primária e secundária.

Pneumatose intestinal primária (15%), também conhecida como pneumatose cistóide intestinal, é uma condição benigna, assintomática, encontrada em adultos com mais de 50 anos de idade. Nos estudos contrastados com bário, pode ser interpretada erroneamente como polipose. Pode estar associada a pneumoperitônio.

Pneumatose intestinal secundária (85%) pode estar associada a uma variedade de condições:

- **ECN:** ocorre em lactentes.
- **Oclusão vascular mesentérica:** alta taxa de mortalidade na presença de pneumatose.
- **Trauma:** colonoscopia, trauma contuso, tubo de jejunostomia, anastomoses intestinais.
- **Infecção:** infecção primária, parasitas, divertículo de sigmóide ou jejunal perfurado, apendicite.
- **Doença inflamatória intestinal:** doença de Crohn e colite ulcerativa.
- **Doença do tecido conjuntivo, especialmente esclerodermia.**
- **Doença pulmonar:** DPOC, ventilação artificial.
- **Obstrução gástrica e intestinal, volvo.**
- **Aumento da permeabilidade das mucosas:** esteróides, quimioterapia.
- **Miscelânea:** doença de Whipple, DEVH.

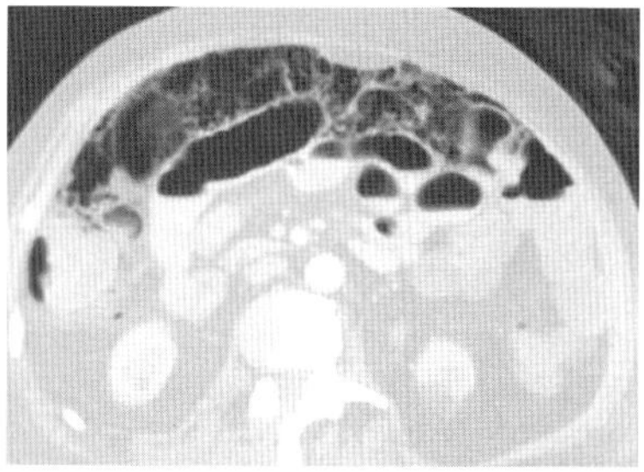

Figura 23-23. Pneumatose cistóides intestinal benigna em um paciente idoso com leve dor abdominal. TC mostra pneumatose difusa envolvendo o intestino e mesentério e ar livre associado.

47. Por que pacientes com DPOC desenvolvem pneumatose intestinal?

Pneumatose de origem pulmonar é causada por bolhas pulmonares rotas e dissecção do ar ao longo do feixe broncovascular para o interior do mediastino e, então, para o interior do retroperitônio. Alcança o trato GI ao dissecar ao longo dos folhetos do leito mesentérico.

48. Quais são as causas de pneumoperitônio?

- **Vísceras ocas perfuradas:** doença ulcerosa péptica, corpo estranho, tumor GI necrótico, diverticulite, NEC e doença inflamatória intestinal.
- **Abscesso intra-abdominal roto.**
- **Iatrogênica:** laparotomia e laparoscopia (ar livre observado por até 6 dias, mas algumas vezes uma pequena quantidade de ar pode durar até 24 dias), posicionamento de tubo de gastrostomia, anastomose cirúrgica com vazamento, lesão por enema, trauma por endoscopia, diálise peritoneal, paracentese, dilatação e curetagem, posicionamento de dreno torácico abaixo do diafragma, histerossalpingografia e insuflação tubária.
- **Trauma:** lesão penetrante abdominal, lesão retal, bexiga rota.
- **Pneumatose cistóide intestinal.**
- **Causas não-sintomáticas em mulheres:** intercurso, exercícios de agachamento, movimentos joelho-tórax e determinados esportes.

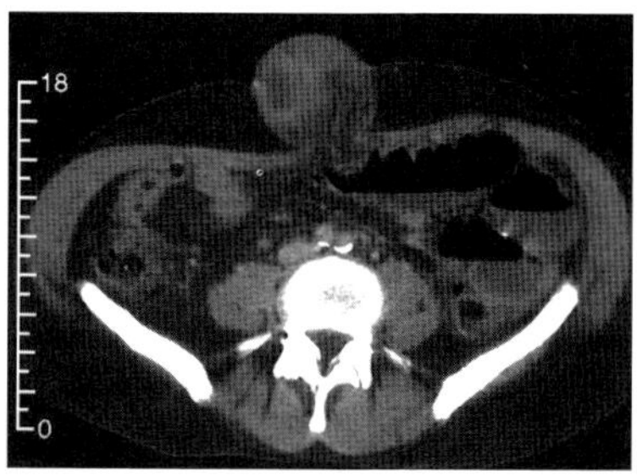

Figura 23-24. Hérnia umbilical encarcerada. Paciente apresentando obstrução do intestino delgado. Observe a hérnia umbilical contendo uma alça de intestino delgado encarcerada juntamente com vasos mesentéricos ingurgitados.

49. Cite as causas mais comuns de obstrução do intestino delgado.

- **Aderências.**
- **Hérnias internas e externas:** (Fig. 23-24).
- **Tumores extrínsecos:** câncer ovariano, implante tumoral mesentérico.
- **Tumores intestinais:** (p. ex., carcinoma, GIST, linfoma).

- **Inflamação:** doença de Crohn e tuberculose.
- **Etiologia vascular:** enterite por radiação e isquemia intestinal.
- **Hematoma mural:** (anticoagulantes e trauma).
- **Intussuscepção.**
- **Etiologia intraluminal:** corpos estranhos, bezoares e íleo biliar.

50. Qual é a causa mais comum de obstrução do intestino delgado?

Aderências são responsáveis por 60% dos casos de obstrução do intestino delgado; 80% das aderências são pós-cirúrgicas e as restantes devem-se à peritonite ou são de natureza congênita. Aderências pós-cirúrgicas geralmente ocorrem próximas ao local da intervenção cirúrgica e são mais comuns no íleo.

51. O que é o sinal do redemoinho?

É uma massa observada à TC, composta de vasos, alças intestinais e gordura mesentérica "girados". É encontrada em volvos do intestino delgado e grosso e obstrução em alça fechada (Fig. 23-25).

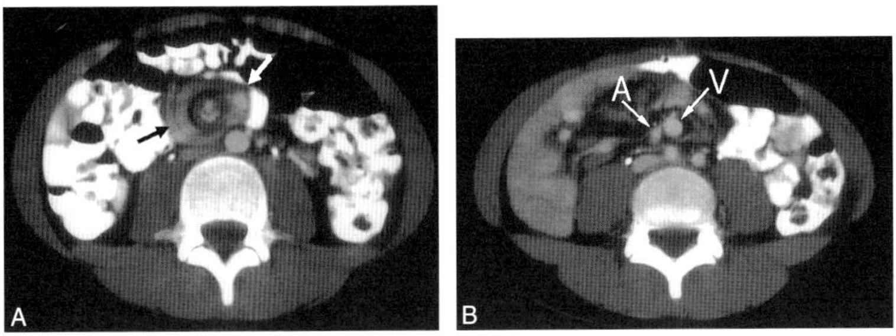

Figura 23-25. ***A***, Sinal do redemoinho em um lactente com volvo do intestino médio *(setas)*. ***B***, TC do mesmo paciente mostrando posição invertida da veia/artéria mesentérica superior. A = artéria mesentérica superior, V = veia mesentérica superior.

52. O que é o sinal das fezes do intestino delgado?

É um sinal incomum à TC, ocorrendo em menos de 8% das obstruções do intestino delgado. Caracteriza-se pela presença de material semelhante a fezes com bolhas de ar no intestino delgado, imediatamente proximal ao ponto de obstrução (Fig. 23-26). Geralmente ocorre na obstrução subaguda ou de longa duração. Quando presente, é um sinal confiável para a confirmação do diagnóstico.

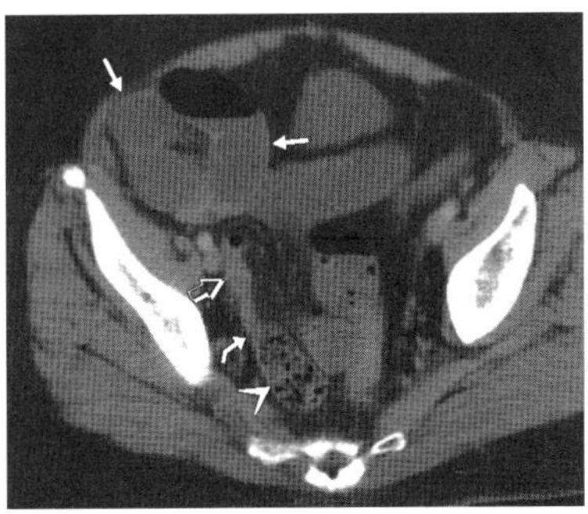

Figura 23-26. Sinal de fezes. TC axial da pelve demonstra "sinal de fezes" *(cabeça de seta)* demarcando o local da obstrução do intestino delgado *(seta curva)* com alças proximais de intestino delgado dilatadas *(setas)* e intestino delgado distal de calibre normal *(seta pequena)*.

53. Qual é o papel da TC na obstrução do intestino delgado?

Na obstrução completa ou de alto grau do intestino delgado, a TC tem uma sensibilidade de 90-96%, uma especificidade de 91-96% e uma precisão de 90-95%. A TC é menos precisa na obstrução parcial ou de baixo grau. Nestes casos, exames baritados são úteis.

54. Como você diagnostica obstrução do intestino delgado (OID) à TC?

O diagnóstico de OID é feito identificando-se intestino proximal dilatado e intestino distal colabado. Um intestino delgado com um calibre maior que 2,5 cm é considerado dilatado. Um ponto de transição pode não ser facilmente identificado, especialmente se houver pouca gordura intra-abdominal. Imagens multiplanares podem auxiliar a confirmar o diagnóstico (Fig. 23-27).

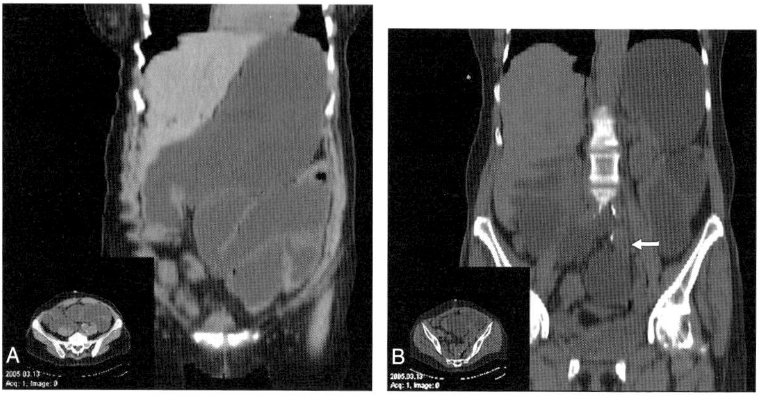

Figura 23-27. Obstrução do intestino delgado provocada por aderências em um paciente com laparotomia prévia. Urografia excretora (não mostrada) revelou um abdome com pobreza de gás. ***A***, Imagens de TC coronais reformatadas mostram dilatação difusa do estômago e jejuno. ***B***, Uma imagem coronal em um nível mais posterior mostra claramente o ponto de transição *(seta)*.

55. Descreva os achados à TC do íleo biliar.

Alças dilatadas do intestino delgado com ar na árvore biliar e vesícula biliar. Um cálculo no lúmen do intestino delgado, geralmente localizado no íleo terminal. O cálculo pode ser descoberto em qualquer localização ao longo do intestino delgado. Observe que sintomas biliares muitas vezes estão ausentes (Fig. 23-28).

56. O que é a síndrome de Bouveret?

É uma forma rara de íleo biliar na qual o cálculo está incrustado no duodeno e causa obstrução da saída gástrica (Fig. 23-29).

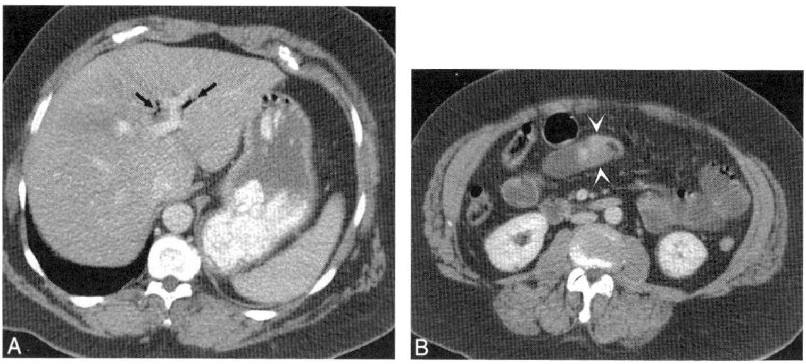

Figura 23-28. Íleo biliar. ***A***, Gás na árvore biliar *(setas)*. ***B***, Grande cálculo biliar obstruindo o jejuno *(cabeças de setas)*.

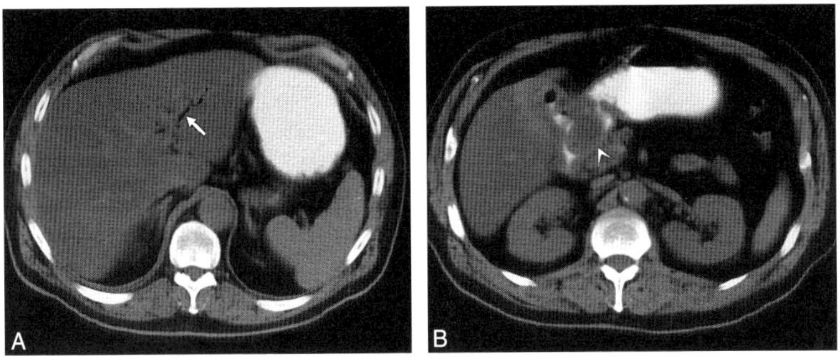

Figura 23-29. Síndrome de Bouveret. Uma mulher de 65 anos de idade apresentando dor abdominal superior e vômito. ***A***, TC do fígado mostrando pneumobilia *(seta)*. ***B***, Um exame realizado num nível mais caudal mostrando um grande cálculo biliar obstruindo o duodeno *(cabeça de seta)*.

57. Cite os tipos de bezoares e seus achados à TC.

Bezoares são raros e representam massas de material animal ou vegetal retidos no trato GI (Fig. 23-30). Fatores predisponentes são gastroparesia, cirurgia gástrica, vagotomia e mastigação pobre. Existem três tipos conhecidos de bezoares: tricobezoares ocorrem em pacientes que apresentam tricofagia, sendo também encontrados em indivíduos que trabalham com lã, sendo devidos à ingestão de pêlos que se acumulam no estômago. Lactobezoares ocorrem em recém-nascidos, sendo devidos a espessamento da fórmula alimentar no intestino delgado, causando obstrução. Fitobezoares são mais comuns que os demais tipos e devem-se à ingesta de grandes quantidades de fibras ou sementes não-absorvíveis, tais como aquelas encontradas em caquis e laranjas, que podem se acumular no estômago ou intestino delgado. Sementes de pêra de cacto tendem a acumular-se no reto. A TC demonstra anéis semelhantes a fibras ou pequenas radiodensidades organizadas, com ar aprisionado.

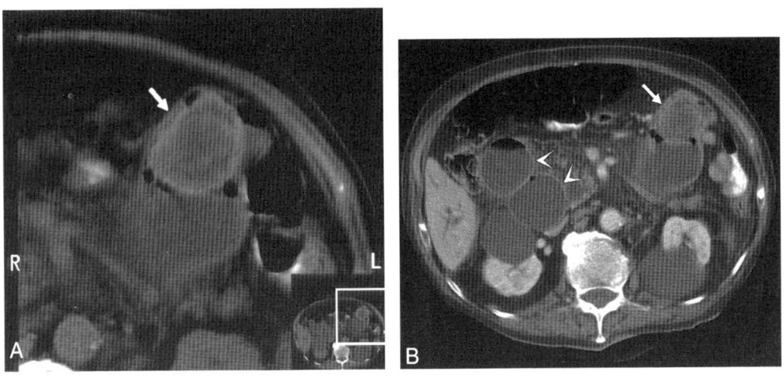

Figura 23-30. Bezoar. ***A***, TC axial demonstra um bezoar no intestino delgado *(seta)* com obstrução proximal do intestino delgado *(cabeças de seta)*, como observado em *B*.

58. Descreva os farmacobezoares e seus achados à TC.

Farmacobezoares resultam do acúmulo de grandes quantidades compactadas de drogas não-digeridas. Procardia XL esteve implicada na formação de bezoar no estômago e intestino delgado (Fig. 23-31). O principal ingrediente, nifedipina (um bloqueador do canal de cálcio), está contido em uma cápsula de celulose insolúvel. Um furo feito a *laser* na cápsula permite a passagem de água do trato GI para o interior da cápsula, onde ela se mistura com a medicação, formando uma suspensão. Assim que o volume desta suspensão dentro da cápsula atinge uma quantidade crítica, ela é liberada para o interior do intestino. A cápsula insolúvel é, então, evacuada intacta. As cápsulas podem conter ar e bário. As cápsulas não-digeridas contendo ar podem simular pneumatose intestinal, também podendo dar origem a falhas de enchimento num enema baritado, simulando pequenos pólipos. Procardia XL não deve ser administrada a pacientes com qualquer grau de obstrução intestinal.

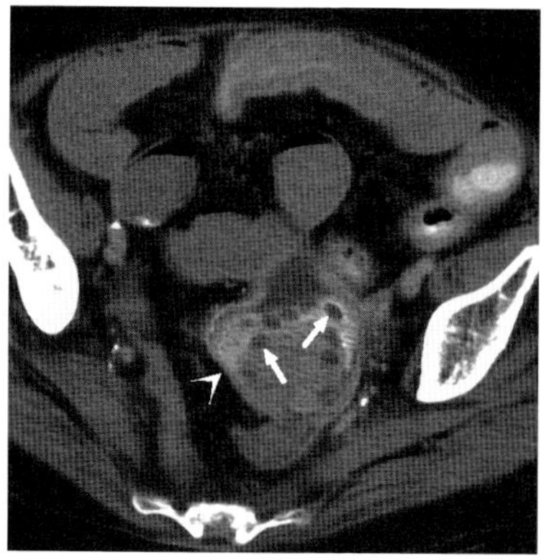

Figura 23-31. Farmacobezoar. TC axial demonstra um farmacobezoar (procardia XL) *(cabeça de seta).* Hipodensidades múltiplas dentro deste farmacobezoar representam pílulas individuais de procardia XL *(setas).*

59. Qual é a freqüência de intussuscepção?

Em crianças, é a causa mais comum de obstrução intestinal, enquanto em adultos é responsável por menos de 5% das obstruções intestinais. Diferente da intussuscepção na infância, que geralmente é idiopática, a forma adulta está associada a uma causa, tal como uma massa ou pólipo.

60. Quais são os tipos de intussuscepção?

- **Enteroentérica e enterocólica:** geralmente de origem benigna, como hiperplasia linfóide, aderências e divertículo de Meckel; 1% dos pacientes com fibrose cística desenvolvem uma intussuscepção enterocólica. Processos malignos são raros. No adulto, até 20% das intussuscepções enteroentéricas são idiopáticas.
- **Colocólica:** este tipo freqüentemente tem um "ponto de partida" maligno.
- **Outras formas são muito raras:** gastrojejunal, jejunogástrica.

61. Descreva as características à TC da intussuscepção.

As características à TC da intussuscepção incluem uma massa em alvo com áreas "envelopadas", excentricamente localizadas de baixa densidade, freqüentemente associadas a uma estrutura linear representando o intussuscepto entrando na área com densidade de gordura. Esta área representa a gordura invaginada. Outras características à TC incluem um padrão estratificado, causado por atenuação diferencial da gordura mesentérica, ar luminal e camadas de parede intestinal (Fig. 23-32).

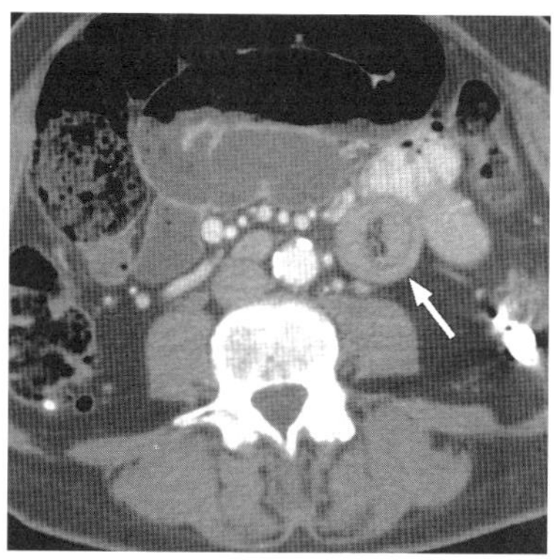

Figura 23-32. Intussuscepção jejunal idiopática transitória *(seta).* Um homem de meia-idade com dor abdominal, tratado consideravelmente. Um trânsito de delgado e uma TC após alguns dias mostraram resolução neste intervalo da intussuscepção e ausência de anormalidades intestinais.

62. Como você diferencia entre uma intussuscepção idiopática do intestino delgado daquela causada por uma massa em adultos?

A intussuscepção enteroentérica idiopática geralmente é mais curta em comprimento (inferior a 3,5 cm) e menor em diâmetro (menos de 3,5 cm).

63. Liste os tipos de hérnias internas. Qual delas é a mais comum?

Hérnias internas são raras e representam herniação do intestino através de uma abertura normal ou anormal dentro da cavidade peritoneal. Os sintomas variam de dor intermitente até obstrução completa. Hérnias paraduodenais representam 50-75% das hérnias internas e geralmente situam-se do lado esquerdo. Os outros tipos são pericecal, intersigmóide, transmesentérica e hérnias através do forame de Winslow. Hérnias internas também ocorrem através de aderências e são um desafio radiológico.

64. Descreva a hérnia paraduodenal esquerda e seu aspecto à TC.

Herniação do intestino delgado através de um defeito congênito no mesocólon descendente, situado exatamente à esquerda da quarta porção do duodeno, denominada de fossa paraduodenal (fossa de Landzert). A margem lateral dessa fossa é delimitada, anteriormente, pela veia mesentérica inferior e pela artéria cólica ascendente esquerda. O intestino delgado herniado estende-se atrás do mesocólon descendente. Na TC, aparece como um agrupamento de alças de intestino delgado, situado entre o estômago e a cauda pancreática ou atrás da cauda do pâncreas. Geralmente existe um efeito de massa na parede posterior do estômago e do cólon descendente. Procure por sinais de isquemia, como ingurgitamento vascular, espessamento da parede intestinal, realce anormal do intestino e líquido livre (Fig. 23-33).

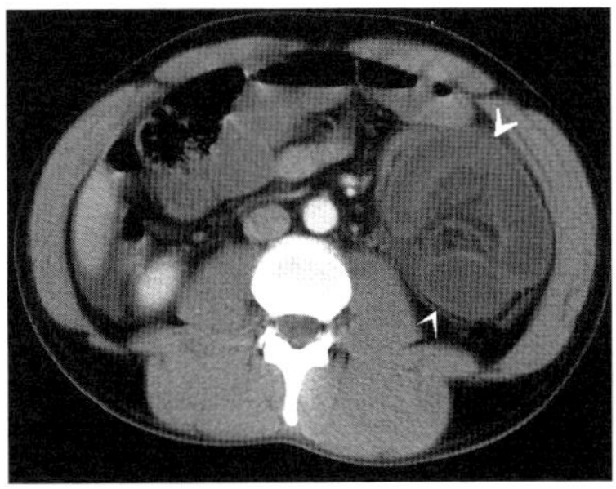

Figura 23-33. Hérnia paraduodenal esquerda, cirurgicamente comprovada. Observe o agrupamento de alças de intestino delgado no lado esquerdo do abdome com um saco herniário formado pelo mesocólon descendente *(cabeças de setas)*.

65. Descreva hérnia paraduodenal direita e seu aspecto à TC.

Herniação do intestino delgado através de um raro defeito congênito denominado fossa mesentérico-parietal (fossa de Waldeyer), situado exatamente inferior à terceira porção do duodeno e atrás da AMS. O intestino herniado está aprisionado atrás do mesocólon ascendente. Exames de TC demonstram um aglomerado de alças de intestino delgado herniadas situado lateral e inferiormente à segunda porção do duodeno em uma localização retroperitoneal. A AMS pode ser observada estirada anteriormente à hérnia. Procure por quaisquer possíveis sinais de isquemia.

66. Descreva a hérnia transmesentérica e seu aspecto à TC.

Responsável por 5-10% de todas as hérnias internas e é a hérnia interna mais comum em lactentes. Nesta faixa etária, deve-se a um defeito congênito no mesentério, próximo à válvula ileocecal ou ao ligamento de Treitz.

Em adultos deve-se a um defeito adquirido no mesentério ou omento, sendo mais comum após uma anastomose em Y de Roux. Tanto no tipo congênito como no adquirido, não existe saco herniário, existindo uma alta incidência de obstrução intestinal e isquemia. A TC demonstra sinais de obstrução em alça fechada, com possível ingurgitamento vascular e isquemia. Ela também pode demonstrar aglomerado de alças de intestino delgado posicionado na periferia do abdome não coberto de gordura omental. Causa efeito de massa sobre o intestino adjacente e vasos mesentéricos. Procure por sinais de obstrução com estrangulamento, incluindo volvo e sinal do redemoinho.

67. O que é uma obstrução em alça fechada? Quais são seus achados à TC?

Obstrução em alça fechada é a causa mais comum de estrangulamento intestinal. O intestino está obstruído em dois pontos ao longo de seu trajeto. É causada, principalmente, por uma banda de aderência ou menos comumente por uma hérnia interna ou externa. Quando o segmento intestinal envolvido está posicionado horizontalmente, pode ser observada uma configuração em C, U ou em forma de "grão de café" à TC, que é considerada como um sinal clássico. Os vasos mesentéricos parecem convergir para o local "torcido" da obstrução. Um "sinal do redemoinho pode ser observado no local da obstrução. A alça com obstrução fechada está geralmente preenchida por líquido. Procure por ingurgitamento vascular, edema mesentérico e líquido como sinais de comprometimento vascular (Fig. 23-34).

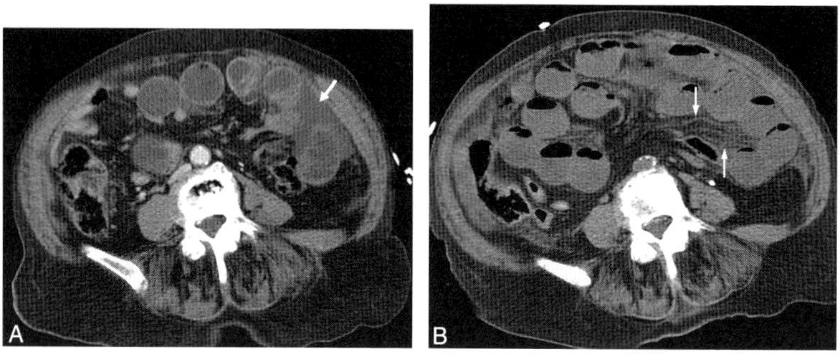

Figura 23-34. Obstrução em alça fechada. Uma mulher de 75 anos de idade que apresentou obstrução do intestino delgado (OID) associada a leucocitose e dor. ***A***, A TC mostra alça de intestino delgado dilatada com paredes espessadas e líquido mesentérico *(seta)*. ***B***, TC não-realçada realizada 24 horas após A, quando as condições da paciente pioraram. Ela mostra aumento da dilatação intestinal com maior ingurgitamento vascular e edema mesentérico *(setas)*. Durante a cirurgia foi encontrada uma obstrução em alça fechada com estrangulamento causado por aderências. Foi ressecado um segmento intestinal necrótico de 60 cm de comprimento.

68. Defina estrangulamento do intestino delgado e descreva seus achados à TC.

Estrangulamento é intestino obstruído associado com comprometimento vascular, resultando em isquemia intestinal. Deve ser realizada uma análise cuidadosa do exame tomográfico, procurando por sinais de estrangulamento. A prevalência relatada é de 5-42% dos casos. Os critérios à TC são os seguintes:

- Gás venoso portal ou mesentérico, pneumatose (achado tardio).
- Realce anormal da parede intestinal.
- Sinal do bico serrilhado.
- Trajeto vascular mesentérico anormal.
- Ingurgitamento vascular mesentérico difuso e "enevoado".
- Espessamento da parede intestinal.
- Ascite e líquido dentro do mesentério (achado altamente suspeito).

Alguns dos achados anteriores podem ser encontrados na obstrução simples. Conseqüentemente é importante discutir os resultados da TC com o clínico.

Existem 4 sinais clínicos importantes de estrangulamento: sensibilidade abdominal, taquicardia, febre e leucocitose. Com resultados à TC duvidosos, a presença de 3 ou mais destes sinais clínicos é altamente suspeita de estrangulamento.

69. O que é a síndrome da AMS?

Caracteriza-se pela compressão da terceira porção ou porção transversa do duodeno contra a aorta pela AMS, resultando em obstrução duodenal crônica, intermitente ou aguda completa ou parcial. Observada em casos de perda de peso acentuada, anorexia nervosa e desnutrição grave. Seriografia esôfago – estômago – duodeno (SEED) demonstra uma impressão vertical sobre o duodeno, causada pelo espaço estreito entre a AMS e aorta. A TC revela dilatação do duodeno proximal à AMS. A distância AMS–aórtica ao nível de aorta é inferior a 8 mm. Contudo, este achado, isoladamente, não é diagnóstico e deve ser correlacionado com estudos baritados e exame clínico (Fig. 23-35).

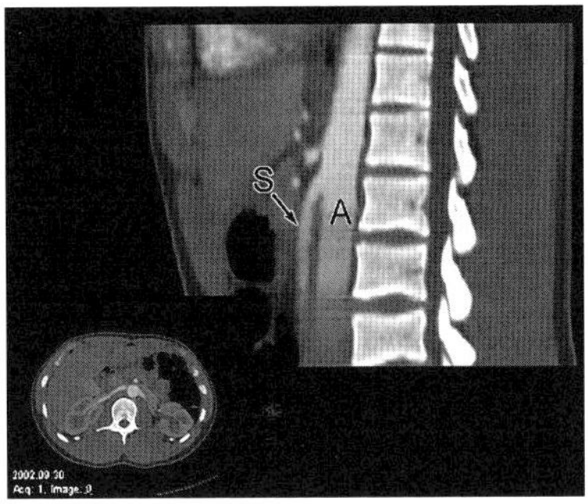

Figura 23-35. Síndrome da AMS. Um homem de 19 anos de idade com síndrome da AMS conhecida e que também era hipertenso. Angiografia por TC foi realizada para avaliar as artérias renais, que pareceram normais (não demonstradas). A distância AMS–aórtica medida nas imagens sagitais foi de 5,6 mm. S = artéria mesentérica superior, A = aorta.

BIBLIOGRAFIA

1. Ba-Ssallameh A, Prokop M, Uffmann M, et al: Dedicated multidetector CT of the stomach: Spectrum of diseases. Radiographics 23:625-644, 2003.
2. Blachar A, Federle, MP, Dodson SF: Internal hernia: Clinical and imaging findings in 17 patients with emphasis on CT criteria. Radiology 218:68-74, 2001.
3. Buckley JB, Jones B, Fishman EK: Small bowel cancer: Imaging features and staging. Radiol Clin North Am 35:381-402, 1997.
4. Chou CK: CT manifestations of bowel ischemia. AJR 178:87-91, 2002.
5. Fidivi SA, Klein SA: Emphysematous gastritis. Applied Radiology on line. 2002, p 31.
6. Fuchsjager MH: The small bowel feces sign. Radiology 225:378-379, 2002.
7. Furukawa A, Yamasaki M, Furuichi K, et al: Helical CT in the diagnosis of small bowel obstruction. Radiographics 21:341-355, 2001.
8. Gore RM, Levine MS, Ghahremani GG, et al: Gastric cancer: Clinical and pathologic features. Radiol Clin North Am 35:295-310,1997.
9. Gore RM, Levine MS, et al: Gastric cancer: Radiologic diagnosis. Radiol Clin North Am 35:311-329, 1997.
10. Horton KM: CT examination of mesenteric vessels and small bowel. Appl Radiol Suppl:45-53, 2004.
11. Horton KM, Fishman EK: Current role of CT in imaging of the stomach. Radiographics 23:75-87, 2003.
12. Joeng YK, et al: Gastrointestinal involvement in Henoch-Schönlein syndrome: CT findings. AJR 168:965-968, 1997.
13. Kalantari BN, Mortele KJ, Cantisani V, et al: CT features with pathologic correlation of acute gastrointestinal graft-versus-host disease after bone marrow transplantation in adults. AJR 181:1621-1625, 2003.
14. Khurana B: The whirl sign. Radiology 226:69-70, 2003.
15. Konen E, Amitai M, Apter S: CT angiography of superior mesenteric artery syndrome. AJR 171:1279-1281, 1998.
16. Levy AD, Hobbs CM: From the archives of the AFIP: Meckel diverticulum: Radiologic features with pathologic correlation. Radiographics 24:565-587, 2004.
17. Macari MM, Balthazar EJ: CT of bowel wall thickening: Significance and pitfalls of interpretation. AJR 176:1105-111, 2001.
18. Madureira AJ: The comb sign. Radiology 230:783-784, 2004.
19. Manganiotis AN, Banner MP, Malkowicz SB: Urologic complications of Crohn's disease. Surg Clin North Am 81:197-215, 2001.
20. Miller FH, Kochman ML, et al: Gastric cancer: Radiologic staging. Radiol Clin North Am 35:331-349, 1997.
21. Mirvis SE, Shanmuganathan K, Erb R: Diffuse small bowel ischemia in hypotensive adults after blunt trauma (shock bowel): CT findings and clinical significance. AJR 163:1375-1379,1994.
22. Muldowney SM, Balfe DM, et al: Acute fat deposition in bowel wall submucosa CT appearance. J. Comput Assist Tomogr 19:390-393, 1995.
23. Wiesner W, Khurana B, et al: CT of acute bowel ischemia. Radiology 226:635-650, 2003.
24. Wood PB, Fletcher JG, et al: Assessment of small bowel Crohn disease: Noninvasive peroral CT enterography compared with other imaging methods and endoscopy–feasibility study. Radiology 229:275-281, 2003.

CÓLON E APÊNDICE

Vikram Dogra, MD e Joseph Crawford, MD

1. **Quais são as 4 condições patológicas mais comuns que afetam o cólon?**
   - Neoplasia.
   - Doença diverticular.
   - Doença inflamatória pélvica.
   - Apendicite.

2. **Quais são os fatores técnicos típicos (parâmetros de exame) utilizados na TC do abdome?**
   Em nossa instituição, os parâmetros da TC abdominal incluem o seguinte:
   - Voltagem do tubo de 120 kV.
   - 200-250 mAs.
   - 750 ms de tempo de rotação.
   - Colimação de 5 mm.
   - 6,5 mm de espessura de fatia.
   - 3,2 mm de incremento de fatia.

3. **Quais os meios de contraste utilizados na TC do intestino grosso?**
   Para visualizar o intestino grosso, os meios de contraste devem ser administrados para opacificar o lúmen intestinal. Meios de contraste iodados ou misturas diluídas de bário são igualmente eficazes. Preparo do intestino pré-TC através do uso de líquidos dietéticos claros também é útil. Meios de contraste orais são administrados 30-60 minutos antes do exame do abdome. Administração precoce destes meios de contraste, em doses divididas, resultam em melhor opacificação intestinal.

   Geralmente, são administrados 500-600 ml de diatrizoato de meglumina diluída a 3% (ou solução de bário diluída a 2%) por via oral. Um enema de água ou meio de contraste iodado diluído é utilizado em alguns casos quando se suspeita de doença colônica.

4. **Discuta o uso de meio de contraste retal no exame de TC do intestino.**
   Meio de contraste administrado por via retal é útil na avaliação de doença da mucosa no cólon e reto. Têm sido utilizados aqueles que incluem diatrizoato de meglumina, água, ar ambiente, gás dióxido de carbono e solução de metilcelulose. Ar ou dióxido de carbono são particularmente úteis para distender o cólon apropriadamente limpo para detectar pequenos pólipos e pequenas massas. Água ou ar devem ser utilizados quando se realiza angiografia por TC, porque os meios de contraste positivos (como iodados hidrossolúveis) podem interferir com a manipulação de dados. Meios de contraste iodados devem ser administrados via retal caso se suspeite de uma fístula colônica ou perfuração intestinal.

5. **Qual é o papel do contraste intravenoso na avaliação do intestino grosso?**
   Meios de contraste intravenosos são utilizados para opacificar vasos sanguíneos, detectar metástases em órgãos sólidos e abscessos e para avaliar a vascularização relativa de vísceras abdominais. O contraste intravenoso muitas vezes não contribui para a avaliação do intestino, especialmente quando se utiliza contraste oral positivo (denso).

   São preferidos meios de contraste iodados de baixa osmolaridade, devido a menor incidência de reações adversas. O tempo de exame com respeito ao tempo de infusão destes meios de contraste intravenosos é importante e deve ser ajustado para o órgão em questão.

6. Qual é a terceira fonte de contraste que auxilia na avaliação do intestino grosso?

A própria gordura intraperitoneal do paciente. Gordura intra-abdominal realça o espessamento da parede, linfonodomegalia e alterações inflamatórias. Diverticulite e apendicite, em particular, muitas vezes são reveladas pelas alterações inflamatórias na gordura adjacente. O diagnóstico de disseminação extra-serosa do câncer de cólon depende da gordura pericolônica. O estudo por imagem do cólon é mais difícil no paciente caquético, pediátrico ou extremamente edemaciado.

7. Qual a dose de radiação relativa do paciente na TC de abdome, em comparação com a dose de radiação de uma radiografia simples de tórax?

A dose de radiação para um exame de TC abdominal pode ser relatada como equivalente à de 100-250 radiografias de tórax. Conseqüentemente, somente devem ser realizados exames de TC com indicação médica precisa.

8. Descreva as características anatômicas do apêndice.

O apêndice vermiforme é uma estrutura tubular, medindo 2-20 cm de comprimento, comprimento médio de 8 cm, originando-se da base do ceco e situado junto à face medial do ceco, cerca de 2 cm caudal à válvula ileocecal. "Vermiforme" quer dizer *semelhante a um verme*. Pode projetar-se em diversas direções, incluindo caudalmente sobre a borda pélvica, medial e cranialmente em direção à raiz mesentérica, ou medialmente anterior ao íleo, mas em 2/3 dos casos projeta-se para o interior do espaço retrocecal.

9. Como se localiza o apêndice na TC?

O apêndice localiza-se entre 1 a 4 cm inferiormente à válvula ileocecal, na parede medial do ceco. Caso o ceco esteja deslocado ou mal rodado, o apêndice poderá estar localizado lateralmente. Na ausência de gordura intraperitoneal, o apêndice pode ser difícil de se identificar.

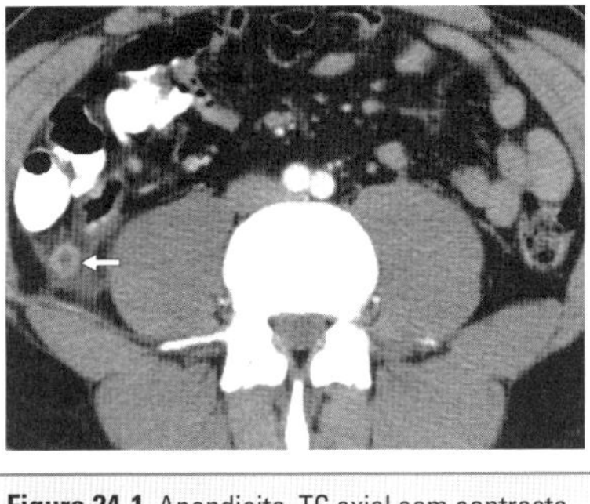

Figura 24-1. Apendicite. TC axial com contraste demonstra um apêndice aumentado de tamanho *(seta)*, com paredes espessadas e realçadas e alterações inflamatórias periapendiculares.

10. Como é avaliada a apendicite aguda num exame de TC?

Os achados clássicos à TC na apendicite aguda incluem um aspecto anormal do apêndice, com mais que 6 mm de diâmetro, exibindo uma parede espessada e realçada, associada à inflamação periapendicular e alterações cecais (Fig. 24-1). As últimas incluem densificação da gordura regional e/ou formação de abscesso. O achado de um apendicolito (Fig. 24-2) apóia o diagnóstico mas não é, por si só, diagnóstico. Um apendicolito foi mais importante na era pré-TC, quando a radiografia simples raramente mostrava a apendicite diretamente.

11. Qual a acurácia da TC no estabelecimento do diagnóstico de apendicite aguda?

Exame de TC helicoidal é relatada como sendo 98% sensível, 97% específica e 97,6% precisa no diagnóstico de apendicite aguda.

12. O que uma mucocele do apêndice?

Mucocele do apêndice é o acúmulo anormal de muco no lúmen do apêndice, geralmente devido à obstrução do lúmen apendicular. Causas de tal obstrução podem incluir hiperplasia mucosa, cistadenoma ou cistoadenocarcinoma. Esta entidade aparece como uma massa encapsu-

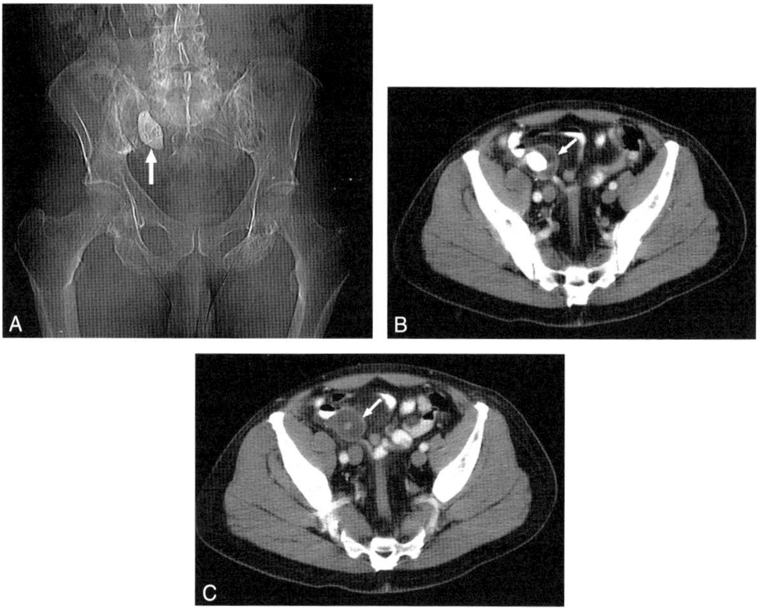

Figura 24-2. Apendicolito. ***A***, Radiografia simples demonstra uma grande densidade calcificada no quadrante inferior direito *(seta)*. ***B*** e ***C***, Imagens de TC correspondentes mostram um apêndice aumentado de tamanho, com um grande apendicolito em seu interior *(setas)*.

lada, de baixa atenuação, com paredes lisas e regulares. Pode ser distinguida da apendicite aguda pela ausência de alterações inflamatórias locais ou abscesso.

13. O que é o tumor carcinóide do apêndice?

Tumores carcinóides são tumores neuroendócrinos raros que podem se originar em qualquer lugar do corpo. Aproximadamente 90% originam-se no trato gastrointestinal (GI). De todos os carcinóides, aproximadamente 80% envolvem o apêndice e 20% envolvem o intestino delgado, principalmente o íleo. Carcinóides do intestino delgado tendem a invadir o mesentério, o que freqüentemente leva a uma intensa reação desmoplásica, levando a deformidades locais da parede intestinal, com acotovelamento *(kinking)* e obstrução intestinal. Outra característica de invasão mesentérica é a formação de uma massa mesentérica, causando rigidez das alças intestinais. Podemos observar, também, angulação aguda de uma alça intestinal ou um arranjo "em roda de carroça" das alças de intestino delgado adjacentes.

14. Discuta o teste de urina para tumor carcinóide.

Serotonina, produzida por tumores carcinóides, é metabolizada a ácido 5-hidróxi indolacético (5-HIAA). O 5-HIAA urinário está aumentado em um grande número de condições patológicas, incluindo tumores carcinóides do intestino médio, intestino anterior e ovarianos, mas também no espru celíaco, espru tropical, doença de Whipple e tumores *oat cell* dos brônquios. O teste é clinicamente útil para detecção de carcinóide metastático e para avaliação de episódios de *flush*.

15. Descreva carcinoma do apêndice.

Carcinomas do apêndice são, geralmente, adenocarcinomas bem-diferenciados que tendem a produzir pseudomixoma peritoneal e que não metastatizam a não ser na evolução bem tardia da doença.

Adenocarcinomas do apêndice são raros (aproximadamente 0,2 caso/100.000/ano) e são quase invariavelmente descobertos somente durante exame patológico de um espécime cirúrgico (Fig. 24-3). Tem importância a alta incidência de câncer colorretal sincrônico associado a todos os tumores apendiculares, incluindo carcinóides, tumores benignos, processos malignos secundários e primários (89% nos últimos).

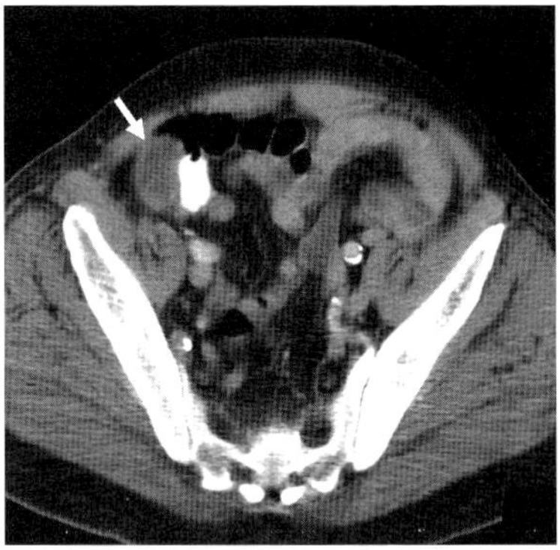

Figura 24-3. Carcinoma apendicular. TC axial demonstra um apêndice dilatado *(seta)* em um paciente com dor no quadrante inferior direito do abdome. O apêndice foi ressecado e o exame patológico revelou adenocarcinoma do apêndice.

16. O que é apendicite epiplóica? Como ela é diagnosticada à TC?

Apêndices epiplóicos são pequenos sacos peritoneais, cheios de vasos e gordura, que se protruem a partir da borda serosa do cólon. Estes podem tornar-se inflamados devido à torção ou trombose venosa e podem tornar-se clinicamente dolorosos. O diagnóstico de apendicite epiplóica pode ser feito à TC através de achados como discretas coleções pericolônicas com densidade de gordura, associadas à densificação da gordura periapendicular. Espessamento local do peritônio parietal adjacente e possível efeito de massa também podem ser observados.

17. Faça um breve resumo da anatomia do cólon.

Os cólons transverso e ascendente são derivados do intestino médio embriológico e supridos por ramos da artéria mesentérica superior. O cólon descendente é derivado do instestino posterior e é perfundido por ramos da artéria mesentérica inferior, como o cólon sigmóide e o reto. Os cólons ascendente e descendente são retroperitoneais e estão situados nos espaços pararrenais anteriores. O cólon transverso é intraperitoneal e é unido ao mesocólon, o que é responsável por sua mobilidade relativa. O cólon sigmóide é intraperitoneal e está unido ao mesentério sigmóide.

18. O que é volvo do cólon?

Volvo é a rotação de uma porção do cólon sobre seu eixo mesentérico, resultando em obstrução mecânica parcial ou completa do intestino e, freqüentemente, resultando em comprometimento vascular do segmento intestinal afetado.

19. Quais segmentos do cólon podem ser envolvidos no volvo?

Qualquer segmento de cólon que possua um mesentério pode estar sujeito ao volvo. Isto inclui o ceco, cólon transverso e cólon sigmóide. Em casos de alongamento anômalo do mesentério do cólon descendente, pode ocorrer volvo do segmento colônico.

20. Qual é o tipo mais comum de volvo colônico?

Volvo de sigmóide é a forma mais comum de volvo do trato GI e diz-se que ele é a causa de 8% das obstruções intestinais mecânicas. Esta entidade é mais comum nos idosos e fatores predisponentes incluem obstipação crônica e megacólon.

21. Quais são os achados radiológicos do volvo de sigmóide?

Enema baritado (a não ser que contra-indicado em virtude de sintomas como peritonite ou achado de ar peritoneal livre) revela obstrução na junção retossigmóide. Radiograficamente, encontram-se uma ou duas alças de cólon dilatadas, freqüentemente dirigidas para o abdome superior direito, com extremidades afiladas direcionadas ao quadrante inferior direito do abdome. Os achados de obstrução do intestino delgado são comuns.

22. Quais são os achados radiológicos no volvo cecal?

No volvo cecal (torção do cólon ascendente), encontra-se freqüentemente um ceco muito dilatado que se estende do quadrante inferior direito ao epigástrio ou ao quadrante superior esquerdo (Fig. 24-4). O intestino grosso distal está relativamente vazio. Sinais de obstrução do intestino delgado geralmente estão presentes. Um único enema baritado é útil em caso de dúvida.

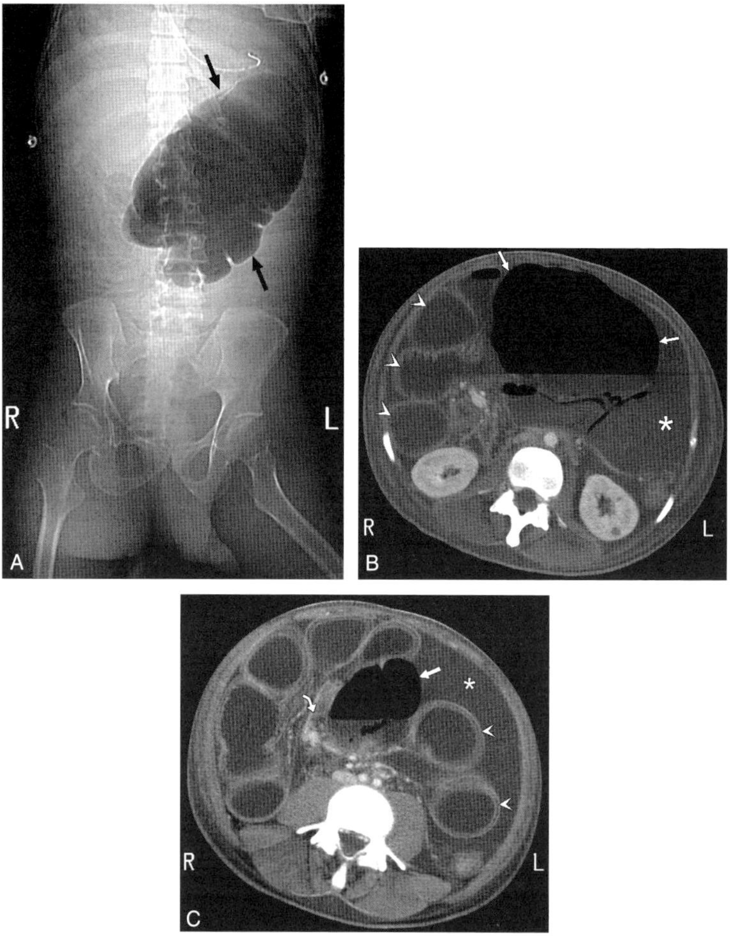

Figura 24-4. Volvo cecal. ***A***, Radiografia simples do abdome demonstra um ceco grande e distendido, ocupando o hemiabdome superior esquerdo *(setas)*, secundário à rotação em sentido horário do mesentério cecal. ***B*** e ***C***, Imagens de TC correspondentes revelam um aspecto de volvo cecal *(setas)* à TC com evidência de distensão de alças proximais do intestino delgado *(cabeças de setas)* e ascite (*). A rotação do mesentério cecal *(seta curva)* pode ser observada em C.

Existem 2 tipos de volvo cecal: o tipo de **rotação axial** (2/3 dos casos) e o tipo **báscula cecal**. Neste último, o ceco dobra-se sobre si mesmo anterior e medialmente ao cólon ascendente e forma uma oclusão tipo válvula no local da dobra. Isto pode estar associado à acentuada distensão do ceco, que pode estar localizado no centro do abdome.

23. Qual é o papel da TC no diagnóstico do volvo colônico?
A TC pode esclarecer o local da obstrução e é útil para distinguir obstrução mecânica de íleo adinâmico. A TC também pode encontrar sinais de isquemia do cólon que podem não ser observados nas radiografias simples, incluindo espessamento da parede intestinal e infiltração da gordura mesentérica. Ela também é útil para pesquisar ar livre peritoneal, gás venoso portal ou *pneumatose intestinal.*

24. O que é o sinal do grão de café?
O sinal do grão de café é um sinal na radiografia simples do volvo de sigmóide. Também é observado no escanograma frontal da TC e em reformações coronais. O sigmóide repleto de ar tem aspecto semelhante a um grão de café gigante que se dobra sobre si mesmo.

25. O que é o sinal do redemoinho? Como ele é útil no diagnóstico do volvo?
O sinal do redemoinho é um sinal de volvo intestinal e corresponde a uma massa de tecido mole com um aspecto de faixas de tecido mole espiraladas e atenuação da gordura, simulando a forma de um furacão num mapa do tempo. Originalmente descrito como um achado no volvo do intestino médio, é atualmente reconhecido como um sinal inespecífico de volvo do intestino grosso ou delgado. Ocorre quando as alças aferentes e eferentes do intestino rodam ao redor de um ponto de obstrução, resultando em rotação do mesentério ao longo do eixo de rotação.

26. Quais doenças devem ser consideradas quando é encontrada uma massa colônica no exame de TC?
- Doença polipóide.
- Neoplasia do cólon.
- Mucocele.
- Hematoma.
- Infecção.

27. Quais são os achados à TC típicos de carcinoma de cólon?
Espessamento focal da parede intestinal (Figs. 24-5 e 24-6), superfície luminal irregular da mucosa intestinal, massa polipóide no lúmen intestinal, espessamento circunferencial da parede com estenose luminal, densidades de partes moles estendendo-se de uma massa colônica à gordura pericólica, linfonodomegalia regional e doença metastática hepática ou supra-renal são os achados típicos.

28. Quais doenças neoplásicas, que não o adenocarcinoma, se apresentam como uma massa colônica ao exame de TC?
- Linfoma.
- Metástases para o cólon.
- Carcinóide.
- Tumor mesenquimal.

Linfoma colônico é incomum, mas tem uma prevalência maior em pacientes imunocomprometidos. Linfoma não-Hodgkin é a forma mais prevalente de linfoma colônico e ceco e reto são os locais mais comuns de envolvimento. O aspecto à TC do intestino pode ser inespecífico nesta entidade, mas são descritas quatro formas: infiltrativa, polipóide, cavitada e difusa. Achados associados ao linfoma de cólon podem incluir linfonodomegalia mesentérica, cavitação e esplenomegalia.

Metástases para o cólon freqüentemente são implantes serosos devido à disseminação peritoneal, mas outras vias de envolvimento incluem disseminação hematogênica, extensão direta e disseminação linfática. Uma importante via de metástases para o cólon transverso advém de carcinoma pancreático ou gástrico que se estende via reflexão mesentérica.

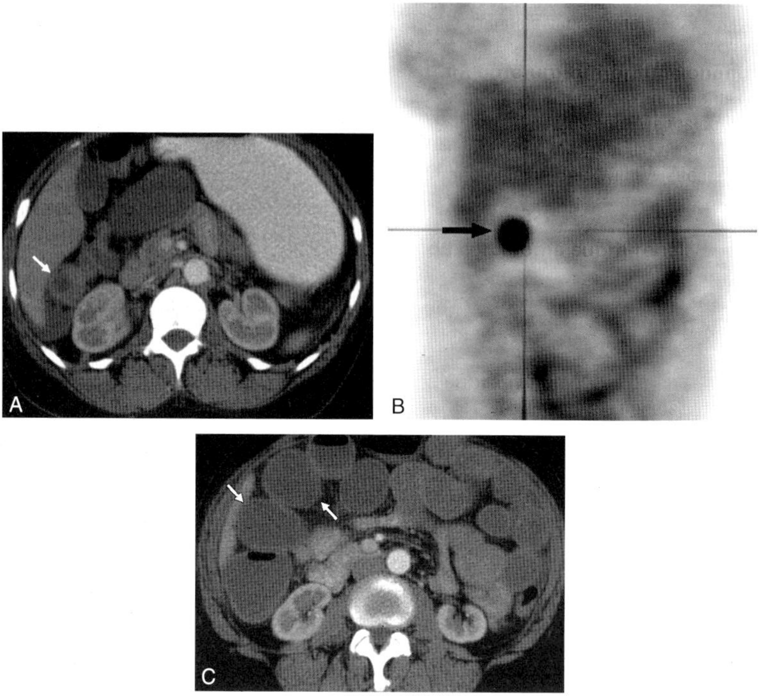

Figura 24-5. Carcinoma de cólon. ***A***, TC axial revela espessamento do cólon ascendente *(seta)*, confirmado pela captação de fluoro-2-deoxi-D-glicose (FDG) na tomografia por emissão de pósitrons (PET) *(seta)* observado em B, resultando em obstrução do intestino delgado *(C, setas)*. Foi confirmado um adenocarcinoma de cólon.

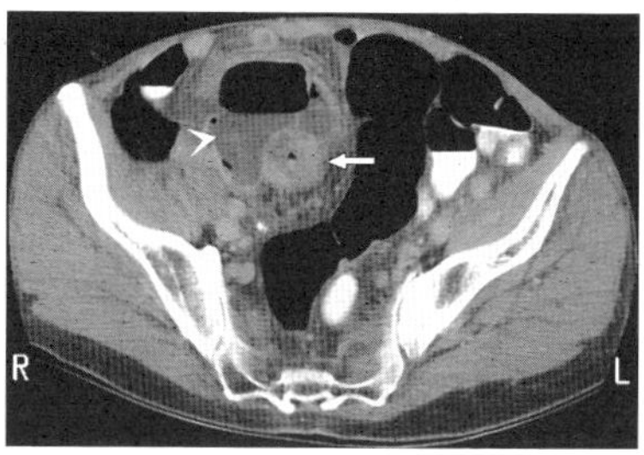

Figura 24-6. Carcinoma de cólon ulcerado. TC da pelve mostra um grande abscesso *(cabeça de seta)* com nível hidroaéreo e cólon sigmóide espessado *(seta)*. Este aspecto é sugestivo de carcinoma colônico ulcerado.

29. Descreva a colonografia por TC.

Colonografia por TC encontra-se em intenso desenvolvimento, parecendo ser promissora para a detecção não-invasiva da doença colônica intraluminal. É um enema de ar por TC, desenvolvido para visualização da mucosa intestinal para detecção de pólipos e câncer. Ar ou dióxido de carbono é insuflado para o interior do intestino para se obter uma boa distensão. A aquisição requer finas fatias e, para isto, um aparelho multidetector. A aquisição é feita em prono e supino.

Limpeza intestinal total é a chave. Marcação fecal com bário oral (para tornar densas as fezes residuais) é utilizado em alguns locais. Agentes relaxantes intestinais, como glucagon ou Buscopan, freqüentemente são utilizados para obter uma distensão abdominal melhor e para reduzir o desconforto do paciente.

Os dados adquiridos são inicialmente avaliados em relação a quaisquer alterações intraluminais. Caso as imagens iniciais sejam de qualidade adequada, são aplicadas técnicas pós-processamento e as imagens são demonstradas em qualquer dos vários formatos possíveis pela *workstation,* incluindo a colonoscopia virtual.

30. O que é a colonoscopia virtual?

Colonoscopia virtual é uma técnica de exibição que combina visão endoscópica com imagem transversal e simula a visão do endoscopista do lúmen intestinal. A visualização é feita nas direções anterógrada e retrógrada, para visualizar ambos os lados de cada haustração. O termo *colonoscopia virtual* é freqüentemente utilizado como sinônimo de *Colonografia por TC,* mas de fato é, somente, uma ferramenta de visualização.

31. Com as técnicas atuais, quão sensível é a colonografia por TC na detecção de pólipos colônicos?

A sensibilidade e especificidade desta técnica variam com a prevalência da doença colônica na população em estudo, sendo relacionada com o tamanho do pólipo. Para pólipos medindo 10 mm ou mais, têm sido relatadas sensibilidades de 82-93%, com especificidades variando de 90-97%. Para pólipos medindo 5 mm ou menos, são relatadas sensibilidades de 3-12%. O *American College of Radiology Imaging Network* (ACRIN) está patrocinando um estudo multicêntrico de colonoscopia virtual para o rastreamento de câncer colônico.

32. Quais as alterações fisiopatológicas associadas à diverticulite aguda do cólon?

Divertículos são pequenas evaginações da mucosa e submucosa através da muscular da parede colônica. Estas ocorrem primariamente no cólon descendente e sigmóide. Sempre que o colo do divertículo for ocluído, pode instalar-se inflamação, causando erosão e perfuração da mucosa e submucosa, resultando em inflamação pericolônica, microabscesso ou abscesso franco e perfuração grosseira.

33. Quais são os achados à TC característicos na diverticulite aguda?

Espessamento local da parede colônica na presença de divertículo, densificação da gordura pericolônica (Fig. 24-7), acúmulo de líquido na raiz do mesentério localmente e dilatação e ingurgitamento dos vasos mesentéricos, um achado denominado "sinal da centopéia". Diverticulite aguda é, principalmente, uma doença do cólon esquerdo; menos de 5% dos casos envolvem o cólon direito. Diverticulite do cólon transverso é incomum.

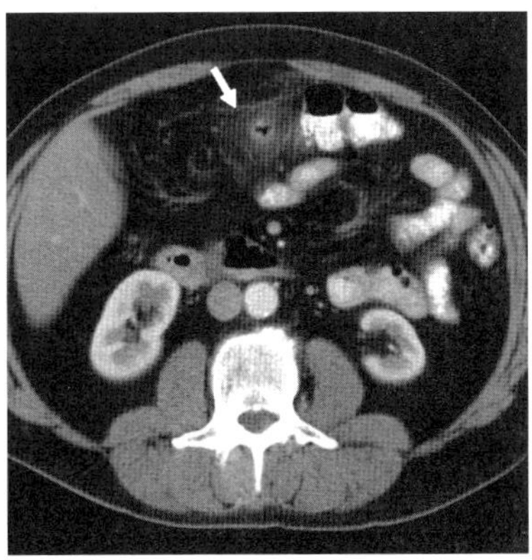

Figura 24-7. Diverticulite. Imagem de TC axial demonstra espessamento da parede intestinal com densificação pericolônica *(seta),* sugestivos de diverticulite aguda.

34. Quais são as implicações diagnósticas dos achados de densificação da gordura associados ao espessamento da parede colônica, na avaliação clínica de dor abdominal aguda?

Estes achados indicam uma etiologia GI para a dor do paciente. Quando a densificação da gordura for desproporcionalmente grande em relação ao espessamento da parede colônica, considere uma etiologia extraluminal ou mesentérica para a doença, tal como apendicite, infarto do omento, apendicite epiplóica ou diverticulite.

35. Quais são os achados de TC típicos na doença inflamatória intestinal?

Espessamento da parede intestinal, densificação pericolônica, ascite e nodularidade da parede intestinal. Na distinção entre os vários tipos de doença inflamatória, confia-se na distribuição dos achados patológicos dentro do intestino, o grau de espessamento da parede e a avaliação clínica.

36. Quais são os achados à TC na colite por *Clostridium difficile?*

Colite pseudomembranosa é um grave distúrbio inflamatório relacionado com crescimento excessivo de *C. difficile* após o uso de antibióticos. Apresentações clínicas típicas incluem diarréia aquosa, febre e leucocitose. Achados à TC nesta entidade não são sensíveis (52% de sensibilidade em um estudo de 54 pacientes), mas quando presentes, são específicos: acentuado espessamento da parede intestinal (Fig. 24-8), geralmente mais de 10 mm, evidência de edema de mucosa e submucosa, ascite e o "sinal do acordeão". O reto e cólon sigmóide são tipicamente envolvidos.

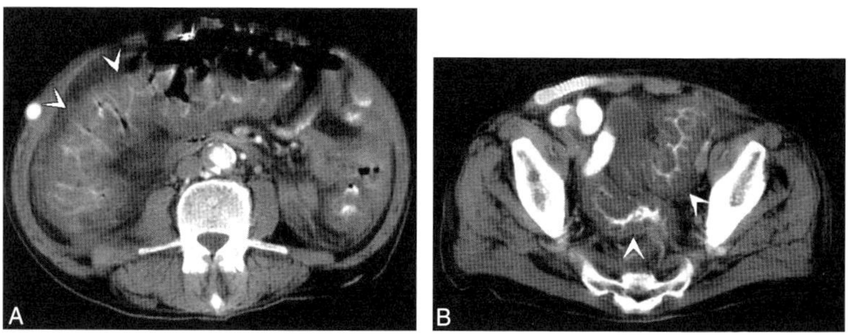

Figura 24-8. Colite pseudomembranosa *(Clostridium difficile)*. ***A*** e ***B***, Imagens de TC axiais demonstram acentuado espessamento da parede intestinal *(cabeças de setas)* e o *"sinal do acordeão"*.

37. O que é o sinal do acordeão?

Pregas haustrais nodulares e edemaciadas alternadas, interpostas com cristas transversais preenchidas por meio de contraste, resultando num aspecto que sugere um acordeão colabado (veja Fig. 24-8).

PONTOS-CHAVE: CÓLON E APÊNDICE ✔

1. Caso o apêndice não seja óbvio, localize a ponta do ceco e procure ao redor do mesmo.
2. Quando você considera isquemia intestinal, procure por oclusão nos vasos que o suprem.
3. O carcinoma perfurado do cólon pode simular diverticulite com espessamento intestinal e densificação pericolônica. Faça uma colonoscopia de controle quando o paciente estiver recuperado, caso não seja, claramente, uma diverticulite.
4. Na obstrução intestinal, o intestino distal raramente encontra-se totalmente evacuado.

38. Quais são os achados à TC na colite de Crohn?

Espessamento da parede intestinal, áreas salteadas, obstrução e formação de fístula. Ascite abdominal é incomum na colite de Crohn e, caso encontrada, aumenta a possibilidade de uma causa alternativa, tal como colite infecciosa (p. ex., *C. difficile*) ou isquêmica.

39. A doença hepática está associada a espessamento da parede colônica?

Aproximadamente 1/3 dos pacientes com cirrose hepática grave apresenta espessamento da parede colônica; em 2/3 desses pacientes, o espessamento é limitado ao cólon direito. Espessamento da parede colônica geralmente regride depois de um transplante hepático e acredita-se que ela esteja relacionada com alterações do fluxo sanguíneo colônico e pressões hidrostáticas provocadas por hipertensão portal.

40. Em casos de trauma abdominal não-penetrante, quais são os achados à TC comuns na lesão intestinal?

Meio de contraste oral extraluminal, descontinuidade intestinal, ar extraluminal, espessamento da parede intestinal, realce da parede intestinal, infiltração mesentérica ("densificação") e acúmulo de líquido intra ou retroperitoneal. Na avaliação de trauma abdominal contuso, líquido livre na ausência de lesão comprovada de órgãos viscerais sólidos sugere lesão intestinal.

41. Quais são as causas mais comuns de isquemia intestinal?

Oclusão arterial da AMS secundária a trombo ou embolismo, redução da ejeção cardíaca, hipotensão, *status* de fluxo reduzido devido à doença arterial ou venosa, obstrução intestinal mecânica provocada por hérnia (Fig. 24-9) ou aderências, neoplasias com invasão mesentérica, vasculite, doença inflamatória intestinal ou mesentérica, trauma, quimioterapia e radioterapia podem resultar em isquemia intestinal.

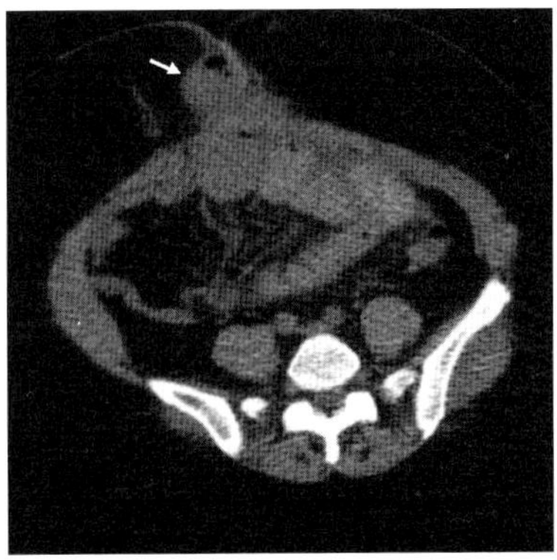

Figura 24-9. Hérnia de cólon encarcerada *(seta)*.

42. Quais são os achados à TC comuns na isquemia intestinal?

No caso de insuficiência arterial sem reperfusão, TC mostra afilamento da parede intestinal com pouco realce pelo contraste. Com infarto da mucosa e submucosa, as bactérias proliferam e o gás entra na parede intestinal e, finalmente, no sistema venoso portal e fígado.

No caso de insuficiência arterial transitória com reperfusão do intestino, vários graus de realce mucoso e submucoso podem estar presentes. Freqüentemente existe espessamento da parede devido à passagem de água e/ou células vermelhas do sangue para o interior do espaço intramural, podendo resultar em um aspecto tipo impressões digitais. Líquido pode acumular-se no lúmen intestinal (Fig. 24-10).

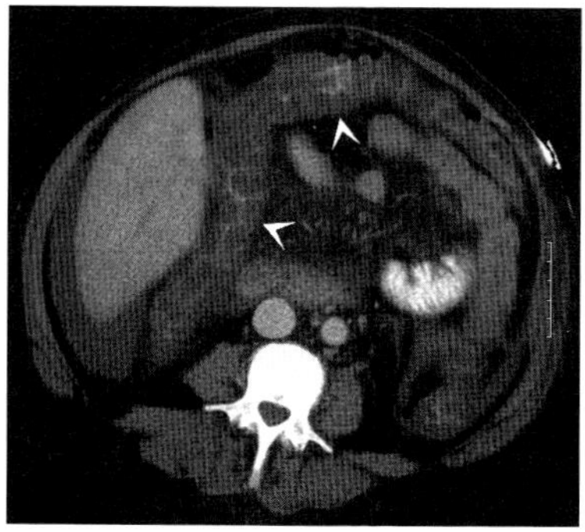

Figura 24-10. Colite isquêmica. Imagem de TC axial revela uma parede intestinal espessada e não realçada pelo contraste *(cabeças de seta)*. Observe que o espessamento é menos proeminente que na Figura 24-8.

43. O que á doença enxerto-versus-hospedeiro? Quais são os achados à TC no cólon?

Esta doença pode ocorrer depois de um transplante de órgão, quando as células linfóides do doador atacam determinadas células do receptor. Este processo pode ser observado em qualquer local após 1 dia a 2 meses após o transplante. A manifestação clínica inicial é de um *rash* cutâneo, mas locais subseqüentes de envolvimento incluem o fígado e o intestino, incluindo o intestino delgado e cólon.

Em casos de envolvimento do intestino delgado, encontramos múltiplas alças intestinais repletas de líquido, com realce da camada mucosa intestinal, que mais tarde pode ser substituída por tecido de granulação.

Achados à TC adicionais no cólon incluem estenose luminal, espessamento da parede e estase do contraste que recobre a parede intestinal. Os achados à imagem não se distinguem daqueles da enterite viral.

Achados à TC adicionais nesta entidade incluem espessamento da parede do intestino delgado, ingurgitamento da vasa reta adjacente aos segmentos intestinais afetados, densificação da gordura mesentérica, dilatação intestinal proximal aos segmentos de parede intestinal espessados, ascite abdominal, edema periportal e, ocasionalmente, realce da serosa.

BIBLIOGRAFIA

1. Dodd GD, Dodds WJ, Mahieu PG, et al: Colon. In Margulis AR, Burhenne HJ (eds): Practical Alimentary Tract Radiology, 5th ed. St. Louis, Mosby, 1993, pp 221-291.
2. Feldman D: The coffee bean sign. Radiology 216:178-179, 2000.
3. Ha HK, Kim JK: The gastrointestinal tract. In Haaga JR, Lanzieri CF, Gilkeson RC (eds): CT and MR Imaging of the Whole Body, Vol 2, 4th ed. St. Louis, Mosby, 2003, pp 1154-1269.
4. Johnson CD: The National CT Colonography Trial. ACRIN Protocol 6664.
5. Raman SS, Lu DS, Kadell BM, et al: Accuracy of nonfocused helical CT for the diagnosis of acute appendicitis: A 5-year review. Am J Roentgenol 78:1319-1325, 2002.

TC DO FÍGADO

Srinivasa R. Prasad, MD e Kedar Chintapalli, MD

1. Como é o desenvolvimento embriológico do fígado?

O fígado desenvolve-se como um divertículo endodérmico a partir do intestino anterior primitivo que forma o duodeno. Enquanto a porção cranial do divertículo forma o fígado, a porção caudal dá origem à vesícula biliar e o sistema biliar. A cápsula hepática é derivada do mesoderma circundante.

2. Explique a anatomia segmentar do fígado.

De acordo com o sistema de classificação de Couinaud, o fígado é dividido em oito segmentos, cada um suprido por uma bainha vásculo-biliar central (Fig. 25-1). O segmento I é o lobo caudado. Os segmentos hepáticos direitos (V, VI, VII, VIII) são separados dos segmentos hepáticos esquerdos (II, III, IV) pela veia hepática média. Os segmentos hepáticos anteriores direitos (V, VIII) e posteriores direitos (VI, VII) são separados por um plano contendo a veia hepática direita. Os segmentos hepáticos superiores direitos (VII, VIII) e inferiores direitos (V, VI) são separados por um plano axial contendo a porção horizontal da veia porta direita. O segmento III é separado IV pelo ligamento falciforme.

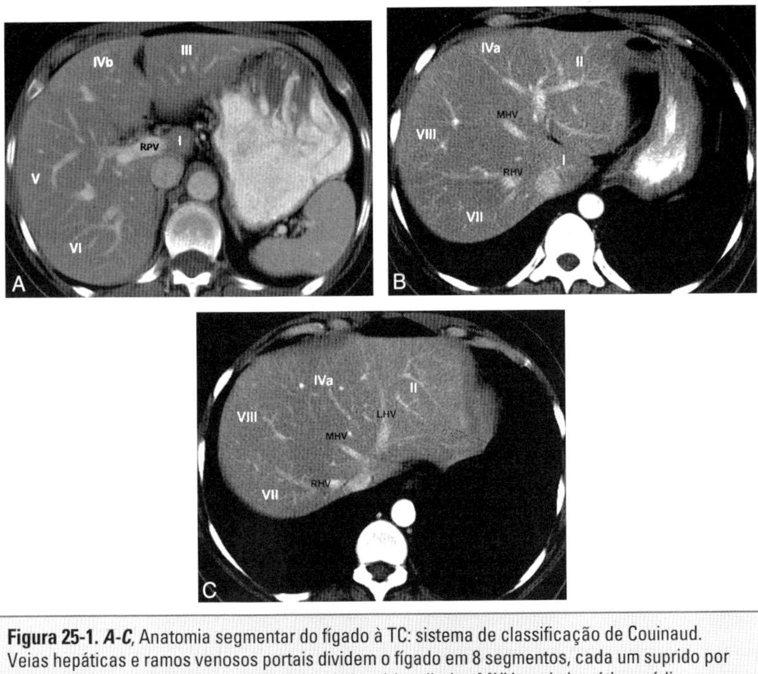

Figura 25-1. ***A-C***, Anatomia segmentar do fígado à TC: sistema de classificação de Couinaud. Veias hepáticas e ramos venosos portais dividem o fígado em 8 segmentos, cada um suprido por uma bainha vásculo-biliar central. RHV = veia hepática direita, MHV = veia hepática média, LHV = veia hepática esquerda, RPV = veia porta direita, porção horizontal.

3. Qual é a relevância clínica do sistema de classificação de Couinaud?
O conhecimento da anatomia segmentar é crucial no planejamento de cirurgias hepáticas, incluindo ressecção tumoral e transplante.

4. O que é a "área nua" do fígado?
A área nua do fígado é a porção do fígado que não está coberta pelo peritônio. A "área nua" situa-se entre as camadas ântero-superior e póstero-inferior do ligamento coronário.

5. Como o fígado é perfundido?
O fígado obtém 70-80% de seu suprimento sanguíneo da veia porta; a artéria hepática contribui com 20-30% do fluxo sanguíneo hepático.

6. Quais são as vantagens da TC com multidetectores na avaliação do fígado?
Devido à velocidade mais rápida do *eixo z*, melhor cobertura anatômica e melhor resolução longitudinal, a TC com multidetectores permite o estudo em várias fases em uma única apnéia. Como permite taxas de injeção mais rápidas, é ideal para o estudo hepático por imagens durante diferentes fases vasculares.

7. Quais são as vantagens e desvantagens das taxas rápidas (> 3 ml/s) da injeção de contraste?
Injeção mais rápida encurta a duração da injeção e encurta o tempo para obtenção do pico de realce hepático e conseqüentemente, permite avaliação mais rápida por imagem. Também é possível reduzir o volume de contraste injetado. Desvantagens incluem maior potencial de extravasamento do contraste e complicações fisiológicas.

8. O que determina o grau de realce apresentado pelo fígado na TC contrastada?
Principalmente a carga de iodo determina o pico de realce do fígado. Os outros fatores que influenciam no realce hepático incluem tamanho do paciente, volume sanguíneo, fisiologia cardiovascular e condições hepáticas.

9. Quais são as fases do realce hepático na TC helicoidal?
- Fase arterial (18-35 segundos após injeção do contraste).
- Fase venosa portal (60 segundos de retardo).
- Fase de equilíbrio (100 segundos de retardo).

10. O que é a fase de influxo portal?
Também conhecida como fase arterial tardia (aproximadamente 35 segundos de retardo), a fase de influxo portal é ideal para detecção de tumores hipervasculares que sejam supridos por ramos arteriais hepáticos (p. ex., hepatoma, metástases neuroendócrinas). A fase arterial precoce (aproximadamente 20 segundos de retardo) fornece excelentes dados angiográficos.

11. Quais tumores são melhor observados durante a fase venosa portal?
A maioria das metástases hepáticas (metástases da mama, pulmão e cólon) e linfomas são hipovasculares e são melhor demonstrados durante a fase venosa portal (Fig. 25-2).

12. O que é DTAH? Como a DTAH aparece à TC?
A DTAH é a abreviatura de Diferença Transitória de Atenuação Hepática. Ela refere-se ao realce setorial ou parenquimatoso lobar durante a fase arterial do estudo por imagem. São tipicamente periféricas e com formato em cunha com uma borda reta (Fig. 25-3).

13. O que causa a DTAH?
A DTAH pode resultar de uma variedade de causas:
- Aumento do aporte arterial (lesões focais hipervasculares, inflamação de órgãos adjacentes, suprimento arterial aberrante).
- Hipoperfusão portal.
- Trombose venosa hepática.

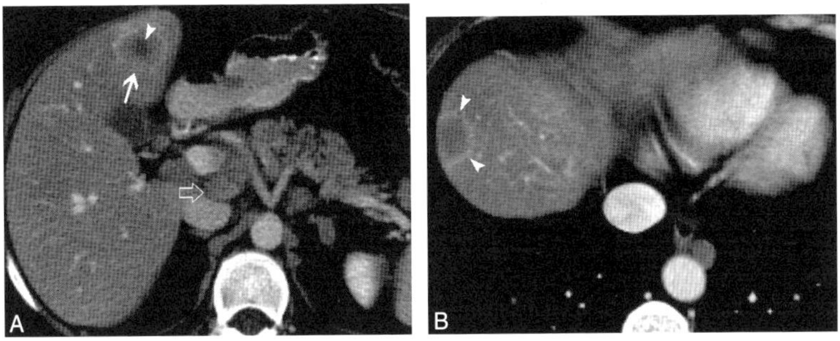

Figura 25-2. ***A***, Metástases hepáticas. Adenocarcinoma mamário metastático para o fígado mostrando centro de baixa densidade *(cabeça de seta)* e halo periférico de realce *(seta)*. Observe a linfonodomegalia metastática *(seta aberta)*. ***B***, Metástases de câncer de cólon. Realce periférico durante fase venosa portal *(cabeças de seta)*.

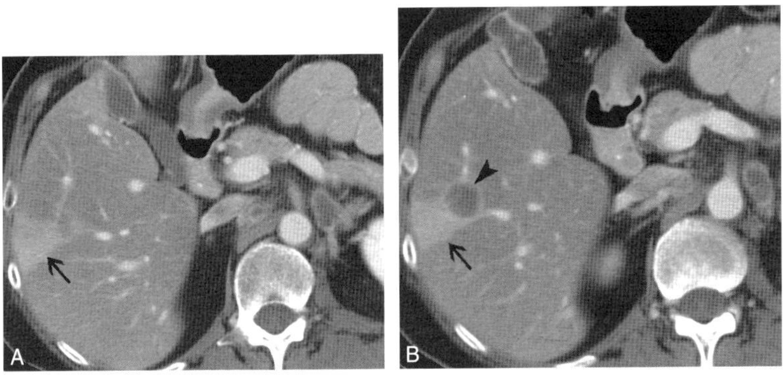

Figura 25-3. ***A*** e ***B***, Diferença transitória de atenuação hepática (DTAH). A tomografia computadorizada com contraste (TCCC) mostra um foco de hiperatenuação periférico com formato em cunha *(seta)* distal a uma metástase *(cabeça de seta)*.

14. Quais são as causas de gás venoso portal?

Causas de gás no sistema venoso portal incluem isquemia/infarto intestinal, sepse abdominal, obstrução intestinal, pancreatite necrotizante, perfuração gástrica, doença inflamatória intestinal, trauma e colonoscopia.

15. Quais são as causas de ar no sistema biliar?

Causas de pneumobilia (ar biliar) incluem anastomose biliar-entérica, procedimentos biliares, colangiopancreatografia retrógrada endoscópica (CPRE), fístula biliar-entérica, infecção, trauma e íleo biliar.

16. Como você diferencia gás venoso portal de pneumobilia?

Ar na árvore biliar (pneumobilia) tende a localizar-se nos grandes ductos biliares no hilo, devido ao fluxo biliar centrípeto. Ele geralmente não se estende a mais de 2 cm da cápsula hepática (Fig. 25-4A). Gás venoso portal aparece como hipodensidades ramificadas periféricas, subcapsulares no fígado, predominantemente no lobo esquerdo devido a sua localização ventral (Fig. 25-4B).

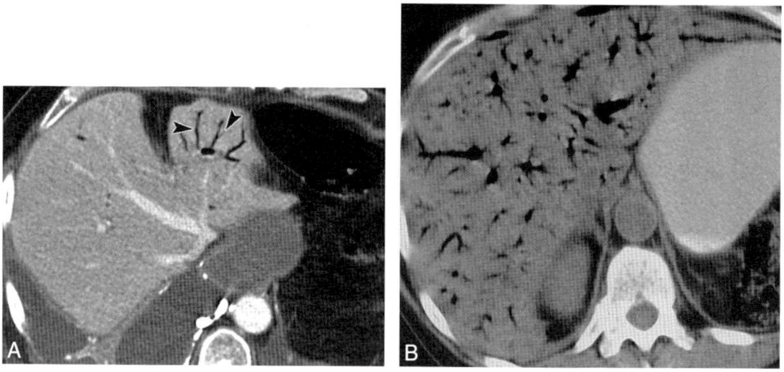

Figura 25-4. ***A***, Pneumobilia. Tomografia computadorizada com contraste (TCCC) mostra ar biliar secundário a uma anastomose cirúrgica. ***B***, Ar venoso portal. TCCC demonstra gás venoso portal difuso, secundário a infarto intestinal.

17. Qual é o aspecto de um fígado "lesado" (trauma contuso/penetrante) à TC?

Lacerações típicas são paralelas às veias hepáticas ou ramos venosos portais (Fig. 25-5). Contusão aparece como uma área hipodensa com margens irregulares (Fig. 25-6). Hematomas são hiperatenuantes. Trajeto hipodenso periportal pode ser causado por sangue nos tecidos periportais ou congestão linfática provavelmente em virtude de hiperidratação.

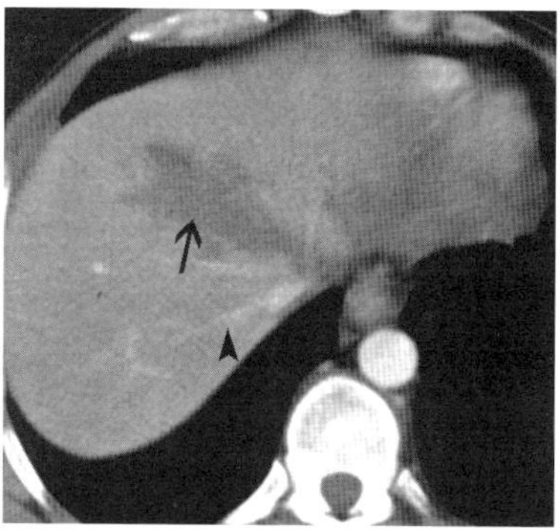

Figura 25-5. Laceração hepática. Tomografia computadorizada com contraste (TCCC) mostra uma laceração traumática típica *(seta)* com trajeto paralelo ao da veia hepática *(cabeça de seta).*

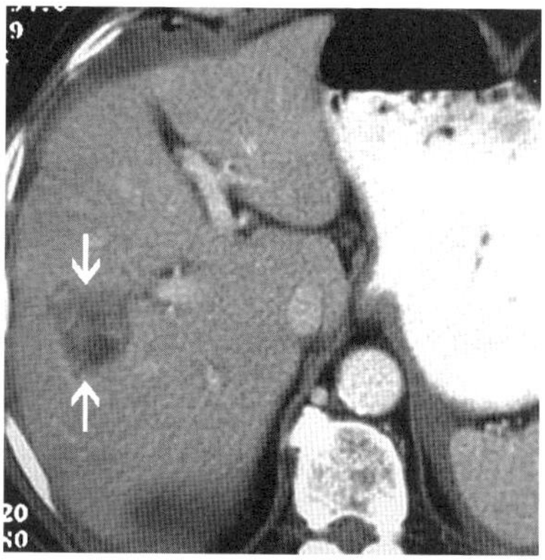

Figura 25-6. Contusão hepática. Tomografia computadorizada com contraste (TCCC) mostra uma contusão hipoatenuante heterogênea *(setas)*, secundária a um trauma contuso.

18. Como é classificada a lesão hepática à TC?

A graduação das lesões hepáticas baseada na TC é a seguinte:

- **Grau 1:** avulsão capsular, laceração(ões) superficiais com profundidade < 1 cm, hematoma subcapsular com menos de 1 cm de espessura e sangue hipodenso periportal.
- **Grau 2:** Laceração(ões) com 1-3 cm de profundidade e hematoma(s) central-subcapsular(es) de 1-3 cm de diâmetro.

- **Grau 3:** laceração maior que 3 cm de profundidade e hematoma(s) central-subcapsular(es) maiores que 3 cm de diâmetro.
- **Grau 4:** hematoma subcapsular central maciço maior do que 10 cm e destruição de tecido lobar (maceração) ou desvascularização.
- **Grau 5:** destruição tissular bilobar (maceração) ou desvascularização.

19. Quais são os tipos de cistos de colédoco?

- **Tipo I:** dilatação difusa dos ductos biliares extra-hepáticos.
- **Tipo II:** divertículo sacular do ducto comum.
- **Tipo III:** coledococele dentro da parede do duodeno.
- **Tipo IV A:** similar ao tipo I, com envolvimento adicional dos ductos intra-hepáticos.
- **Tipo IV B:** dilatações múltiplas dos ductos extra-hepáticos e ductos intra-hepáticos normais.
- **Tipo V:** dilatação confinada aos ductos biliares intra-hepáticos, doença de Caroli.

20. Quais são as complicações dos cistos de colédoco?

Pacientes com cistos de colédoco apresentam predisposição à obstrução biliar, formação de cálculos, colangite (raramente) e desenvolvimento de colangiocarcinoma.

21. Como você diferencia a doença de Caroli da doença policística do fígado (DPF)?

Pacientes com DPF muitas vezes apresentam cistos hepáticos e renais. Os cistos hepáticos na DPF são não-comunicantes e os ductos biliares intra-hepáticos são normais (Fig. 25-7).

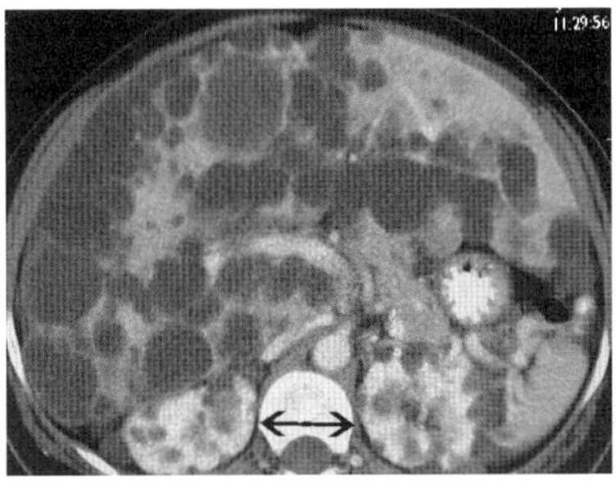

Figura 25-7. Doença hepática policística. Tomografia computadorizada com contraste (TCCC) demonstra numerosos cistos hepáticos em um paciente com doença renal policística autossômica dominante *(setas).*

22. O que é o sinal do ponto central?

O sinal do ponto central refere-se a pequenos vasos realçados em relação à dilatação cística dos ductos biliares intra-hepáticos, sendo sugestivo de doença de Caroli.

23. Quais são os sinais associados a cálculos biliares à TC?

O cálculo pode aparecer como uma densidade central circundada por bile hipoatenuada (sinal do alvo) (Fig. 25-8). Com o sinal da borda, pode-se observar uma leve borda de densidade aumentada junto à margem do ducto biliar. Um cálculo hiperatenuante circundado por um crescente de bile de baixa atenuação constitui o sinal do crescente. Sinais indiretos de obstrução, tais como estenose ductal ou dilatação ductal, são úteis para o diagnóstico de cálculos.

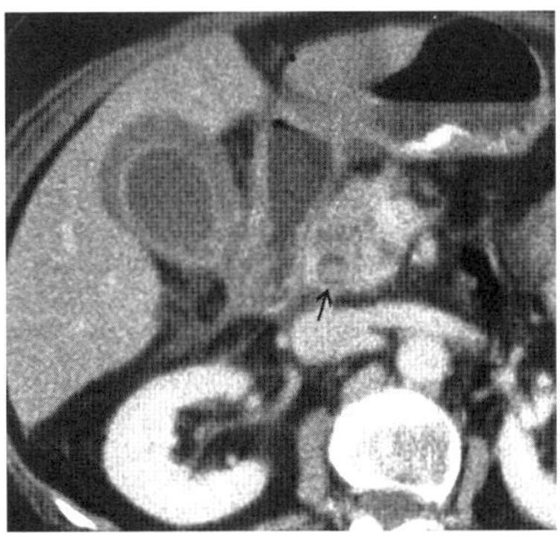

Figura 25-8. Coledocolitíase. Tomografia computadorizada com contraste (TCCC) mostra um cálculo de alta densidade *(seta)* dentro do ducto biliar comum distal.

24. Qual é a porcentagem de cálculos do ducto comum que não são observados à TC?

Cerca de 15% a 25% dos cálculos são isodensos à bile e não são detectados à TC.

25. Quais são as indicações da colangiografia por TC?

Colangiografia por TC é útil em pacientes que requerem avaliação não-invasiva do sistema biliar nas seguintes situações: CPRE falha ou de difícil execução, contra-indicações para exames de ressonância magnética (RM) (p. ex., claustrofobia, clipes de aneurisma, marca-passos) e contra-indicações para colangiografia trans-hepática percutânea.

26. Como você realiza uma colangiografia por TC?

Colangiografia por TC pode ser realizada de diversas maneiras: realização da TC após administração de meios de contraste colecistográficos por via oral (iopanoato) ou intravenosa (IV) (ácido iotróxico) ou sem o uso de meios de contraste colecistográficos.

27. Quais são as desvantagens da colangiografia por TC?

A absorção oral e excreção hepática de contrastes colecistográficos orais é variável, levando à opacificação subótima da vesícula biliar e sistema biliar. Além disto, reações adversas (principalmente alérgicas) são observadas predominantemente com contrastes colecistográficos IV.

28. O que é colangite esclerosante primária?

Colangite esclerosante primária é uma inflamação idiopática, fibrosante crônica do sistema biliar, caracterizada clinicamente por uma síndrome colestática e radiologicamente por estenoses ou oclusões biliares segmentares alternando com dilatação ductal sacular. Ocorre principalmente em adultos jovens do sexo masculino e está associada à colite ulcerativa. Complicações incluem colangiocarcinoma e cirrose.

29. Como você diagnostica esteatose hepática focal?

Esteatose hepática focal é tipicamente periférica e localizada em áreas próximas aos ligamentos (provavelmente relacionada à perfusão anômala) (Fig. 25-9). Os vasos sanguíneos podem passar através da gordura focal.

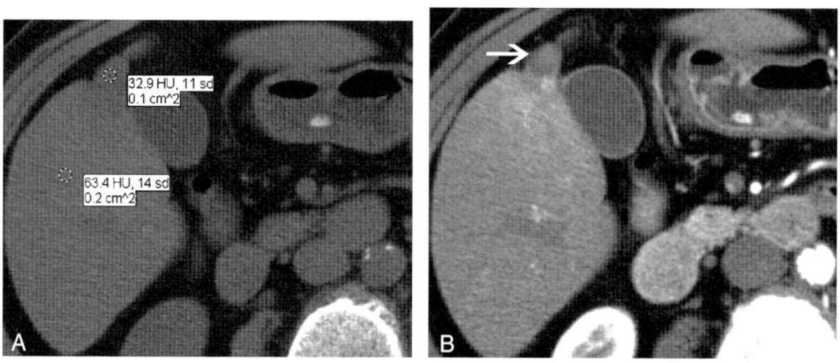

Figura 25-9. ***A*** e ***B***, Esteatose hepática focal. Localização típica de esteatose hepática focal adjacente à vesícula biliar *(seta)*.

30. Qual é a distribuição típica da esteatose hepática focal? Por quê?

Esteatose hepática focal ocorre, geralmente, próxima ao ligamento falciforme, segmento medial do lobo hepático esquerdo e ao redor do hilo hepático. Postula-se que a esteatose hepática focal esteja relacionada com o suprimento venoso sistêmico aberrante ou suprimento venoso esplâncnico não-portal que é rico em insulina.

31. Descreva a distribuição, mecanismo e importância de áreas focais poupadas.

Áreas focais poupadas dentro da esteatose hepática difusa ocorrem tipicamente junto ao hilo hepático, área pericolecística e regiões peritumorais. Hipóteses prováveis para tais alterações incluem ausência de influxo venoso portal que é rico em triglicerídios da dieta e ácidos graxos, além de suprimento venoso esplâncnico "não-portal", com baixos níveis de gordura da dieta e insulina. Na imagem, área focal poupada pode simular uma neoplasia.

32. Como se diagnostica esteatose hepática difusa?
Normalmente, a atenuação do fígado na TC não-contrastada é, em média, 8 UH maior que a do baço. Esteatose hepática é diagnosticada quando a atenuação do fígado é inferior àquela do baço em uma TC não-contrastada (Fig. 25-10).

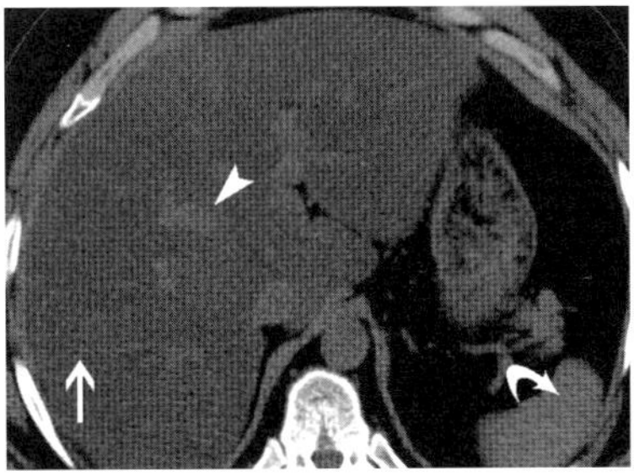

Figura 25-10. Esteatose hepática difusa. TC não-contrastada mostra baixa atenuação difusa do fígado *(seta)*, comparada com um órgão interno de referência, o baço *(seta curva)*. Observe, também, o aspecto "brilhante" dos vasos hepáticos *(cabeça de seta)*.

33. Como é quantificada a esteatose hepática?
A esteatose hepática pode ser quantificada na TC com "dupla energia". Quando o exame é feito com 80 e 140 kVp, a esteatose hepática mostra maior alteração na atenuação que o fígado normal. Alterações da atenuação de 6 UH, 11 UH e 20 UH estão associadas com < 25%, 50% e 75% de esteatose, respectivamente. TC com "dupla energia" não é realizada de rotina.

34. Como é diagnosticada a deposição hepática de ferro?
Deposição de ferro no fígado resulta em aumento da atenuação do fígado (valores de atenuação à TC na hemocromatose hepática varia de 75-130 UH).

35. Quais são as causas de um "fígado brilhante" na TC não-contrastada?
Hemocromatose primária ou secundária, doença de armazenamento de glicogênio, toxicidade por amiodarona e doença de Wilson causam aumento da atenuação do fígado (aspecto de "fígado brilhante").

36. Quais são as causas da trombose da veia porta?
O fator de risco mais comum para trombose da veia porta é a cirrose. Outras condições predisponentes incluem infecções (p. ex., sepse, pancreatite, colangite), tumores, estados de hipercoagulabilidade e cirurgia.

37. Como a trombose da veia porta aparece à TC?
Trombo agudo pode apresentar alta atenuação à TC não-contrastada. A TC contrastada mostra falha de enchimento luminal completa ou parcial (Fig. 25-11). Pode ser observado realce da borda da parede vascular. Sinais indiretos de trombose da veia porta incluem transformação cavernomatosa da veia porta e presença de vasos colaterais portossistêmicos. Em um trombo crônico pode ser observada calcificação.

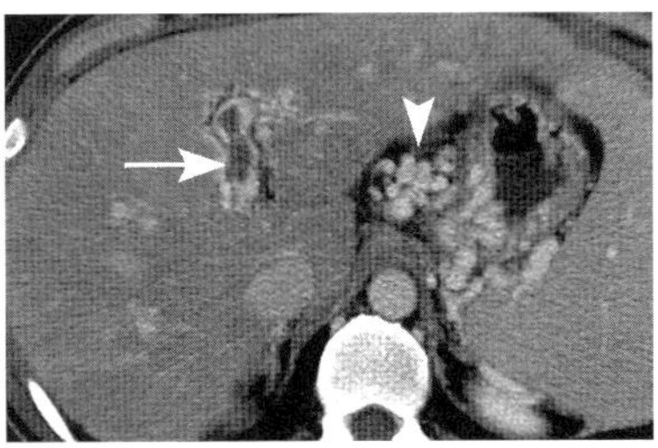

Figura 25-11. Trombose de veia portal (trombo plaquetário). Tomografia computadorizada com contraste (TCCC) mostra uma falha de enchimento na veia porta esquerda *(seta)*. Observe os vasos perigástricos colaterais *(cabeça de seta)*.

38. Qual é o mecanismo da falha de enchimento relacionada ao fluxo da veia porta?

Durante a fase arterial hepática do exame, a mistura do retorno venoso esplênico contrastado e do retorno venoso mesentérico superior não-contrastado na veia porta principal simula um trombo. No entanto, nestes casos de "pseudotrombo da veia porta", a veia porta mostra realce uniforme pelo contraste durante a fase venosa portal.

39. Quais são as características da trombose tumoral da veia porta?

O trombo tumoral apresenta três características-chave: expansão venosa, características de realce similares às do tumor primário e neovascularização (Fig. 25-12).

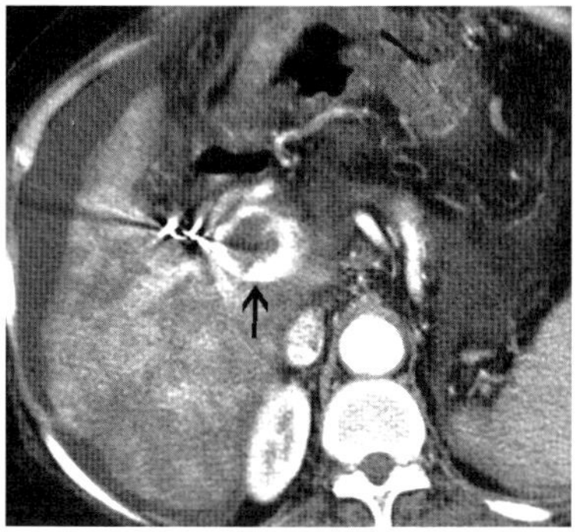

Figura 25-12. Trombo de tumor maligno. A veia porta principal *(seta)* encontra-se expandida e apresenta trombose completa em um paciente com carcinoma hepatocelular.

40. O que é a síndrome de Budd-Chiari?

A síndrome de Budd-Chiari é um distúrbio caracterizado por hipertensão portal devida à oclusão e/ou estenose das veias hepáticas ou segmento hepático da veia cava inferior (VCI).

41. Quais são as causas da síndrome de Budd-Chiari?

Cerca de metade dos casos é causada por distúrbios trombóticos: policitemia vera, gestação, hemoglobinúria paroxística noturna, pílula anticoncepcional e carcinoma hepatocelular (CHC). Outras causas incluem os distúrbios mieloproliferativos, infecções, formações membranosas e trauma. Cerca de 30% dos casos são idiopáticos.

42. Quais são os achados à TC da síndrome de Budd-Chiari?

Achados tomográficos da síndrome de Budd-Chiari incluem hepatomegalia, trombose venosa hepática/VCI, realce parenquimatoso difuso, heterogêneo ("fígado em noz-moscada"), hipertrofia do lobo caudado e ascite (Fig. 25-13).

Também podem ocorrer grandes linfonodos regenerativos hipervasculares.

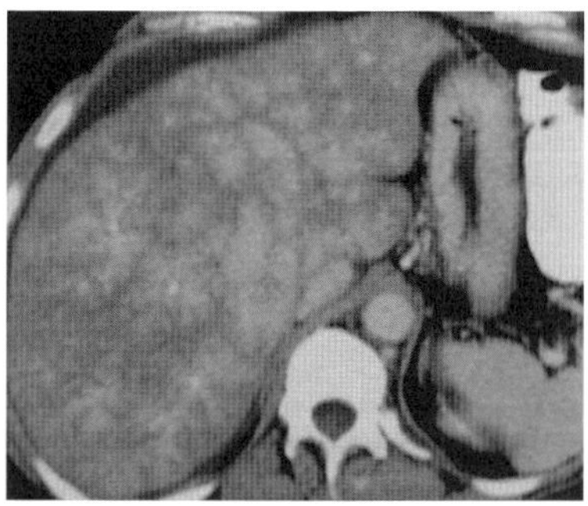

Figura 25-13. Síndrome de Budd-Chiari. Tomografia computadorizada com contraste (TCCC) mostra o típico aspecto "em noz-moscada" do fígado.

43. O que é thorotrastose hepática?

Thorotrastose refere-se à deposição visceral de thorotrast, um meio de contraste radiológico utilizado no início do século XX. Thorotrast aparece como depósitos de alta densidade dentro do fígado, baço e linfonodos. Thorotrastose hepática predispõe ao desenvolvimento de CHC, colangiocarcinoma e angiossarcoma.

44. Quais são os achados à TC da cirrose hepática?

Os achados à TC da cirrose incluem um fígado nodular, pequeno, hipertrofia do lobo caudado e lobo hepático esquerdo e características de hipertensão portal (Fig. 25-14). A complicação mais temida é o desenvolvimento de CHC.

45. Quais condições causam pseudocirrose?

Pseudocirrose simula cirrose e caracteriza-se por um contorno hepático lobulado e atrofia segmentar e/ou hipertrofia compensatória (Fig. 25-15). Pseudocirrose é descrita em diversas condições, incluindo quimioterapia sistêmica (tipicamente, pacientes com câncer de mama desenvolvem metástases hepáticas), quimioembolização de tumores hepáticos, telangiectasia hemorrágica hereditária, fibrose hepática congênita e pseudocirrose cardíaca (insuficiência cardíaca direita crônica).

46. Quais são as manifestações à TC da hipertensão portal?

Ascite, esplenomegalia e *shunts* portossistêmicos constituem a tríade da hipertensão portal. Os *shunts* portossistêmicos incluem vasos colaterais esofágicos, perigástricos, paraumbilicais, periesplênicos e retroperitoneais (Fig. 25-16).

47. O que é fibrose hepática confluente? Como ela aparece à TC? Por quê?

Fibrose hepática confluente é observada em pacientes com cirrose avançada. Apresenta-se como lesões periféricas em faixa, em forma de cunha e com uma distribuição segmentar ou lobar com retração capsular associada (Fig. 25-17). As lesões apresentam realce variável em fases iniciais (devido à proporção variável de tecido fibroso, edema tissular e vasos) e realce uniforme nas fases tardias (provocado por aumento do espaço intersticial e drenagem venosa lenta).

48. Quais são as causas de abscessos hepáticos?

Os abscessos hepáticos podem ser piogênicos, fúngicos, micobacterianos ou de origem parasitária. Abscessos podem ser devidos à disseminação hematogênica, superinfecção de tecido necrótico, disseminação a partir de órgão contíguo ou secundários à obstrução biliar (abscessos colangíticos).

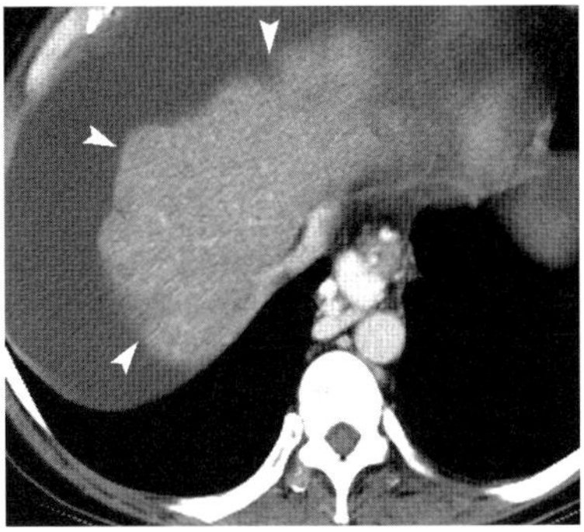

Figura 25-14. Cirrose hepática. Observe a superfície nodular irregular do fígado *(cabeças de seta)*.

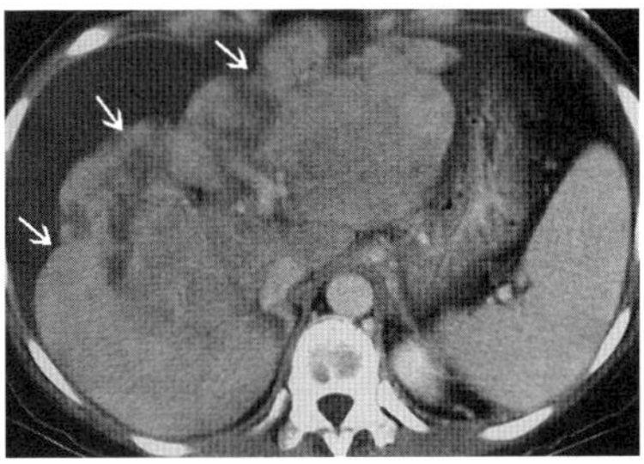

Figura 25-15. Pseudocirrose secundária à quimioterapia sistêmica. Contorno nodular do fígado *(setas)* em uma paciente com metástases hepáticas de um adenocarcinoma mamário após quimioterapia.

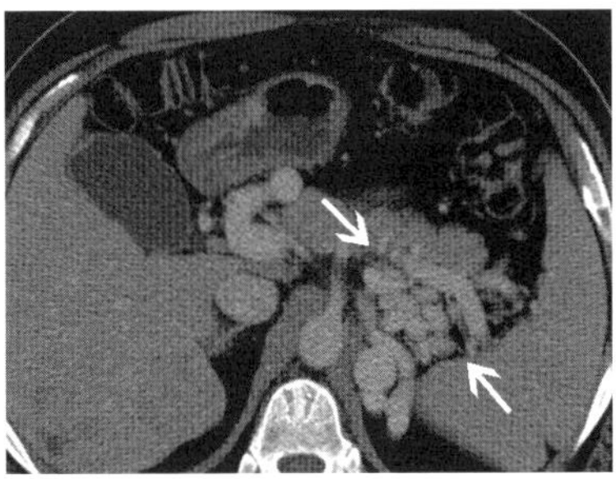

Figura 25-16. Hipertensão portal. Tomografia computadorizada com contraste (TCCC) em um paciente com cirrose mostra vasos colaterais retroperitoneais dilatados e tortuosos *(setas)*.

49. Qual é o aspecto à TC de abscessos hepáticos?

Abscessos hepáticos aparecem como lesões uniloculares ou multisseptadas hipoatenuantes, com um halo de baixa densidade por edema (Fig. 25-18). Realce periférico da borda e presença de gás são incomuns.

50. Como os cistos hidáticos aparecem à TC?

Cistos hidáticos podem ser únicos ou múltiplos, podendo ter aspecto uni ou multilocular (Fig. 25-19). A parede do cisto geralmente é fina e bem-definida. Separação da membrana laminada do pericisto resulta num aspecto de "parede separada". Colabamento completo da membrana laminada resulta no "sinal do lírio d'água". Calcificação ocorre em até 50% dos casos. Cistos-filho vistos em 75% dos casos são inicialmente sólidos, tornando-se císticos posteriormente. Um nível líquido pode ser devida à "areia" hidática ou infecção. Um nível gordura-líquido indica ruptura para o interior do sistema biliar.

51. O que é o sinal do "cacho"?

O sinal do cacho é considerado um sinal à TC característico de abscessos hepáticos piogênicos. Os abscessos piogênicos parecem "agrupar-se" em um padrão que sugere coalescência, formando uma única e maior cavidade abscedada (Fig. 25-20).

52. Como os microabscessos fúngicos se apresentam à TC?

Microabscessos fúngicos geralmente apresentam-se como múltiplas lesões tipo alvo, redondas e com realce central, puntiforme pelo contraste.

53. O que é amebíase? Como são causados os abscessos amebianos hepáticos?

Amebíase refere-se à infecção por um parasita protozoário, *Entamoeba histolytica.* Ingestão de cistos do protozoário presentes em alimentos e água contaminados com fezes leva à colonização colônica e subseqüente colite. Após invasão da mucosa colônica por trofozoítos, o protozoário infecta o fígado através de ramos da veia porta.

54. Quais são os achados à TC do abscesso amebiano hepático?

Abscesso amebiano tipicamente apresenta-se como uma lesão unilocular, de baixa atenuação (10-20 UH) com uma parede

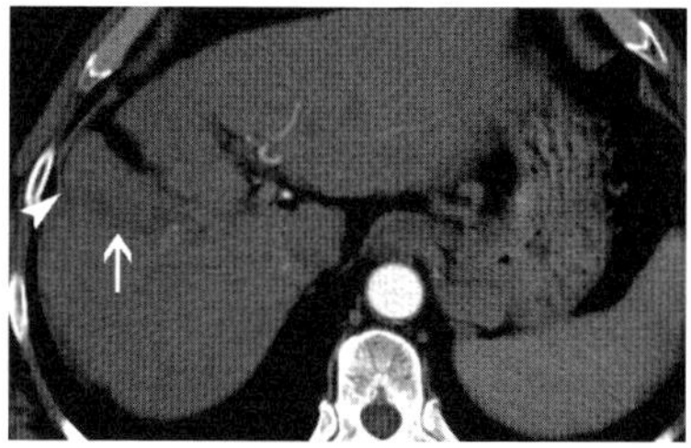

Figura 25-17. Fibrose hepática confluente. Faixas fibróticas hipoatenuantes causando retração capsular em um paciente com cirrose *(setas).*

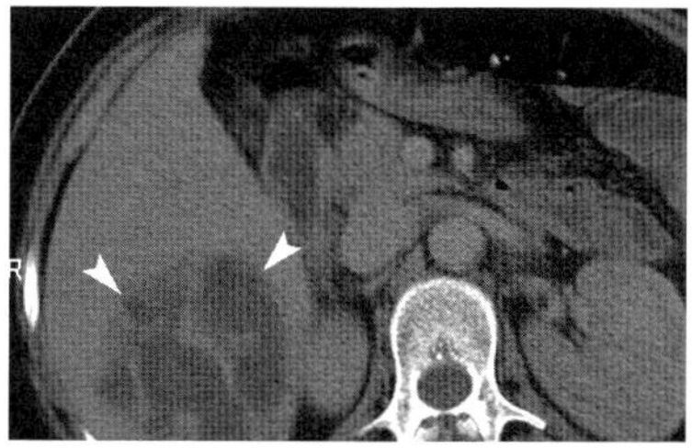

Figura 25-18. Abscesso hepático piogênico. Tomografia computadorizada com contraste (TCCC) mostra múltiplos abscessos coalescentes de baixa atenuação no lobo esquerdo do fígado *(cabeças de seta).*

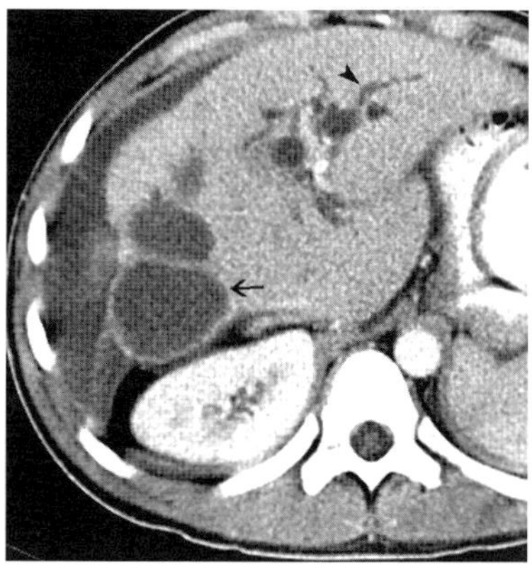

Figura 25-19. Cisto hidático. Doença hidática hepática multifocal *(seta)* com dilatação biliar associada *(cabeça de seta).*

realçada de espessura variável e uma zona periférica de edema (Fig. 25-21). Septações, níveis líquido-debris e ar são incomuns.

55. Quais são as complicações de abscessos amebianos hepáticos?

As complicações de abscessos amebianos hepáticos resultam da ruptura do abscesso com extensão para o peritônio, cavidade pleural ou pericárdio. Abscessos amebianos extra-hepáticos podem ocorrer no pulmão e cérebro, presumivelmente por disseminação hematogênica.

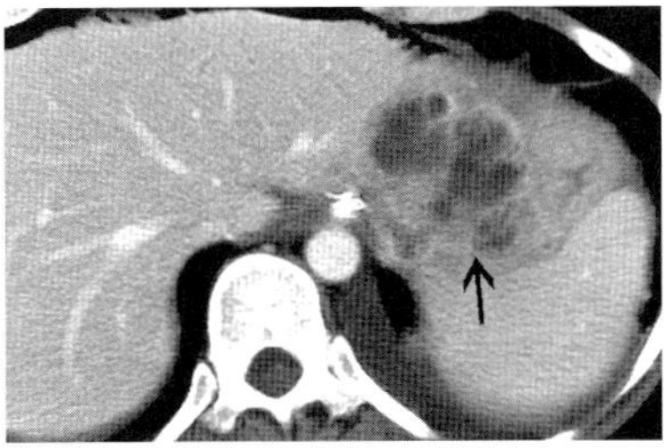

Figura 25-20. Sinal do "cacho" de abscesso. Múltiplos abscessos piogênicos coalescentes *(seta)*.

56. O que é peliose hepática?

Peliose hepática refere-se a uma condição hepática benigna, caracterizada por cavidades disseminadas contendo sangue, de tamanhos e formatos variados. Pode estar associada a processos malignos, síndrome da imunodeficiência adquirida (AIDS) e uso de esteróides anabolizantes.

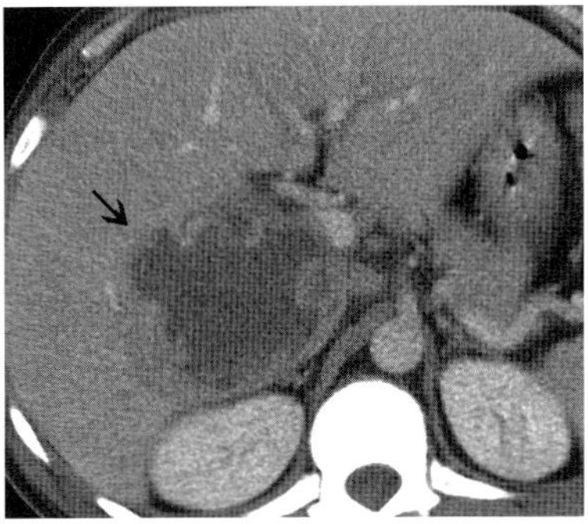

Figura 25-21. Abscesso hepático amebiano. Grande lesão hipodensa no fígado, com uma parede espessa e realçada e nodularidade *(seta)*.

57. O que é angiomatose bacilar? Quais são os achados à TC da angiomatose bacilar?

Angiomatose bacilar refere-se à infecção hepática por *Rochalimaea henselae.* Esta condição ocorre quase exclusivamente em pacientes com AIDS. A TC contrastada revela múltiplos linfonodos hipervasculares puntiformes, disseminados por todo o fígado.

58. Quais são as manifestações da colangiopatia relacionada à AIDS?

As manifestações radiológicas da colangiopatia relacionada à AIDS são variadas e incluem estenose papilar, colangite esclerosante envolvendo o sistema biliar extra e intra-hepático e estenoses biliares extra-hepáticas de segmentos longos.

59. Quais são as causas de calcificações hepáticas?

Calcificações puntiformes geralmente são secundárias a condições granulomatosas curadas, como tuberculose, histoplasmose, toxoplasmose, infecção por *Pneumocystis carinii* e sarcoidose. Calcificações vasculares incluindo calcificações aneurismáticas arteriais hepáticas e calcificações venosas são segmentares, curvilíneas ou de configuração ovóide. Equinococose e esquistossomose hepática podem apresentar calcificação capsular. Tumores hepáticos metastáticos e primários podem apresentar calcificação puntiforme ou grosseira. Hematomas e abscessos antigos podem calcificar.

60. O que é sarcoidose? Quais são os achados à TC da sarcoidose hepática?

Sarcoidose é um distúrbio idiopático, multissistêmico, caracterizado por granulomas não-caseosos afetando comumente pacientes adultos mais jovens. A sarcoidose hepática geralmente manifesta-se como hepatomegalia. Em 5-15% dos pacientes os granulomas coalescentes apresentam-se como linfonodos hipoatenuantes e podem ser confundidos com linfoma ou metástases (Fig. 25-22).

61. Como um hemangioma hepático típico se apresenta à TC dinâmica?
Um hemangioma típico exibe realce periférico globular/nodular e um padrão centrípeto de preenchimento com atenuação das áreas realçadas idêntica à do sangue nos vasos adjacentes (Fig. 25-23).

62. O que é o sinal do ponto brilhante?
O sinal do ponto brilhante é sugestivo de hemangioma hepático. O sinal refere-se aos finos pontos realçados no hemangioma, que não progridem para o clássico realce globular devido ao pequeno tamanho da lesão e propensão a um preenchimento pelo contraste muito lento (Fig. 25-24).

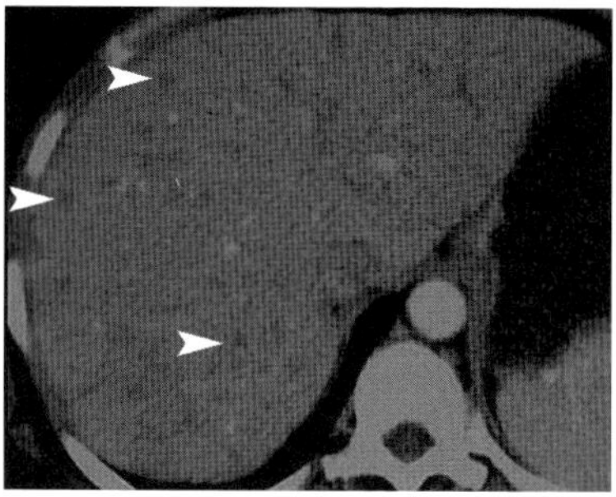

Figura 25-22. Sarcoidose hepática. Múltiplas pequenas lesões hipoatenuantes, disseminadas no parênquima hepático *(cabeças de seta).*

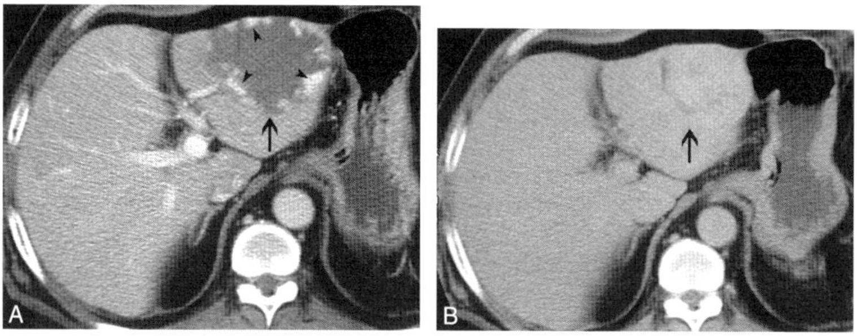

Figura 25-23. ***A***, Hemangioma hepático. Imagens na fase arterial demonstram padrão de realce nodular periférico *(cabeças de seta* e *seta)*, patognomônico de um hemangioma. ***B***, Hemangioma hepático. Tomografia computadorizada contrastada com retardo de 5 minutos (TCCC) demonstra preenchimento progressivo e centrípeto pelo contraste, o sinal clássico de hemangioma hepático.

63. Como se apresenta a hiperplasia nodular focal (HNF) à TC dinâmica?
A HNF é um tumor benigno que mostra intenso e uniforme realce na fase arterial e "washout" (lavagem) do contraste uniforme na fase venosa portal (Fig. 25-25). A cicatriz mostra realce pelo contraste tardio.

64. Qual é a base patológica para os achados à TC na HNF?
A rica trama de capilares, que fornece sangue arterial à lesão, é responsável pelo realce intenso na fase arterial da HNF. A cicatriz central, composta por tecido conjuntivo fibroso e vasos malformados, mostra retardo do realce pelo contraste.

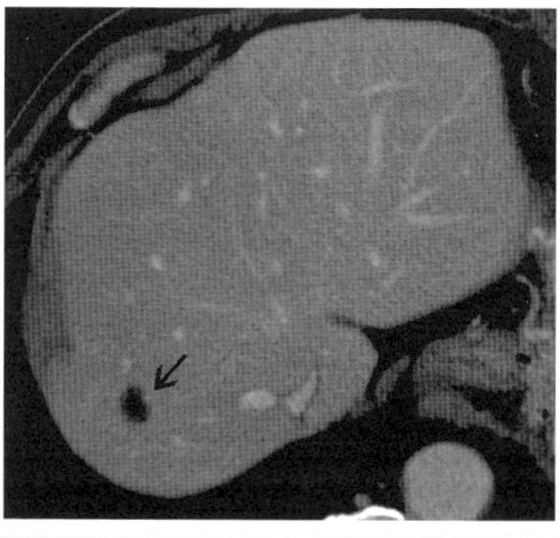

Figura 25-24. Sinal do ponto brilhante: hemangioma hepático. Tomografia computadorizada com contraste (TCCC) mostrando um foco realçado em um pequeno hemangioma *(seta).*

65. Quais são os fatores de risco para o desenvolvimento de adenomas hepáticos?

O uso de pílulas contraceptivas orais com altas doses de estrógenos, esteróides anabolizantes e doença de armazenamento de glicogênio tipo 1 são fatores de risco.

66. Como o adenoma hepático apresenta-se à TC?

Adenoma hepático apresenta-se como um tumor heterogêneo, bem-encapsulado, com freqüentes áreas de hemorragia e infreqüentes focos de gordura macroscópica (Fig. 25-26).

67. Quais são as complicações de adenomas hepáticos?

As complicações de adenomas hepáticos incluem hemorragia, ruptura (tipicamente adenomas subcapsulares em mulheres grávidas) e transformação maligna à CHC.

68. Por que os adenomas hepáticos são mais propensos a sangramento?

A presença de sinusóides dilatados (com pouco tecido conjuntivo de sustentação), que são alimentados por artérias pronunciadas, predispõe os adenomas hepáticos à hemorragia.

69. Quais são os fatores de risco para CHC?

A cirrose (secundária à hepatite crônica, abuso de álcool) é, de longe, o fator de risco mais comum para CHC. Outros fatores de risco menos comuns incluem a doença de armazenamento de glicogênio do tipo 1, tirosinemia, hemocromatose, doença de Wilson e deficiência de α_1-antitripsina.

70. Quais são os achados à TC de CHC?

CHC tem um aspecto variável à TC, dependendo do tamanho, diferenciação histológica e grau de neovascularização. CHC típico mostra hipervascularização na fase arterial e pode apresentar *washout* do contraste nas fases tardias. Apesar de tumores pequenos apresentarem realce uniforme, tumores maiores tendem a uma atenuação heterogênea (Fig. 25-27). CHCs bem-diferenciados podem ser hipoatenuantes em relação ao fígado. CHC pode apresentar aspecto de mosaico ou realce da borda capsular (Fig. 25-28). Formas multicêntricas e difusamente infiltrantes de CHC também podem existir. Podem ocorrer focos de calcificação e gordura macroscópica. Achados de trombose da veia porta ou das veias hepáticas podem estar associados a CHC.

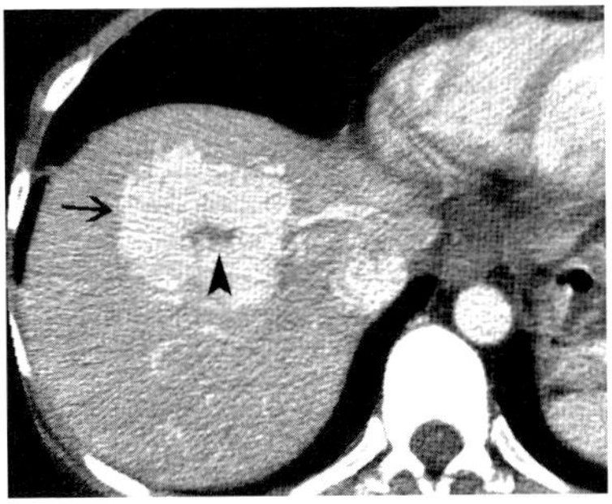

Figura 25-25. Hiperplasia nodular focal (HNF). Características típicas de uma HNF hepática: intenso realce homogêneo pelo contraste *(seta)* com uma cicatriz central *(cabeça de seta).*

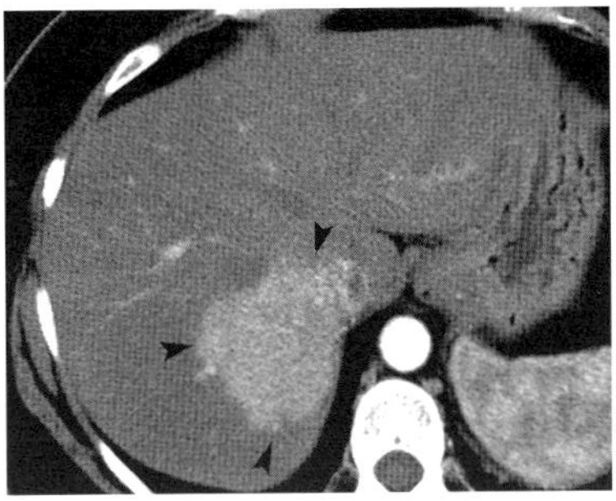

Figura 25-26. Adenoma hepático. Tumor hipervascular uniforme *(cabeças de seta)* em uma mulher jovem assintomática.

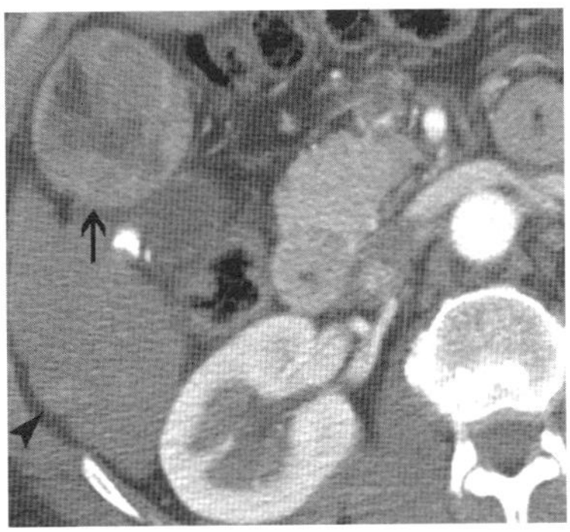

Figura 25-27. Carcinoma hepatocelular. Tumor com realce heterogêneo *(seta)* em um paciente com cirrose *(cabeça de seta).*

71. O que é lipiodol? Como os depósitos de lipiodol aparecem à TC? Como é realizada a TC contrastada com lipiodol?

Lipiodol é óleo de semente de papoula iodado que sabidamente se concentra semi-seletivamente nos tumores hepáticos, especificamente o CHC. Depósitos de lipiodol aparecem como focos hiperatenuantes à TC (Fig. 25-29). TC hepática é realizada 10-14 dias após administração de lipiodol para permitir o *clearance* hepático do lipiodol e coloração tumoral seletiva. Lipiodol é comumente misturado com agentes quimioterápicos como parte de um protocolo de quimioembolização intra-arterial.

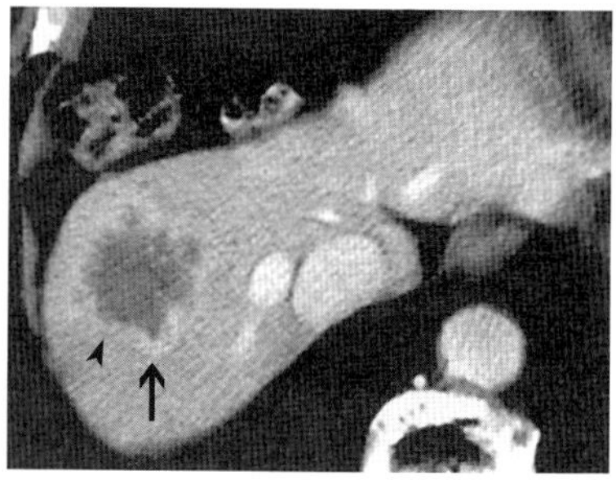

Figura 25-28. Carcinoma hepatocelular. Tomografia computadorizada com contraste (TCCC) mostra um hepatoma com realce irregular e espesso da borda *(cabeça de seta e seta)*.

72. Por que os CHCs pequenos são observados predominantemente na fase arterial?

O CHC recebe seu suprimento sanguíneo de ramos arteriais hepáticos. Ele exibe hipervascularização na fase arterial e é melhor observado na fase arterial tardia (retardo de 35 segundos).

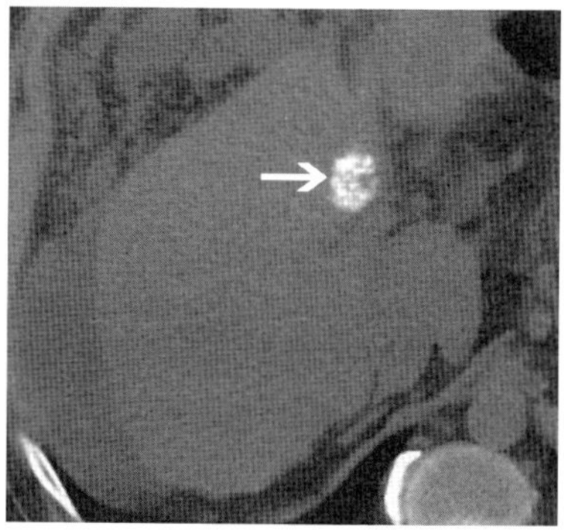

Figura 25-29. Depósito de lipiodol. Depósito de lipiodol de alta densidade *(seta)* dentro de um pequeno hepatoma.

73. Quais lesões podem simular CHC?

O CHC pode ser radiologicamente confundido com outros tumores tais como hemangioma, HNF, adenoma e metástases hipervasculares. Linfonodos regenerativos (especialmente na síndrome de Budd-Chiari), linfonodos displásicos e *shunts* artério-portais podem apresentar hipervascularização na fase arterial e podem simular o CHC.

74. Quais são as características do CHC fibrolamelar?

CHC fibrolamelar é caracterizado por pacientes jovens sem história de cirrose ou doença hepática crônica, ausência de marcadores tumorais no soro, histomorfologia característica, maior chance de ressecabilidade e melhor prognóstico em comparação com pacientes com CHC convencional. Na TC, aparecem como grandes tumores lobulados, heterogêneos, com uma cicatriz central característica, estrelada e fibrosa (70% dos casos), que freqüentemente calcifica (Fig. 25-30).

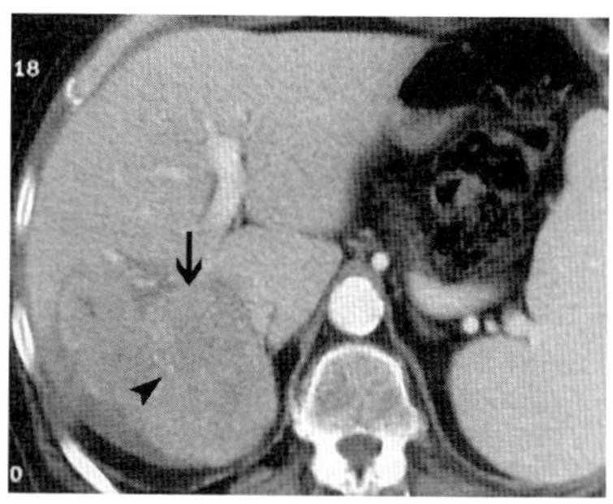

Figura 25-30. Carcinoma hepatocelular fibrolamelar. Tomografia computadorizada com contraste (TCCC) mostra um grande tumor lobulado *(seta)* com um foco central de calcificação *(cabeça de seta)*. Observe o contorno liso do fígado.

75. O que é o tumor de Klatskin?

Adenocarcinomas que se originam da confluência dos ductos hepáticos direito e esquerdo são denominados tumores de Klatskin.

76. Quais são os achados à TC de um colangiocarcinoma intra-hepático?
Colangiocarcinoma intra-hepático apresenta-se como uma massa homogênea, bem definida, com bordas irregulares e linfonodos-satélites freqüentes. Observa-se freqüentemente realce da borda periférica, assim como realce centrípeto gradual nas imagens na fase tardia (Fig. 25-31). Dilatação segmentar biliar associada, atrofia lobar, retração capsular e angioinvasão são relativamente freqüentes.

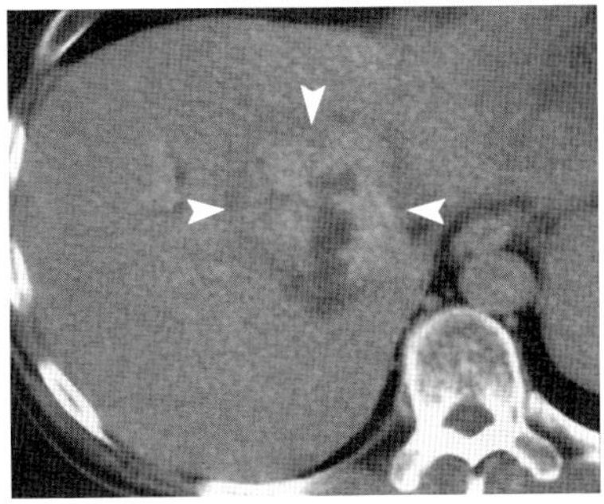

Figura 25-31. Colangiocarcinoma intra-hepático. Tomografia computadorizada com contraste com retardo de 30 minutos mostra realce gradual de um colangiocarcinoma *(cabeças de setas)*.

77. Por que os colangiocarcinomas apresentam realce tardio?
A maioria dos colangiocarcinomas são adenocarcinomas esclerosantes bem-diferenciados, que produzem reação desmoplásica evidente (síntese de tecido colágeno). O tecido fibroso é responsável pelo realce tardio pelo contraste.

78. Quais tumores hepáticos estão associados à retração capsular?
Tumores hepáticos desmoplásicos, como colangiocarcinoma, hemangioma atípico, hemangioendotelioma epitelióide e metástases esclerosantes, causam retração capsular.

79. Quais os tumores hepáticos associados à cicatriz central?
Tumores hepáticos associados à cicatriz central incluem HNF, CHC cirroso, CHC fibrolamelar e hemangioma gigante. Raramente, uma cicatriz pode ocorrer no colangiocarcinoma e metástases.

80. Cite algumas metástases hepáticas calcificadas.
Calcificações são mais comumente observadas em metástases hepáticas de carcinomas mucinosos do cólon; outros tumores incluem tumores primários do ovário, mama, pulmão, rim e tireóide.

81. Quais metástases hepáticas demonstram hipervascularização?
Metástases hepáticas hipervasculares são observadas em pacientes com carcinoma de células renais, feocromocitoma, tumores de células das ilhotas, melanoma e sarcoma (Fig. 25-32).

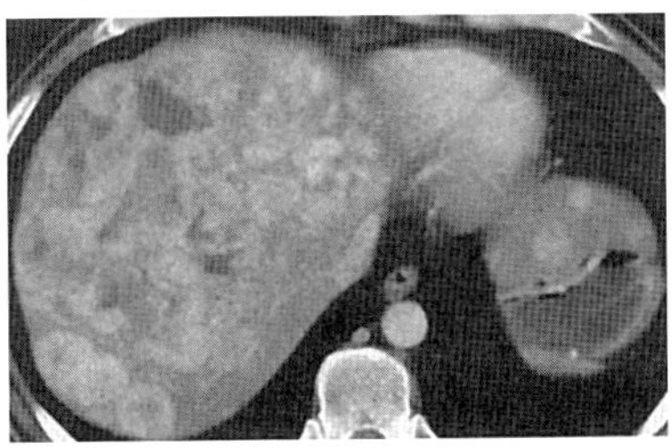

Figura 25-32. Metástases carcinóides hipervasculares. Tomografia computadorizada com contraste (TCCC) mostra inúmeras metástases hepáticas hipervascularizadas, com realce heterogêneo.

82. Quais tumores dão origem a metástases hepáticas císticas?
Metástases hepáticas císticas ocorrem em pacientes com adenocarcinoma ovariano e processos malignos císticos do pâncreas. Metástases hepáticas tratadas, provenientes de tumores do estroma gastrointestinal, podem sofrer degeneração cística.

83. Quais são os tipos de linfoma hepático?
Linfoma hepático pode ser primário (raro) ou secundário (mais comum), variedade Hodgkin ou não-Hodgkin (mais comum).

84. Quais são os achados à TC do linfoma hepático?
Achados à TC do linfoma hepático podem ser variados; podem apresentar-se como hepatomegalia sem lesões focais ou como lesões únicas/múltiplas ou como processo infiltrativo difuso (Fig. 25-33). Lesões focais podem exibir um aspecto "em alvo".

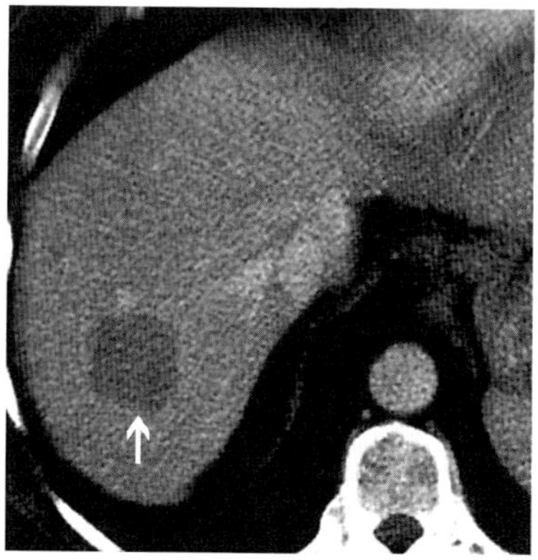

Figura 25-33. Linfoma hepático primário comprovado por biópsia. Tomografia computadorizada com contraste (TCCC) demonstra um tumor solitário de baixa atenuação no lobo hepático direito.

85. O que é o angiossarcoma hepático?
Angiossarcoma hepático é uma neoplasia mesenquimal altamente agressiva (com metástases disseminadas), geralmente associada à exposição ao cloreto de vinil ou thorotrast.

86. O que é um hepatoblastoma?
Hepatoblastoma é um tumor hepático maligno, infantil, embrionário que tipicamente afeta crianças com menos de 3 anos de idade. Caracteriza-se por níveis elevados de alfafetoproteína, angioinvasão e metástases.

PONTOS-CHAVE: TC DO FÍGADO ✔

1. Sinal do ponto central é característico da doença de Caroli.
2. Sinal do "cacho" sugere um abscesso hepático.
3. Realce nodular periférico, globular e progressivo, preenchimento centrípeto pelo contraste são patognomônicos de um hemangioma hepático.
4. Carcinoma hepatocelular deve ser fortemente considerado quando uma lesão realçada na fase arterial é observada num fígado cirrótico.
5. Caso se suspeite de um colangiocarcinoma, deve ser realizada uma TC com 10 minutos de retardo *(delay)*.

87. Quais são os achados à TC de um hepatoblastoma?
O hepatoblastoma geralmente ocorre como uma grande massa hepática bem circunscrita, com realce heterogêneo. Também podem ocorrer formas infiltrativas difusas e multifocais. Calcificações ocorrem em até 50% dos casos. Pode ocorrer angioinvasão e metástases principalmente para linfonodos e pulmões.

88. O que é um hemangioendotelioma infantil?
Hemangioendotelioma infantil é o tumor vascular hepático benigno infantil mais comum. Pacientes podem apresentar-se com sintomas abdominais, ruptura, insuficiência cardíaca congestiva e coagulopatia consumptiva (síndrome de Kasabach-Merritt).

89. O que é o hemangioendotelioma epitelióide hepático? Qual é seu aspecto à TC?
Hemangioendotelioma epitelióide hepático é um raro tumor maligno, de origem vascular. Pode apresentar-se como linfonodos periféricos múltiplos com calcificação, retração capsular e realce periférico pelo contraste ou como um tumor difusamente infiltrativo com acentuada angioinvasão.

90. Qual é o papel da TC em pacientes tratados por meio de ablação por radiofreqüência de CHC?

A TC é o método mais utilizado na avaliação de pacientes com CHC, tratados por meio de ablação por radiofreqüência. Ela tem um valor incalculável na demonstração da ablação completa, presença de tumor residual, diferenciação entre tumor e pseudolesões e detecção de complicações.

91. A TC é capaz de demonstrar a patência de um *shunt* portossistêmico intra-hepático transjugular (TIPS)?

Sim. A angiografia por TC (retardo de 50 segundos) tem sido utilizada com sucesso para documentar a patência do TIPS. Além disto, podem ser detectadas estenose e trombose do *stent* ou veia hepática de drenagem.

92. Qual é o papel da TC com *multidetectores* no transplante hepático?

TC com multidetectores permite uma avaliação hepática vascular e parenquimatosa abrangente nos doadores assim como nos receptores. Mapeamento pré-operatório da anatomia arterial hepática, portal e hepática venosa fornece um guia para os cirurgiões. Além disto, informação parenquimatosa importante, incluindo a presença de distúrbios difusos, tais como esteatose e tumores hepáticos, determina os critérios para o transplante hepático.

93. Quais são as complicações do transplante hepático?

As complicações do transplante hepático incluem hemorragia, infecção, necrose hepática, rejeição, biliares (estenoses, necrose biliar, extravasamentos de bile), complicações vasculares e desenvolvimento de distúrbios proliferativos pós-transplante (Fig. 25-34). Complicações vasculares incluem complicações arteriais (estenose, trombose, pseudo-aneurisma), portais e hepáticas venosas (estenose, trombose).

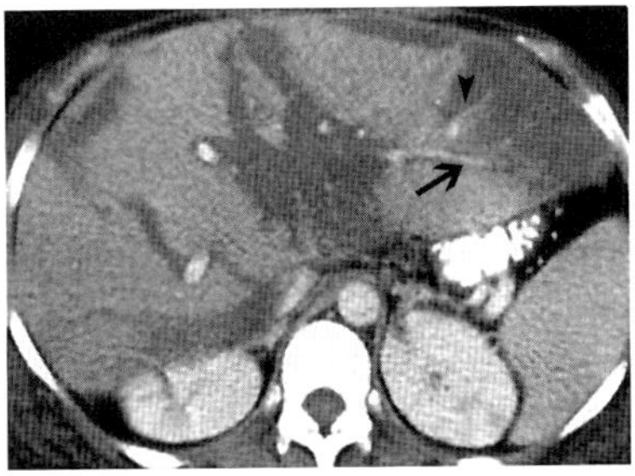

Figura 25-34. Infarto multifocal em um receptor de transplante hepático. Tomografia computadorizada com contraste (TCCC) mostra áreas disseminadas de infartos hepáticos *(seta e cabeça de seta)*.

BIBLIOGRAFIA

1. Baron RL: Common bile duct stones: Reassessment of criteria for CT diagnosis. Radiology 162:419-424, 1987.
2. Choi BI, Yeon KM, Kim SH, Han MC: Caroli disease: central dot sign in CT. Radiology 174:161-163, 1990.
3. Chopra S, Chintapalli KN, Dodd GD III: Helical CT angiography of transjugular intrahepatic portosystemic shunts. Semin Ultrasound CT MR 20:25-35, 1999.
4. Dodd GD III Baron RL, Oliver JH III, et al: Spectrum of imaging findings of the liver in end-stage cirrhosis. Part I: Gross morphology and diffuse abnormalities. AJR 173:1031-1036, 1999.
5. Dodd GD III, Baron RL, Oliver JH III, et al: Spectrum of imaging findings of the liver in end-stage cirrhosis. Part II: Focal abnormalities. AJR 173:1185-1192,1999.
6. Foley WD, Kerimoglu U: Abdominal TCMD: Liver, pancreas, and biliary tract. Semin Ultrasound CT MR 25:122-144, 2004.
7. Horton KM, Bluemke DA, Hruban RH, et al: CT and MR imaging of benign hepatic and biliary tumors. Radiographics 19:431-451, 1999.
8. Itai Y, Saida Y: Pitfalls in liver imaging. Eur Radiol 12:1162-1174, 2002.
9. Jang HJ, Choi BI, Kim TK, et al: Atypical small hemangiomas of the liver: "Bright dot" sign at two-phase spiral CT. Radiology 208:543-548, 1998.
10. Kawamoto S, Soyer PA, Fishman EK, et al: Nonneoplastic liver disease: Evaluation with CT and MR imaging. Radiographics 18:827-848, 1998.

11. Lim JH, Park CK: Hepatocellular carcinoma in advanced liver cirrhosis: CT detection in transplant patients. Abdom Imag 29:203-207, 2004.
12. Mirvis SE, Whitley NO, Vainwright JR, Gens DR: Blunt hepatic trauma in adults: CT-based classification and correlation with prognosis and treatment. Radiology 171:27-32, 1989.
13. Mortelé KJ, Segatto E, Ros PR: The infected liver: Radiologic-pathologic correlation. Radiographics 24: 937-955, 2004.
14. Paulson EK, McDermott VG, Keogan MT, et al: Carcinoid metastases to the liver: Role of triple-phase helical CT. Radiology 206:143-150, 1998.
15. Poletti PA, Mirvis SE, Shanmuganathan K, et al: CT criteria for management of blunt liver trauma: Correlation with angiographic and surgical findings. Radiology 216:418-427, 2000.
16. Redvanly RD, Nelson RC, Stieber AC, Dodd GD III: Imaging in the preoperative evaluation of adult liver-transplant candidates: Goals, merits of various procedures, and recommendations. AJR 164:611-617, 1995.
17. Sahani D, Mehta A, Blake M, et al: Preoperative hepatic vascular evaluation with CT and MR angiography: Implications for surgery. Radiographics 24:1367-1380, 2004.
18. Sahani D, Saini S, Pena C, et al: Using multidetector CT for preoperative vascular evaluation of liver neoplasms: Technique and results. AJR 179:53-59, 2002.
19. Soyer P, Bluemke DA, Bliss DF, et al: Surgical segmental anatomy of the liver: Demonstration with spiral CT during arterial portography and multiplanar reconstruction. AJR 163:99-103, 1994.
20. Wong K, Paulson EK, Nelson RC: Breath-hold three-dimensional CT of the liver with multi-detector row helical CT. Radiology 219:75-79, 2001.

CAPÍTULO 26

VESÍCULA BILIAR E TRATO BILIAR

Raj Mohan Paspulati, MD

1. Quais são as indicações para estudo por TC da vesícula biliar (VB) e do trato biliar?

- Carcinoma da VB.
- Colecistite enfisematosa.
- VB em porcelana.
- Icterícia obstrutiva.
- Dor em quadrante superior direito não-explicada através de ultra-sonografia.
- Complicações pós-colecistectomia.

2. Quais são os fatores de risco para carcinoma da VB?

- 3-4 vezes mais comuns em mulheres.
- Americanos nativos, americanos hispânicos e esquimós apresentam um maior risco.
- Cálculos biliares e colecistite crônica.
- VB em porcelana.

PONTOS-CHAVE: ESTUDO POR TC DA VESÍCULA BILIAR ✓

1. TC não é o método de imagem primário para a vesícula biliar.
2. A TC é indicada para avaliação de complicações da colecistite aguda e massa na vesícular biliar.
3. Colecistite enfisematosa e vesícula biliar em porcelana suspeitadas à ultra-sonografia devem ser avaliadas por TC.

3. Quais são as formas de apresentação do carcinoma da VB?

Existem 3 formas de apresentação:

- Espessamento focal ou difuso da parede da VB está presente.
- Uma massa polipóide intraluminal originando-se da parede da VB (Fig. 26-1).
- Massa na fossa da VB, substituindo a VB e, muitas vezes, infiltrando o parênquima hepático.

Infelizmente, esta é a forma de apresentação mais comum.

4. Qual é o tipo mais comum de carcinoma da VB?

O tipo mais comum de carcinoma é o adenocarcinoma. Carcinomas anaplásicos e de células escamosas são outras formas menos comuns de carcinoma.

5. Quais são as razões para o prognóstico sombrio do carcinoma da VB?

A apresentação clínica do carcinoma da VB é inespecífica e pode simular diversas outras causas de dor no quadrante superior direito. Esta apresentação é freqüentemente confundida com colelitíase e colecistite. O estudo radiológico por ultra-som e TC também não são sensíveis na diferenciação entre carcinoma em fase inicial e inflamação. Quando é feito um diagnóstico definitivo, o câncer já se infiltrou para o parênquima hepático e outros órgãos adjacentes. A taxa de sobrevida em 5 anos é inferior a 5%.

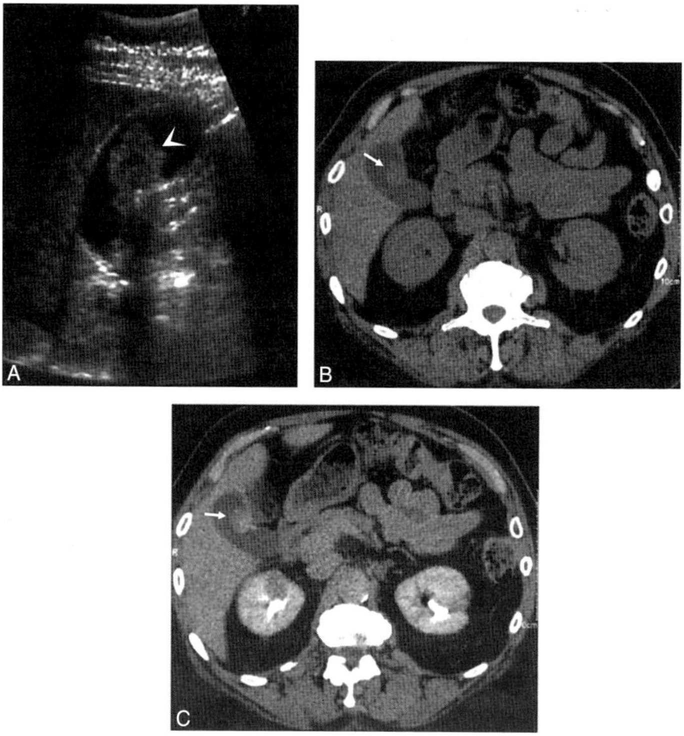

Figura 26-1. Carcinoma da vesícula biliar. ***A***, Ultra-sonografia da vesícula biliar mostra uma massa polipóide intraluminal *(cabeça de seta)*. ***B*** e ***C***, TC de abdome pré e pós-contraste revela uma massa realçada na vesícula biliar *(seta)*.

6. Qual é o diagnóstico diferencial de uma massa infiltrativa na fossa da VB?

- Colecistite complicada com perfuração e uma massa inflamatória pericolecística.
- Carcinoma hepatocelular invadindo a fossa da VB, geralmente com hepatite crônica de base e cirrose hepática.
- Metástases para a fossa da VB.

7. Quais são as causas de dilatação biliar no carcinoma da VB?

Dilatação biliar é observada em 50% dos pacientes com carcinoma da VB no momento da apresentação inicial. Ela deve-se aos seguintes:

- Linfonodomegalia metastática comprimindo o ducto biliar comum (DBC).
- Invasão tumoral do ligamento hepatoduodenal.
- Invasão tumoral intraductal.
- Coledocolitíase associada.

Linfonodomegalia metastática e invasão do ligamento hepatoduodenal são as mais freqüentes causas de obstrução do ducto biliar.

8. Quais são as outras neoplasias malignas da VB?

Outras neoplasias malignas menos comuns da VB incluem as seguintes:

- Metástases (mais comumente melanoma maligno, apesar de poderem originar-se de qualquer processo maligno primário).
- Tumor carcinóide.
- Linfomas.
- Sarcomas.

PONTOS-CHAVE: DILATAÇÃO BILIAR ✓

1. Ductos biliares intra-hepáticos normais podem ser visualizados por TC com multidetectores e cortes finos e não devem ser interpretados erroneamente como dilatação de ducto biliar.
2. Deve-se suspeitar da síndrome de Mirizzi quando a colecistite aguda está associada à dilatação biliar intra-hepática.

9. O que é VB em porcelana?

É uma forma de colecistite crônica com calcificação mural da VB. O termo *porcelana* deriva-se da descoloração azulada e da consistência delicada da VB. É 5 vezes mais freqüente no sexo masculino. A calcificação mural é uma calcificação contínua da muscular (Fig. 26-2) ou uma calcificação interrompida da mucosa e submucosa. Existe uma alta incidência (11-33%) de carcinoma da VB. Sempre que se suspeita de VB em porcelana ao ultra-som, deve-se realizar a TC para confirmar o diagnóstico e pesquisar malignidade.

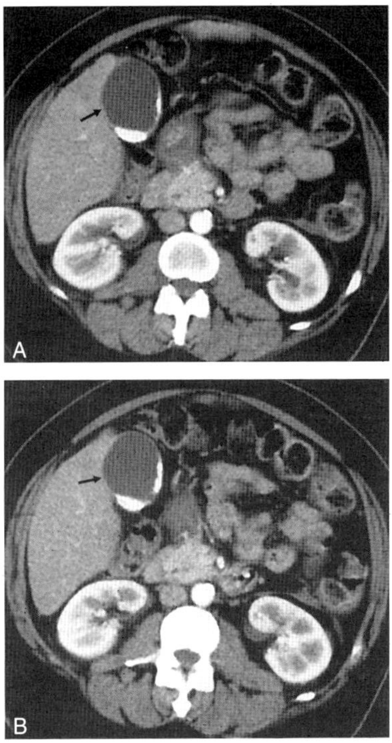

Figura 26-2. Vesícula em porcelana. Imagens de TC axiais com contraste *(A* e *B)* mostram calcificação mural difusa da vesícula biliar.

10. Quais são as causas de VB com conteúdo com alta atenuação?

- Bile "leite de cálcio" ou bile calcária.
- Lama.
- Excreção vicariante do meio de contraste intravenoso (IV).
- Hemobilia.
- Colecistite hemorrágica.
- Colangiopancreatografia endoscópica retrógrada (CPER) prévia.

11. O que é bile "leite de cálcio" ou bile calcária?

Bile em leite de cálcio é um material semelhante a massa de vidraceiro, composto de carbonato de cálcio e menos comumente, fosfato de cálcio ou bilirrubinato de cálcio. É secundária à obstrução do ducto cístico e colecistite crônica.

12. Qual é o papel da TC na avaliação da colecistite aguda?

Ultra-sonografia é o método de imagem primário para o diagnóstico de colecistite aguda. Cintigrafia da VB é complementar quando a ultra-sonografia é inconclusiva. TC não deve ser utilizada como método de imagem primário para o diagnóstico de colecistite aguda. No entanto, colecistite aguda é freqüente e os sintomas podem ser inespecíficos, tornando-a um diagnóstico tomográfico relativamente comum.

13. Quais são os achados à TC da colecistite aguda?

Apesar de a TC não ser o método de imagem primário para colecistite aguda, ela é freqüentemente observada. As características à TC (Fig. 26-3) incluem:

- Distensão da VB (> 5 cm no diâmetrro transverso ou ântero-posterior [AP]).
- Cálculo biliar ou cálculo impactado no ducto cístico.
- Espessamento mural (> 3 mm), nodularidade mural.
- Líquido pericolecístico.
- Má definição da parede da VB na interface com o fígado.
- Densificação de gordura pericolecística.
- Áreas focais de realce transitório do parênquima hepático pericolecístico.

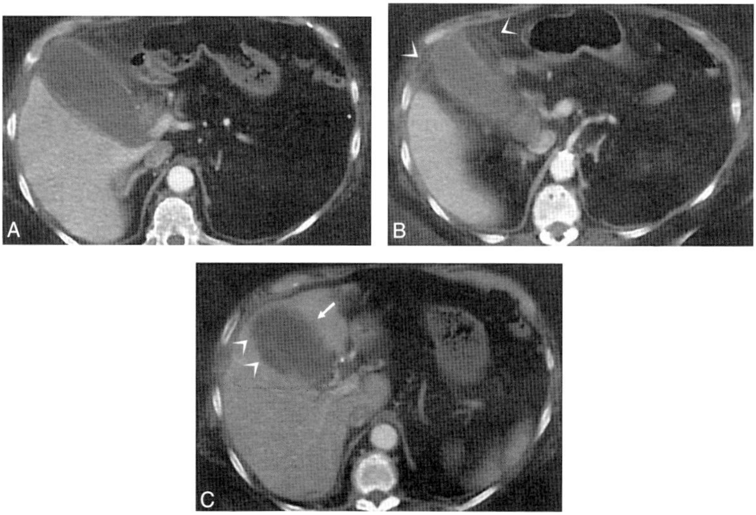

Figura 26-3. Colecistite aguda. Imagens de TC axiais com contraste mostram espessamento mural difuso da vesícula biliar *(A)* com estriação inflamatória pericolecística da gordura *(cabeças de setas, B)* e líquido pericolecístico *(cabeças de setas, C)*.

14. Quais são as complicações da colecistite aguda?

- Empiema.
- Perfuração e abscesso pericolecístico.
- Fístula biliar entérica.
- Síndrome de Mirizzi.

15. Quais são as características da colecistite gangrenosa?

Esta é uma forma grave de inflamação da VB com hemorragia intramural, necrose e microabscessos. Esta é uma emergência cirúrgica devida à alta incidência de perfuração da VB. A TC pode mostrar hemorragia intraluminal, membranas intraluminais, espessamento assimétrico da parede da VB devido à hemorragia intramural e microabscessos, realce mural reduzido e abscesso pericolecístico.

16. O que é colecistite enfisematosa?

É uma forma grave de colecistite aguda, observada mais comumente em pacientes mais idosos com diabetes e isquemia esplâncnica. Caracteriza-se por gás intramural e intraluminal devido à infecção por bactérias produtoras de gás, *Clostridium welchii, Clostridium perfringens, Escherichia coli* e *Klebsiella* spp. Existe um risco 5 vezes maior de perfuração da VB. TC demonstra alterações da colecistite aguda e gás intramural, intraluminal e pericolecístico (Fig. 26-4). Deve ser obtida uma confirmação através de TC quando os achados ultra-sonográficos são suspeitos de colecistite enfisematosa.

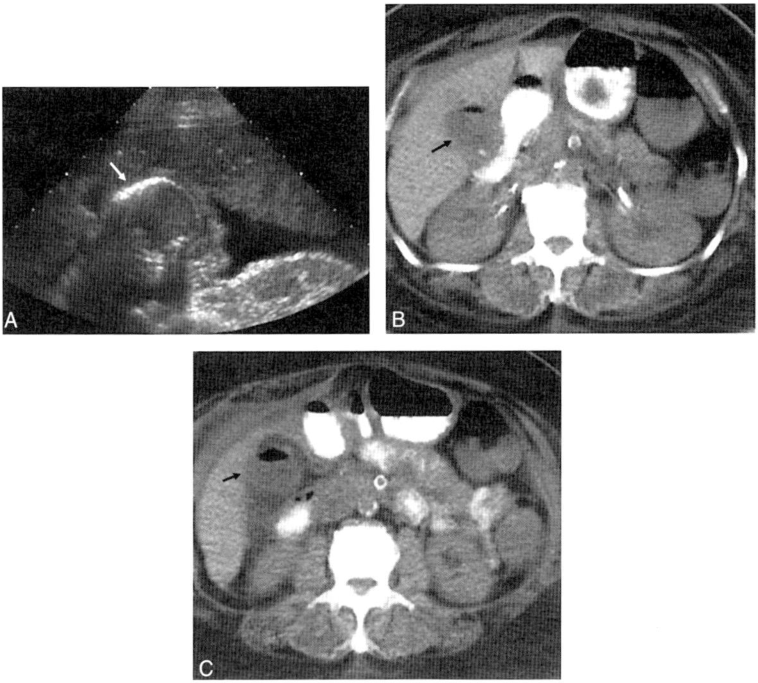

Figura 26-4. Colecistite enfisematosa. ***A***, Ultra-sonografia mostra foco hiperecóico linear não-dependente *(seta)* dentro da VB, sugestivo de gás. ***B*** e ***C***, Imagens de TC axiais com contraste mostrando alterações de colecistite aguda, confirmando gás intraluminal na VB *(seta)*.

17. Quão comum é a perfuração da VB? Quais são seus fatores de risco?

Perfuração da VB ocorre em 5-10% dos pacientes com colecistite aguda, sendo mais comumente uma seqüela de colecistite gangrenosa, enfisematosa e acalculosa aguda.

18. Quais são os achados à TC da perfuração da VB?

O fundo é o local mais comum de perfuração devido ao seu pobre suprimento sanguíneo. Observa-se uma complexa coleção líquida pericolecística, podendo estar associada à descontinuidade focal da parede da VB. A VB pode estar descomprimida após a perfuração. Cálculos biliares podem estar situados fora da VB.

19. Qual é a incidência de colecistite acalculosa aguda? Quais são seus fatores predisponentes?

Inflamação da VB na ausência de cálculos biliares é observada em 2-15% dos pacientes submetidos à colecistectomia. Em crianças, constitui 50% dos casos de colecistite aguda. É comum nas seguintes condições clínicas:

- Trauma não-biliar.
- Queimaduras.
- Pós-operatório.
- Hiperalimentação.
- Ventilação mecânica.
- Diabetes.
- Insuficiência vascular devida à aterosclerose ou parada cardíaca.
- Sepse.
- Síndrome da imunodeficiência adquirida (AIDS).
- Quimioterapia hepática arterial.

20. O que é colecistite xantogranulomatosa?

É uma inflamação crônica incomum da VB. A parede da VB está acentuadamente espessada devido à infiltração por células redondas, histiócitos repletos de lipídios, células gigantes multinucleadas e proliferação fibroblástica da muscular própria.

A TC mostra acentuado espessamento mural da VB ou uma massa na fossa da VB. O processo inflamatório crônico pode infiltrar o parênquima hepático ou intestino adjacente. É indistinguível do carcinoma da VB em todos os métodos de imagem, sendo, assim, um diagnóstico histopatológico.

21. Quais são as características da torção da VB?

Torção da VB é uma causa rara de abdome agudo provocado por torção de uma VB mais móvel que o usual. A presença de um mesentério longo (mesocisto) predispõe à torção. A incidência de gangrena é maior que na colecistite aguda. As características clínicas e os achados à imagem imitam bastante aqueles da colecistite aguda. Quando alterações da colecistite aguda estão associadas a uma localização anormal da VB numa imagem no plano transversal, deve-se suspeitar de torção da VB.

22. A TC é capaz de demonstrar ductos biliares intra-hepáticos normais?

Com a TC com multidetectores com cortes finos é possível visualizar ductos biliares intra-hepáticos centrais normais. Estes não devem ser erroneamente interpretados como dilatação biliar.

23. Quais são os critérios à TC para dilatação biliar intra-hepática?

- Quando os ductos biliares intra-hepáticos medem mais que 2 mm de diâmetro.
- Quando o diâmetro do ducto biliar intra-hepático é > 40% que o diâmetro da veia porta intra-hepática adjacente.
- Quando a visualização do ducto é confluente sem descontinuidade (Fig. 26-5).

24. Quais são as dimensões normais dos ductos biliares extra-hepáticos no exame de TC?

Diferente do ultra-som, não existe localização padronizada para a medida de ducto biliar extra-hepático no exame de TC. Além disso, a medida do ducto biliar na TC inclui a parede do ducto. Assim, 8-10 mm é considerado limite superior de um ducto extra-hepático normal na TC e 6-7 mm na ultra-sonografia. O ducto biliar extra-hepático pode aumentar em diâmetro após colecistectomia e com a idade.

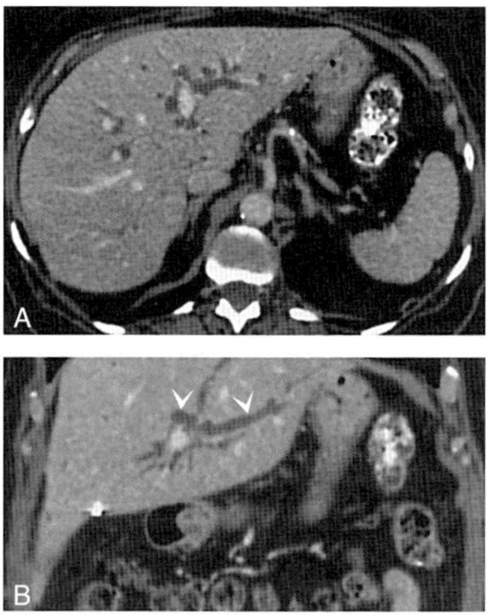

Figura 26-5. Ductos intra-hepáticos dilatados. Imagens TC axial *(A)* e coronal *(B)* com contraste demonstram ductos biliares intra-hepáticos dilatados *(cabeças de setas)*.

25. A ausência de dilatação biliar ao exame de TC exclui a presença de obstrução?
Existe um espaço de tempo entre o início da obstrução aguda e a dilatação biliar. Os ductos biliares extra-hepáticos são os primeiros a dilatar, geralmente 2-3 dias após o início da obstrução. Os ductos biliares intra-hepáticos dilatam-se cerca de 1 semana após o início da obstrução. Conseqüentemente, a ausência de dilatação biliar não exclui a presença de obstrução biliar.

26. Quais são as diferentes causas de obstrução biliar?
Veja Tabela 26-1.

TABELA 26-1. CAUSAS DE OBSTRUÇÃO BILIAR

Intra-Hepática	Porta Hepática	Suprapancreática	Intra-Hepática
Colangite piogênica recorrente	Colangite esclerosante primária	Pancreatite	Coledocolitíase
Colangite esclerosante primária	Síndrome de Mirizzi	Carcinoma pancreático	Pancreatite
Lesões ocupando espaço	Colangiocarcinoma	Colangiocarcinoma	Carcinoma pancreático
	Carcinoma da vesícula biliar	Iatrogênica	Estenose ampular
	Doença metastática		Carcinoma periampular

27. Quais são os diversos tipos de coledocolitíase?
Cálculos do DBC são primários ou secundários. Cálculos secundários são formados na VB e passam para o interior do DBC, sendo o tipo mais comum. São, predominantemente, cálculos de colesterol. Os cálculos primários do ducto biliar são cálculos pigmentares, secundários à estase e infecção bacteriana ou parasitária. *E. coli*, *Klebsiella* e bactérias entéricas Gram-negativas são infecções bacterianas comuns. *Clonorchis sinensis* e *Ascaris* sp. são as principais infecções parasitárias no sudeste asiático, podendo causar cálculos primários do ducto biliar.

28. Quais são os aspectos dos cálculos biliares?
O aspecto tomográfico dos cálculos biliares varia com sua composição química. Somente 20% dos cálculos do DBC apresentam alta atenuação e podem ser detectados mesmo sem dilatação biliar. Outros cálculos apresentam atenuação de tecidos moles ou atenuação muito baixa devido à composição de colesterol puro. Estes cálculos não-calcificados são identificados pelo sinal do alvo devido à bile circundante, de baixa atenuação (Fig. 26-6). O sinal do crescente também é observado com um tumor papilar de tecido mole. Espessamento focal concêntrico da parede do DBC na TC contrastada é um sinal inespecífico devido à inflamação da parede ductal no local do cálculo.

29. O que é a síndrome de Mirizzi?
Um cálculo impactado no ducto cístico e a inflamação circunjacente causam obstrução do ducto hepático comum adjacente. Isto é mais comum quando o ducto cístico possui uma inserção baixa, quando apresenta um trajeto paralelo ao do ducto hepático comum e, algumas vezes, quando está englobado por uma bainha comum. Deve-se suspeitar da síndrome de Mirizzi quando colecistite aguda está associada com obstrução biliar. O diagnóstico pode ser feito com ultra-som e TC. O diagnóstico pode ser confirmado com uma CPER pré-operatória ou colangiografia intra-operatória.

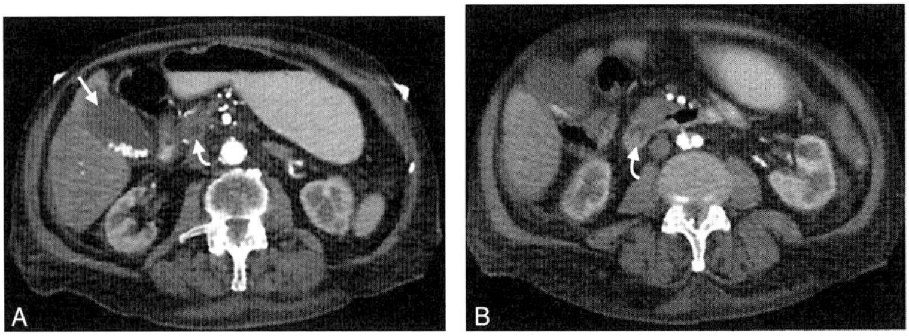

Figura 26-6. Coledocolitíase. ***A***, Imagem de TC abdominal com contraste mostra múltiplos cálculos biliares calcificados na vesícula biliar *(seta reta)* e DBC dilatado *(seta curva)*. ***B***, Hiperdensidade no DBC distal *(seta)*, representando um cálculo.

30. O que é íleo biliar?

Erosão de um cálculo biliar para o interior do trato gastrointestinal, geralmente o duodeno, com a passagem do cálculo até que ele obstrua o intestino. Íleo biliar geralmente é uma seqüela de colecistite crônica. O cálculo biliar erodido deve ser > que 2 cm para causar obstrução. Os locais comuns de obstrução são junto ao ligamento de Treitz, válvula ileocecal, cólon sigmóide ou junto a uma estenose preexistente.

PONTOS-CHAVE: SINAIS À TC DE ÍLEO BILIAR ✔

1. Pneumobilia.
2. Obstrução intestinal.
3. Cálculo biliar no intestino.

31. Quais as características à TC de íleo biliar?

A tríade clássica de íleo biliar é pneumobilia, obstrução intestinal e demonstração de um cálculo biliar no lúmen intestinal (Fig. 26-7). Todas as 3 características podem não ser identificadas. O cálculo biliar pode não estar suficientemente calcificado e pneumobilia pode não ser consistentemente observada. No entanto, estes achados devem ser procurados em todos os pacientes com obstrução do intestino delgado.

32. O que é a síndrome de Bouveret?

A obstrução da saída gástrica devida a um grande cálculo biliar impactado no duodeno é conhecida como síndrome de Bouveret. Esta é uma forma rara de íleo provocado por cálculo biliar, sendo mais comuns nos idosos.

33. Quais são os fatores predisponentes à colangite aguda?

Obstrução biliar e estase biliar predispõem à infecção bacteriana. A obstrução biliar pode ser devida a uma causa benigna como coledocolitíase, estenose anastomótica ou estenose papilar, ou a causas malignas como colangiocarcinoma, carcinoma pancreático e linfonodomegalia hilar. Intervenção biliar, tal como CPER e colocação de *stent* também predispõem à colangite.

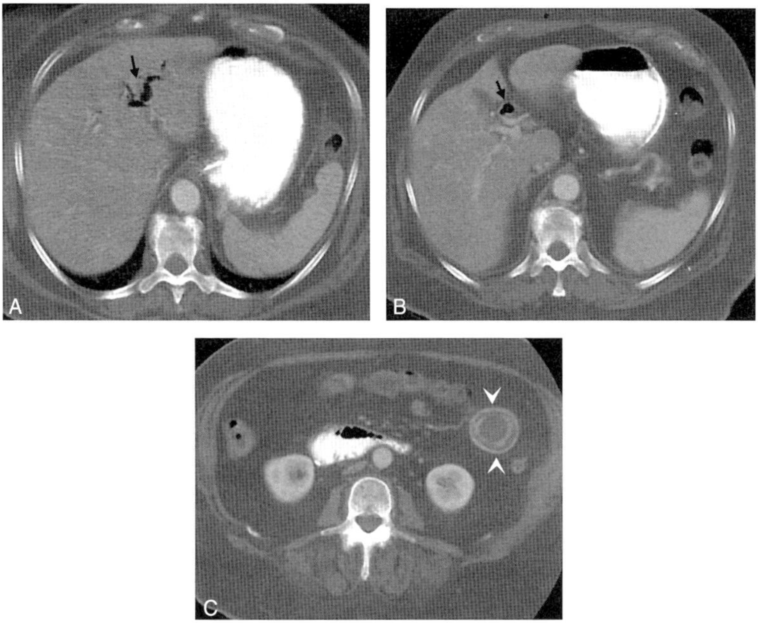

Figura 26-7. Íleo biliar. Imagens da TC com contraste mostrando pneumobilia *(setas)* nos ductos biliares intra-hepáticos *(A)* e no ducto biliar extra-hepático *(B)*. ***C***, Falha de enchimento intraluminal calcificada e bem-definida *(cabeças de setas)* no jejuno proximal, representando um cálculo biliar.

34. Quais são as características à TC da colangite aguda?

- Dilatação biliar com identificação do nível e causa da obstrução.
- Espessamento difuso e realce da parede do ducto biliar.
- Aumento de atenuação da bile purulenta.
- Abscessos hepáticos estreitamente relacionados com os ductos biliares dilatados são uma complicação comum da colangite.

35. O que é a colangite esclerosante?

A colangite esclerosante caracteriza-se por inflamação fibrosante crônica dos ductos biliares. Esta pode ser primária (idiopática) ou secundária à infecção biliar prévia. A colangite esclerosante primária (CEP) é mais comum em homens, sendo associada à colite ulcerativa em 70%. Estenoses múltiplas dos ductos biliares intra e extra-hepáticos provocadas por fibrose inflamatória são as características da CEP.

36. Qual é o melhor método de imagem para o diagnóstico de CEP?

Colangiografia convencional é o padrão-ouro para o diagnóstico de CEP. Colangiografia por ressonância magnética (CPRM) está lentamente substituindo a colangiografia invasiva. CPRM é o método de imagem de escolha para o acompanhamento de pacientes com CEP conhecida.

37. Qual é o papel da TC na CEP?

TC não é o método de imagem primária para o diagnóstico de CEP. O papel-chave da TC é o *screening* para colangiocarcinoma. Ela é menos sensível que a ressonância magnética (RM) para o *screening* de colangiocarcinoma.

38. Quais são as características à TC de CEP?

A TC demonstra espessamento mural e realce dos ductos biliares, múltiplas estenoses segmentares com ductos biliares normais ou dilatados intercalados. O espessamento mural é inferior a 5 mm de espessura. Atrofia hepática segmentar ou lobar devida à obstrução biliar crônica e hipertrofia compensatória do fígado não-afetado. A principal vantagem da imagem de corte seccional é a capacidade de visualização dos ductos biliares periféricos, quando uma estenose distal impediu o preenchimento dos ductos biliares na colangiografia convencional.

39. Qual é a incidência de colangiocarcinoma na CEP? Quando você suspeita de um colangiocarcinoma?

Cerca de 15% dos pacientes com CEP desenvolvem colangiocarcinoma. Deve-se suspeitar de colangiocarcinoma nas seguintes circunstâncias:

- Espessamento mural do ducto biliar > 5 mm.
- Progressão do intervalo da dilatação biliar proximal à estenose.
- Massa de tecido mole periductal ou periportal.

40. Quais são os fatores de risco para colangiocarcinomas?

- CEP.
- Cisto de colédoco.
- Polipose familiar.
- Fibrose hepática congênita.
- Infecção por *C. sinensis* (trematódeo hepático chinês).
- Exposição prévia a dióxido de tório (thorotrast; utilizado ao invés de iodo para injeções IV entre os anos 1930 e 1955, porém é um alfa-emissor, que fica retido no sistema reticuloendotelial e causa carcinomas).

41. Como você classifica os colangiocarcinomas?

Colangiocarcinomas são classificados com base na localização tumoral:

- Intra-hepático ou periférico.
- Central ou hilar próximo à confluência dos ductos hepáticos direito e esquerdo (tumores de Klatskin).
- Tipo ductal distal envolvendo o DHC distal e DBC.

42. Quais são os tipos de apresentação do colangiocarcinoma?

- Tipo cirroso infiltrativo causando estenose dos ductos maiores.
- Massas exofíticas, comumente envolvendo os ductos intra-hepáticos periféricos.
- Massa intraluminal polipóide do ducto extra-hepático distal.

43. Qual é a localização mais comum do colangiocarcinoma?

A localização mais comum de colangiocarcinomas é o ducto biliar extra-hepático. Constitui 65% de todos os colangiocarcinomas.

44. Qual é a porcentagem de colangiocarcinomas intra-hepáticos ou periféricos?

Cerca de 10% dos colangiocarcinomas são periféricos ou intra-hepáticos. Estes tumores originam-se dos ductos biliares periféricos aos ramos de segunda ordem dos ductos hepáticos direito e esquerdo.

45. O que são tumores de Klatskin?

Colangiocarcinomas hilares, originando-se da confluência dos ductos hepáticos direito e esquerdo e do ducto hepático comum proximal são denominados tumores de Klatskin. Constituem cerca de 25% de todos os colangiocarcinomas (Fig. 26-8).

46. Qual é a técnica de TC para o diagnóstico de colangiocarcinomas?

Um protocolo hepático-padrão com imagens pré e pós-contraste IV nas fases arteriais, venosa portal e tardia. Uma imagem com 10 a 15 minutos de *delay* (retardo) é importante para o diagnóstico de colangiocarcinoma e para diferenciá-lo de outras lesões benignas ou malignas.

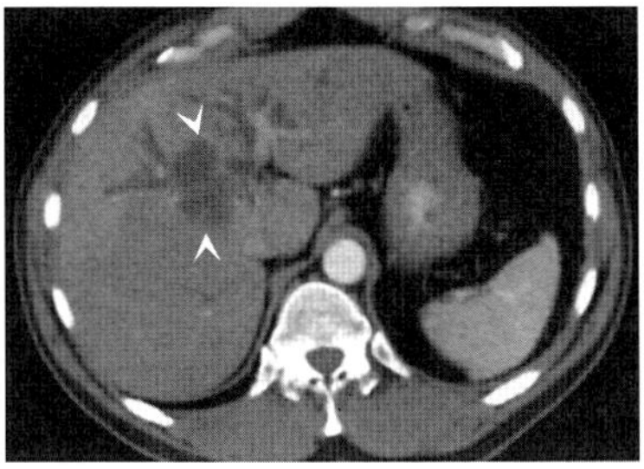

Figura 26-8. Colangiocarcinoma (tumor de Klatskin). TC axial com contraste do fígado demonstra uma massa hipodensa (cabeças de *seta*) junto à confluência dos ductos hepáticos direito e esquerdo, causando dilatação biliar intra-hepática.

PONTOS-CHAVE: COLANGIOCARCINOMA ✔

1. TC tardia após meio de contraste IV é crucial para o diagnóstico.
2. Cerca de 15% dos pacientes com colangite esclerosante primária desenvolvem colangiocarcinoma.
3. Ducto biliar extra-hepático é o local mais comum (65%).

47. Qual é a significância de uma imagem tardia pós-contraste IV?
Colangiocarcinomas apresentam uma composição predominantemente desmoplásica e mostram realce tardio característico pelo contraste entre 8 e 15 minutos após administração do contraste IV.

48. Quais as características à TC que diferenciam colangiocarcinoma intra-hepático de carcinoma hepatocelular?
Colangiocarcinomas intra-hepáticos apresentam retardo de realce tardio pelo contraste e retenção persistente do meio de contraste por até 15-20 minutos. Carcinomas hepatocelulares realçam predominantemente na fase arterial e demonstram *washout* na fase tardia.

49. Quais os tipos de tumores de ductos biliares que realçam na fase arterial de uma TC?
Os tumores carcinóides e neuroendócrinos do ducto biliar realçam na fase arterial. Eles são raros.

50. Quais são as neoplasias do ducto cístico?
Cistadenoma e cistadenocarcinoma biliar são neoplasias císticas raras, revestidas por epitélio colunar secretor de mucina. Manifestam-se como massas císticas, uni ou multiloculadas intra-hepáticas. Linfonodos murais são mais comuns no cistadenocarcinoma. Cistadenomas benignos tendem a sofrer transformação maligna. Devem ser diferenciados de cistos hepáticos benignos, cistos hidáticos, abscessos hidáticos, metástases císticas e cistos de colédoco.

51. O que são cistos de colédoco?
Cistos de colédoco são dilatações císticas congênitas de ductos biliares intra-hepáticos.

52. Qual é o tipo mais comum de cisto de colédoco?
Cisto de colédoco do tipo 1 é o tipo mais comum. Deve-se à dilatação segmentar fusiforme do ducto biliar extra-hepático.

53. O que é uma coledococele?
Coledococele é um cisto de colédoco tipo 3, devido à dilatação focal da porção intraduodenal do DBC.

54. O que é a doença de Caroli?

Doença de Caroli deve-se à ectasia cavernosa dos ductos biliares intra-hepáticos. Caracteriza-se por dilatação multifocal, segmentar e sacular de ductos biliares intra-hepáticos. Pode ser segmentar, lobar ou difusa. É classificada como sendo um cisto de colédoco do tipo 5.

55. Quais são as complicações da doença de Caroli?

- Coledocolitíase.
- Colangite recorrente.
- Aumento da incidência de colangiocarcinoma.

56. Quais são as características à TC da doença de Caroli?

TC com contraste na fase venosa portal revela o seguinte:

- Múltiplos pequenos focos císticos representando ductos ectasiados.
- Pontos centrais realçados dentro destes focos císticos em virtude de veias portais englobadas pelos ductos ectasiados são denominados sinal do "ponto central".

57. Como você confirma o diagnóstico de doença de Caroli?

Apesar de a CPER ser o padrão-ouro para o diagnóstico de doença de Caroli, RM e CPRM também são métodos precisos para o diagnóstico da doença de Caroli.

BIBLIOGRAFIA

1. Baron RL, Tublin ME, Peterson MS: Imaging the spectrum of biliary tract disease. Radiol Clin North Am 40:1325-1354, 2002.
2. Bortoff GA, Chen MY, Ott DJ, et al: Gallbladder stones: Imaging and intervention. Radiographics 20:751-766, 2000.
3. Campbell WL, Peterson MS, Federle MP, et al: Using CT and cholangiography to diagnose biliary tract carcinoma complicating primary sclerosing cholangitis. Am J Roentgenol 177:1095-1100, 2001.
4. Grand D, Horton KM, Fishman EK, Fishman E: CT of the gallbladder: Spectrum of disease. Am J Roentgenol 183:163-170, 2004.
5. History of thorium compounds as contrast agents: www.orau.org/ptp/collection/Radiology/thorotrast.htm
6. Urban BA, Fishman EK: Tailored helical CT evaluation of acute abdomen. Radiographics 20:725-749, 2000.

PÂNCREAS

Raj Mohan Paspulati, MD

CAPÍTULO 27

1. Qual é a técnica ideal de TC para estudo do pâncreas?

A técnica ideal para avaliação do pâncreas é a TC trifásica: pré-contraste intravenoso (IV) e pós-contraste IV na fase pancreática e na fase venosa portal. Água por via oral é preferível a meios de contraste densos para a identificação de cálculos do ducto biliar comum terminal (DBC) e para melhor avaliação da região periampular. Geralmente, a espessura da fatia deve ser de 5 mm ou menos, com um intervalo entre cortes de 2 mm. Com TC com multidetectores, espessura de 1,25 mm, imagens sobrepostas são reconstruídas para detecção de pequenos tumores pancreáticos e para o adequado estadiamento do câncer pancreático. O protocolo de TC com multidetectores (TCMD) para tomografia não-contrastada e contrastada é descrito a seguir. Os parâmetros de aquisição encontram-se descritos na Tabela 27-1.

Exame não-contrastado

- **Contraste IV:** 1.000 cm^3 de água por via oral 20 minutos antes do exame e 250 cm^3 antes da aquisição das imagens.
- **Extensão do escaneamento:** do diafragma até o terço médio da pelve.
- **Colimação da fatia:** 5 mm.
- **Incremento:** 5 mm.

Exame contrastado

- **Contraste IV:** 125-175 cm^3 (300 mg de iodo/ml) injetados a 4 cm^3/s.

TABELA 27-1. PARÂMETROS DE AQUISIÇÃO PARA O PÂNCREAS – PROTOCOLO COM TCMD

Fase	Retardo	Colimação	Velocidade da Mesa	Velocidade de Rotação	MPR
Pancreática	40 s	4 ou 8 × 1,25 16 × 0,75	7,5-15/Rev	0,5 s	1,25 RI
Venosa portal	65 s	4 ou 8 × 1,25 16 × 0,75	7,5-15/Rev	0,5 s	1,25 RI

2. Quais são os benefícios de uma TC preliminar sem contraste do pâncreas?

- Detecção de cálculos distais do DBC.
- Detecção de calcificações pancreáticas parenquimatosas e ductais.
- Detecção de hemorragia em pacientes pós-trauma e na pancreatite hemorrágica aguda.

3. Quais são as dimensões normais do pâncreas à TC?

Não devem ser utilizados números absolutos para diagnosticar aumento de tamanho do pâncreas. A proporção das diversas partes do pâncreas é importante, sendo a cabeça do pâncreas um pouco maior no diâmetro ântero-posterior que o corpo e a cauda. O diâmetro ântero-posterior do pâncreas deve ser menor que o diâmetro transverso do corpo vertebral adjacente. A cauda pancreática pode ser volumosa em alguns pacientes e ser mais larga que a cabeça.

4. Qual é o aspecto normal do pâncreas à TC?

O aspecto morfológico do pâncreas varia com a idade do paciente. Em pacientes mais jovens o pâncreas possui um contorno liso com atenuação homogênea similar à do baço e músculo e menor que à do fígado em um exame não-contrastado. Ele realça homogeneamente após contraste IV (Fig. 27-1). Nos idosos, existe deposição progressiva de gordura e o pâncreas possui um contorno lobulado com atenuação não-homogênea.

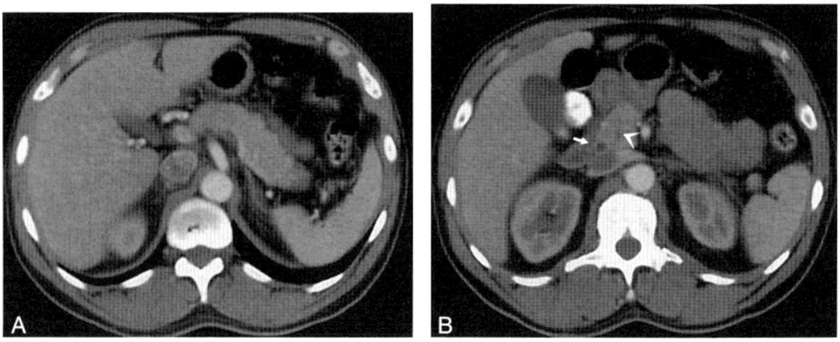

Figura 27-1. Pâncreas normal. Imagem de TC axial contrastada em um homem jovem mostra realce homogêneo do corpo e cauda do pâncreas *(A)* e cabeça do pâncreas *(B)* com DBC distal *(seta)* e ducto pancreático *(cabeça de seta).*

5. Você pode ver um ducto pancreático normal à TC?

Sim. O ducto pancreático normal é observado em 70% dos pacientes normais como uma região fina, linear e de baixa atenuação que cursa ao longo do centro do pâncreas (Fig. 27-2). Em adultos jovens mede < 3 mm de largura. Em idosos, o ducto pancreático normal pode ser maior do que 3 mm de largura devido à atrofia parenquimatosa. O plano de gordura normal entre a veia esplênica e o pâncreas não deve ser erroneamente interpretado como ducto pancreático. É claro que, quanto melhor for seu tomógrafo, mais freqüentemente você o observará.

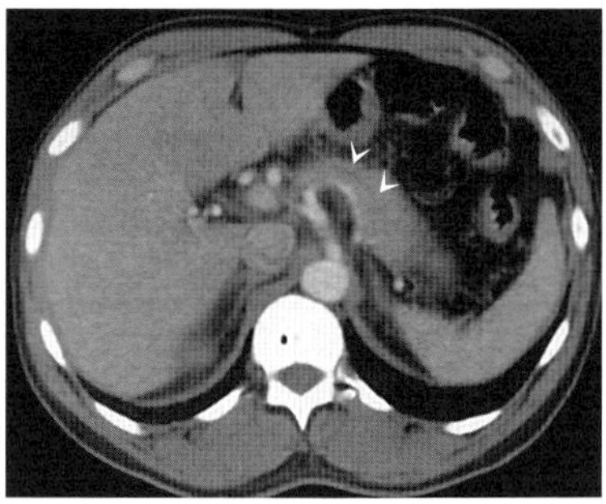

Figura 27-2. Ducto pancreático normal. Imagem de TC axial contrastada em um homem jovem demonstra um ducto pancreático normal *(cabeças de setas).*

6. O que é pâncreas *divisum*?

Esta é a variante anatômica mais comum do ducto pancreático causada por falha na fusão dos brotos pancreáticos ventral e dorsal. Os ductos pancreáticos dorsal e ventral drenam separadamente no duodeno sem qualquer comunicação entre os dois ductos. O ducto pancreático dorsal principal, que drena o corpo, cauda e porção superior da cabeça, tem um trajeto anterior ao do DBC e desemboca no duodeno na papila menor, proximal à papila maior. O ducto pancreático ventral secundário *(minor),* que drena a porção inferior da cabeça e o processo uncinado, desemboca junto com o DBC na papila maior.

7. Qual é a importância do pâncreas *divisum*?

Apesar de o pâncreas *divisum* poder ser um achado incidental em uma tomografia, ele tem sido associado à pancreatite aguda devido à obstrução do ducto pancreático dorsal principal na papila menor.

8. Quais são as características à TC da pancreatite aguda?

Na pancreatite inicial, o pâncreas pode ter aspecto normal. Achados tardios (Fig. 27-3) incluem os seguintes:

- Aumento focal ou difuso do pâncreas.
- Realce heterogêneo do pâncreas.
- Realce reduzido do parênquima devido a edema ou necrose.
- Contorno pancreático irregular com densificação da gordura peripancreática.
- Espessamento dos planos fasciais peripancreáticos.
- Espessamento peripancreático dos planos fasciais.
- Coleções líquidas peripancreáticas no espaço pararrenal anterior.
- Líquido livre intraperitoneal.

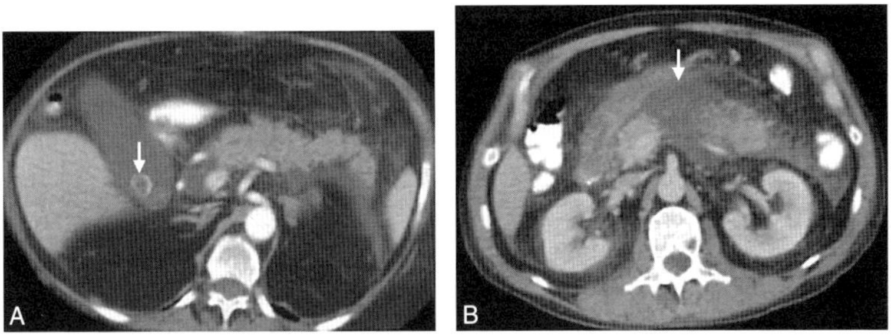

Figura 27-3. Pancreatite aguda. ***A***, Imagem de TC axial contrastada do abdome mostra densificação da gordura peripancreática por inflamação, espessamento da fáscia Gerota esquerda e cálculos de vesícula biliar *(seta)*. ***B***, Coleções líquidas peripancreáticas *(seta)*.

9. Qual é a classificação da pancreatite aguda à TC?

Com base no aspecto à TC, a pancreatite aguda pode ser classificada em 5 tipos:

- **Grau A:** pâncreas normal.
- **Grau B:** aumento focal ou difuso da glândula.
- **Grau C:** pancreatite e inflamação peripancreática.
- **Grau D:** coleção líquida peripancreática única.
- **Grau E:** duas ou mais coleções líquidas ou gás no pâncreas ou retroperitônio.

Pacientes com graus D e E apresentam uma incidência maior de morbidade e mortalidade que os pacientes com os graus A, B e C.

10. Quais são as vantagens do meio de contraste IV na TC na pancreatite aguda?

O pâncreas normal exibe realce homogêneo na fase arterial do meio de contraste IV. Áreas focais ou difusas do parênquima com realce reduzido indicam necrose pancreática (Fig. 27-4). Inflamação leve e edema intersticial não interferem no realce pancreático. Planos peripancreáticos são bem delineados após administração de meio de contraste IV. A TC contrastada também auxilia na avaliação da vasculatura peripancreática buscando por complicações.

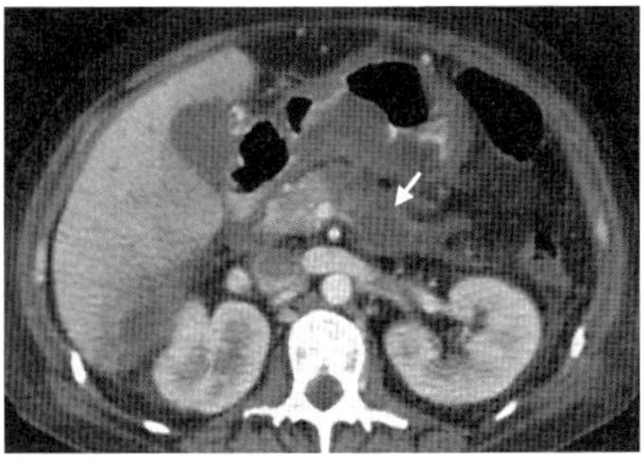

Figura 27-4. Pancreatite aguda necrotizante. TC axial contrastada do abdome demonstra alterações de pancreatite aguda com uma área não-realçada *(seta)* no corpo do pâncreas, representando necrose pancreática.

11. Qual é a característica à TC isolada que melhor se correlaciona com o prognóstico?

Demonstração de presença e extensão de necrose pancreática na pancreatite aguda correlaciona-se com a morbidade e mortalidade. A TC apresenta uma sensibilidade de 85% na detecção de necrose. O grau de necrose é um fator importante. Pacientes com < 30% de necrose não apresentam mortalidade e têm 40% de morbidade. Com 50% ou mais de necrose, existe uma morbidade de 75-100% e 11-25% de mortalidade.

12. Quais são as complicações locais da pancreatite aguda que podem ser identificadas à TC?

As complicações abdominais desenvolvem-se geralmente entre 2 e 5 semanas após o início da pancreatite aguda. A TC pode identificar complicações não-vasculares e vasculares.

Complicações não-vasculares

- Pseudocisto.
- Abscesso pancreático.
- Obstrução distal do DBC.
- Obstrução duodenal ou colônica.

Complicações vasculares

- Trombose da veia esplênica.
- Pseudo-aneurisma.
- Comprometimento vascular mesentérico.
- Infartos esplênicos.

13. O que são pseudocistos?

Pseudocistos são coleções líquidas encapsuladas no/ou adjacentes ao pâncreas, que evoluem 4 semanas ou mais após pancreatite aguda. A maioria das coleções líquidas associadas à pancreatite aguda são absorvidas em 2-3 semanas. Coleções líquidas não-absorvidas desenvolvem uma cápsula não-epitelizada, composta de tecido inflamatório, de granulação e fibrótico para formar um pseudocisto.

14. Quais são as características à TC de um pseudocisto?

- Coleção líquida bem-definida com uma cápsula fina (1-2 mm) e uniforme (Fig. 27-5).
- Tamanho variável.
- Geralmente de localização peripancreática, podendo dissecar ao longo dos planos fasciais para localizações distantes, como mediastino e pelve.
- Pseudocistos não-complicados apresentam atenuação de líquido < 15 UH.

15. O que é a resolução espontânea de um pseudocisto?

Pseudocistos podem resolver-se espontaneamente através dos seguintes mecanismos:

- Ruptura da parede do cisto.
- Drenagem para um sistema ductal pancreático comunicante.
- Drenagem espontânea para o interior de uma víscera oca, como o estômago ou cólon.

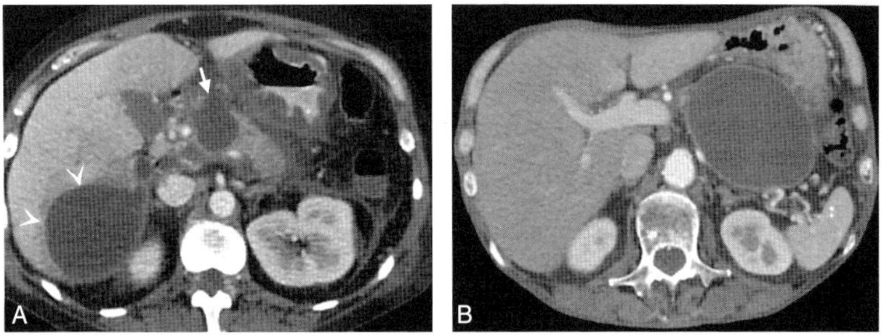

Figura 27-5. Pancreatite aguda com pseudocistos. ***A***, Imagem de TC axial contrastada do abdome demonstra pancreatite aguda com dois pseudocistos bem definidos, de paredes finas no corpo do pâncreas *(seta)* e no espaço de Morison *(cabeças de setas)*. ***B***, Um grande pseudocisto no saco menor deslocando o estômago anteriormente.

16. Quais são as indicações para drenagem cirúrgica ou percutânea de um pseudocisto?

- Cistos em crescimento e tamanho ou cistos maiores do que 5 cm.
- Cistos sintomáticos: massa abdominal, dor e obstrução da saída gástrica ou do sistema biliar.
- Complicações, como hemorragia ou infecção.

17. Qual é o momento ideal para drenagem de um pseudocisto?

Um pseudocisto deve apresentar uma cápsula madura para a colocação de um cateter de drenagem ou drenagem cirúrgica. Isto geralmente é observado em pseudocistos com mais de 6 semanas de evolução.

18. Quais são as características à TC do abscesso pancreático?

Abscessos pancreáticos desenvolvem-se em 3-21% dos casos de pancreatite aguda como coleções líquidas peripancreáticas com gás. Na ausência de gás, eles são indistinguíveis de coleções líquidas não-infectadas (Fig. 27-6). No contexto clínico apropriado, deve-se suspeitar de abscessos em todas as coleções líquidas peripancreáticas persistentes e a aspiração guiada por TC é necessária para estabelecer o diagnóstico.

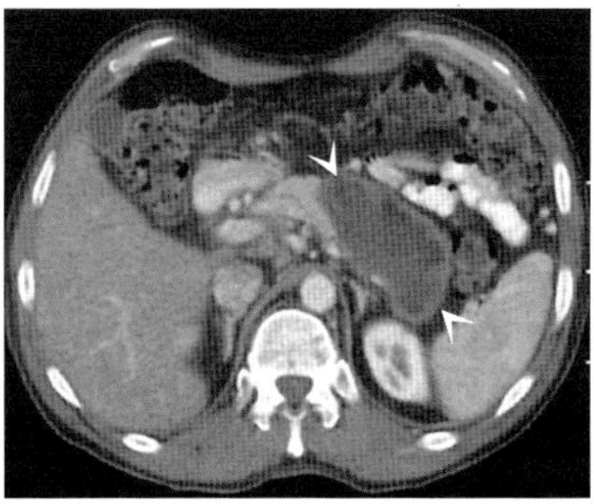

Figura 27-6. Abscesso pancreático. TC axial contrastada em um paciente com pancreatite aguda conhecida, apresentando febre e leucocitose demonstra uma coleção líquida bem definida com parede espessa *(cabeças de setas)* na cauda do pâncreas. Drenagem subseqüente desta coleção, guiada por TC, revelou grande quantidade de pus.

19. A TC é capaz de demonstrar necrose pancreática infectada?

A demonstração de gás dentro do pâncreas necrosado é indicativa de infecção, mas é observada somente em cerca de 12-18% dos casos. Quando há manifestações clínicas de sepse (febre, leucocitose e hipotensão), é necessária uma aspiração guiada por TC para excluir infecção.

20. Quais são as localizações mais comuns de pseudo-aneurismas?

As localizações mais comuns de pseudo-aneurismas são as artérias esplênica, gastroduodenal e pancreatoduodenal. As artérias menos comumente afetadas são a gástrica esquerda, cólica média, hepática e as pequenas artérias peripancreáticas. Os pseudo-aneurismas podem ser livres ou localizados no interior de um pseudocisto.

21. O que é pancreatite da fenda?

Uma forma segmentar rara de pancreatite crônica que afeta a fenda entre a cabeça do pâncreas, duodeno e DBC. Os sintomas podem ser devidos à estenose duodenal do DBC. TC demonstra uma massa pouco realçada entre a cabeça do pâncreas e a parede duodenal (Fig. 27-7). Cistos podem ser observados na parede duodenal ou na fenda. Pancreatite da fenda não pode ser diferenciada do carcinoma pancreático e necessita de estudo tecidual.

22. Quais são as causas de pancreatite crônica?

- Álcool (causa mais comum).
- Doença crônica do trato biliar.
- Pancreatite hereditária.
- Fibrose cística.
- Pâncreas *divisum*.
- Hiperlipidemia.
- Hiperparatireoidismo.

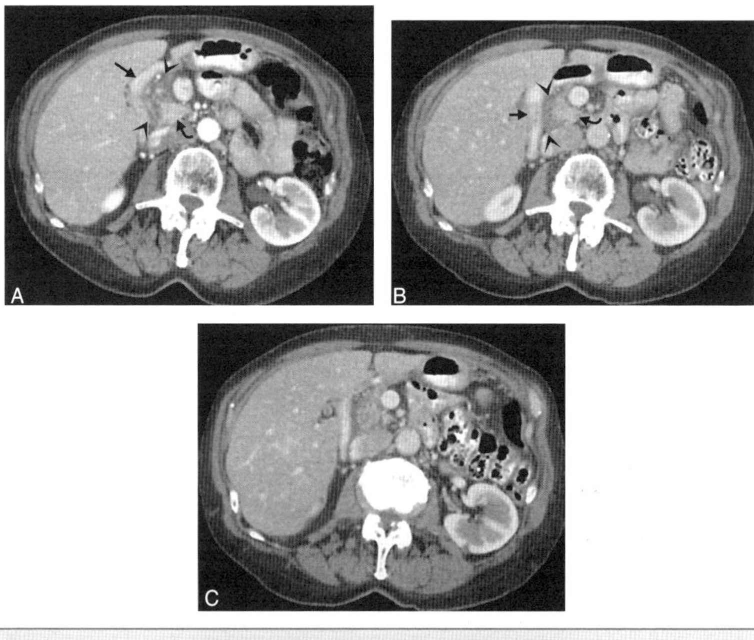

Figura 27-7. Pancreatite da fenda. Imagens de TC axiais contrastadas *(A, B)* do abdome demonstram uma massa hipodensa *(cabeças de setas)* na fenda entre a cabeça do pâncreas *(seta curva)* e na segunda porção do duodeno *(seta reta)*. Uma TC de acompanhamento *(C)* após 3 meses mostra resolução parcial da massa inflamatória.

23. Quais são as características à TC da pancreatite crônica?

- Atrofia do parênquima pancreático.
- Dilatação do ducto pancreático principal (Fig. 27-8).
- Calcificações pancreáticas (veja Fig. 27-8).

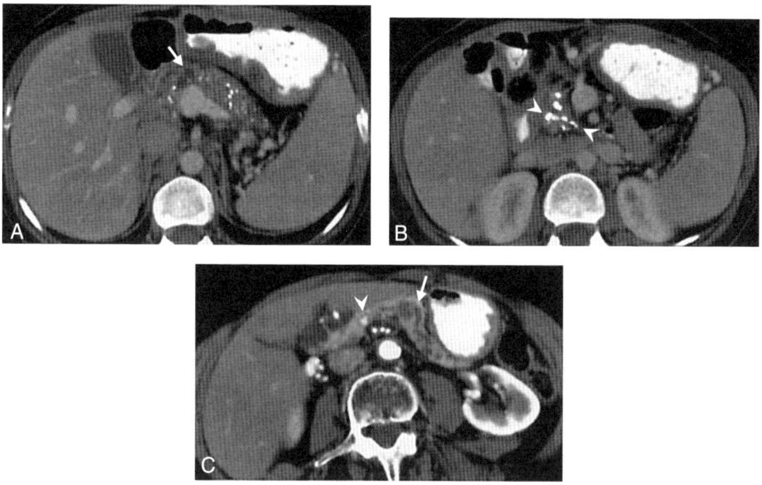

Figura 27-8. Pancreatite crônica. Imagens de TC axiais contrastadas *(A, B, C)* mostram calcificação parenquimatosa pancreática difusa *(cabeças de setas)* e dilatação do ducto pancreático *(seta)*.

24. Quais são os achados à TC mais confiáveis na pancreatite crônica?
Calcificação pancreática intraductal é o achado à TC mais confiável na pancreatite crônica.

25. A TC é capaz de diferenciar as alterações da pancreatite crônica focal de carcinoma?
Apesar de a pancreatite crônica manifestar-se como atrofia parenquimatosa difusa, ela pode, ocasionalmente, apresentar-se como áreas focais de aumento de tamanho, indistinguíveis daquelas do carcinoma pancreático. Ambas apresentam-se hipodensas e mostram realce gradual progressivo após administração IV do meio de contraste. A distinção deve ser feita por biópsia, uma vez que existe um risco aumentado de carcinoma na pancreatite crônica.

PONTOS-CHAVE: PANCREATITE ✔

1. A extensão da necrose pancreática correlaciona-se com a morbidade e mortalidade na pancreatite aguda.
2. Calcificação pancreática intraductal é a característica à TC mais confiável da pancreatite crônica.
3. Pancreatite da fenda é uma forma segmentar da pancreatite crônica.
4. Pancreatite da fenda não é distinguível por imagem de um carcinoma pancreático.

26. Quais são as complicações da pancreatite crônica?
- Pseudocisto.
- Obstrução do DBC.
- Pseudo-aneurismas.
- Trombose crônica da veia esplênica.

27. Qual é o aspecto à TC do pâncreas na fibrose cística?
- A característica mais comum é a lipossubstituição (Fig. 27-9).
- Calcificações pancreáticas.
- Cistos parenquimatosos isolados ou múltiplos de tamanhos variáveis.

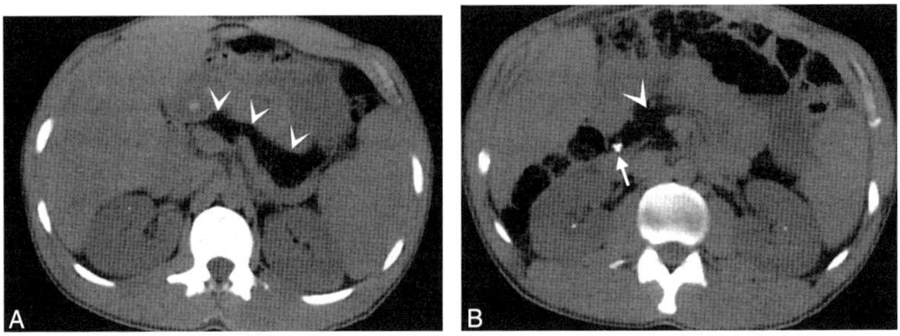

Figura 27-9. Fibrose cística. Imagens de TC axiais não-contrastadas *(A, B)* do abdome em um paciente com fibrose cística conhecida mostram lipossubstituição difusa *(cabeças de seta)* do pâncreas e calcificação *(cabeça de seta)* na cabeça do pâncreas.

28. Qual é o tipo mais comum de neoplasia recorrente do pâncreas?
Adenocarcinoma originando-se do epitélio ductal é a neoplasia maligna mais comum do pâncreas. É responsável por mais de 75% dos tumores pancreáticos.

29. Cite as síndromes hereditárias associadas ao adenocarcinoma pancreático.
- Pancreatite hereditária.
- Ataxia telangiectasia.
- Síndrome de Gardner.
- Pancreatite familiar e câncer de cólon.
- Grupos familiais de câncer pancreático.

30. Qual é a localização mais comum do adenocarcinoma ductal do pâncreas?
A cabeça do pâncreas é o local mais comum do carcinoma pancreático. A distribuição do carcinoma pancreático é a seguinte:
- **Cabeça do pâncreas:** 60%.
- **Corpo do pâncreas:** 13%.
- **Cauda do pâncreas:** 5%.
- **Envolvimento difuso:** 22%.

31. Quais são as razões para o mau prognóstico do adenocarcinoma pancreático?
O adenocarcinoma pancreático possui um prognóstico extremamente reservado, com uma taxa geral de sobrevida em 5 anos de aproximadamente 4%. Este prognóstico sombrio deve-se ao estágio avançado no qual os pacientes se apresentam na primeira avaliação. Isto se deve aos sinais e sintomas inespecíficos nos estágios iniciais e por não existir um marcador tumoral confiável para o rastreamento. Ressecção cirúrgica é o único tratamento que oferece uma taxa de sobrevida a longo prazo; no entanto, 10-20% dos tumores são cirurgicamente ressecáveis no momento do diagnóstico inicial.

32. Qual é o papel da TC no estudo por imagem do carcinoma pancreático?

TC é o método de imagem primário do pâncreas. Desempenha um papel crucial no diagnóstico e estadiamento do carcinoma pancreático e na determinação da ressecabilidade do tumor.

33. Quais são os objetivos-chave da TC no estudo do carcinoma pancreático?

A meta é obter realce máximo do parênquima pancreático da vasculatura peripancreática. TC com multidetectores com colimação fina e um bom bolo IV fornece imagens de alta resolução em diversas fases de realce por contraste e fornece imagens para reconstruções multiplanares. Isto melhora a precisão do diagnóstico e o estadiamento do carcinoma pancreático.

34. Quais são os achados à TC no carcinoma pancreático?

Os sinais primários são os seguintes e dependem do tamanho e extensão do tumor:

- Lesão focal com baixa atenuação (tumor pancreático com realce menor que o do parênquima normal).
- Anormalidade focal do contorno.
- Aumento do tamanho da cabeça ou do processo uncinado sem massa aparente.
- Infiltração gordurosa peripancreática.
- Encarceramento vascular peripancreático.

Sinais secundários podem incluir os seguintes:

- Dilatação pancreática e/ou do DBC proximalmente à massa (Fig. 27-10).
- Terminação abrupta de um ducto pancreático e/ou DBC sem uma massa aparente.
- Atrofia do parênquima pancreático proximal à massa.

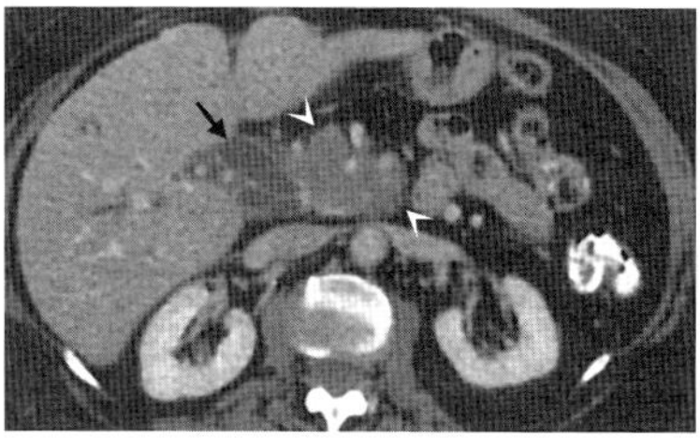

Figura 27-10. Adenocarcinoma pancreático. TC contrastada do abdome mostra uma massa hipodensa *(cabeças de seta)* na cabeça do pâncreas e processo uncinado, causando obstrução do DBC *(seta)*.

35. Quais são os critérios à TC de um tumor não-ressecável?

TC com multidetectores com imagens multiplanares fornece uma precisão de 90-100% na determinação da ressecabilidade. Os sinais à TC de tumores não-ressecáveis incluem os seguintes:

- Invasão peripancreática de órgãos adjacentes com exceção do duodeno.
- Invasão vascular de vasos peripancreáticos.
- Metástases hepáticas, implantes peritoneais e outras metástases a distância.

36. Qual é o local mais comum de metástases de um carcinoma pancreático?

O fígado é o local mais comum de metástases de um adenocarcinoma pancreático. Elas aparecem como lesões hipodensas na fase venosa portal de realce pelo contraste IV (Fig. 27-11).

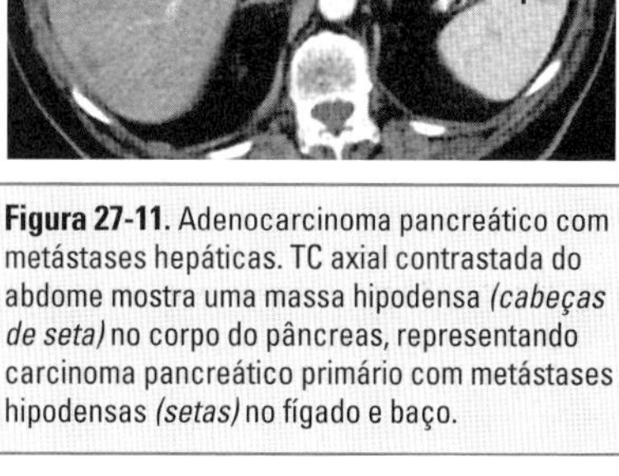

Figura 27-11. Adenocarcinoma pancreático com metástases hepáticas. TC axial contrastada do abdome mostra uma massa hipodensa *(cabeças de seta)* no corpo do pâncreas, representando carcinoma pancreático primário com metástases hipodensas *(setas)* no fígado e baço.

PONTOS-CHAVE: CARCINOMA PANCREÁTICO ✔

1. A cabeça é o local mais comum (60%).
2. Aparece como uma massa hipodensa em relação ao parênquima com realce normal.
3. TC com multidetectores com MPR *(multiplanar reconstructions)* é melhor método de imagem para um estadiamento preciso.
4. O fígado é o local mais comum de metástases.

37. Quais os vasos envolvidos pelo carcinoma pancreático infiltrativo? Quais são os critérios à TC de invasão vascular?

O tronco celíaco e seus ramos, artéria mesentérica superior (AMS), veia mesentérica superior (VMS), veia esplênica e veia porta são os vasos peripancreáticos envolvidos no câncer pancreático infiltrativo. Destes, AMS e VMS são comumente envolvidos. Os sinais à TC de invasão vascular são oclusão e estenose, e quando mais de 50% da circunferência vascular encontra-se em contato com o tumor (veja Fig. 27-12).

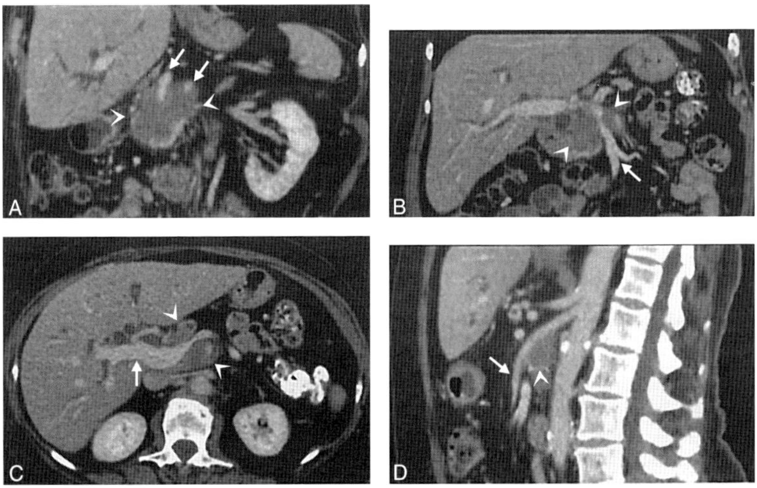

Figura 27-12. Carcinoma pancreático infiltrativo com invasão perivascular. Imagens de TC contrastadas com reconstruções coronal *(A, B)* e sagital *(D)* mostram massa infiltrante na cabeça pancreática *(cabeças de setas)*, encarcerando os vasos mesentéricos superiores *(setas)*. Imagem de TC axial *(C)* mostra tumor encarcerando *(cabeças de seta)* a confluência esplenoportal. A veia porta *(seta)* na porta hepática está pérvia.

38. Quais são os diferentes tipos de neoplasias pancreáticas císticas?

As neoplasias císticas do pâncreas constituem 10-15% de todas as lesões císticas do pâncreas. São globalmente classificadas em 4 categorias:

- Cistadenomas serosos (adenomas microcísticos).
- Tumores císticos mucinosos (cistadenomas e cistadenocarcinomas).
- Tumores mucinosos papilares intraductais (TMPIDs).
- Neoplasias císticas não-usuais (linfangioma, tumor cístico papilar, teratoma cístico).

39. Quais são as características à TC de um cistadenoma seroso (microcístico)?

- Predileção pela cabeça pancreática.
- Maior freqüência na doença de von Hippel-Lindau.
- Grande massa bem-circunscrita com uma fina pseudocápsula fibrosa.
- Múltiplos pequenos cistos separados por septos que irradiam a partir do centro da massa.
- Cistos múltiplos (6 ou mais).
- Cisto único com menos de 2 cm de tamanho.
- Cicatriz estrelada central com possíveis calcificações.
- Septações e cicatriz central com realce à TC contrastada (Fig. 27-13).

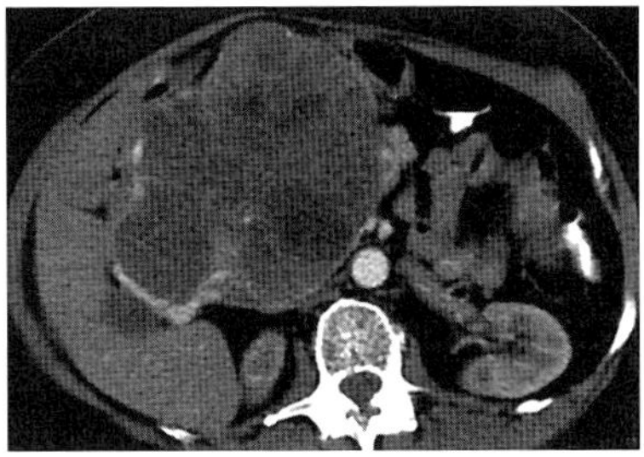

Figura 27-13. Cistadenoma seroso (microcístico). TC axial contrastada do abdome mostra uma grande massa cística multilocular, bem-definida, originando-se da cabeça do pâncreas. As loculações são, predominantemente, < 2 cm com finas septações.

40. Quais são as características à TC do cistadenoma mucinoso (macrocístico) do pâncreas?

- Setenta a 90% no corpo distal e cauda do pâncreas.
- Grande massa lobulada, bem encapsulada.
- Unilocular ou multilocular com espaços císticos separados por septações.
- Relativamente poucos cistos (< 6) em comparação com o cistadenoma seroso.
- Cisto único > 2 cm.
- Cápsula e calcificações septais em 10% das lesões.
- Cápsula e septações com realce na TC contrastada.
- Septações espessas e linfonodos murais realçados – características de malignidade.

41. Quais são as características à TC de um cistadenoma mucinoso maligno?

Tumores císticos mucinosos podem ser benignos ou malignos. A diferenciação entre tumores benignos e malignos através de imagem é difícil na ausência de metástases. Septações espessas e linfonodos murais realçados são características de malignidade (veja Fig. 27-14).

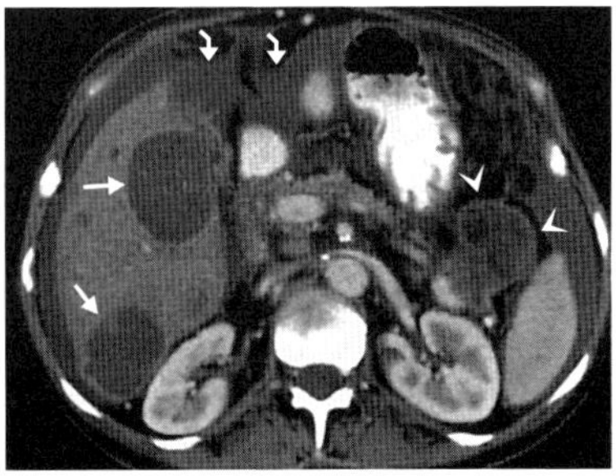

Figura 27-14. Cistadenocarcinoma mucinoso. TC axial contrastada do abdome demonstra uma massa cística complexa *(cabeças de setas)* com septações finas, originando-se da cauda do pâncreas. Note as múltiplas metástases císticas hepáticas *(setas retas)* e ascite *(setas curvas)*.

42. O que são TMPIDs?

TMPID caracteriza-se por dilatação cística do ducto pancreático devido à proliferação do epitélio ductal e produção excessiva de mucina. É classificado nos seguintes tipos: ducto principal, ramo ductal e tipos mistos. Os tipos ducto principal e misto possuem potencial maligno. Sua apresentação clínica é similar à da pancreatite crônica. O tipo ramo ductal pequeno é assintomático e detectado incidentalmente.

PONTOS-CHAVE: NEOPLASIAS PANCREÁTICAS CÍSTICAS ✔

1. Adenomas microcísticos (serosos) podem estar associados à síndrome de von Hippel-Lindau.
2. Adenomas macrocísticos (mucinosos) são potencialmente malignos.
3. TMPID e pancreatite crônica possuem aspecto similar à TC.
4. TMPID do tipo ducto principal possui potencial maligno.

43. Quais são as características do TMPID tipo ducto principal?

O aspecto à TC muitas vezes é indistinguível da pancreatite crônica (Fig. 27-15):

- Dilatação difusa ou segmentar do ducto pancreático principal.
- Pode estar associado à dilatação de ramo ductal, preferencialmente no processo uncinado.
- Falhas de enchimento intraductais ou calcificação amorfa devido à mucina.
- Atrofia parenquimatosa.
- Papila proeminente protruindo-se para a luz do duodeno.

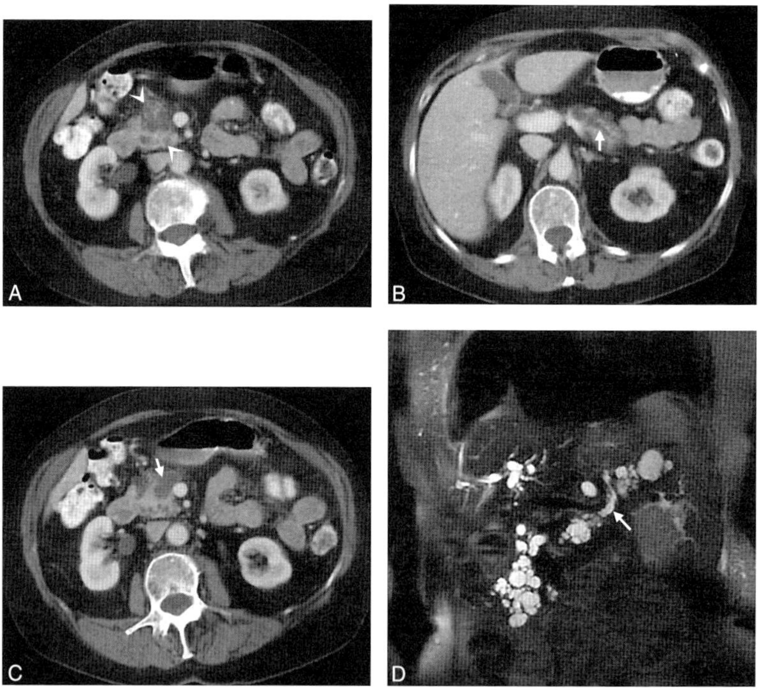

Figura 27-15. Tumor mucinoso intraductal (TMPID). Imagens de TC axiais contrastadas do abdome *(A, B, C)* mostram dilatação difusa do ducto pancreático principal e ramos colaterais *(setas)*. As características à TC são indistinguíveis da pancreatite crônica. ***D***, Uma CPRM correspondente mostra ducto pancreático principal dilatado *(seta)* e dilatação cística dos ramos colaterais. Um diagnóstico de TMPID foi posteriormente realizado por CPRE.

44. Quais são as características à TC do TMPID do tipo ramo ductal?

- Cabeça e processo uncinado são mais freqüentemente envolvidos.
- Agrupamentos de cistos (1-2 cm) são separados por finas septações.
- É encontrado cisto unilocular caso somente um ramo colateral esteja envolvido.
- O ducto pancreático principal pode estar dilatado.

45. Qual é o diagnóstico diferencial do TMPID?

O tipo ducto principal deve ser distinguido da pancreatite crônica e o tipo ramo ductal de outras neoplasias císticas e pseudocistos do pâncreas.

46. Como você confirma o diagnóstico do TMPID?

Colangiopancreatografia por ressonância magnética (CPRM) e colangiopancreatografia retrógrada endoscópica (CPRE) são úteis na confirmação do TMPID. No entanto, CPRE pode demonstrar comunicação entre as lesões císticas e o ducto pancreático. Também demonstrará a papila duodenal distendida por mucina, protruindo-se a partir do orifício dilatado para o interior da luz do duodeno, o que é característico de TMPID.

47. O que são tumores das células das ilhotas?

São neoplasias raras, originando-se de células neuroendócrinas do pâncreas e da região periampular. Podem ser funcionantes ou não-funcionantes.

48. Cite os diversos tumores funcionantes das células das ilhotas e descreva suas apresentações clínicas.

Veja Tabela 27-2.

TABELA 27-2. CARACTERÍSTICAS CLÍNICAS DOS TUMORES FUNCIONANTES DE CÉLULAS DAS ILHOTAS

Tumor de Células das Ilhotas	Apresentação Clínica	Achados Laboratoriais
Insulinoma	Crises hipoglicêmicas	Hipoglicemia Hiperinsulinemia
Gastrinoma	Úlceras pépticas múltiplas Diarréia Má absorção	Gastrina elevada no soro
Glucagonoma	Eritema necrolítico migratório	Hiperglicemia
Vipoma	Diarréia aquosa	Hipocalemia Hipocloridria Acidose

49. Qual é o tumor funcionante de células das ilhotas mais comum?

O insulinoma é o tumor funcionante de células das ilhotas mais comum.

50. Qual é o protocolo à TC ideal para detectar um tumor funcionante de células das ilhotas?

Os tumores funcionantes de células das ilhotas são muito pequenos e hipervasculares quando comparados com outras neoplasias pancreáticas, particularmente adenocarcinomas. Assim, os dois parâmetros mais importantes do protocolo de TC são os seguintes:

- Colimação fina com reconstruções finas de 1,25 mm a intervalos de 1 mm.
- Bom bolo IV (3-4 ml/s) com imagens nas fases arterial e venosa.

51. Quais são as características à imagem de um insulinoma?

- Lesão hiperatenuante nas fases arterial e venosa.
- Cerca de 90% deles são solitários (aqueles associados à neoplasia endócrina múltipla [MEN] 1 são múltiplos).
- Pequenos, geralmente com menos de 2 cm.

52. O que é o triângulo do gastrinoma? Quais são as características dos gastrinomas?

Diferente dos insulinomas, gastrinomas são freqüentemente (60%) múltiplos e malignos. Estão preferencialmente localizados no triângulo do gastrinoma, que é formado pela junção do DBC e ducto cístico superiormente, pela segunda e terceira porções do duodeno inferiormente e pela junção entre a cabeça e colo do pâncreas medialmente. São pequenos, hipervasculares e aparecem como lesões realçadas na fase arterial.

53. Qual é o local comum de metástases de um tumor maligno de células de ilhota?

Fígado e linfonodos regionais são os locais mais freqüentes de metástases. Similar ao tumor primário das células de ilhotas, metástases são hipervasculares e aparecem como lesões realçadas na fase arterial.

54. Quais são as características de tumores não-funcionantes de células das ilhotas?

Os tumores não-funcionantes de células das ilhotas muitas vezes são grandes, com metástases no momento do diagnóstico inicial (Fig. 27-16). Demonstram realce heterogêneo com áreas de necrose, degeneração cística e calcificação.

55. Quais são as características de neoplasias epiteliais sólidas e papilares do pâncreas?

- Tumor pancreático com baixo grau de malignidade.
- Mais comuns em mulheres negras jovens.
- A localização mais comum é a cauda do pâncreas (apesar de poder originar-se em qualquer porção do pâncreas).
- Lesões grandes com um tamanho médio de 10 cm.
- Na TC, massas grandes, bem definidas e heterogêneas com atenuação variável devida à hemorragia, necrose, degeneração cística e calcificação.
- **Considerações diferenciais:** outras neoplasias originando-se na cauda do pâncreas assim como tumores não-funcionantes de células das ilhotas e neoplasia mucinosa cística.

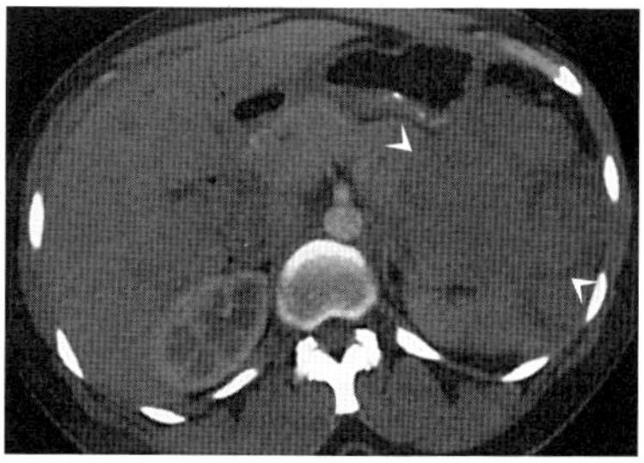

Figura 27-16. Tumor não-funcionante de células das ilhotas. TC axial contrastada demonstra uma grande massa hipodensa *(cabeças de setas)*, originando-se da cauda do pâncreas. A histopatologia após pancreatectomia distal demonstrou um tumor não-funcionante de células das ilhotas.

PONTOS-CHAVE: TUMORES DE CÉLULAS DAS ILHOTAS ✔

1. Insulinoma é o tipo mais comum de tumor funcionante de células das ilhotas.
2. Gastrinomas muitas vezes são múltiplos, extrapancreáticos e malignos.
3. Gastrinomas e insulinomas podem estar associados com MEN tipo 1.
4. Realce na fase arterial é uma característica à TC.

56. O que são neoplasias pancreáticas secundárias?

Neoplasias pancreáticas secundárias devem-se à disseminação contígua a partir de um processo maligno primário adjacente ou devem-se a metástases hematogênicas a partir de uma neoplasia primária distante. Cânceres primários do estômago, cólon e duodeno invadem diretamente o pâncreas. Processos malignos primários do pulmão, mama, rim, ovário, tireóide, fígado, trato gastrointestinal (GI) e melanoma metastatizam para o pâncreas.

57. O que são carcinomas periampulares?

Carcinomas que se originam dentro de 2 cm da papila duodenal são denominados carcinomas periampulares. Compreendem os seguintes:

- Carcinoma da ampola de Vater.
- Carcinoma do DBC intrapancreático distal.
- Carcinoma da cabeça do pâncreas.
- Carcinoma do duodeno.

58. Quais são as características dos carcinomas periampulares?

Todos têm em comum a apresentação clínica, localização anatômica e abordagem terapêutica. Contudo, as taxas de sobrevida a longo prazo são diferentes para cada um destes tumores. A taxa de sobrevida é mais alta para carcinomas ampulares e duodenais, intermediária para carcinoma do DBC e mais baixa para carcinoma pancreático.

59. Quais são as características à TC de um carcinoma periampular?

O aspecto à TC depende da localização, extensão e obstrução do DCB e ducto pancreático.

- Massa na papila duodenal com envolvimento variável do duodeno e pâncreas.
- DBC e ducto pancreático dilatados ("sinal do ducto duplo").
- Dilatação isolada do DBC ou ducto pancreático.

BIBLIOGRAFIA

1. Balthazar EJ: Complications of acute pancreatitis: Clinical and CT evaluation. Radiol Clin North Am 40:1211-1227, 2002.
2. Demos TC, Posniak HV, Harmath C, et al: Cystic lesions of the pancreas. Am J Roentgenol 179:1375-1388, 2002.
3. Lim JH, Lee G, Oh YL: Radiologic spectrum of intraductal papillary mucinous tumor of the pancreas. Radiographics 21:323-337, 2001.
4. Prokesch RW, Chow LC, Beaulieu CF, et al: Local staging of pancreatic carcinoma with multidetector row CT: Use of curved planar reformations initial experience. Radiology 225:759-765, 2002.
5. Vargas R, Nino-Murcia M, Trueblood W, et al: TCMD in Pancreatic adenocarcinoma: Prediction of vascular invasion and respectability using a multiphasic technique with curved planar reformations. Am J Roentgenol 182:419-425, 2004.

CAPÍTULO 28

BAÇO

Dean Nakamoto, MD

1. Cite os 2 tipos de tecido que formam o baço.

O baço é formado pela polpa vermelha e pela polpa branca. A **polpa vermelha** é composta de sinusóides esplênicos, que são vasos venosos de paredes finas; cordões esplênicos, que são placas de células situadas entre os sinusóides; e ramos terminais das artérias centrais e veias pulposas. A **polpa branca** é composta de tecido linfático. A zona marginal é a transição entre as polpas vermelha e branca.

2. Qual é o tamanho normal do baço?

O peso médio do baço é de 150 g com uma variação de 100-250 g.

3. Como você determina o tamanho do baço?

Existem diversos métodos para medir o tamanho do baço. Um dos métodos é o seguinte:

$$\text{Volume esplênico} = 30 + 0{,}58\,(L \times AP \times T)$$

sendo L = comprimento, AP = espessura e T = largura. Com esta fórmula, o volume esplênico é, em média, de 214 cm^3 com uma variação de 107-314 cm^3. Do ponto de vista prático, o baço normal tem menos de 13 cm de comprimento máximo. Medidas de 12 cm de comprimento, 7 cm de diâmetro ântero-posterior e 5 cm de diâmetro transverso são medidas *borderline*.

4. Descreva a atenuação normal do baço à TC.

O baço geralmente encontra-se completamente dentro do peritônio. Em exames não-contrastados, sua densidade varia de 40-60 unidades Hounsfield, tipicamente 5-10 unidades Hounsfield menos que o fígado normal. Após realce pelo contraste intravenoso (IV), o baço pode ter um aspecto heterogêneo moteado ou arciforme e semelhante a cordões durante a fase arterial e a fase venosa precoce; acredita-se que isso seja devido a realce diferencial entre os cordões e os sinusóides da polpa vermelha. No meio da fase venosa portal tardia, o baço assume um aspecto uniforme.

5. Por que é importante reconhecer o aspecto moteado do baço normal nas imagens na fase arterial e venosa portal precoce?

Nesta fase o baço, tipicamente, possui um aspecto moteado, arciforme com faixas de tecido realçadas entre faixas de tecido não-realçadas. Este aspecto pode estar exacerbado em pacientes com insuficiência cardíaca, ejeção cardíaca diminuída ou retardo do fluxo esplênico causado por trombose de veia esplênica. Lacerações esplênicas podem passar despercebidas durante esta fase. Além disso, esse padrão de realce pode simular uma massa (Fig. 28-1). Conseqüentemente, é importante obter imagens tardias em pacientes nos quais se suspeita de processo esplênico (p. ex., trauma ou quando se suspeita de massas).

6. Quais são algumas variantes da normalidade do baço?

- **Fendas esplênicas** são comuns. Estas geralmente são facilmente reconhecíveis devido a suas bordas agudas e lisas. Tipicamente, estão localizadas superior e medialmente, mas podem ocorrer em qualquer local.
- **Baços acessórios** também são comuns. Geralmente estão localizados próximos ao hilo, mas podem ocorrem em qualquer lugar na cavidade peritoneal. É importante diferenciá-los de metástases peritoneais.

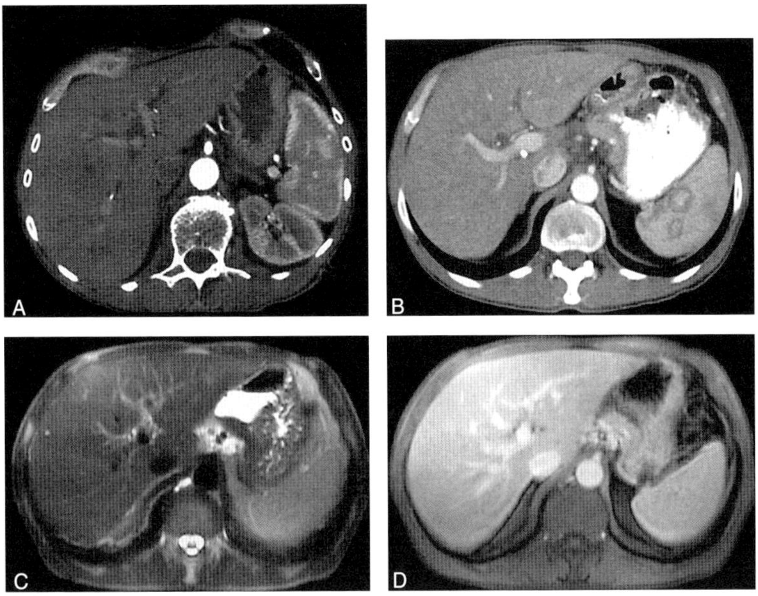

Figura 28-1. Realce normal do baço – aspectos incomuns. Geralmente o baço tem um aspecto moteado ou arciforme durante a fase inicial do realce pelo contraste. No entanto, podem ocorrer outros padrões de realce. É importante reconhecer estes outros padrões como normais. Imagens tardias ou RM podem ser úteis em alguns casos. ***A***, Realce predominantemente periférico. ***B***, A imagem de TC mostra realce nodular. No entanto, a RM ponderada em T2 *(C)* e a RM ponderada em T1 3 minutos após administração de gadolínio *(D)* não mostram lesões esplênicas focais.

- **Baços errantes** são móveis devido à falta de fusão ou desenvolvimento anormal dos ligamentos de suspensores do baço (ligamentos gastroesplênico e esplenorrenal).

7. Quais são algumas das localizações incomuns de baços acessórios?

Baços acessórios têm sido descritos em localizações paratesticular, diafragmática, gástrica e pararrenal. Geralmente são únicos, mas podem ser múltiplos. Quando múltiplos, podem estar agrupados. O diagnóstico é confirmado por hemácias lisadas pelo calor marcadas com tecnécio.

8. Cite as causas comuns de esplenomegalia.

- **Esplenomegalia leve a moderada:** hipertensão portal, infecção, síndrome da imunodeficiência adquirida (AIDS).
- **Esplenomegalia acentuada:** leucemia, linfoma, mielofibrose.

9. Quais são as neoplasias primárias do baço?

As neoplasias **benignas** são hemangioma, hamartoma e linfangioma. As **neoplasias malignas** são linfoma e angiossarcoma. **Metástases** podem ocorrer, mas são raras.

10. Qual é a neoplasia benigna mais comum do baço?

Apesar de raro, o hemangioma é a neoplasia primária mais comum do baço. A incidência varia de 0,3-14%. O paciente geralmente é assintomático; no entanto, 25% dos hemangiomas esplênicos podem romper-se ou causar sintomas de hiperesplenismo.

11. Quais são os diferentes tipos de hemangiomas esplênicos?

Hemangiomas esplênicos originam-se do epitélio sinusoidal e variam de capilares a cavernosos. A maioria deles é cavernoso, podendo ser únicos ou múltiplos. Os hemangiomas menores, sejam capilares ou cavernosos, tendem a ser sólidos; os hemangiomas cavernosos maiores podem ser mistos, sólidos e císticos.

12. Descreva os aspectos à TC típicos de hemangiomas.

Hemangiomas esplênicos podem ter aspectos variáveis, de sólidos a mistos, sólidos e císticos. Hemangiomas capilares são, geralmente, massas sólidas bem-definidas, que são hipodensas ou isodensas em relação ao baço nas imagens não-contrastadas e demonstram acentuado realce homogêneo pelo contraste (Fig. 28-2).

Hemangiomas cavernosos podem apresentar componentes sólidos e císticos. As imagens pós-contraste na fase precoce mostram acentuado realce dos componentes sólidos. O padrão de realce na fase tardia ou mais tardia (com retardo) pode ser de discretas áreas moteadas de realce heterogêneo em vez de linfonodos periféricos com realce centrípeto, típico dos hemangiomas do fígado. As lesões geralmente são pequenas, mas podem ter um tamanho de até 17 cm. Calcificações curvilíneas ou em casca de ovo podem ocorrer nos hemangiomas císticos e calcificações centrais podem ocorrer nos hemangiomas sólidos.

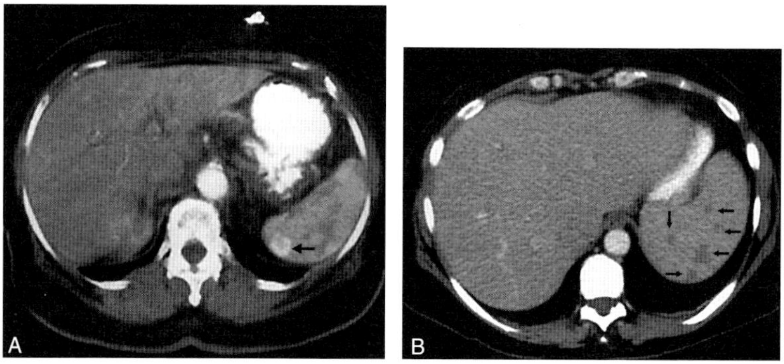

Figura 28-2. Hemangioma esplênico. ***A***, Hemangioma típico no pólo póstero-superior. Este mostra realce periférico precoce *(seta)*. ***B***, Múltiplos pequenos hemangiomas com baixa atenuação *(setas)*.

13. Existem síndromes associadas ao hemangioma esplênico?

A **síndrome de Kasabach-Merritt** (anemia, trombocitopenia e coagulopatia) tem sido relatada com grandes hemangiomas. Quando os hemangiomas esplênicos são múltiplos, o paciente pode ser portador de angiomatose generalizada (**síndrome de Klippel-Trenaunay-Weber**). Caso todo o órgão esteja substituído por hemangiomas, chama-se a isto de **hemangiomatose**.

14. Como se confirma o diagnóstico de hemangioma esplênico?

Hemangiomas esplênicos típicos são similares aos hemangiomas hepáticos. Na TC, exibem baixa atenuação e realce periférico. Nas imagens de ressonância magnética (RM) apresentam um sinal tipicamente baixo nas imagens ponderadas em T1 e aumentam de sinal em relação ao baço normal nas imagens ponderadas em T2. Demonstram realce progressivo após gadolínio IV e retêm contraste nas imagens tardias. No entanto, hemangiomas esplênicos atípicos podem ser difíceis de diferenciar de lesões malignas. Num estudo com hemácias marcadas com tecnécio 99m, eles geralmente captam o radiofármaco.

15. Quais são os outros tumores benignos do baço?

Outras neoplasias esplênicas benignas são raras, mais incluem hamartoma esplênico e linfangioma.

16. O que é um hamartoma esplênico?

Hamartoma esplênico é um tumor benigno raro; foram relatados, aproximadamente, 120 casos na literatura inglesa. Consistem de uma mistura de elementos esplênicos normais da polpa vermelha, provavelmente de origem congênita. Geralmente são únicos e podem ser sólidos ou císticos. Podem estar associados a hamartomas em outros locais do corpo e têm sido relatados na esclerose tuberosa e na síndrome semelhante à síndrome de Wiskott-Aldrich. Nas imagens de TC, podem ser similares ao baço normal nas imagens pré e pós-contraste e, conseqüentemente, difíceis de visualizar.

17. O que é o linfangioma esplênico?

Linfangiomas esplênicos são tumores benignos de crescimento lento, compostos de vasos linfáticos. Tipicamente são císticos e podem ser únicos ou múltiplos. Tendem a ocorrer na periferia e trabéculas do baço, onde estão localizados os linfáticos. Uma lesão cística subcapsular com septações e pequenos linfonodos murais, incidentalmente observados em uma criança, deve levantar a hipótese de linfangioma.

18. O que é linfangiomatose?

Linfangiomatose é uma síndrome na qual múltiplos órgãos estão envolvidos por linfangiomas. Na linfangiomatose o baço pode estar completamente substituído por linfangiomas, mas também pode estar relativamente poupado.

19. O que é um angioma de células litorâneas?

Angioma de células litorâneas é uma neoplasia vascular rara do baço, que se origina de células litorâneas (dos sinusóides da polpa vermelha). Geralmente , existe esplenomegalia e tumores focais múltiplos. Os pacientes podem apresentar-se com anemia ou trombocitopenia. Originalmente foram descritos como benignos, mas podem apresentar características malignas. Na TC contrastada na fase precoce, aparecem como múltiplas lesões de baixa atenuação, que são inespecíficas. Contudo, nas imagens tardias elas tornam-se isodensas ao baço normal. Na RM, estas lesões normalmente aparecem hipointensas nas imagens ponderadas em T1 e T2, devido à hemossiderina nas lesões resultante da hemofagocitose pelas células neoplásicas.

20. O que é a peliose esplênica?

Peliose é uma rara doença na qual múltiplos espaços repletos de sangue envolvem o baço e o fígado. A maioria dos casos ocorre com doenças espoliantes, como a AIDS, uso de esteróides anabolizantes e distúrbios hematológicos como a anemia aplásica. Lesões superficiais podem romper. Na TC contrastada elas têm sido descritas tanto como lesões realçadas quanto linfonodos de baixa atenuação, algumas vezes com níveis líquido-líquido.

21. Quais são as lesões císticas não-neoplásicas do baço?

Existem 3 tipos de lesões císticas não-neoplásicas do baço: cistos epiteliais congênitos, pseudocistos pós-traumáticos e cistos hidáticos. Abscessos esplênicos e infartos podem ser cistos. Pseudocistos pancreáticos também podem estender-se para o baço.

PONTOS-CHAVE: MASSAS ESPLÊNICAS ✔

1. A maioria é maligna.
2. Linfoma é o processo maligno mais comum.
3. Hemangioma é a neoplasia benigna mais comum.

22. O que são cistos epiteliais?

Cistos epiteliais (também chamados epidermóides, mesoteliais ou primários) são de origem congênita e são cistos verdadeiros com revestimento epitelial. Geralmente são uniloculares e únicos, mas podem ser múltiplos.

23. O que são pseudocistos pós-traumáticos?
Acredita-se que pseudocistos pós-traumáticos representem o estágio final dos hematomas esplênicos. Eles não possuem um revestimento epitelial e, conseqüentemente, são denominados pseudocistos. Apesar de serem, presumivelmente, pós-traumáticos, existe uma história de trauma prévio em somente 1/4 a metade dos casos; no entanto, o trauma pode ter ocorrido num passado distante e não ser lembrado. Pseudocistos pós-traumáticos têm maior probabilidade de apresentar calcificação periférica curvilínea que cistos epiteliais. Pseudocistos pós-traumáticos são as lesões esplênicas císticas mais comuns nos Estados Unidos.

24. O que são cistos hidáticos?
Doença hidática do baço é incomum e ocorre em menos de 2% dos pacientes com equinococos. Seu aspecto varia dependendo da idade do cisto e das complicações associadas. Podem variar de conteúdo líquido homogêneo a cistos complexos com debris, "areia" hidática, cistos secundários periféricos ("cistos-filhos") e calcificações periféricas.

25. Qual é a neoplasia maligna mais comum do baço?
Linfoma é o processo maligno mais comum do baço. Linfoma esplênico pode ser primário, sendo responsável por até 2% de todos os linfomas ou secundário como parte de um envolvimento sistêmico difuso. O baço está envolvido em 25-33% dos pacientes com linfoma de Hodgkin e não-Hodgkin.

26. Descreva o aspecto do linfoma esplênico à TC.
Existem 4 padrões patológicos grosseiros de linfoma esplênico:
- Aumento homogêneo sem massa discreta.
- Linfonodos miliares com menos de 5 mm de tamanho.
- Massas multifocais de tamanhos variados de 1-10 cm.
- Massa solitária.

Lesões focais são mais comuns no linfoma não-Hodgkin que no linfoma de Hodgkin. Lesões linfomatosas geralmente não exibem realce pelo contraste; no entanto, ocasionalmente, elas realçam e tornam-se isodensos ao baço. O achado de imagem mais comum é a esplenomegalia, mas esta pode estar ausente em 1/3 dos pacientes (veja Fig. 28-3).

27. A esplenomegalia em um paciente com linfoma sempre indica linfoma esplênico?
Não. Até 30% dos baços aumentados em pacientes com linfoma são de origem benigna.

28. O que é um angiossarcoma do baço?
Angiossarcoma do baço como um tumor primário é raro. Angiossarcomas hepáticos podem estar associados à exposição a toxinas (cloreto de vinil, arsênico); o angiossarcoma esplênico primário pode não ter esta associação.

29. Quais neoplasias primárias metastatizam para o baço?
Metástases esplênicas são relativamente incomuns e ocorrem em aproximadamente 7% dos pacientes com processos malignos quando da autópsia. Os locais comuns de tumor primário são pulmão, mama, ovário, estômago, melanoma e próstata. A maioria destes deve-se à disseminação hematogênica. Apesar de o melanoma não ser a origem mais comum de metástases esplênicas, ele apresenta uma das mais altas freqüências de metástases para o baço. Até 36% dos melanomas metastatiza para o baço. A metástase mais comum para o baço provém do carcinoma pulmonar.

30. Quais neoplasias primárias podem causar metástases esplênicas císticas?
Metástases císticas podem ser observadas com melanoma e carcinoma de ovário, mama e endométrio.

31. Quais são os diferentes mecanismos de infecção do baço?
As causas de infecção esplênica podem ser divididas em 5 grupos:
- Infecção metastática ou embólica (ou seja, endocardite bacteriana subaguda, sepse).
- Infecção contígua (abscesso perinéfrico, pâncreas infectado).

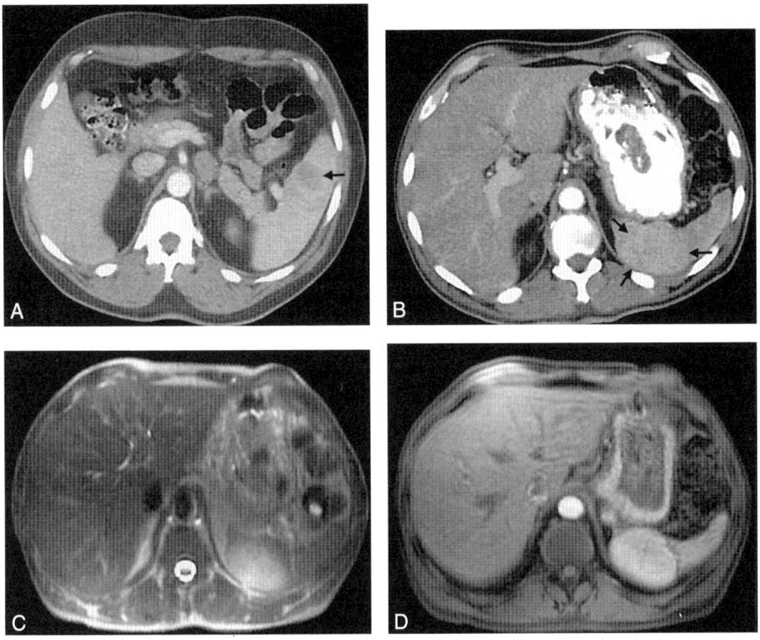

Figura 28-3. Linfoma esplênico. ***A***, Linfoma não-Hodgkin apresentando-se como uma lesão focal no pólo médio anteriormente *(seta)*. ***B***, Linfoma focal de célula B mal definido e realçado no pólo médio posteriormente em um outro paciente *(setas)*. No entanto, na RM ponderada em T2 *(C)* ele é visto como uma massa com alta intensidade de sinal e demonstra realce precoce na imagem ponderada em T1 20 segundos após administração de gadolínio *(D)*. Geralmente os linfomas não realçam em relação ao baço.

- Estados de imunodeficiência.
- Trauma.
- Eventos embólicos não-infecciosos causando isquemia e infecção subseqüente.

Os abscessos podem ser bacterianos, fúngicos ou de origem micobacteriana. Apesar dos abscessos esplênicos serem incomuns, podem tornar-se cada vez mais freqüentes em virtude de um aumento do número de pacientes imunodeprimidos, incluindo pacientes com leucemia que recebem quimioterapia agressiva e transplantes de medula óssea e pacientes portadores do vírus da imunodeficiência humana (HIV) e AIDS.

32. Descreva os aspectos à TC dos abscessos esplênicos bacterianos.

Abscessos esplênicos piogênicos geralmente são solitários, mas podem ser múltiplos. Inicialmente, um abscesso pode aparecer como uma massa de baixa atenuação. Subseqüentemente, podem formar-se septações, *debris* e paredes espessas. A presença de gás é diagnóstica; no entanto, a maioria dos abscessos esplênicos não contém gás (Fig. 28-4).

33. Em um paciente com febre, dor no quadrante superior direito, mal-estar e lesões císticas no baço, como pode ser feita a distinção entre um abscesso esplênico e um linfoma esplênico necrótico ou cístico?

Em geral, o abscesso esplênico raramente apresenta-se com linfonodomegalia, diferente do linfoma. A necrose é rara no linfoma; no entanto, grandes lesões do linfoma podem apresentar componentes císticos. Infartos esplênicos podem ocorrer associados a linfoma.

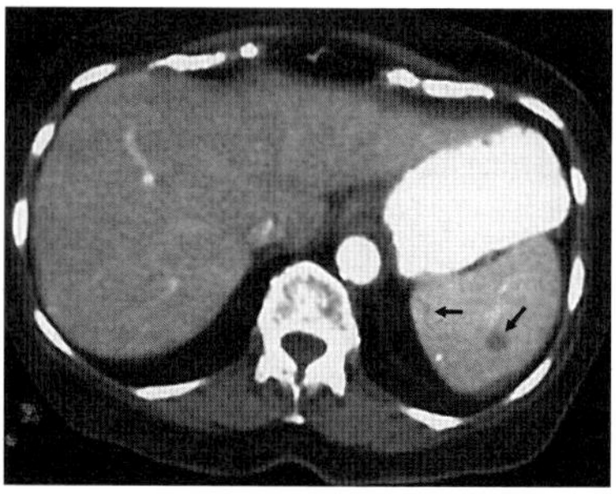

Figura 28-4. Candidíase esplênica. Notam-se duas pequenas lesões de baixa atenuação no baço em um paciente com candidíase esplênica *(setas)*.

34. Quais são as características dos abscessos fúngicos?

Microabscessos fúngicos geralmente têm um tamanho de 5-10 mm, apesar de poderem atingir até 2 cm. Fígado e baço geralmente estão envolvidos. Podem ser bastante difíceis de se visualizar à TC. Quando visualizados, os microabscessos fúngicos podem aparecer como pequenas lesões de baixa atenuação, apesar de poder existir um foco central de atenuação mais elevada, dando um aspecto de "roda-dentro-de-roda". Ressonância magnética (RM) provavelmente é a menor maneira de detectar e caracterizar microabscessos fúngicos (Fig. 28-5).

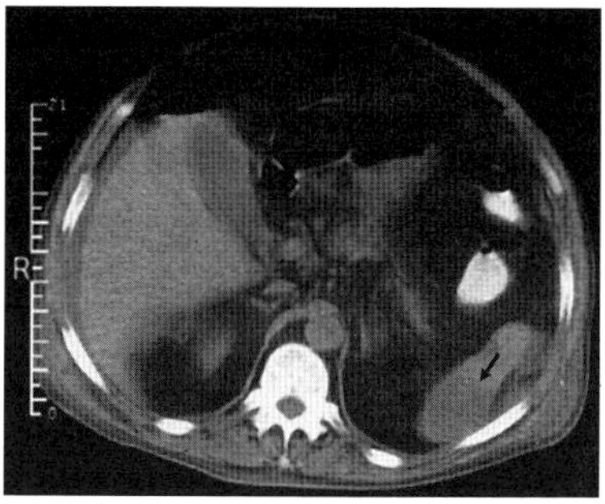

Figura 28-5. Abscesso esplênico. Abscesso esplênico piogênico *(seta)* em um paciente com uma história de abuso alcoólico.

35. Quais os tipos de anormalidades esplênicas que podem ser observadas em pacientes com AIDS?

O achado mais comum é esplenomegalia, geralmente moderada. Lesões focais podem ser devidas a infecções oportunistas, como *Candida, Pneumocystis* ou *Mycobacterium*. Estas podem apresentar-se como focos de baixa atenuação, lesões "roda-dentro-de-roda" ou pequenas calcificações. Pode ocorrer peliose devida à angiomatose bacilar. Lesões neoplásicas, como sarcoma de Kaposi ou linfoma, também podem ser observadas.

36. Qual é o aspecto dos infartos esplênicos?

Infartos esplênicos são uma causa comum de lesão esplênica focal. O aspecto característico à TC é uma lesão periférica, em cunha e de baixa atenuação (Fig. 28-6). Ela pode ter contornos irregulares. TC contrastada representa melhor as áreas de infarto esplênico. Com o passar do tempo, elas diminuem de tamanho. Ocasionalmente, o infarto pode ser difícil de diferenciar de abscesso ou tumor. A falta de efeito de massa pode auxiliar a diferenciar um infarto de abscesso esplênico ou neoplasia, tal como o linfoma. No entanto, na leucemia e linfoma, os infartos esplênicos podem ser redondos e centrais e isso pode imitar neoplasia ou abscesso.

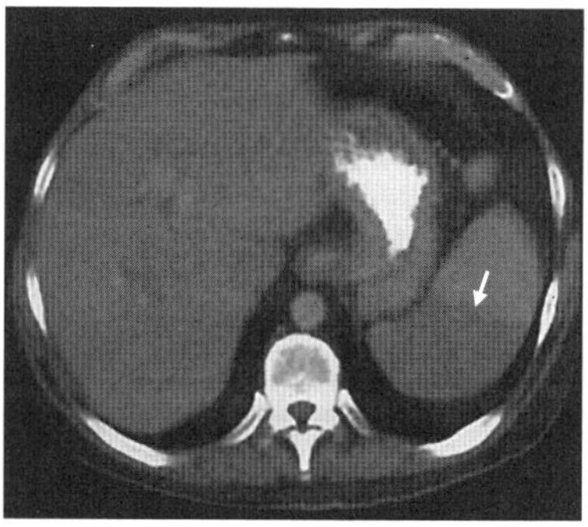

Figura 28-6. Infarto esplênico. Um paciente com um grande infarto esplênico *(seta)* envolvendo a região posterior do baço.

37. Quais são as causas comuns de infarto esplênico?

Em pacientes mais jovens, infartos esplênicos podem ocorrer por trombose local devida a doenças hematológicas, como as diversas hemoglobinopatias falciformes. Em pacientes mais idosos, infartos esplênicos são mais comumente devidos a eventos embólicos por doenças cardiovasculares. Outras causas incluem distúrbios mieloproliferativos, aneurisma de artéria esplênica, pancreatite, torção esplênica e hipertensão portal.

38. Quais são as complicações potenciais do infarto esplênico?

Complicações podem ser observadas em até 20% dos infartos esplênicos. Estas incluem abscesso, formação de pseudocistos e hemorragia.

39. Quais são as manifestações esplênicas típicas da anemia falciforme?

- **Forma homozigótica:** esplenomegalia no primeiro ano de vida com perda progressiva da função devido a microinfartos. Estes microinfartos tendem à redução gradual em tamanho, progredindo para fibrose e calcificação.
- **Forma heterozigótica:** esplenomegalia pode persistir até a idade adulta porque existe função esplênica parcial.

40. O que é seqüestro esplênico?

Seqüestro esplênico é uma complicação da anemia falciforme e deve-se ao súbito aprisionamento de uma grande quantidade de sangue no baço, resultando em rápido aumento de tamanho do baço e queda no hematócrito. Estão presentes áreas de infarto, hemorragia e necrose. Lactentes e crianças são mais susceptíveis, porque seus baços ainda são distensíveis.

41. Qual é o papel da TC no trauma contuso do baço?

O baço é o órgão sólido abdominal mais freqüentemente comprometido no trauma abdominal. Em geral, TC contrastada é o método de imagem de escolha em pacientes estáveis com trauma. O baço é o órgão parenquimatoso sólido mais freqüentemente traumatizado do abdome. TC contrastada permite graduação das lesões esplênicas (Tabela 28-1) e permite a avaliação de sangramento ativo. Apesar de as escalas de graduação da TC serem importantes, a necessidade de intervenção cirúrgica é determinada por uma combinação de múltiplos fatores, incluindo achados clínicos, laboratoriais e radiológicos (Fig. 28-7).

TABELA 28-1. ESCALA DA *AMERICAN ASSOCIATION* PARA CIRURGIA DE LESÕES ESPLÊNICAS POR TRAUMA

Grau*	Tipo de Lesão	Descrição
I	Hematoma	Subcapsular, < 10% área de superfície
	Laceração	Ruptura capsular, ≤ 1 cm de profundidade
II	Hematoma	Subcapsular, 10-50% área de superfície; intraparenquimatoso, < 5 cm de diâmetro
	Laceração	1 a 3 cm de profundidade no parênquima sem envolver vaso trabecular
III	Hematoma	Subcapsular, > 50% área de superfície ou em expansão; hematoma subcapsular ou parenquimatoso roto; intraparenquimatoso, > 5 cm ou em expansão
	Laceração	> 3 cm de profundidade no parênquima ou envolvendo vasos trabeculares
IV	Laceração	Laceração envolvendo vasos segmentares ou hilares, produzindo desvascularização importante (> 25% do baço)
V	Laceração	Baço completamente despedaçado
	Vascular	Lesão vascular hilar com baço devascularizado

*Avance um grau para lesões múltiplas, até o grau III.

Adaptado de Moore EE, Cogbill TH, Jurkovich GJ, et al: Organ injury scaling: spleen and liver (revisão 1994). J Trauma, 38:323-324, 1995.

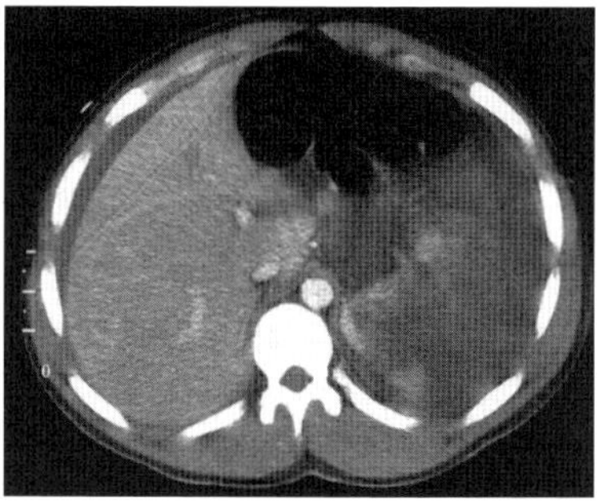

Figura 28-7. Ruptura esplênica. Um paciente com ruptura do baço (grau V) após queda de uma escada. Esta lesão requer esplenectomia.

42. Quais importantes achados podem ser identificados através da TC no trauma contuso?

Hematomas subcapsulares, hematomas periesplênicos, lacerações, fraturas, lesões vasculares e sangramento ativo podem ser identificados à TC.

43. Quais são as armadilhas potenciais na interpretação do trauma esplênico contuso?

Resultados falso-positivos

- Lobulação normal ou fendas podem imitar laceração. No entanto, neste caso as margens são lisas, sem evidência de hematoma adjacente.
- Alça intestinal adjacente não-opacificada pode levar a um resultado falso-positivo.
- Realce diferencial da polpa vermelha do baço durante realce arterial precoce pode imitar laceração.
- Infarto esplênico prévio pode imitar laceração.
- Líquido periesplênico por ascite pode imitar trauma.

Resultados falso-negativos: infusão pobre ou tardia de contraste pode fazer com que um hematoma esplênico isodenso passe despercebido.

PONTOS-CHAVE: EMERGÊNCIAS ESPLÊNICAS ✔

1. Ruptura esplênica (trauma, esplenomegalia patológica).
2. Infecção e abscesso.
3. Infarto (seqüestro esplênico, baço "errante" e torção).

44. Qual é o papel da TC para monitorizar a cura de lesão esplênica contusa?

A TC pode demonstrar redução no tamanho de hematomas e lacerações. Pode ser observado aumento progressivo do tamanho do baço, já que este pode contrair-se agudamente após um trauma, devido à redução do volume intravascular e estimulação adrenérgica. A TC também é capaz de detectar pseudo-aneurismas do baço, que podem resultar de tratamento não-cirúrgico de lacerações esplênicas ou cirurgia para "salvar"o baço.

45. Qual é o significado de um pseudo-aneurisma esplênico?

Ele pode expandir-se e causar uma ruptura esplênica tardia com um risco de 6-10% (Fig. 28-8).

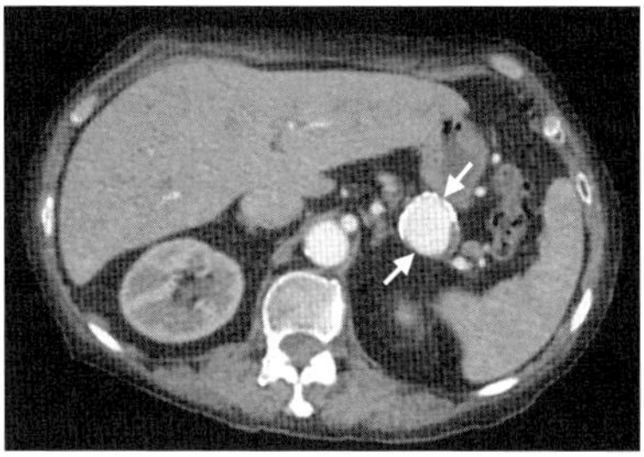

Figura 28-8. Pseudo-aneurisma da artéria esplênica. Pseudo-aneurisma da artéria esplênica com 3 cm, descoberto incidentalmente *(setas)*.

46. Como são tratados os pseudo-aneurismas esplênicos?
Raramente eles resolvem-se espontaneamente. Em geral, realiza-se embolização por cateter, com uma taxa de sucesso relatada como sendo de 77%. Caso a embolização falhe, a correção cirúrgica é uma opção.

47. Qual é o diagnóstico diferencial de baços múltiplos?
As principais considerações diferenciais são polisplenia, esplenose pós-traumática e baços acessórios múltiplos.

48. Qual é a diferença entre polisplenia e asplenia?
Polisplenia e asplenia são as duas principais anomalias esplênicas congênitas. Estas condições são parte do espectro de heterotaxia visceral. Pacientes com polisplenia podem ser portadores de estruturas esquerdas bilateralmente ou uma dominância de estruturas do lado esquerdo sobre estruturas corporais do lado direito. Pacientes polisplênicos podem apresentar dois pulmões morfologicamente esquerdos, continuação ázigos à esquerda de uma veia cava inferior interrompida, atresia biliar, ausência de vesícula biliar, má rotação gastrointestinal e anomalias cardiovasculares.

Pacientes asplênicos apresentam estruturas direitas bilateralmente. Podem ser portadores de dois pulmões morfologicamente direitos, posição reversa da aorta abdominal e veia cava inferior, retorno pulmonar venoso anômalo e rins em ferradura.

49. Quais são as indicações de biópsia esplênica?

- Diagnóstico de infecções, especialmente na população imunocomprometida, incluindo tuberculose (TB), *Candida* spp., *Pneumocystis carinii.*
- Biópsia de uma massa sólida focal, geralmente linfoma ou metástase.
- Aspiração de uma coleção líquida para diagnóstico de infecção.

50. Quais complicações são encontradas?
A principal complicação é o risco de sangramento, que ocorre em até 10% dos pacientes. 8% dos pacientes apresentam sangramento importante necessitando de esplenectomia. Sangramento pode ser uma complicação tardia, ocorrendo horas a dias após a biópsia. Fatores de risco para sangramento incluem coagulopatia, baixa contagem de plaquetas e lesões de localização periférica. Na tentativa de diagnosticar doença metastática, é mais seguro biopsiar locais outros que não o baço, porque o risco de complicações esplênicas hemorrágicas excede o dos demais locais.

51. O tamanho da agulha está relacionado com o sucesso da biópsia ou risco de sangramento?
Não. Agulhas comumente utilizadas incluem 20-23 *gauge* para aspiração por agulha fina e 18-20 *gauge core* agulhas, com uma precisão de biópsia de 85-90% na maioria das séries, independentemente da agulha, Similarmente, o risco de sangramento parece ser equivalente, independente do tamanho da agulha.

52. Quais são importantes características de aneurismas da artéria esplênica?
Aneurismas e pseudoaneurismas da artéria esplênica não são incomuns. Tratamento cirúrgico pode ser indicado caso atinjam um tamanho de 3 cm ou mais. Aneurismas da artéria esplênica podem ser confundidos com coleções líquidas ou massas pancreáticas ou peripancreáticas; por isso é importante obter imagens durante um bom bolo de contraste IV antes de realizar um procedimento intervencionista.

BIBLIOGRAFIA

1. Dachman AH, Friedman AC: Radiology of the Spleen. St. Louis, Mosby, 1993.
2. Moore EE, Cogbill TH, Jurkovich GJ, et al: Organ injury scaling: Spleen and liver (1994 revision). J Trauma 38:323-324, 1995.
3. Nakamoto DA, Onders RP: The spleen. In Haaga JR, Lanzieri CF, Gilkeson RC (eds): CT and MRI of the Whole Body (ed 4). Mosby, St. Louis, 2002.
4. Prassopoulos P, Daskalogiannaki M, Raissaki M, et al: Determination of normal splenic volume on computed tomography in relation to age, gender and body habitus. Eur Radiol 7:246-248, 1997.

CAPÍTULO 29

RETROPERITÔNIO

Shweta Bhatt, MD e Kedar Chintapalli, MD

1. **Defina retroperitônio e descreva seus limites.**
   O retroperitônio é um grande espaço potencial delimitado anteriormente pelo peritônio parietal posterior, posteriormente pela fáscia transversal, superiormente pelo diafragma, inferiormente pelos músculos elevadores e lateralmente pelos músculos dos flancos no nível da espinha ântero-superior da crista ilíaca até a altura da 12ª costela.

2. **Descreva as subdivisões do espaço retroperitoneal.**
   O retroperitônio é dividido em 3 espaços pela fáscia látero-conal, que é formada pela fusão das fáscias renais anterior (Gerota) e posterior (Zuckerkandl) (Fig. 29-1). Os 3 espaços retroperitoneais são os seguintes:
   - Espaço pararrenal anterior.
   - Espaço perirrenal.
   - Espaço pararrenal posterior.

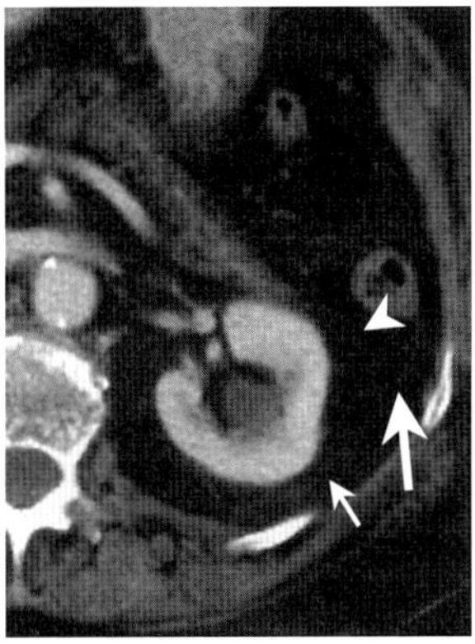

Figura 29-1. Fáscia renal normal. Tomografia computadorizada com contraste (TCCC) do rim esquerdo mostra a fáscia de Gerota anterior *(cabeça de seta)* e a fáscia posterior de Zuckerkandl *(seta pequena)*, que se fundem lateralmente para formar a fáscia látero-conal *(seta grande)*.

3. **Descreva os conteúdos dos espaços retroperitoneais.**
   - O **espaço pararrenal anterior** situa-se entre o peritônio parietal e a fáscia renal anterior, continuando na linha média para encontrar, lateralmente, a fáscia látero-conal. Contém o pâncreas, duodeno e cólons ascendente e descendente.
   - O **espaço perirrenal** é o espaço limitado pelas fáscias renais anterior e posterior e contém os rins, glândulas supra-renais, veia cava inferior (VCI), aorta, vasos renais, ureteres e gordura.
   - O **espaço pararrenal posterior** é contíguo com a gordura peritoneal e situa-se dentro da fáscia renal posterior e fáscia transversal. Contém o músculo psoas e gordura.

4. **Qual é o método de imagem de escolha para o estudo do retroperitônio?**
   A TC com uso de contraste intravenoso é considerada o padrão-ouro para estudo por imagem do retroperitônio. Angiografia por TC (ATC) pode ser utilizada para estudo da vasculatura retroperitoneal.

5. **Qual é a causa mais comum de presença de líquido no espaço pararrenal anterior?**
   Pancreatite (Fig. 29-2). Outras causas incluem patologias envolvendo o duodeno, como hematoma duodenal (Fig. 29-3) e cólon ascendente e descendente.

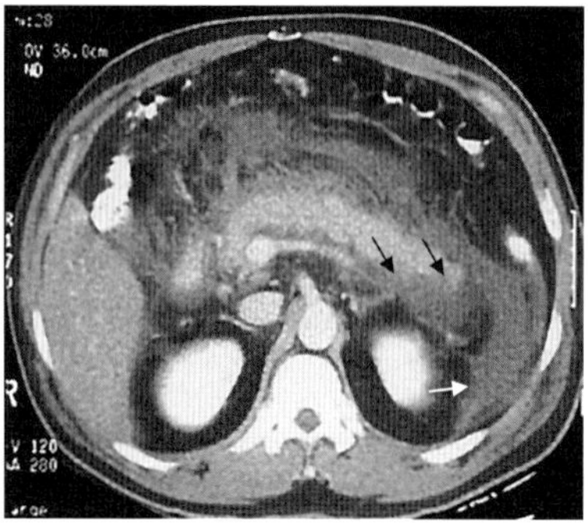

Figura 29-2. Pancreatite. Líquido devido à pancreatite é observado ao redor do pâncreas e estende-se lateralmente ao rim no espaço pararrenal anterior *(setas)*.

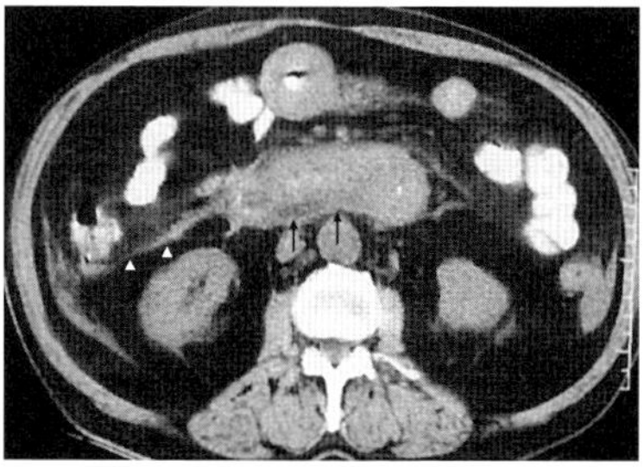

Figura 29-3. Hematoma duodenal. Observe o espessamento da parede duodenal devido ao hematoma duodenal *(setas)*. Observe, também, o espessamento da fáscia renal *(cabeças de setas)*.

6. Qual é a causa da presença de ar nos espaços perirrenais?

Extensão de pielonefrite enfisematosa dos rins pode demonstrar presença de ar em um ou ambos os espaços perirrenais devido à comunicação entre os dois espaços na linha média (Fig. 29-4). Outras causas incluem procedimentos intervencionistas renais ou estado pós-operatório e abscesso perirrenal.

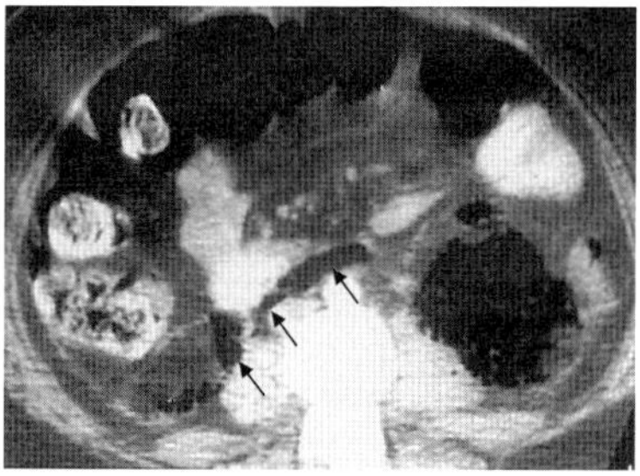

Figura 29-4. Pielonefrite enfisematosa. Neste paciente com pielonefrite enfisematosa, o ar é observado também no espaço perirrenal direito *(setas)*, uma vez que os dois espaços se intercomunicam.

7. Descreva a etiologia dos abscessos retroperitoneais.

Abscessos retroperitoneais podem ser primários, resultando de disseminação hematogênica ou secundários, devidos à disseminação contígua a partir de um órgão adjacente. As várias causas de abscessos retroperitoneais foram listadas em ordem decrescente de freqüência:

- Infecções renais
- Doenças gastrointestinais como diverticulite, doença de Crohn e apendicite.
- Disseminação hematogênica de infecções em sítios distantes.
- Complicações pós-operatórias.
- Infecções ósseas, como tuberculose vertebral.
- Trauma.
- Processos malignos envolvendo o retroperitônio.

8. Descreva o aspecto à TC de um abscesso retroperitoneal.

TC demonstra uma massa de baixa atenuação no retroperitônio, com realce periférico das suas paredes e alterações inflamatórias ao redor (Fig. 29-5). Pode ser observado gás em cerca de um terço dos abscessos retroperitoneais. A TC também pode demonstrar as relações do abscesso com órgãos adjacentes, indicando a possível fonte da infecção.

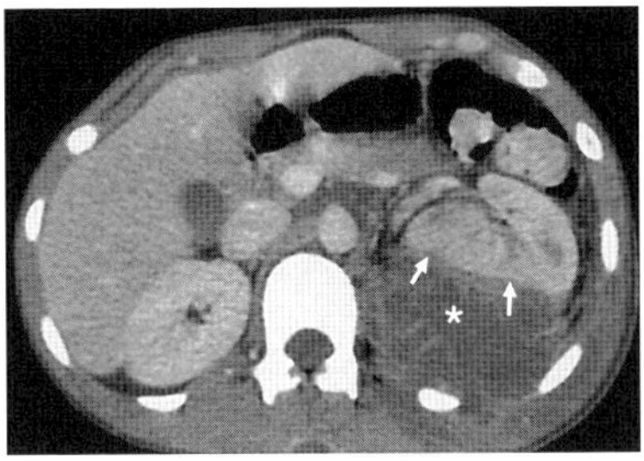

Figura 29-5. Abscesso perirrenal. TC contrastada (TCCC) do abdome mostra um abscesso perirrenal esquerdo *(asterisco)*, que está deslocando o rim esquerdo *(setas)* superior e anteriormente.

9. Descreva o papel da TC no tratamento de abscessos retroperitoneais.

Drenagem percutânea guiada por TC juntamente com um esquema apropriado de antibióticos é o tratamento de primeira linha para abscessos retroperitoneais e apresenta uma alta taxa de sucesso. Drenagem cirúrgica é o tratamento alternativo caso a drenagem guiada por TC fracasse ou se a drenagem percutânea não for possível.

10. Quais são as causas de hematoma retroperitoneal?

Causas comuns incluem as seguintes:

- Trauma – contuso ou penetrante (Fig. 29-6).
- Ruptura de aneurisma aórtico abdominal (AAA) ou ruptura de aneurisma de artéria visceral (Fig. 29-7).
- Tratamento anticoagulante ou fibrinolítico.

Causas raras incluem ruptura de um angiomiolipoma renal para o interior do espaço perirrenal (Fig. 29-8), ruptura de um cisto supra-renal e assim por diante.

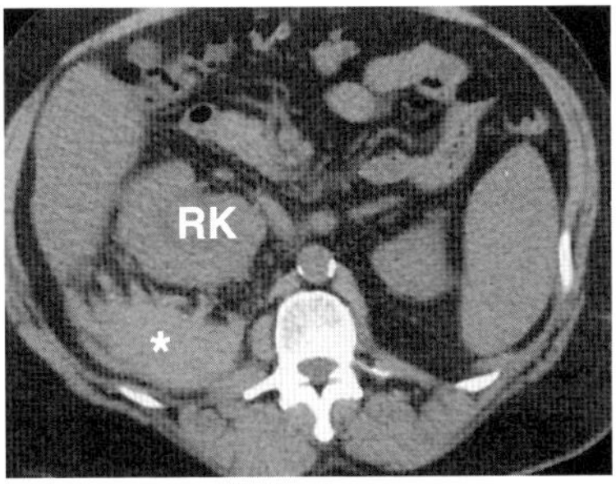

Figura 29-6. Hematoma perirrenal secundário a um trauma. TC não-contrastada do abdome mostra um hematoma retroperitoneal *(asterisco)*, que desloca o rim direito (RK) anteriormente.

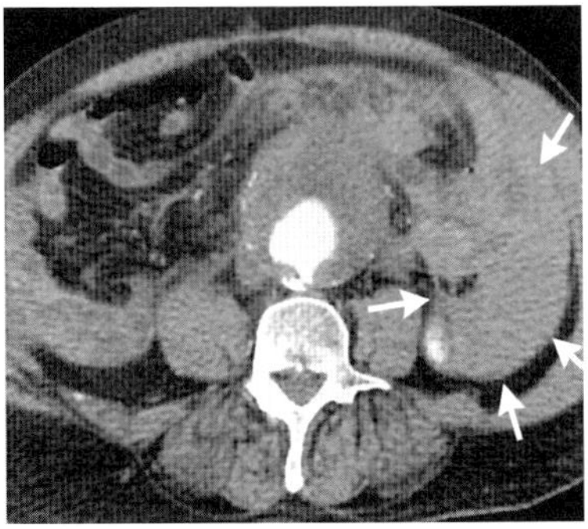

Figura 29-7. Ruptura de aneurisma aórtico. TC contrastada (TCCC) do abdome mostra um aneurisma aórtico roto com grande hematoma retroperitoneal *(setas)*.

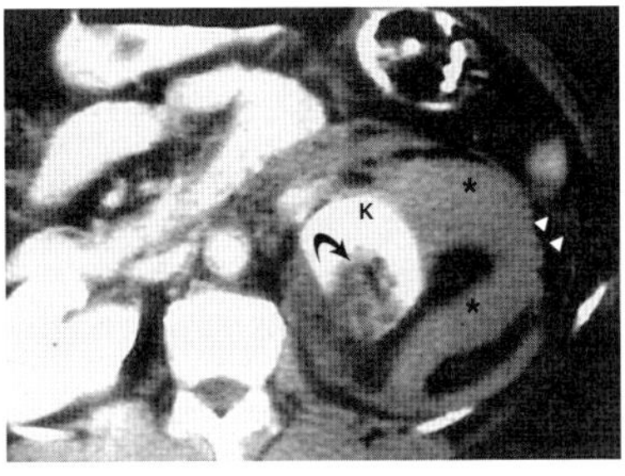

Figura 29-8. Hematoma perirrenal secundário a angiomiolipoma. Observa-se um angiomiolipoma renal esquerdo *(seta curva)* com hemorragia perirrenal *(asterisco)*. Observe espessamento da fáscia látero-conal *(cabeças de seta)*. K = rim.

11. Qual é o local mais comum de hemorragia retroperitoneal espontânea?
O espaço pararrenal posterior é o local mais comum de hemorragia retroperitoneal espontânea.

12. Descreva o aspecto à TC do hematoma retroperitoneal.
TC do hematoma retroperitoneal demonstra uma massa não-realçada de alta densidade no retroperitônio, com presença de estriações dos planos teciduais retroperitoneais.

13. Descreva fibrose retroperitoneal.
Fibrose retroperitoneal refere-se à condição inflamatória resultante da proliferação de tecido fibroso na região posterior do retroperitônio, envolvendo os vasos sanguíneos e ureteres. Geralmente é bilateral.

14. O que é doença de Ormond?
A fibrose retroperitoneal secundária a uma etiologia idiopática é denominada doença de Ormond. É responsável por 70% dos casos de fibrose retroperitoneal.

15. Quais são as causas de fibrose retroperitoneal?
- Idiopática (70%).
- Drogas (alcalóides da ergotamina, agonistas dopaminérgicos).
- Infecções.
- Trauma.
- Hemorragia retroperitoneal.
- Cirurgia retroperitoneal.
- Radioterapia.
- Tumores primários ou metastáticos.

16. Descreva o aspecto à TC da fibrose retroperitoneal.
TC não-contrastada mostra uma fibrose isodensa a hiperdensa no retroperitônio, como se fosse uma massa sobre a aorta e ureteres, com desvio medial dos ureteres (Fig. 29-9). Com contraste intravenoso, os estágios iniciais da fibrose retroperitoneal mostram certo realce devido à maior vascularização em um estágio inicial. Num estágio mais tardio, a fibrose não mostra realce. Fibrose retroperitoneal maligna pode envolver ureteres e isto pode levar a uma dilatação proximal dos ureteres com hidronefrose.

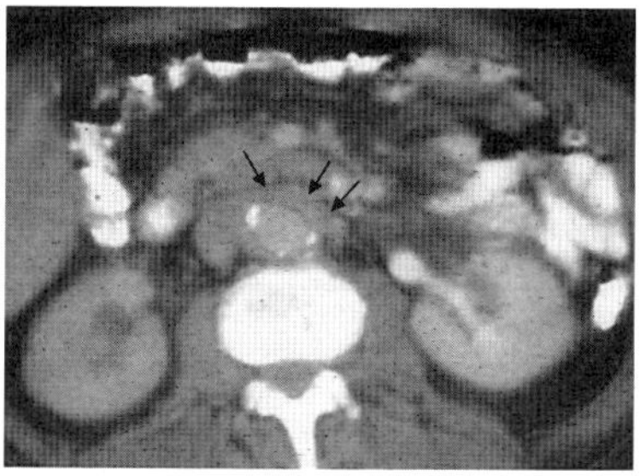

Figura 29-9. Fibrose retroperitoneal. Neste paciente com leve hidronefrose esquerda, observa-se uma faixa de tecido mole anterior à aorta e veia cava inferior *(setas)* devido à fibrose retroperitoneal.

17. Descreva fibrose retroperitoneal maligna.
Fibrose retroperitoneal maligna é resultado da disseminação direta de células malignas envolvendo os ureteres ou uma reação desmoplásica grave no retroperitônio, secundária a metástases múltiplas. Fibrose maligna pode ser diferenciada da fibrose benigna por meio de biópsias realizadas com imagens guiadas.

18. Qual é o tamanho normal dos linfonodos retroperitoneais?
O limite superior do tamanho normal dos linfonodos retroperitoneais é o que segue:
- **6 mm:** retrocrural e porta hepática.

- **9 mm:** gastro-hepático.
- **10 mm:** para-aórtico baixo, tronco celíaco e linfonodos pélvicos.

19. Descreva os achados à TC na linfonodomegalia retroperitoneal maligna.

Os achados à TC em uma linfonodomegalia maligna são variáveis e podem incluir os seguintes:

- Linfonodo(s) único ou múltiplos aumentados de tamanho.
- Conglomerado de linfonodos aumentados de tamanho.
- Grande massa homogênea que obscurece os contornos normais de estruturas circunjacentes.

20. É possível diferenciar linfonodomegalia maligna e benigna à TC?

Não. No entanto, a TC pode ser capaz de diagnosticar certas condições:

- Doença de Whipple apresenta linfonodos com uma atenuação baixa de 10-30 UH secundária à deposição de gordura e ácidos graxos.
- Linfonodos com baixa atenuação < 30 UH, com realce periférico devido à necrose central, são sugestivos de infecção por *Mycobacterium tuberculosis*.
- Linfonodos calcificados são uma característica de condições pós-inflamatórias, carcinoma mucinoso, sarcomas e linfomas tratados.

21. Qual é o tumor benigno mais comum que envolve o retroperitônio?

Linfangioma. Outros tumores retroperitoneais benignos incluem lipomas, paragangliomas, tumores neurogênicos, hemangiomas e teratomas maduros.

22. Descreva os tipos de processos malignos retroperitoneais.

- Crescimento extracapsular de neoplasia primária de um órgão retroperitoneal, tal como rim, supra-renal, cólon ou pâncreas.
- Neoplasia primária de célula germinativa originando-se de células embrionárias remanescentes.
- Processo maligno primário do sistema linfático retroperitoneal, como linfoma.
- Metástases para linfonodo retroperitoneal, como a partir de câncer testicular (Fig. 29-10).
- Processos malignos primários dos tecidos moles do retroperitônio (p. ex., sarcomas e tumores desmóides).

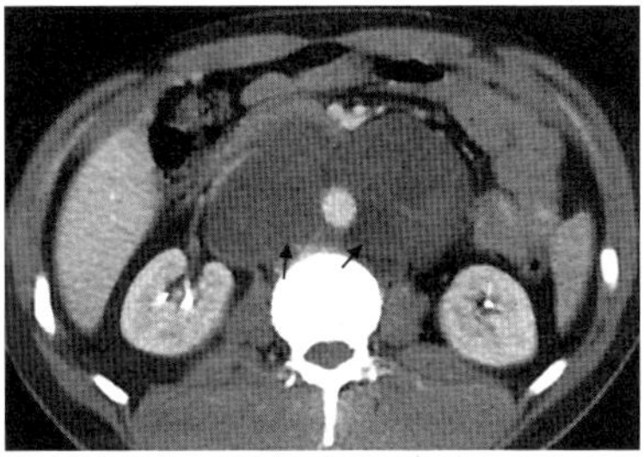

Figura 29-10. Linfonodomegalia retroperitoneal. Em um paciente com câncer testicular, observam-se linfonodos linfáticos para-aórticos aumentados de tamanho *(setas)*.

23. Qual é o processo maligno retroperitoneal mais comum?

Histiocitoma fibroso maligno é o processo maligno retroperitoneal primário mais comum, seguido do lipossarcoma retroperitoneal.

24. Quais são os tipos histológicos de sarcomas retroperitoneais?

Lipossarcoma retroperitoneal, leiomiossarcoma, fibrossarcoma e tumor maligno da bainha de nervos periféricos.

25. Descreva os achados à TC de um sarcoma retroperitoneal.

Sarcomas retroperitoneais são tumores malignos que se originam de células mesenquimais e geralmente localizam-se no músculo, gordura e tecidos conjuntivos (Fig. 29-11). Aparecem como massas com densidade de tecido mole que deslocam, comprimem ou obscurecem estruturas retroperitoneais.

TC de um lipossarcoma retroperitoneal (Fig. 29-12) mostra uma densidade mista, com componentes de gordura e tecido mole. Esta massa mostra algum realce após a administração de contraste intravenoso.

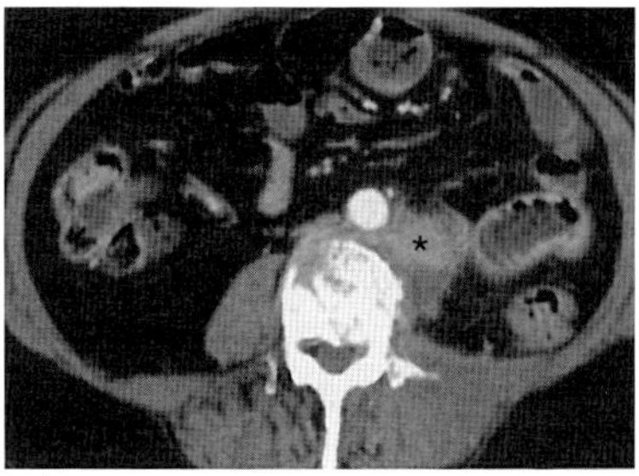

Figura 29-11. Sarcoma retroperitoneal. Tomografia computadorizada com contraste (TCCC) do retroperitônio mostra uma massa retroperitoneal para-aórtica esquerda *(asterisco)*, envolvendo o músculo psoas esquerdo, confirmada por biópsia.

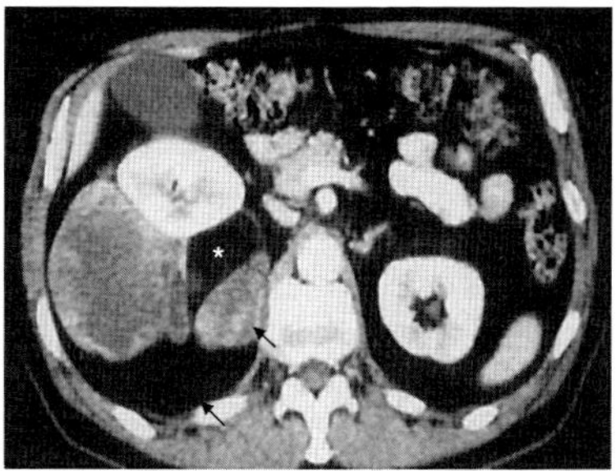

Figura 29-12. Lipossarcoma retroperitoneal. O rim direito está deslocado anteriormente por uma grande massa com componentes sólidos e gordurosos *(asterisco)* (Lipossarcoma retroperitoneal) confinado ao espaço perirrenal *(setas)*.

26. Quais síndromes estão associadas a uma incidência maior de sarcoma?

A doença de Von Recklinghausen e a síndrome de Li Fraumeni apresentam uma maior incidência de sarcoma.

27. Qual é o local de envolvimento metastático linfonodal nos cânceres testiculares?

Metástases linfonodais do **testículo direito** tendem a se localizar na linha média, sendo as áreas de envolvimento primário a interaortocaval, pré-caval e grupos de linfonodos pré-aórticos.

O câncer testicular esquerdo metastatiza para linfonodos para-aórticos esquerdos, seguido de linfonodos pré-aórticos e interaortocavais. Linfonodos supra-hilares esquerdos parecem ser envolvidos mesmo quando os linfonodos hilares renais esquerdos são normais, enquanto do lado direito, os linfonodos supra-hilares direitos não estão envolvidos caso os linfonodos hilares renais direitos tenham tamanho normal.

28. Quais são as vantagens da TC sobre a linfangiografia (LAG) na detecção de metástases linfonodais retroperitoneais?

- A TC tem uma especificidade maior que a LAG, mas tem uma sensibilidade mais baixa.
- A TC detecta metástases precoces para linfonodos hilares renais, que não opacificam normalmente na LAG.
- A TC pode definir a exata extensão da massa tumoral, o que é útil para planejar a radioterapia.
- A TC pode detectar metástases para órgãos extralinfáticos (p. ex., fígado, pulmão).

29. Compare a TC e a ressonância magnética (RM) na avaliação da linfonodomegalia retroperitoneal.

- A RM pode distinguir entre estruturas vasculares e de tecido mole sem o uso de contraste. Isto é importante na linfonodomegalia pélvica.
- A RM é útil na avaliação de pacientes pós-cirúrgicos com clipes cirúrgicos e próteses sem causar artefatos em listras como na TC.
- TC pode detectar linfonodomegalia em pacientes com pouca gordura retroperitoneal.
- RM tem baixa resolução espacial; como resultado, grupamentos de linfonodos de tamanho normal podem simular linfonodo aumentado de tamanho.
- RM não detecta calcificações pequenas nos linfonodos.
- RM é mais cara e menos disponível.
- RM pode distinguir entre alterações fibróticas residuais (pós-radioterapia) e neoplasias viáveis, diferente da TC.

30. Defina o termo colerretroperitônio.

Abscessos retroperitoneais secundários à doença do trato biliar são denominados colerretroperitônio e acredita-se que resultem de ruptura do ducto biliar comum ou perfuração da vesícula biliar.

31. O que é pneumorretroperitônio?

Pneumorretroperitônio é definido como a presença de ar dentro do retroperitônio. É uma condição rara e resulta de insuflação de ar durante laparoscopia. Ar também pode ser observado no espaço perirrenal secundariamente à pielonefrite enfisematosa.

32. Quais são as vantagens da TC com multidetectores (TCMD) sobre a TC com detector único no estudo da aorta?

TCMD permite maior cobertura longitudinal de volume e maior resolução espacial em comparação à TC com detector único, que requer aquisição de múltiplas partes corporais separadas, seguida da fusão dos cortes para obter uma cobertura longitudinal do vaso. Com o auxílio da TCMD, toda a aorta tóraco-abdominal pode ser estudada em uma única aquisição, capturando todo o bolo de contraste. Exame de duração mais curta e alta sensibilidade ao contraste na TCMD também permite o uso de menores volumes de contraste para demonstração da aorta e seus ramos.

33. Descreva o protocolo da TCMD angiografia/aortografia.

Aortografia é realizada utilizando-se uma administração de bolo de contraste em uma única apnéia de 15-20 segundos. Cerca de 80 a 150 ml de contraste iodado são administrados a um fluxo de de 3-5 ml/s através de um acesso venoso periférico no braço. As imagens são adquiridas utilizando-se uma espessura de corte de 1-1,25 mm.

34. Descreva as diversas técnicas de pós-processamento utilizadas na angiografia aórtica.

- **Reconstrução multiplanar (MPR) e reconstrução multiplanar curva (CMPR):** MPR reordena blocos de imagem para alternar planos bidimensionais, mas é limitada pela curvatura do vaso. CMPR é uma modificação da MPR que mostra toda a extensão do vaso em uma única imagem bidimensional.
- **Projeção de intensidade máxima (MIP):** MIP é a mais próxima da angiografia por subtração digital. MIP apresenta opacificação do vaso e o calibre do lúmen sem fornecer qualquer informação sobre a profundidade.
- **Surface *shaded display* (SSD):** SSD permite uma visão anatômica geral, mas não informação sobre o lúmen do vaso. Pode superestimar estenoses.
- **Volume *rendering* (VR):** VR permite uma demonstração tridimensional de duas imagens bidimensionais. Estas imagens tridimensionais volume-*rendered* podem fornecer importante informação extravascular, como informação sobre as estruturas supridas pelo vaso.

35. Quais são as indicações de angiografia por TCMD?

- Aneurisma.
- Dissecção.
- Trauma.
- Inflamação (p. ex., vasculite).
- Anomalias congênitas.
- Avaliação pós-operatória *(stents,* enxertos e procedimentos de *bypass).*

36. Qual é o tamanho normal da aorta?

Normalmente a aorta possui um diâmetro inferior a 2 cm. O tamanho normal da aorta é afetado pela área da superfície corporal, idade e sexo do indivíduo. A medida à TC do diâmetro aórtico normal ao nível dos hilos renais varia de uma média de 1,53 em mulheres na 4ª década de vida a 2,10 em homens na 8ª década de vida. A dimensão aórtica infra-renal normal logo proximal à bifurcação é menor e varia de 1,43 cm e 1,96 cm, respectivamente, nos dois grupos previamente citados. Diâmetro da aorta abdominal acima de 3 cm em pessoas idosas ou acima de 2 cm em pessoas jovens com menos de 50 anos de idade ou um diâmetro de duas vezes o tamanho aórtico normal é considerado um aneurisma aórtico.

37. Você é capaz de diagnosticar anemia à TC?

Sim. Normalmente o sangue, no lúmen aórtico, possui uma atenuação de 50-70 UH e a parede aórtica não-calcificada não se distingue de seu sangue intraluminal. Em pacientes com hematócrito diminuído, a atenuação intraluminal se reduz consideravelmente e a parede aórtica não-calcificada pode ser visualizada; este achado é sugestivo de anemia.

38. Quais são os fatores de risco para um aneurisma aórtico?

- Aterosclerose (mais comum).
- Hipertensão.
- Trauma.
- Idade > 60 anos.
- Homens.
- Tabagismo.
- Infecção (p. ex., micótica, sifilítica).
- Anomalias congênitas (p. ex., síndrome de Ehlers-Danlos, síndrome de Marfan).

39. Quais são os tipos de aneurisma aórtico?

De acordo com o tipo de aneurisma.

- **Aneurisma verdadeiro:** contém todas as camadas da parede aórtica.
- **Pseudo-aneurisma:** ausência da íntima.

De acordo com a forma do aneurisma.

- **Fusiforme:** envolvimento circunferencial.
- **Sacular:** envolve uma porção da parede aórtica.

De acordo com a localização.

- Infra-renal (90%).
- Supra-renal (10%).

40. Por que aneurismas infra-renais são mais comuns que aneurismas supra-renais?

Aproximadamente 90% de todos AAAs têm localização infra-renal. Isto se deve à maior carga de pressão aplicada nesta localização secundária a ondas de pressão refletidas a partir da bifurcação aórtica.

41. Qual é o papel da ATC na avaliação de um aneurisma aórtico abdominal (AAA)?

- Avaliação da extensão do aneurisma.
- Avaliação do envolvimento dos ramos da aorta.
- Monitorizar o crescimento do aneurisma.
- Detecção de complicações, como ruptura e formação de trombos.
- Avaliação pré-operatória e pós-operatória.

42. Descreva um pseudo-aneurisma aórtico.

Pseudo-aneurismas são abaulamentos saculares da aorta formados como resultado de um "vazamento contido" a partir da aorta. Eles não contêm a íntima e são comumente causados por trauma ou infecção.

43. Quando um aneurisma aórtico deve ser tratado?

Um diâmetro aórtico com mais de 5 cm deve ser tratado devido a um risco aumentado em 20% de ruptura. Outras indicações para reparação cirúrgica incluem as seguintes:

- Taxa de crescimento rápido do aneurisma (aumento de 5 mm ou mais em 6 meses).
- Aneurisma micótico.

- Dor.
- Doença oclusiva concomitante.
- Aneurisma arterial femoral ou ilíaco.
- Êmbolo periférico distal.

44. Descreva os achados à TC de um aneurisma micótico.

Um aneurisma micótico tem forma sacular e contorno irregular, com calcificação mural mínima ou ausente e apresenta realce similar ao do lúmen aórtico normal. Presença de gás na parede da aorta é muito específica de um aneurisma micótico. Achados adicionais incluem infartos esplênicos, ausência de alterações ateroscleróticas e surgimento rápido dos achados.

45. Quais são as complicações do AAA?

- Ruptura do AAA.
- Dissecção aórtica.
- Embolização periférica.
- Fístula aorto-caval (rara).

PONTOS-CHAVE: RETROPERITÔNIO ✓

1. TC é o padrão-ouro para o estudo por imagem do retroperitônio.
2. A causa mais comum de fibrose retroperitoneal é idiopática.
3. Somente fibrose retroperitoneal causa desvio medial dos ureteres. Outras massas causam desvio lateral dos ureteres.
4. A TC não diferencia linfonodomegalia retroperitoneal maligna de benigna.
5. Aneurisma aórtico com mais de 5 cm de diâmetro deve ser tratado cirurgicamente.

46. Descreva os achados à TC da fístula aortocaval.

- Realce precoce equivalente da aorta e da VCI.
- Rins aumentados de tamanho e com função prejudicada.
- "Teias" perirrenais.

47. Descreva os sintomas de uma ruptura de aneurisma.

- Dor abdominal ou nas costas grave e de início súbito.
- Palidez.
- Choque.
- Boca/pele seca, sede excessiva.
- Náusea e vômito.

48. Qual é a tríade clássica de uma ruptura de AAA?

- Dor abdominal.
- Hipotensão.
- Massa pulsátil.

Menos de 1/3 dos pacientes com AAA apresentam esta tríade clássica.

49. Descreva os achados à ATC de uma ruptura de aneurisma.

Ruptura de aneurisma à ATC pode ser demonstrada por um extravasamento de contraste ou em caso de um local de ruptura tamponado; pode ser observado como um hematoma retroperitoneal, mais comumente nos espaços perirrenais (veja Fig. 29-7). Achados adicionais incluem rim deslocado anteriormente pelo hematoma, músculo psoas aumentado de tamanho ou obscurecido, margem aórtica focalmente indistinguível ou descontinuidade na borda calcificada da parede aórtica e/ou trombo mural do aneurisma.

50. Como você diagnostica uma ruptura iminente do AAA?
Presença de uma área em forma de crescente de alta atenuação dentro da parede aórtica é suspeita de uma ruptura iminente de AAA.

51. Qual é o papel da TCMD angiografia nas alterações/complicações pós-operatórios (correção de aneurisma) da aorta?

- **Avaliação da integridade do *stent* endovascular e detecção de oclusões do enxerto:** presença de trombos.
- **Detecção de migração do *stent*:** para cima e para baixo.
- **Detecção de *endoleak*:** presença de contraste fora do lúmen do enxerto.
- **Detecção de infecção do enxerto:** coleções líquidas para-enxerto com presença de coleções múltiplas e posteriores de gás (comparadas com gás pós-operatório benigno, que é solitário e anteriormente localizado).
- **Detecção de fístula aortoentérica (FAE):** presença de líquido para-enxerto e ar extaluminal.

52. Como é classificada a dissecção aórtica?
Dissecções aórticas são classificadas anatomicamente utilizando dois métodos diferentes:
Classificação de Stanford (mais comumente utilizada)

- **Tipo A:** a aorta ascendente está envolvida (tipos DeBakey I e II).
- **Tipo B:** a aorta descendente está envolvida (tipo DeBakey III).

Classificação de DeBakey

- **Tipo I:** envolve a aorta ascendente e descendente.
- **Tipo II:** somente a aorta ascendente está envolvida.
- **Tipo III:** somente a aorta descendente está envolvida.
  - **Tipo III A** envolve a aorta descendente distal à artéria subclávia esquerda até o diafragma.
  - **Tipo III B** envolve a aorta descendente abaixo do diafragma.

53. Descreva os achados à ATC de uma dissecção aórtica.

- Característica clássica – a presença de um retalho de íntima atuando como divisão entre os lumens falso e verdadeiro (Fig. 29-13)
- Deslocamento interno de calcificações da íntima
- Realce tardio do falso lúmen
- Aorta alargada
- Hematoma mediastinal, pleural ou pericárdico

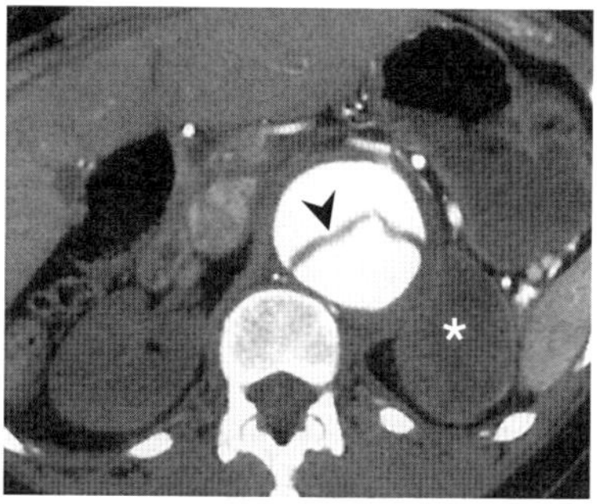

Figura 29-13. Dissecção aórtica. Tomografia computadorizada com contraste (TCCC) do abdome mostra um grande retalho da íntima *(cabeça de seta)* dentro do aneurisma aórtico. Observa-se, também, uma massa supra-renal *(asterisco).*

54. Quais são as causas de pseudodissecção?
Artefatos à TC, como listras perivenosas e artefatos de movimento da aorta podem simular uma dissecção aórtica. Outras causas que podem simular dissecção aórtica incluem um trombo mural em um aneurisma fusiforme, fibrose periaórtica, tumor retroperitoneal e anemia com parede aórtica hiperatenuante.

55. Quais são as complicações de uma dissecção aórtica?

Obstrução de ramos vasculares aórticos é uma importante complicação de dissecção aórtica. Existem dois tipos desta oclusão:

- Obstrução estática: retalho da íntima entra na origem do ramo vascular.
- Obstrução dinâmica: retalho da íntima cobre a origem do ramo vascular como uma cortina.

56. Quais são os tipos de arterite envolvendo a aorta abdominal?

Arterite de Takayasu (doença da ausência de pulso)

- Causa desconhecida.
- Mulheres jovens.
- Descendentes de asiáticos.
- TC: parede aórtica espessada e realçada devido ao aumento da *vasa vasorum.*
- Estágios tardios: desenvolvimento de aneurismas, estenoses, oclusão de ramos.

Doença de Behçet

- Afeta artérias e veias pequenas e grandes.
- Adultos jovens.
- Hiperplasia da média e fibroplasia da íntima na aorta.

57. O que é duplicação da VCI?

Duplicação da VCI (Fig. 29-14) é uma anomalia congênita que resulta da persistência de ambas as veias supracardinais; ocorre em 0,2-3% dos indivíduos. Existem duas VCIs infra-renais e uma única VCI supra-renal à direita, porque a VCI esquerda cruza para se unir à VCI do lado direito ao nível das veias renais. A VCI esquerda geralmente é menor que a direita.

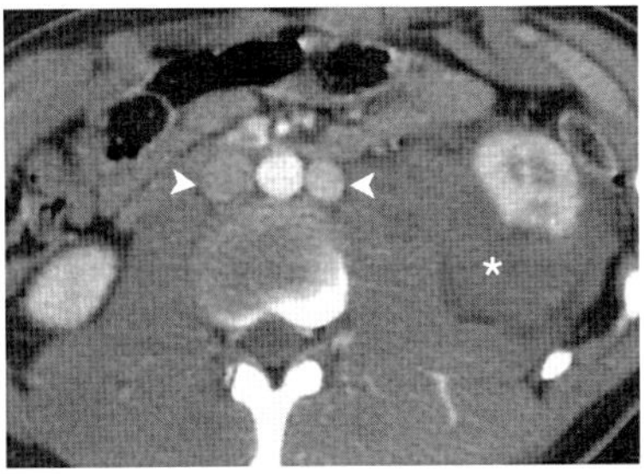

Figura 29-14. VCI dupla. Tomografia computadorizada com contraste (TCCC) do abdome mostra a presença de duas VCIs *(cabeças de seta)* de cada lado da aorta. Também se observa hematoma perirrenal esquerdo *(asterisco)* após um trauma.

58. O que é transposição da VCI?

Transposição da VCI é uma anomalia rara observada em 0,2-0,5% da população; resulta de regressão do sistema cardinal direito e persistência das veias cardinais esquerdas. Nesta condição, existe uma VCI isolada do lado esquerdo, que cruza para o lado direito ao nível das veias renais para seguir um trajeto normal cranialmente até o átrio direito.

59. O que é uma veia renal esquerda circum-aórtica?

Uma veia renal esquerda circum-aórtica ocorre em 8,7% dos indivíduos e resulta da persistência do ramo dorsal da veia renal esquerda embrionária e do arco dorsal do colar renal, resultando na ocorrência de duas veias renais esquerdas formando um anel vascular ao redor da aorta.

60. O que é veia renal esquerda retroaórtica?

Veia renal esquerda retroaórtica tem uma prevalência de 2,1%, sendo causada pela persistência do arco dorsal do colar renal e regressão completa das veias subcardinais anteriores. Existe somente uma veia renal esquerda.

61. O que é um ureter circuncaval?

Ureter circuncaval resulta da regressão anômala do segmento mais caudal da veia supracardinal e da persistência da veia subcardinal. Como resultado, o ureter passa atrás e ao redor da face medial da VCI enquanto ele cursa até a bexiga.

62. Quais os processos malignos que envolvem a VCI?
Leiomiossarcoma é uma neoplasia rara que se origina da parede da VCI, comumente localizado entre o diafragma e veias renais, sendo observado em mulheres mais idosas. A TC mostra uma massa retroperitoneal bem circunscrita à direita, indissociável da VCI, com realce heterogêneo e deslocamento dos órgãos adjacentes.

63. Qual é o papel da TC após colocação de filtro da VCI?
A TC auxilia a detectar quaisquer complicações associadas à colocação de filtro de VCI, como migração do filtro, perfuração da cava e trombose caval pós-filtro. Também auxilia na avaliação da integridade estrutural dos filtros de VCI.

BIBLIOGRAFIA

1. Gupta A, Cohan R: The retroperitoneum In Haaga JR (ed): CT and MR Imaging of Whole Body, Vol 2, 4th ed. St. Louis, Mosby, 2003, pp 1657-1709.
2. Lawler LP, Fishman EK: Multidetector row computed tomography of the aorta and peripheral arteries. Cardiol Clin 21:607-629, 2003.
3. Lee JKT, Hiken JN, Semelka RC: Retroperitoneum. In Lee JKT, Sagel SS, Stanley RJ, Heiken JP (eds): Computed Body Tomography with MRI Correlation, Vol 2, 3rd ed. Philadelphia, Lippincott-Raven, 1998, pp 1023-1085.
4. Nishino M, Haywkawa K, Minami M, et al: Primary retroperitoneal neoplasms: CT and MR imaging findings with anatomic and pathologic diagnostic clues. Radiographics 23:45-57, 2003.

CAPÍTULO 30

TC DA PELVE FEMININA

Elizabeth J. Anoia, MD e Jeffrey S. Palmer, MD

1. **Quais são as principais indicações de TC da pelve no indivíduo do sexo feminino?**
   TC pélvica pode ser utilizada para se avaliar por imagem o trato urinário inferior e as estruturas ginecológicas no trauma, infecções, detecção de câncer ou avaliação de dor abdominal baixa.

2. **O que é o sinal da borda?**
   O sinal da borda é o realce da borda de um abscesso observado num exame de TC contrastado. Outras características de um abscesso à TC são uma lesão circular, bem-definida e que possui um centro de baixa densidade com uma parede espessada. Um abscesso também pode conter gás, que é diagnóstico.

3. **Descreva o termo "pelve congelada".**
   Este é um termo utilizado para descrever o aspecto da pelve quando todos os planos fasciais foram perdidos por envolvimento extensivo da pelve por carcinoma endometrial ou formação de aderências devidas à doença inflamatória pélvica (DIP) de longa duração. Nestas condições os órgãos pélvicos aderem às paredes laterais através dos ligamentos de sustentação endurecidos.

4. **Qual é a medida mais importante da pelve feminina que determina ser a mesma muito pequena para um parto via vaginal?**
   A medida mais importante é o diâmetro biespinhal na pelve média, estendendo-se de cada espinha isquiática. Caso ela seja < 10 cm, a pelve não é adequada para um parto vaginal.

5. **Quais são os critérios de tamanho à TC que sugerem envolvimento tumoral dos linfonodos?**
   O tamanho dos linfonodos que sugere envolvimento tumoral à TC é um comprimento máximo de 1,3 cm e uma largura máxima de 1,0 cm.

6. **Onde se situa o útero antefletido em relação à bexiga?**
   O útero antefletido situa-se póstero-superiormente à bexiga, enquanto o útero retrofletido projeta-se para o interior do fundo-de-saco.

7. **Descreva a apresentação clínica de um leiomioma uterino (fibróide) e seu aspecto em um exame de TC.**
   Fibróides podem apresentar-se com dor pélvica, sangramento vaginal irregular ou intenso, infertilidade, dispareunia ou efeitos de massa relacionados. Um leiomioma uterino dá ao útero um aspecto globular, aumentado em tamanho e homogêneo, que pode ou não estar bastante calcificado (Fig. 30-1). Eles são bem demarcados e podem exibir hemorragia intratumoral. O leiomioma uterino demonstra realce ao exame contrastado.

8. **Descreva o aspecto do carcinoma endometrial à TC.**
   Suspeita-se de carcinoma endometrial quando o útero está aumentado de tamanho e preenchido com líquido (Fig. 30-2). Este líquido pode ser sangue antigo ou secreções endometriais. A cavidade endometrial geralmente está ocupada por múltiplos linfonodos hiperdensos que podem variar em tamanho. No entanto, é difícil diferenciar estes linfonodos de outras lesões uterinas benignas, como pólipos endometriais ou simples coágulos sanguíneos, sendo necessário diagnóstico histológico.

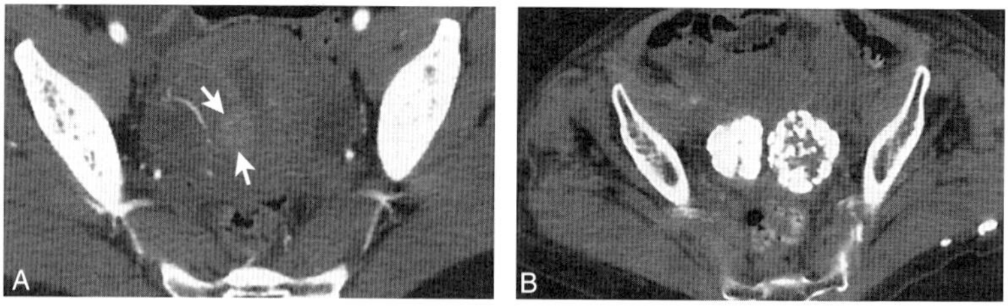

Figura 30-1. Leiomioma uterino. ***A***, TC pélvica axial com contraste (TCCC) demonstra um leiomioma intramural realçado *(setas)*. ***B***, A tomografia pélvica sem contraste (TCSC) revela dois leiomiomas uterinos calcificados em uma outra paciente.

9. Quando um exame de TC é apropriado para avaliação de DIP?

A TC pode ser utilizada no diagnóstico de DIP em casos nos quais o ultra-som forneceu informação insuficiente ou quando foi normal (em até um terço das pacientes). Os principais achados à TC incluem massas anexiais *bilaterais* que apresentam baixa atenuação e paredes espessadas com uma borda irregular e planos distorcidos (Fig. 30-3). Outros achados podem incluir ascite pélvica, densificação da gordura pélvica e dilatação ureteral.

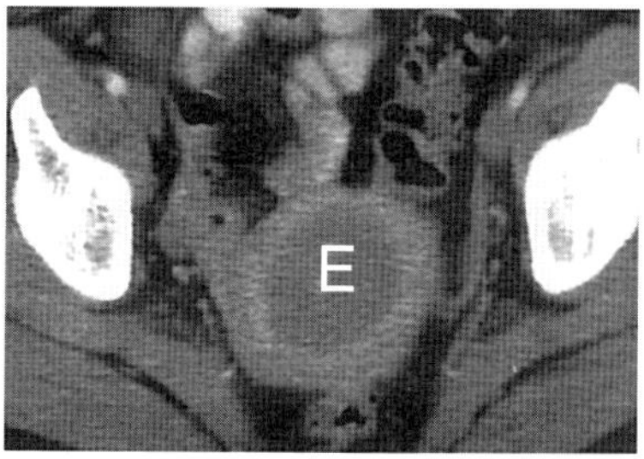

Figura 30-2. Carcinoma endometrial. A TC pélvica axial com contraste (CECT) de uma mulher de 65 anos de idade demonstrando um útero aumentado de tamanho com uma cavidade endometrial preenchida de líquido (E).
Foi confirmado cirurgicamente um carcinoma endometrial.

10. Como se faz o estadiamento do carcinoma cervical?

Carcinoma cervical é estadiado clinicamente, através do exame físico e imagem (Fig. 30-4). Ele não é afetado por achados cirúrgicos. Hidronefrose caracteristicamente indica um tumor em estágio III e envolvimento da bexiga ou reto é uma doença em estágio IV, com base nos critérios da *Federation of Gynecology and Obstetrics* (FIGO).

11. No carcinoma cervical, quais são as vantagens e desvantagens da TC com relação à ressonância magnética (RM)?

Uma TC pélvica é melhor para identificar quaisquer anormalidades do trato genitourinário (GU) associadas, como hidronefrose e hidroureter e a presença de linfonodomegalia. A TC pode detectar recorrência e auxiliar na biópsia percutânea das lesões. A desvantagem da TC é que o útero normal pode ser difícil de se diferenciar do tumor e o tratamento é parcialmente baseado no volume tumoral.

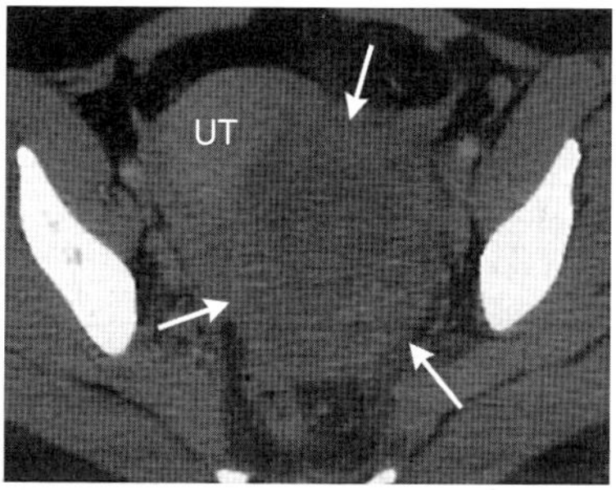

Figura 30-3. Doença inflamatória pélvica. TC axial com contraste (TCCC) da pelve mostrando uma massa de baixa atenuação *(setas)* com paredes espessadas e realçadas, localizada posteriormente ao útero (UT) e empurrando o útero anterior e superiormente.

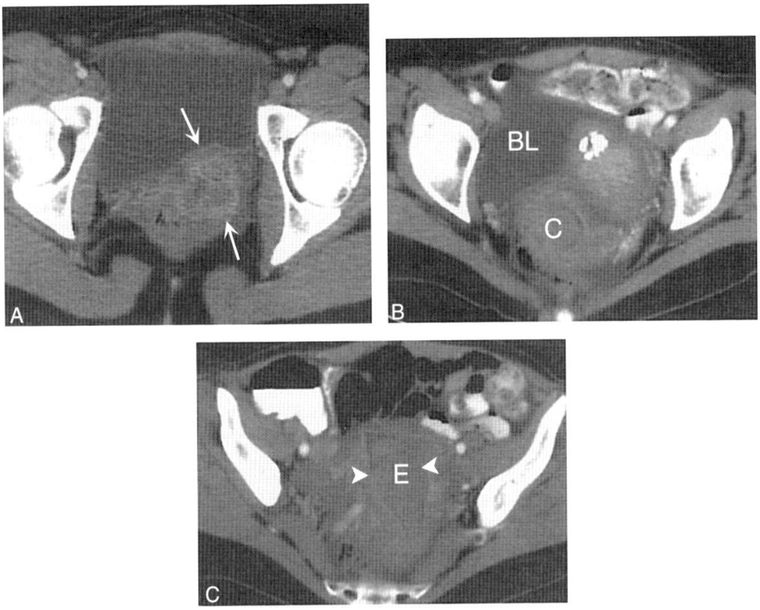

Figura 30-4. Carcinoma cervical. ***A***, TC axial contrastada (TCCC) da pelve demonstra uma massa realçada *(setas)* ao nível da cérvice, confirmada como sendo um carcinoma cervical. ***B*** e ***C***, imagens de TCCC axiais da pelve em outra paciente com uma massa cervical (C) que se estende superiormente para o interior da cavidade endometrial *(cabeças de setas)*, observada como sendo uma massa endometrial (E) na imagem C. BL = bexiga. Note a extensão parametrial do carcinoma cervical nesta paciente.

12. Qual é o diagnóstico diferencial de hidrometrocolpos?

O diagnóstico diferencial de distensão uterina ou vaginal por sangue ou outros líquidos inclui um hímen imperfurado, septo vaginal longitudinal ou transverso, atresia vaginal e agenesia vaginal (Fig. 30-5). Estes distúrbios são um espectro de anormalidades de canalização da vagina.

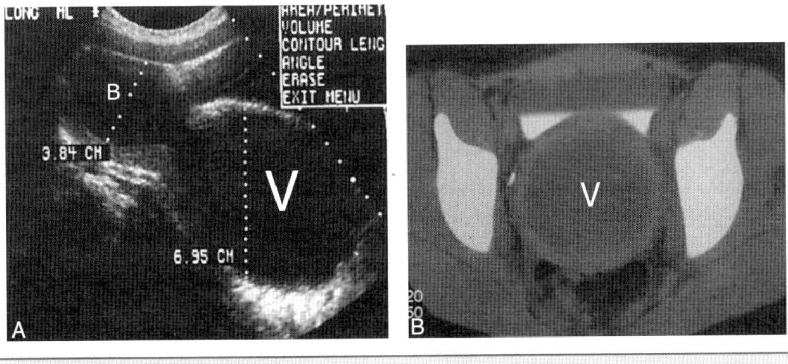

Figura 30-5. Hidrometrocolpos. ***A***, Ultra-sonografia longitudinal em escalas de cinza mostra uma vagina dilatada e repleta de líquido (V). ***B***, TC contrastada (TCCC) correspondente da pelve em um caso de massa interlabial demonstra uma vagina repleta de líquido (V).

13. Qual estrutura pélvica feminina é um local comum de origem de linfoma de Burkitt?

Em mulheres, os ovários são um local comum de linfoma de Burkitt.

14. Cite algumas etiologias comuns de cistos ovarianos.

Cistos ovarianos podem ser fisiológicos, parte de uma síndrome denominada doença ovariana policística (DOPC), ou uma manifestação de um processo cístico maligno. Cistos fisiológicos, como o cisto folicular, cisto do corpo lúteo e cisto TECA- luteínico, geralmente são pequenos e assintomáticos, a não ser que ocorra hemorragia ou torção. Cistos TECA-luteínicos geralmente são bilaterais e ocorrem secundariamente a níveis aumentados de gonadotrofina coriônica humana (hCG). DOPC é uma síndrome de anovulação crônica, com apresentação clínica de amenorréia, hirsutismo, infertilidade e obesidade. Os cistos da DOPC são muito menores que os cistos fisiológicos e geralmente são encontrados na superfície dos ovários. Cistos associados com processos malignos podem ser maiores ou complexos e associados a componentes sólidos.

15. Descreva as características dos cistos ovarianos fisiológicos nos exames de TC.

Estes cistos geralmente são bem-delimitados, com um aspecto homogêneo, de baixa atenuação (Fig. 30-6). No entanto, podem estar presentes septos finos ou debris sólidos devido à hemorragia. Cistos TECA-luteínicos podem apresentar um aspecto multilocular, além de sua bilateralidade. Em alguns casos, quando existe um significativo componente sólido, estes cistos podem ser difíceis de se diferenciar de neoplasias.

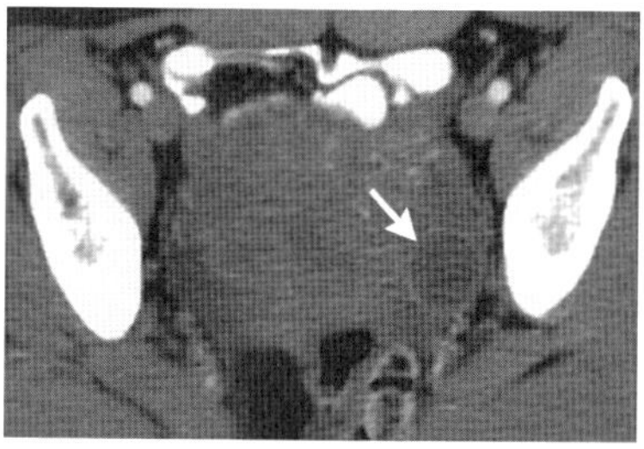

Figura 30-6. Cisto ovariano. TC axial contrastada (TCCC) da pelve demonstra um cisto folicular ovariano à esquerda *(seta).*

16. O que é a protuberância de Rokitansky em um teratoma cístico maduro? Qual é sua importância?

A protuberância de Rokitansky é um *plug* dermóide de localização excêntrica, projetando-se da parede para o interior do cisto (Fig. 30-7). A importância desta estrutura é que ela é um local para o desenvolvimento de um processo maligno em < 1%, geralmente carcinoma de células escamosas.

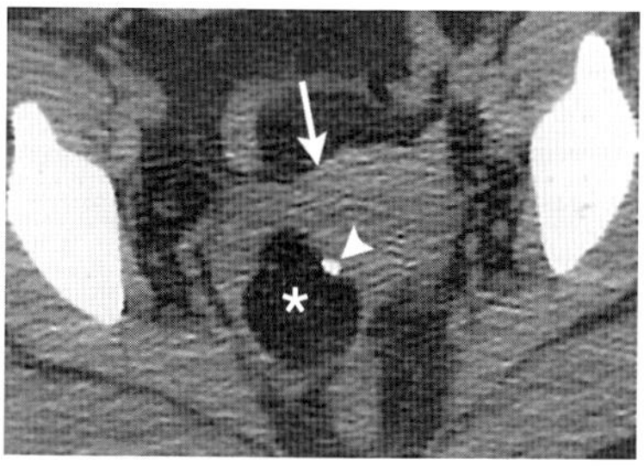

Figura 30-7. Teratoma cístico maduro. TC axial não-contrastada (TCNC) da pelve demonstra uma massa *(seta)* com um componente com densidade de gordura *(asterisco)* e um foco de calcificação *(cabeça de seta).*

17. Descreva o aspecto de um carcinoma ovariano à TC.

O carcinoma ovariano pode ser cístico ou sólido, podendo apresentar ambos componentes. A massa pode ter paredes espessas e conter septos ou tecido mole. Calcificações psamomatosas estão presentes em até 30% e podem ser observadas em radiografias simples, mas são mais bem caracterizadas à TC. Câncer ovariano metastático está associado a ascite, metástases peritoneais > 2 cm e lesões hepáticas (Fig. 30-8).

18. Cite as características da síndrome de Meigs e do tumor de Krukenberg.

Síndrome de Meigs é um fibroma ovariano associado à ascite e derrame pleural. Uma vez removido o fibroma, a ascite e o derrame pleural associados resolvem-se. O tumor de Krukenberg

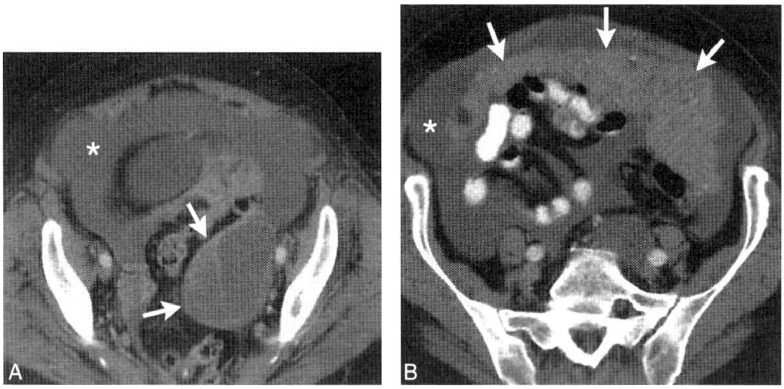

Figura 30-8. Carcinoma ovariano. ***A***, TC axial contrastada (TCCC) da pelve demonstra uma massa ovariana complexa *(setas)* com ascite *(asterisco)*. ***B***, TCCC axial na mesma paciente em nível cefálico em relação ao nível prévio demonstra uma extensa metástase omental *(setas)* com acentuada ascite *(asterisco)*. A paciente também apresentou metástases no fígado e baço.

é um tumor metastático que afeta o ovário com predomínio de células em anel de sinete e elementos sarcomatosos, predominantemente. Pode ser bilateral.

19. Descreva o aspecto de um abscesso tubovariano.

Aproximadamente 1-2% dos pacientes com DIP podem desenvolver um abscesso tubovariano. Na TC, pode haver uma massa redonda com múltiplas áreas de baixa atenuação (Fig. 30-9). A parede pode ser espessada e conter septações ou bolhas de ar. Os planos de gordura entre esta massa e os órgãos pélvicos adjacentes normais podem estar ausentes. Pode ocorrer hidroureter e linfonodomegalia. Estes achados também podem sugerir um cisto ou tumor ovariano infectado, endometriose ou um hematoma pélvico.

20. O que é torção anexial?

Na torção anexial, o ovário, a tuba uterina ipsolateral ou ambos sofrem torção com o pedículo vascular, resultando em comprometimento vascular.

PONTOS-CHAVE: TRATO GENITAL FEMININO ✔

1. Carcinoma endometrial não pode ser distinguido de fibróides uterinos somente através de imagem.
2. Hidrocolpos e outras condições similares devem levar à procura de uma anormalidade vaginal congênita.
3. Cistos ovarianos não são uniformemente benignos; eles podem ser parte de uma síndrome clínica ou um componente de um processo maligno.
4. Cistos dermóides ovarianos, apesar de benignos, raramente podem degenerar para um carcinoma de células escamosas.
5. Doença inflamatória pélvica deve ser considerada no diagnóstico diferencial de massas anexiais bilaterais.
6. Um ovário que tem o aspecto de cistos múltiplos pode ser realmente uma torção com folículos germinativos aumentados.

21. Qual é o aspecto de uma torção ovariana à TC?

Torção ovariana pode causar dor pélvica significativa e pode ser avaliada por diversos métodos de imagem. Na TC, o ovário aparece aumentado de tamanho e os folículos germinativos dentro do ovário podem tornar-se aumentados, assumindo um aspecto cístico (Fig. 30-10). O próprio ovário, devido a seu tamanho, pode cruzar a linha média e ser encontrado posteriormente à bexiga. Pode apresentar uma protrusão em forma de "bico" ou serpiginosa na área de torção. Após injeção de contraste intravenoso (IV), pode ocorrer um realce periférico importante do ovário e realces variáveis dentro do mesmo, devido ao seu suprimento sanguíneo insuficiente devido à torção.

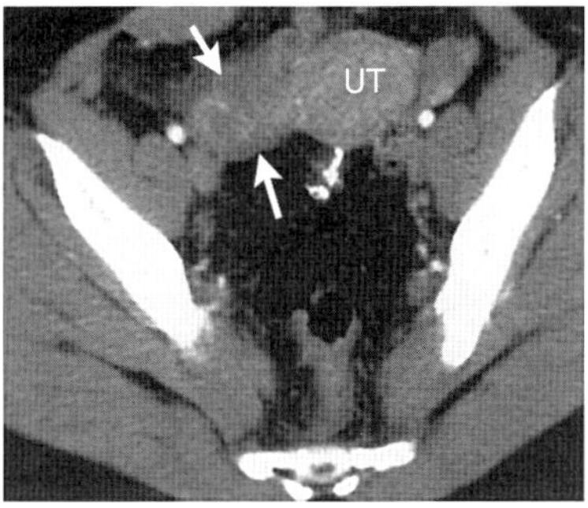

Figura 30-9. Abscesso tubovariano. TC axial contrastada (TCCC) da pelve em uma mulher jovem, apresentando picos febris e dor pélvica, demonstra uma massa de realce heterogênea *(setas)* no anexo direito. O ovário direito não foi individualizado desta lesão. UT = útero.

22. Qual é o aspecto à TC da trombose de veia ovariana?

Os achados à TC característicos de uma estrutura tubular com uma parede realçada e trombo de baixa atenuação no local esperado da veia ovariana. Este achado não deve ser confundido com um hidroureter, apendicite aguda ou uma veia mesentérica inferior trombosada. Trombose de uma veia ovariana colateral de localização retrocecal, que se continua em direção cefálica retroperitonealmente e termina anteriormente ao rim, pode ser particularmente difícil de distinguir de um apêndice inflamado. No entanto, a avaliação cuidadosa das imagens de TC deve facilitar o diagnóstico.

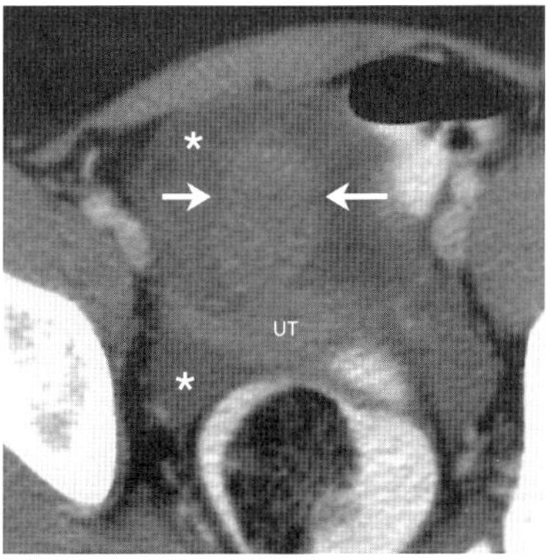

Figura 30-10. Torção ovariana. TC axial contrastada (TCCC) da pelve em uma menina de 13 anos de idade com dor pélvica aguda mostra um ovário aumentado de tamanho *(setas)* localizado superiormente ao útero (UT) e líquido pélvico livre *(asteriscos)*.

23. Qual é o diagnóstico diferencial de ar na bexiga em um exame de TC?

O diagnóstico diferencial é uma fístula vésico-entérica/vesicovaginal, cistite enfisematosa ou introdução iatrogênica de ar por meio de cateterização. Uma fístula vésico-entérica em um exame de TC apresenta diversas características-chave além da presença de ar intravesical – a presença de uma estrutura adjacente contendo ar (p. ex., intestino), parede vesical espessada > 2 mm e espessamento focal da parede intestinal adjacente > 3 mm.

24. Quais são as causas de calcificações vesicais à TC?

Uma causa muito comum de calcificações vesicais são cálculos (Fig. 30-11). Estes podem ser cálculos que migraram inferiormente a partir de tratos superiores ou cálculos vesicais primários, como os observados em pacientes com obstrução ao fluxo ou pacientes com divertículo vesical. Cálculos vesicais geralmente flutuam livremente e podem mudar de posição nas diferentes incidências. Cálculos dentro de divertículos podem parecer próximos uns aos outros e lateralizados.

Outra causa pode ser um tumor que tenha calcificado. Este tipo de calcificação pode ser linear ou redonda e geralmente está associada à parede vesical. Infecções vesicais, por exemplo, esquistossomose ou tuberculose, podem causar calcificações difusas da parede vesical. Corpos estranhos (cateter de Foley, *stent* ureteral, sutura retida) podem criar calcificações de formato estranho dentro da bexiga, assim como a amiloidose.

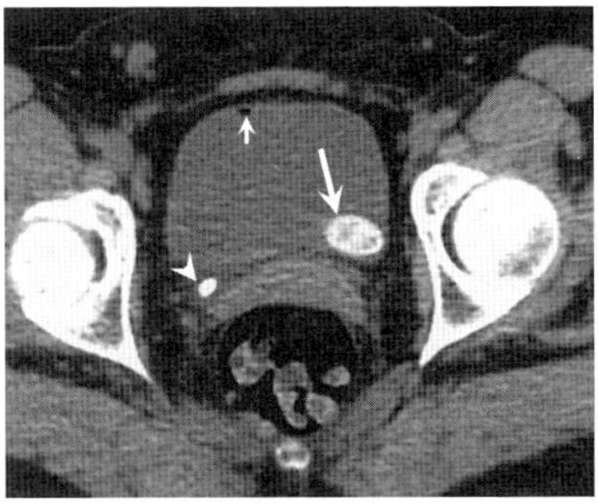

Figura 30-11. Cálculo vesical. TC axial da bexiga demonstra grande cálculo vesical *(seta grande)*. Na junção ureterovesical direita também se observa um cálculo *(cabeça de seta)* e algum ar livre *(seta pequena)* na bexiga, secundário à introdução prévia de um cateter de Foley.

25. **Caracterize os achados da ruptura vesical intra e extraperitoneal à TC.**
Geralmente a ruptura da bexiga resulta de trauma significativo. Ruptura vesical intraperitoneal resulta em um aspecto semelhante a uma nuvem da substância extravasada à medida que esta delineia os órgãos peritoneais. Este líquido pode coletar-se nos recessos pélvicos laterais ou pode permanecer na linha média e coletar-se no fundo de saco de Douglas. Na ruptura vesical extraperitoneal, existe uma compressão simétrica das paredes vesicais laterais e elevação da base vesical. Isto dá à bexiga um aspecto em chama. O extravasamento está limitado aos espaços perivesicais (Fig. 30-12).

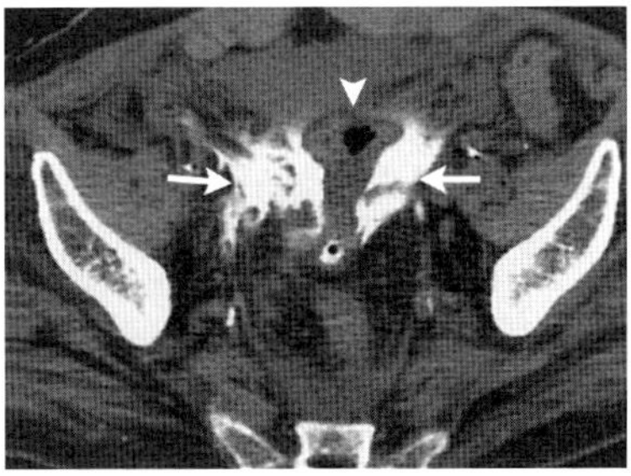

Figura 30-12. Ruptura vesical extraperitoneal. TC axial contrastada (CECT) da pelve em paciente pós-traumática demonstra a presença de contraste *(setas)* nos espaços perivesicais. A bexiga *(cabeça de seta)* está colabada e mostra ausência de contraste.

26. **Qual é o diagnóstico diferencial de uma falha de enchimento vesical, observada nas imagens tardias de uma TC pélvica contrastada?**
Uma falha de enchimento da bexiga urinária pode ser devida a múltiplas lesões benignas ou malignas. Algumas lesões comuns incluem carcinoma, cálculos, aumento de tamanho do lobo médio da próstata ou coágulos sanguíneos. Etiologias menos comuns são ureterocele, endometriose, *fungus ball*, cistite ou neoplasias benignas. Neoplasias benignas da bexiga incluem papilomas de células transicionais, leiomiomas, pólipos, hemangiomas ou, muito incomumente, feocromocitomas.

27. **Como a TC é útil na avaliação do câncer vesical? Quais são suas limitações?**
Um exame de TC não é indicado para o diagnóstico de tumores vesicais superficiais; no entanto, desempenha um papel importante no estadiamento do câncer vesical, que é o mais importante fator prognóstico. Ela permite a avaliação da espessura da parede vesical para avaliar o envolvimento tumoral ou a extensão macroscópica do tumor para estruturas pélvicas adjacentes. Também pode demonstrar linfonodomegalia pélvica e metástases distantes. As limitações da TC são que, num paciente pós-cirurgia ou pós-radioterapia, edema e inflamação resultantes do tratamento são indistinguíveis de tumor. Outra limitação é que a invasão do músculo vesical *versus* invasão da gordura perivesical é difícil de diferenciar à TC. Conseqüentemente, existe

um grau de sub e sobre-estadiamento. Porém, de modo geral, a acurácia média da TC no estadiamento do câncer vesical é de 75%, aproximadamente.

28. Quais são as causas de uma parede vesical difusamente espessada num exame de TC?

Etiologias benignas para uma parede vesical espessada são cistite, trabeculações ou não-distensão. Cistite causando anormalidades da parede vesical geralmente é crônica. Cistite aguda pode cursar com um aspecto radiograficamente normal. Trabeculações geralmente devem-se à obstrução da saída da bexiga secundária a aumento prostático ou doença estenosante uretral ou bexiga neurogênica. Uma etiologia maligna menos comum é a infiltração da parede vesical por um tumor (Fig. 30-13).

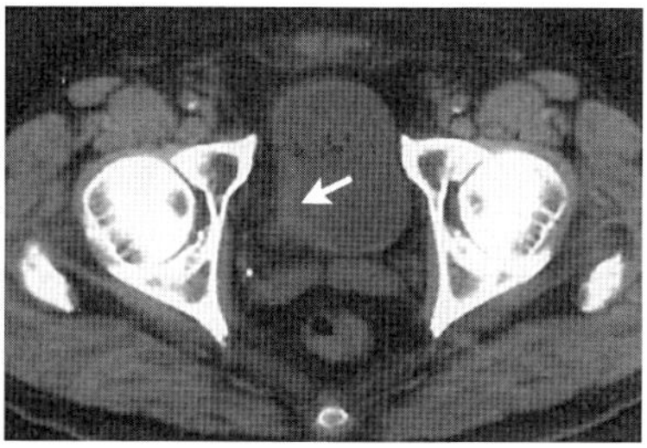

Figura 30-13. Carcinoma de célula transicional (TCC) da bexiga. TC axial contrastada (CECT) da bexiga demonstra um espessamento irregular *(seta)* da parede lateral direita da bexiga, patologicamente confirmado como sendo um TCC.

29. O que é cistite intersticial?

Cistite intersticial é um complexo de sintomas miccionais que não pode ser atribuído a outra causa; essencialmente, trata-se de um diagnóstico de exclusão que pode variar significativamente de pessoa para pessoa. Radiologicamente, pode haver alterações vesicais inespecíficas que podem ser atribuídas à inflamação crônica. A característica da cistite crônica em exames de imagem é a irregularidade da parede vesical, geralmente associada à trabeculação e muitas vezes com redução da capacidade vesical.

30. Descreva as 4 anomalias de fechamento do úraco.

O úraco geralmente se fecha na metade do segundo trimestre e o remanescente é o ligamento umbilical médio. Os 4 defeitos de fechamento são um úraco patente, um seio umbilical, um divertículo e um cisto do úraco.

31. Qual é a apresentação clínica de um carcinoma de úraco e seus aspectos à TC?

O carcinoma de úraco pode apresentar-se como uma secreção sanguinolenta ou mucinosa a partir do umbigo ou, caso exista um úraco patente, pode existir muco na urina. O subtipo histológico mais comum é o adenocarcinoma. À imagem pode-se observar uma massa de linha média exatamente posterior à parede abdominal e acima da bexiga. Calcificações podem ser observadas em alguns tumores e, caso esteja presente mucina, podem haver componentes de baixa densidade. De modo geral, o prognóstico é reservado devido à disseminação antes do diagnóstico.

32. Cite os tipos patológicos de carcinoma uretral e sua apresentação clínica.

Carcinoma uretral é mais comumente encontrado em mulheres. O tipo histológico mais comum é o carcinoma de células escamosas, seguida por células transicionais e, menos comumente, adenocarcinoma. Estes pacientes podem apresentar-se com qualquer um dos seguintes sintomas – hematúria, disúria com ou sem dor perineal associada ou sintomas miccionais irritativos, tais como urgência/freqüência.

33. Como se diagnostica o carcinoma uretral e quais as características importantes que podem ser observadas à TC?

Uretrografia é a melhor maneira de diagnosticar esta condição; ela aparecerá como uma falha de enchimento com uma borda irregular. No entanto, uma TC pode ser utilizada para avaliar o grau de extensão tumoral e se existe envolvimentos de linfonodos. O colo vesical pode estar deslocado superiormente pela massa e geralmente apresentará uma densidade mais baixa que as estruturas circundantes. O envolvimento linfonodal manifesta-se como aumento do tamanho dos linfonodos inguinais caso o carcinoma se origine do terço distal da uretra, ou dos linfonodos ilíacos externos/internos, caso ele se origine dos dois terços proximais da uretra.

34. Cite outras etiologias benignas e malignas de falhas de enchimento uretrais em mulheres.

Papilomas uretrais, também conhecidos como carúnculas uretrais, são lesões benignas geralmente encontradas no terço distal da uretra. Eles são revestidos ou por células transicionais ou por células escamosas metaplásicas. A falha de enchimento por estes causada geralmente tem contorno liso, em contraste com o carcinoma uretral. Outra causa de falhas de enchimento uretrais são cálculos uretrais. Cálculos uretrais podem ser encontrados dentro de divertículos da uretra média em pacientes femininas. Estes cálculos podem ser diagnosticados com estudos contrastados da uretra, com radiografias simples uma vez que a maioria é radiopaca, ou à TC como lesões de alta densidade localizadas inferiormente à sínfise púbica. Metástases provenientes de órgãos adjacentes também podem envolver a uretra por meio de disseminação direta local, resultando em uma falha de enchimento uretral.

PONTOS-CHAVE: TRATO URINÁRIO FEMININO ✔

1. Ar na bexiga pode ser de origem infecciosa, iatrogênica ou devido a uma fístula.
2. Além de cálculos, outras causas de calcificações da bexiga são processos malignos, corpos estranhos ou infecções.
3. Um aspecto "tipo nuvem" do contraste extravasado em uma cistografia sugere uma ruptura vesical intraperitoneal, enquanto um aspecto em chama sugere uma ruptura extravesical.
4. Coágulos sanguíneos por condições benignas podem aparecer como falhas de enchimento vesicais, sugestivas de tumor em uma TC.
5. Os critérios de tamanho mínimos de linfonodos que podem sugerir envolvimento tumoral são comprimento de 1,3 cm e largura de 1,0 cm.

35. O que é a incontinência urinária de estresse (IVE)?

IVE é a queixa de perda involuntária de urina durante aumento da pressão intra-abdominal, tal como durante tosse, espirros, atividades desportivas ou alterações súbitas de posição. A observação de perda involuntária de urina pela uretra sincrônica às atividades previamente mencionadas é o sinal físico. Blaivas estabeleceu um sistema de classificação dos 4 tipos de incontinência, baseado na localização do colo vesical e uretra proximal em relação à margem inferior da sínfise púbica durante uma manobra de estresse.

- No **tipo 0**, o colo vesical e a uretra proximal estão fechados em repouso e situados junto à ou acima da margem inferior da sínfise púbica. Durante uma manobra de Valsalva, o colo vesical e a uretra proximal descem e abrem-se, mas não se demonstra incontinência.
- No **tipo I** o colo vesical está fechado em repouso e situado acima da margem inferior da sínfise. Durante estresse, o colo vesical e a uretra proximal se abrem e descem menos de 2 cm, sendo a incontinência urinária evidente.
- No **tipo IIA** o colo vesical novamente está fechado em repouso e situa-se acima da margem inferior da sínfise púbica e a incontinência ocorre devida a uma força rotacional.
- No **tipo IIB** o colo vesical está fechado em repouso e situado junto ou inferiormente à margem inferior da sínfise púbica. Durante estresse, pode ou não descer, mas a uretra proximal abre-se e ocorre a incontinência.
- No **tipo III** o colo vesical e a uretra proximal estão abertos em repouso.

36. O que são substâncias "seladoras"da uretra?

Substâncias "seladoras" uretrais são substâncias injetáveis que melhoram a capacidade da uretra de resistir a aumentos na pressão intra-abdominal, sem altereração da dinâmica da micção. O objetivo destas substâncias é restaurar a "coaptação mucosa" e sua *contribuição com o efeito* "selante" para a manutenção da continência. Os tipos de substâncias variam de politetrafluoroetileno a colágeno e substâncias autólogas.

BIBLIOGRAFIA

1. Bennett GL, Slywotzky CM, Giovanniello G: Gynecologic causes of acute pelvic pain: Spectrum of CT findings. Radiographics 22:785-801, 2002.
2. Blaivas JG: Classifying stress urinary incontinence. Neurourol Urodyn 18(2) 71-72, 1999.
3. Grainger RG, Allison D, Adam A, Dixon AK (eds): Grainger and Allison's Diagnostic Radiology: A Textbook of Medical Imaging., 4th ed. New York, Churchill Livingstone, 2001.
4. Squire LF, Novelline RA: Fundamentals of Radiology, 4th ed. Cambridge, Harvard University Press, 1988.
5. Walsh PC, Retik AB, Vaughan ED, Wein AJ (eds): Campbell's Urology, 8th ed. Philadelphia, Elsevier/Saunders, 2002.
6. Zagoria RJ, Tung GA: Genitourinary Radiology: The Requisites: The Lower Urinary Tract and The Female Genital Tract. St. Louis, Mosby, 1997, pp 192-302.

CAPÍTULO 31

ÓRGÃOS PÉLVICOS NO SEXO MASCULINO

Kevin Garrett Miller, MD e Vikram Dogra, MD

1. Quais são as indicações da TC da pelve no paciente do sexo masculino?

As principais indicações são avaliação da glândula prostática, vesículas seminais, bexiga e região retossigmóidea.

2. Qual é a anatomia dos órgãos pélvicos masculinos?

Os músculos do diafragma urogenital envolvem a próstata, que está localizada inferior à bexiga e anterior ao reto. As vesículas seminais são estruturas pares superiores à próstata e posteriores à base vesical. Os ductos deferentes cursam do anel inguinal interno até as vesículas seminais junto à parede pélvica lateral (Figs. 31-1, 31-2 e 31-3).

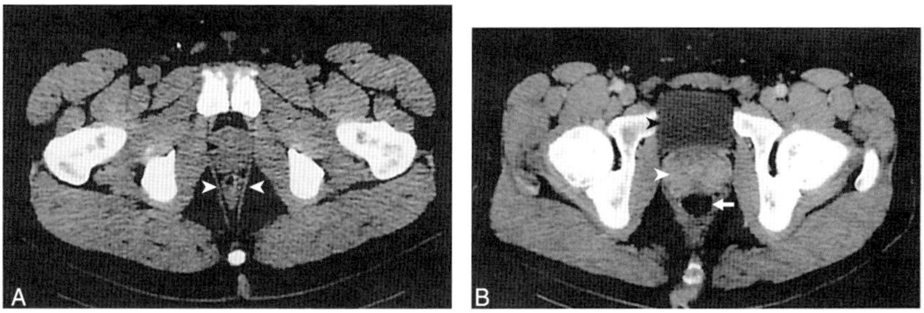

Figura 31-1. ***A***, Os músculos do diafragma urogenital *(cabeças de setas brancas)* envolvem a próstata *(cabeça de seta preta)*. ***B***, Uma imagem mais cranial no mesmo paciente mostra a relação da próstata *(cabeça de seta branca)* com a bexiga *(cabeça de seta preta)* e reto *(seta branca)*.

3. Qual é o aspecto normal da próstata e vesículas seminais?

A próstata é homogênea e com atenuação similar à do músculo esquelético. O tamanho normal da próstata é 2,8 × 2,8 × 4,8 cm. A medida transversal é a mais simples de ser obtida à TC (4,8 cm). As vesículas seminais possuem uma atenuação similar e apresentam, aproximadamente, 14 ml de volume.

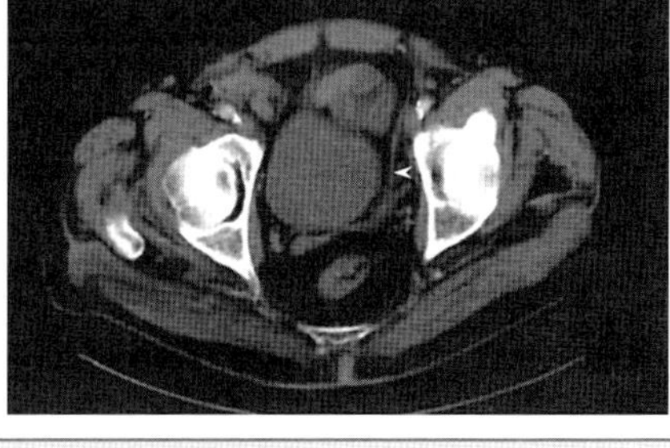

Figura 31-2. Os ductos deferentes *(cabeça de seta branca)* são demonstrados nesta imagem de TC axial oblíqua em seu trajeto do anel inguinal interno à vesícula seminal.

4. Qual é a anatomia da próstata?

A próstata possui 4 zonas. A zona periférica está localizada sob a cápsula, sendo formada por tecido glandular. A zona central é profunda em relação à zona periférica e formada por estroma. A zona transicional circunda a uretra prostática. A zona periuretral é formada por ductos pequenos. As zonas central e transicional são encontradas mais superiormente dentro da glândula. A glândula afunila-se inferiormente.

5. **As zonas prostáticas podem ser distinguidas à TC?**
   Não. Com outro método de imagem, tal como ultra-sonografia (US) e ressonância magnética (RM), pode-se observar a zona periférica que apresenta características diferentes das outras 3 zonas.

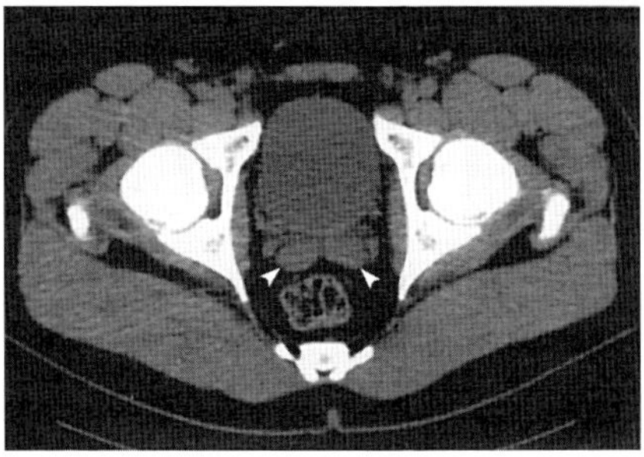

Figura 31-3. As vesículas seminais *(cabeças de seta brancas)* são estruturas pares superiores à próstata e posteriores à base vesical.

6. **Qual é a alteração mais comum da próstata?**
   Hipertrofia prostática benigna (HPB) é a alteração mais comum. Ela é mais comumente composta de linfonodos fibromioadenomatosos, que geralmente originam-se nas zonas periférica e periuretral. Esta condição é distinta do câncer prostático, que se origina na zona periférica em 70% dos casos. A zona transicional aumenta à medida que o homem envelhece, chegando a formar até 95% da próstata. Somente 4-5% dos casos de HPB requerem tratamento cirúrgico.

7. **Quais são os sintomas de HPB?**
   Pacientes com sintomas de HPB queixam-se de uma sensação de plenitude vesical, dificuldade para iniciar a micção e gotejamento urinário.

8. **É possível distinguir precisamente entre HPB e câncer de próstata com TC?**
   Na maioria dos casos, a precisão diagnóstica com TC é ruim. Somente câncer de próstata no estágio T3b (invasão das vesículas seminais) e no estágio T4 podem ser distinguidos da HPB (Fig. 31-4).

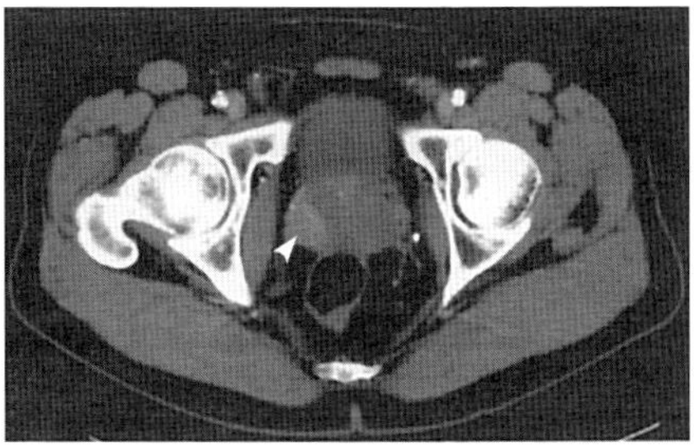

Figura 31-4. Neste paciente com câncer de próstata, uma imagem de TC contrastada na fase arterial mostra um linfonodo realçado *(cabeça de seta branca)* na próstata. Isto corresponde ao câncer do paciente. Infelizmente, isto não é a norma no estudo por imagem do câncer de próstata.

9. **Qual é o sistema de estadiamento do *American Joint Committee on Cancer* (AJCC) para o câncer de próstata?**
   Veja Tabela 31-1.

10. **Qual é o primeiro grupo de linfonodos envolvido no câncer de próstata?**
    O primeiro grupo envolvido é o grupo obturador na cadeia ilíaca interna. Os linfonodos das cadeias ilíacas interna e externa são considerados na disseminação regional do câncer de próstata.

TABELA 31-1. ESTADIAMENTO DO CÂNCER DE PRÓSTATA

AJCC	Descrição
T1	Tumor clinicamente inaparente, não-palpável ou visível por imagem
T2	Tumor confinado à próstata
T2a	Tumor envolve metade de um dos lobos ou menos
T2b	Tumor envolve mais da metade de um lobo
T2c	Tumor envolve ambos os lobos
T3	Tumor estende-se através da cápsula prostática
T3a	Extensão extracapsular
T3b	Invade vesículas seminais
T4	Tumor está fixo ou invade estruturas adjacentes outras que as vesículas seminais
N1	Metástases para linfonodos regionais
M1	Metástases a distância
M1a	Linfonodos não-regionais
M1b	Osso
M1c	Visceral

AJCC = *American Joint Committee on Cancer.*

11. Exames de imagem são úteis para o diagnóstico de prostatite?

O diagnóstico de prostatite baseia-se clinicamente em dor, calafrios, mal-estar e sintomas miccionais irritativos. Exames de imagem são úteis para o diagnóstico de abscesso prostático, localizado tipicamente na zona periférica. US transretal é o método de escolha para detecção de abscesso. A próstata pode aparecer aumentada e mal-definida na TC em casos de prostatite. Um abscesso de próstata à TC aparecerá como uma área hipoatenuante quando comparado com o resto da glândula (Fig. 31-5).

12. O que é prostatite cavitária?

Prostatite cavitária ou diverticular é uma prostatite crônica na qual a fibrose causa estenose dos ductos. Na imagem, o aspecto é de numerosos pequenos cistos dentro da próstata ou um aspecto em "queijo suíço".

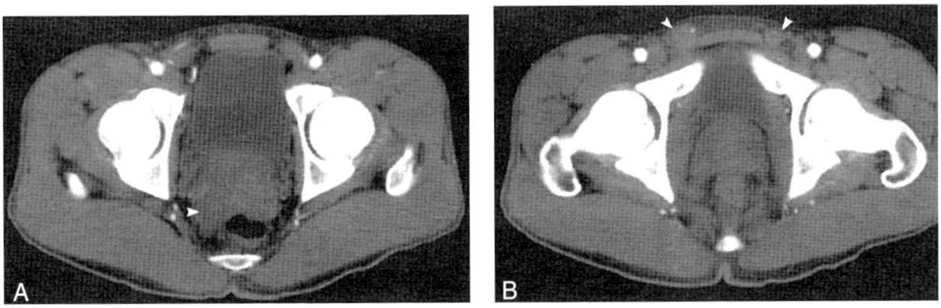

Figura 31-5. ***A***, Nesta imagem de TC, a próstata está aumentada. Este jovem paciente tinha sintomas e achados físicos de prostatite. Apesar de não ter a atenuação de líquido, esta área hipoatenuante *(cabeça de seta branca)* é compatível com um abscesso em desenvolvimento. ***B***, No mesmo paciente, também estava presente um aumento dos cordões espermáticos *(cabeças de setas brancas)*, indicando edema. O mesmo paciente era portador de epididimite.

13. O que é um cisto do utrículo prostático?

Trata-se de um remanescente do ducto de Müller aumentado de tamanho, que se origina como um divertículo a partir da região posterior da uretra prostática. Isto é observado à TC como uma estrutura com densidade de líquido na linha média da próstata. O utrículo aumentado pode tornar-se infectado, formar cálculos ou causar sintomas na linha média. Isso pode levar à infertilidade caso obstrua ou comprima os ductos ejaculatórios.

14. Quais outras anormalidades podem ter o aspecto de um cisto prostático?

Cistos do ducto ejaculatório e cistos de retenção também podem ocorrer dentro da próstata. HPB pode sofrer degeneração cística. Prostatite cavitária e abscessos prostáticos também mostram cistos na próstata. O carcinoma prostático também pode ser cístico.

15. Os ductos deferentes são, embriologicamente, que tipo de estrutura?

O ducto mesonéfrico forma os ductos deferentes, vesículas seminais, ducto ejaculatório e epidídimo.

16. Qual é a causa mais comum de calcificação de ducto deferente?

A causa mais comum é diabetes melito, na qual a calcificação ocorre na camada muscular. Isto é observado na TC como calcificação tubular, freqüentemente junto às vesículas seminais. Outras causas incluem tuberculose, sífilis e infecção inespecífica do trato urinário (ITU). Neste caso a calcificação é intraluminal.

PONTOS-CHAVE: ÓRGÃOS PÉLVICOS MASCULINOS ✔

1. As principais indicações de TC da pelve masculina são avaliação da glândula prostática, vesículas seminais, bexiga e região retossigmóidea.
2. Na maioria dos casos de câncer de próstata a precisão diagnóstica da TC é ruim. Somente cânceres de próstata no estágio T3b (invasão das vesículas seminais) e no estágio T4 podem ser distinguidos de HPB.
3. A próstata pode aparecer aumentada de tamanho e mal-definida na TC em casos de prostatite. Um abscesso de próstata na TC pode aparecer como uma área hipoatenuante em comparação com o restante da glândula.
4. Um cisto do utrículo prostático é visto na TC como uma estrutura com densidade de líquido na linha média da próstata.
5. O tipo mais comum de trauma da próstata é o de grau 3. Líquido (urina) é observado abaixo do diafragma urogenital à TC. Este situa-se inferior e lateralmente aos músculos elevadores do ânus que envolvem a próstata. Nas lesões grau 2, líquido é observado acima do diafragma urogenital no espaço extraperitoneal.

17. Quais são os componentes da uretra masculina?

A uretra masculina é descrita como tendo uma porção posterior, acima do diafragma urogenital e uma porção anterior, abaixo do diafragma urogenital. A uretra posterior contém o segmento prostático e o segmento membranoso. A uretra anterior contém os segmentos bulboso e peniano.

18. Como é feita a graduação do trauma uretral masculino?

Trauma grau 1 envolve ruptura do ligamento puboprostático com alongamento da uretra posterior. Grau 2 é a ruptura da uretra na junção dos segmentos prostático e membranoso acima do diafragma urogenital. Grau 3 é a ruptura do bulbo proximal da uretra, abaixo do diafragma urogenital. O trauma de uretra é mais comum em homens.

TABELA 31-2. ESTADIAMENTO DO CÂNCER TESTICULAR

AJCC	Descrição
T1	Tumor limitado ao testículo e epidídimo. Tumor pode envolver túnica albugínea
T2	Tumor limitado ao testículo e epidídimo com invasão vascular/linfática ou invasão da túnica vaginal
T3	Tumor invade o cordão espermático
T4	Tumor invade o escroto
N1	Metástases para linfonodos regionais sem massa única > 2 cm
N2	Metástase para linfonodo regional com pelo menos uma massa > 2 cm, mas sem massa acima de 5 cm
N3	Metástase para linfonodo regional com pelo menos uma massa > 5 cm
M1	Metástase a distância
M1a	Metástase para linfonodo não-regional ou metástase pulmonar
M1b	Outras metástases a distância

AJCC = *American Joint Committee on Cancer.*

19. Qual é o tipo mais comum de trauma uretral?
O tipo mais comum é o grau 3. Líquido (urina) é observado abaixo do diafragma urogenital na TC. Este situa-se inferior e lateralmente aos músculos elevadores do ânus que envolvem a próstata. Nas lesões grau 2, líquido é observado abaixo do diafragma urogenital no espaço extraperitoneal.

20. Qual é o sistema de estadiamento da AJCC para o câncer testicular?
Veja Tabela 31-2.

21. Como é avaliado o testículo não descido?
US é o primeiro método de escolha e se o testículo não for encontrado dentro do canal inguinal, deve ser realizada TC ou RM. Este é um achado incomum em adultos porque a regra é a correção cirúrgica precoce. Existe um maior risco de câncer testicular no testículo não descido que nos testículos normais.

22. Quais os distúrbios relacionados com o cisto de vesícula seminal?
Um cisto de vesícula seminal está relacionado com distúrbios genitourinários ipsolaterais congênitos incluindo agenesia/disgenesia renal, ureter ectópico, duplicação do sistema coletor e agenesia de ducto deferente. Causas adquiridas incluem HPB, doença renal policística autossômica dominante e infecção.

23. Quais os tipos de processos malignos são observados nas vesículas seminais?
Tumores primários nas vesículas seminais são raros e incluem adenocarcinoma, sarcoma e linfoma. Outros processos malignos, como melanoma e cânceres peritoneais, podem metastatizar para as vesículas seminais.

BIBLIOGRAFIA

1. American Joint Committee on Cancer: TNM Schema Files. Available at www.cancerstaging.org/education/tnmschema/tnmschema.html
2. Dahnert WF: Radiology Review Manual, 4th ed. Baltimore, Lippincott Williams & Wilkins, 1999, pp 723-821.
3. Davidson AJ, Hartman DS, Choyke PL, Wagner BJ: Radiology of the Kidney and Genitourinary Tract, 3rd ed. Philadelphia: W.B. Saunders, 1999, pp 637-648.
4. Spencer JA, Swift SE: Computed Tomography of the Pelvis. In Haaga JR (ed): CT and MR Imaging of the Whole Body, 4th ed. St. Louis, Mosby, 2003, pp 1715-1749.

ÍNDICE REMISSIVO

Os números em *itálico* referem-se às Figuras ou Tabelas.

A

B

C

D

E

F

G

H

I

J

K

L

M

N

O

P

R

S

T

U

V

W

X

Z